心臓手術ビデオアトラス

Eishi's Video Atlas of
Reconstructive Cardiac Surgery

心臓手術ビデオアトラス

[編集]
江石清行
白十字病院心臓・弁膜症センター長／長崎大学名誉教授

[著]
江石清行・尾長谷喜久子

文光堂

編集

江石清行

執筆

江石清行

白十字病院心臓・弁膜症センター長
長崎大学名誉教授・客員教授
福岡大学客員教授
東京女子医科大学客員教授

尾長谷喜久子

白十字病院心臓・弁膜症センターアソシエイト
長崎大学循環器内科客員研究員

序 文

　本書『心臓手術ビデオアトラス』は，総論とVideo Libraryで構成されています．総論では心臓手術に必要な知識と手技の詳細を解説しています．Video Libraryには，典型的な症例の写真とともに基本的な手技について1ページごとに解説した症例のlibraryと，ビデオのみのlibraryが含まれています．また，病変や手術手技によって分類された400を超えるビデオをまとめた「術式・病変別ビデオ一覧」をダウンロードすれば，参照したい手術動画をワンクリックで閲覧できるようにしましたので，ぜひご活用ください．

　総論やVideo Libraryの中にはビデオの二次元コードが入っていますので，紙面をめくりながら，映像を参照することが可能です．ダウンロードできる「術式・病変別ビデオ一覧」からはPCの大画面で，病変や手術手技の詳細をじっくりとみていただくことができます．例えば，後尖中央の逸脱による僧帽弁閉鎖不全症の患者さんの治療計画を考える場合，その関連する複数のビデオを一瞬で検索・閲覧し，手術前のシミュレーションに役立てていただけます．術前画像と術中の映像を照らし合わせることで，微細な病変の違いを視覚的に確認し，次の手術の準備を行うことも可能です．循環器内科医にとっても，術前画像と実際の病変，施行される手術を照合する手助けになることでしょう．

　本書に収録された手術動画の多くは，2019年以降の4K 3Dビデオ顕微鏡システムであるORBEYEを用いて録画されたものです．このシステムにより，術者がみているのと同じ視野が高精細に記録され，手術の実際の過程を忠実に再現することが可能になりました．術者と同じ術野の映像を通じて，術者がどのような観点で状況を判断し，手技を施しているかを追体験できることは，経験を共有し技術を習得するうえで大変有益だと思います．また，色彩や質感における微細な差異も，この映像技術により鮮明に再現されるため，正常組織と病変組織の境界をより正確に理解する手助けとなります．

　心臓弁は，哺乳類の進化の過程で循環の効率性を極めた神秘的な器官であり，その形態異常を手術で元の状態に戻すことが弁形成術の目的で，難易度の高い作業です．手術は機能的精度を求めるものですが，それは同時に美しさを求める芸術的な面もあり，言葉だけでは伝えきれない部分があります．言葉は曖昧さを伴いやすく，真実を正確に伝える手段としては限界があります．映像は，実際の過程や結果を正確に示す真実の手段です．細部にわたる知識と経験の蓄積を共有し，反復することは，心臓手術を習得する最良の手段といえるでしょう．

　本書の図や図説の作成には，尾長谷喜久子先生が多大なご尽力をくださいました．先生は，10年近くにわたり，画像評価のみならず，常に手術内容の詳細に深く関与され，私たちを正しい方向へと導いてくださいました．ここに深く感謝申し上げます．

　心臓外科医となって43年，経験に満ちた先輩や，苦労を共にした友人，献身的な後輩達に囲まれ支えていただき手術を続けることができました．心より御礼申し上げます．患者さんの命の際で身に着けた知識と技術ですので，できるだけ多くの患者さんに還元することが，私にとって最後の使命と考えています．本書が多くの若い先生方の貴重な学びの源泉となり，さらに多くの患者さんの治療に寄与することを心から願っております．

2024年12月

江石清行

CONTENTS

目 次

I章　僧帽弁疾患 001

A 変性性僧帽弁逆流 002
　　総論 002
　　Video Library 024

B 心室性機能性僧帽弁逆流 078
　　総論 078
　　Video Library 081

C 心房性機能性僧帽弁逆流 091
　　総論 091
　　Video Library 093

D 収縮期前方運動による僧帽弁逆流 098
　　総論 098
　　Video Library 102

E 僧帽弁位感染性心内膜炎に対する弁形成 109
　　総論 109
　　Video Library 111

F 僧帽弁置換術 130
　　総論 130
　　Video Library 137

G 再僧帽弁形成術 139
　　総論 139
　　Video Library 144

H 右肋間小切開アプローチ僧帽弁形成術（MICS-MVP） 154
　　総論 154
　　Video Library 159

I 特殊な僧帽弁疾患 160
　　総論 160
　　Video Library 165

J リウマチ性僧帽弁狭窄症 178
　　Video Library 178

II章　大動脈弁疾患 179

A 大動脈弁形成術 180
　　総論 180
　　Video Library 198

B 大動脈弁置換術 274
　　総論 274
　　Video Library 282

III章　三尖弁疾患 295

　　総論 296
　　Video Library 308

Ⅳ章	**肺動脈弁疾患**	327
	Video Library	328
Ⅴ章	**弁膜症の再手術**	329
	総論	330
Ⅵ章	**成人先天性心疾患**	335
	A 心房中隔欠損症	336
	総論	336
	Video Library	339
	B 孤立性心室中隔欠損症	341
	総論	341
	Video Library	344
	C 右室流出路狭窄	346
	総論	346
	Video Library	349
	D 動脈管開存	350
	Video Library	350
Ⅶ章	**虚血性心疾患**	351
	A 冠動脈バイパス術	352
	総論	352
	Video Library	358
	B 左室自由壁破裂	359
	Video Library	359
	C 心室中隔穿孔	360
	Video Library	360
Ⅷ章	**収縮性心膜炎**	361
	総論	362
	Video Library	365
Ⅸ章	**肺血栓塞栓症**	367
	総論	368
	Video Library	372
Ⅹ章	**心臓腫瘍**	373
	Video Library	374
索引		383

ABBREVIATIONS

略語一覧

2D TTE	経胸壁二次元心エコー 2-dimensional transthoracic echocardiography		DCM	拡張型心筋症　dilated cardiomyopathy
3D TEE	経食道三次元心エコー 3-dimensional transesophageal echocardiography		DVR	二弁置換術　double valve replacement
			ECMO	体外式膜型人工肺 extracorporeal membrane oxygenation
3R	triple repair		eH	effective height
AAE	大動脈弁輪拡張症　annuloaortic ectasia		EOA	有効弁口面積　effective orifice area
AAo	上行大動脈　ascending aorta		FA	大腿動脈　femoral artery
AC	anterior commissural scallop		FED	fibroelastic deficiency
ADL	日常生活動作　activities of daily living		FV	大腿静脈　femoral vein
AF	心房細動　atrial fibrillation		gH	geometric height
AML	僧帽弁前尖　anterior mitral leaflet		HOCM	閉塞性肥大型心筋症 hypertrophic obstructive cardiomyopathy
APC	前半月弁　anterior pulmonary cusp		IABP	大動脈内バルーンパンピング intra aortic balloon pumping
APM	前乳頭筋　anterior papillary muscle			
aPPM	副後乳頭筋 accessory posterior papillary muscle		IE	感染性心内膜炎　infective endocarditis
			ILT	inter leaflet triangle
AR	大動脈弁逆流　aortic regurgitation		IMA	内胸動脈　internal mammary artery
ARD	大動脈基部直径　aortic root diameter		IVC	下大静脈　inferior vena cava
AS	大動脈弁狭窄症　aortic stenosis		IVFT	弁間線維三角　intervalvular fibrous trigone
ASD	心房中隔欠損症　atrial septal defect		IVS	心室中隔　interventricular septum
ATL	三尖弁前尖　anterior tricuspid leaflet		LA	左房　left atrium
AV	大動脈弁　aortic valve		LAD	左前下行枝 left anterior descending coronary artery
AVA	大動脈弁口面積　aortic valve area			
AVR	大動脈弁置換術　aortic valve replacement		LCC	左冠尖　left coronary cusp
AVSD	房室中隔欠損症　atrioventricular septal defect		LCS	left coronary sinus
BAV	大動脈二尖弁　bicuspid aortic valve		LCX	左回旋枝　left circumflex coronary artery
BML	billowing mitral leaflet		LFT	左線維三角　left fibrous trigone
BPA	バルーン肺動脈形成術 balloon pulmonary angioplasty		LITA	左内胸動脈　left internal thoracic artery
			LMT	左冠動脈主幹部 left main coronary trunk artery
BSA	体表面積　body surface area			
CABG	冠動脈バイパス術 coronary artery bypass grafting		LPA	左肺動脈　left pulmonary artery
			LPC	左半月弁　left pulmonary cusp
CAT	calcified amorphous tumor		LV	左室　left ventricle
CRT-D	両室ペーシング機能付き植込み型除細動器 cardiac resynchronization therapy defibrillator		LVEDD	左室拡張末期径 left ventricular end-diastlic dimension
CRT-P	植込み型両心室ペースメーカー cardiac resynchronization therapy pacemaker		LVEF	左室駆出率　left ventricular ejection fraction
			LVESD	左室収縮末期径 left ventricular end-systolic dimension
CS	冠静脈洞　coronary sinus			
CVP	中心静脈圧　central venous pressure		LVOT	左室流出路　left ventricular outflow tract
DAo	下行大動脈　descending aorta			

ABBREVIATIONS

MAC	僧帽弁輪石灰化　mitral annular calcification		RCC	右冠尖　right coronary cusp
MAP	僧帽弁輪形成　mitral annuloplasty		RCS	right coronary sinus
MICS	低侵襲心臓手術 minimally invasive cardiac surgery		RFT	右線維三角　right fibrous trigone
MPA	主肺動脈　main pulmonary artery		RITA	右内胸動脈　right internal thoracic artery
mPM	内側乳頭筋　medial papillary muscle		RLPV	右下肺静脈　right lower pulmonary vein
MR	僧帽弁逆流　mitral regurgitation		RMPV	右中肺静脈　right middle pulmonary vein
MS	僧帽弁狭窄　mitral stenosis		RPA	右肺動脈　right pulmonary artery
MV	僧帽弁　mitral valve		RPC	右半月弁　right pulmonary cusp
MVP	僧帽弁形成術　mitral valve plasty		RUPV	右上肺静脈　right upper pulmonary vein
MVR	僧帽弁置換術　mitral valve replacement		RV	右室　right ventricle
NCC	無冠尖　non-coronary cusp		RVOT	右室流出路　right ventricular outflow tract
NCS	non-coronary sinus		SAM	収縮期前方運動　systolic anterior motion
PA	肺動脈　pulmonary artery		SAVE	septal anterior ventricular exclusion
PAPVR	部分肺静脈還流異常 partial anomalous pulmonary venous return		SoV	Valsalva 洞　sinus of Valsalva
PC	posterior commissural scallop		STJ	sino-tubular junction
PCI	経皮的冠動脈インターベンション percutaneous coronary intervention		STL	三尖弁中隔尖　septal tricuspid leaflet
PCPS	経皮的心肺補助 percutaneous cardio pulmonary support		SVC	上大静脈　superior vena cava
PD	後下行枝 posterior descending coronary artery		SVD	人工弁機能不全　structural valve deterioration
PML	僧帽弁後尖　posterior mitral leaflet		SVG	大伏在静脈グラフト　saphenous vein graft
PPM	後乳頭筋　posterior papillary muscle		TAVI	経カテーテル的大動脈弁留置術 transcatheter aortic valve implantation
PPM	人工弁患者不適合 patient prosthesis missmatch		TEE	経食道心エコー transesophageal echocardiography
PR	肺動脈弁逆流　pulmonary regurgitation		TOF	Fallot 四徴症　tetralogy of Fallot
PTFE	ポリテトラフルオロエチレン polytetrafluoroethylene		TR	三尖弁逆流　tricuspid regurgitation
PTL	三尖弁後尖　posterior tricuspid leaflet		TRR	total root remodeling
PTMC	経皮的僧帽弁交連切開術 percutaneous transluminal（transvenous） mitral commissurotomy		TSM	中隔縁柱　trabecula septomarginalis
PV	肺動脈弁　pulmonary valve		TTE	経胸壁心エコー transthoracic echocardiography
PVL	人工弁周囲逆流　paravalvular leakage		TV	三尖弁　tricuspid valve
PVR	肺動脈弁置換術 pulmonary valve replacement		TVR	三尖弁置換術　tricuspid valve replacement
RA	右房　right atrium		UAV	大動脈一尖弁　unicsupid aortic valve
RCA	右冠動脈　right coronary artery		VBR	virtual basal ring
			VSD	心室中隔欠損症　ventricular septal defect
			VSRR	自己弁温存基部置換術 valve sparing root replacement

〈Web動画の閲覧方法〉

●二次元コード

紙面の二次元コードから，手術動画が閲覧できます．

〈総論〉（動画番号：S〜）

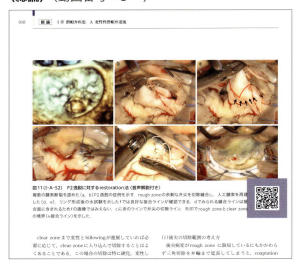

- 動画が閲覧できる図には二次元コードを掲載
- 紙面で解説された手技の実際の動画を閲覧できる

〈Video Library〉

解説あり（動画番号：VL〜）

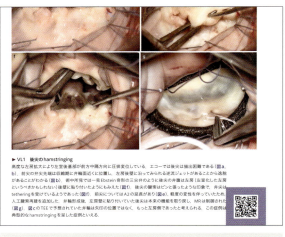

- 1症例につき動画1本を掲載
- 典型的な症例の動画を閲覧できる

動画のみ（動画番号：VO〜）

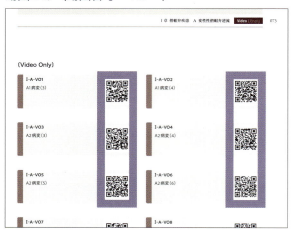

- そのほか，参考となる症例の動画をリスト形式で紹介

●術式・病変別ビデオ一覧

- 本書に登場する動画のタイトルと動画のURLの一覧をPDFファイルでご用意しました．
- ファイルは下記URLまたは右の二次元コードよりダウンロードできます．
- 各動画のタイトルをクリックすると，外部ブラウザまたはアプリなどで，YouTubeの動画が閲覧できます．大きな画面でもご覧いただけます．

https://www.bunkodo.co.jp/dlfile/2347wv-list.pdf

Ⅰ章　僧帽弁疾患

A | 変性性僧帽弁逆流

総論

僧帽弁逆流(MR)の多くを占める変性性MRは組織学的粘液変性によるMRの総称で,過分(余剰)弁尖のない腱索断裂や腱索延長によるものをfibroelastic deficiency(FED),過分弁尖を有する変性性MRをbillowing mitral leaflet(BML),複数の部位に過分弁尖を有するものをBarlow病と考えると整理しやすく,本書ではそのように扱うこととする.とりわけBMLの病変の特徴は,粘液変性がrough zoneを中心に発生し周囲に進展していくことであり,その過程で弁尖が長軸方向(弁輪から弁尖方向:excessive height)だけでなく横軸方向(自由縁[free margin]に沿う方向:excessive width)にも伸展して過分弁尖を生じることである(図1).

形成の基本手技

1. 人工弁輪の選択

全周性人工弁輪(total ring)は僧帽弁の前後径を確実にリモデリングし遠隔期の逆流制御に有効で,二次性機能性MRなど特に弁輪拡大の強い症例に推奨される.変性性MRでは後尖弁輪部に人工弁輪(partial ring/band)を用いるほうが前尖弁輪の生理的な動きが維持されるので,拡張期弁口面積も大きく維持され血行動態的にも優れている.また弁尖の収縮期前方運動(SAM)のリスクも軽減できる.逸脱矯正により十分な接合が得られている場合にはpartial ring/bandが望ましい.リングサイズの決定方法はさまざまであるが,我々はtrigone間の距離が,心拡大に左右されにくく,本来のサイズを反映していると考えており,trigone間の距離を目安にサイズを決定している.心房,心室拡大が進行した症例では後尖弁輪が延長しているが,本来の弁輪径はtrigone間の距離が目安となる.ここでいう(外科的)trigoneは後述するように僧帽弁輪の連続性がsubaortic curtainから左室基部に移行する点で,前尖をつまんで引いた時に,奥のほうで固定され動きの少ないえくぼのような弁輪の変曲点として観察される.Barlow病などbillowingの強い症例では弁尖長が長くなっているが,その原因は変性による後天的なものであり,弁尖切除や,人工腱索再建法でrough zoneをしっかり左室側に落とし,本来の接合ラインで接合するようイメージすると,適正なリングサイズでSAM発生は回避でき,逆に深く長いco-aptation length(接合長)が得られ,耐久性が向上する.いずれにしても心停止下で弁輪がたるんだ状態でのサイジングは難しいので,水試験で左室を充満して僧帽弁尖が閉鎖し,弁輪が張った状態でサイジングすることが望ましい.自己弁輪のtrigoneと形成用リングもマーカーがずれていると,弁輪がゆがんでしまい,縫合部位にストレスがかかってしまう.またリングが大きすぎると前尖弁輪が両側に引っ張られて伸びきってしまったり,組織が裂けたりdetachmentが起きてしまうので慎重なサイズ選択が必要となる.

trigoneについて:形成用リングを縫着する際に最も重要なことは,自己の弁輪にストレスをかけないこと,つまり自己の弁輪をゆがめないように,自己弁輪の形に沿って縫着することである(図2).

前尖弁輪から後尖弁輪に向けて弯曲する変曲点が外科的fibrous trigoneであり一般的に(外科的)(fibrous)trigoneとされる.自己弁輪のこのtrigoneと人工リングの変曲点(多くのリングでは,この点にマーカーが付けてある)を一致させて縫着することが,ゆがみのない縫着には必須となる.その意味で,この外科的fibrous trigoneを正確に同定することが重要となる.ここで解剖学的fibrous trigoneについて考えてみよう.どんぐり型の左心室の天井の前方部分を大動脈弁が,後方部分を僧帽弁が占めていて,その弁輪間の隙間は強靭な線維性膜で埋めるように連結されている(図3).僧帽弁前尖弁輪部のほぼ中央は大動脈弁の無冠尖(NCC)と左冠尖(LCC)の交連が位置しNCC nadirとLCC nadirの間の線維性膜を弁間線維三角(IVFT)と呼び,LCCのnadirの左側のLCC弁輪と僧帽弁前尖弁輪,さらに左心室基部に挟まれた線維性膜を左線維三角(LFT),NCCのnadirの右側のNCC弁輪と僧帽弁前尖弁輪,さらに左心室基部に挟まれた線維性膜を右線維三角(RFT)と呼んでいる.右線維三角は心室中隔につながる中心線維体(central fibrous body)に連続している.ちなみに右冠尖(RCC)はほぼ心室中隔と連続しており,僧帽弁後尖弁輪は左室自由壁基部と連続している.僧帽弁弁輪から考えてみると,前尖弁輪の左右の端の大動脈弁輪と左室基部の隙間を埋める三角形の線維組織が,いわゆる左右のtrigoneであり,内側はLCCとNCCのnadirと接し,外側は左室基部と接している.僧帽弁前尖弁輪の左右の変曲点(いわゆる外科的trigone)は,この左右のfibrous

I章 僧帽弁疾患　A 変性性僧帽弁逆流　総論

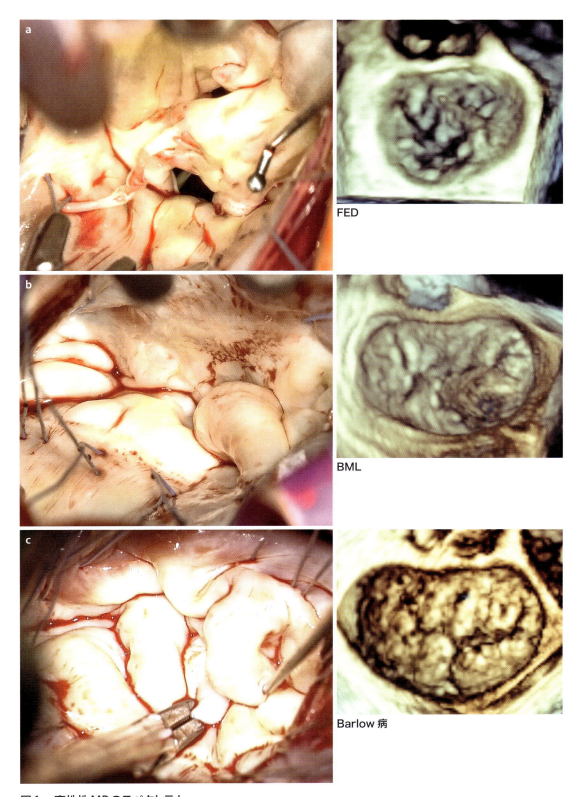

図1　変性性MRのスペクトラム
a：FED（80歳代男性），b：BML（40歳代男性），c：Barlow病（70歳代女性）の術中画像と経食道心エコー（TEE）のsurgeon's viewを示した．

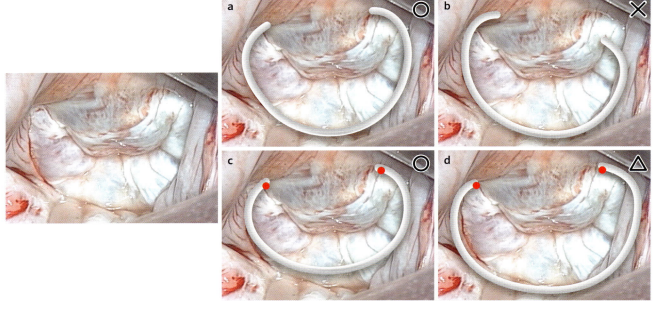

図2　trigoneと弁輪縫着の位置
a：本来の弁輪にストレスなく縫着されている．b：trigoneがずれ，弁輪がゆがんでストレスが生じている．
c：trigone間が固定され，拡大した後尖弁輪は前後径：横径の比が形成用リングの3：4にリモデリングされている．
d：SAM予防のために前後径に合わせたリングが選択され，前後径を過縫縮しないよう配慮されている．trigone間が引き延ばされた状態となる．

trigoneの外側の左室基部との接点，移行部位と考えられる．

僧帽弁弁輪を立体的に考えたときのsaddle shapeの一番低い点が外科的trigoneであり，subaortic curtainがswingする両端の支点が外科的trigoneである．僧帽弁前尖を鑷子でつかみ引っ張った時，固定されたえくぼのような点が外科的trigoneと考えて良い．

2．弁輪形成

僧帽弁弁輪は，落ち着いて観察すると組織の色調の境界や，たるんだ左房壁と僧帽弁尖との間の左室壁側に密着したへこんだ線として観察できることが多い．しかし，左房側から観察する場合，左房壁組織が弁尖のヒンジ部分より2mm程度越えて弁尖表面に被ってきていることが多く，組織の色調の境界線は，実際の弁尖のヒンジ部分の内側にある可能性を考えておく必要がある．また，形成用リングの縫着の糸を運針すべき弁輪下の線維組織は，左房側からは確認できず，通常ヒンジ部分から2mm程度外側に存在する(図4，5)．そのため，弁輪のラインよりも2～3mm外側から弁輪ラインに対して10°程度，左室内腔側に向けて運針する必要がある．しっかりと深く弁輪に刺入した後，針先の向きを変えて，やはり弁輪のラインよりも2～3mm外側へ，弁輪ラインに対して10°程度の角度で抜くようにする(図6)．低侵襲心臓手術(MICS)など狭い術野で運針する場合，1回の動きだけで刺入して，そのまま針を出すことは難しいことがあるので，まず良い角度で刺入することを考えて針を持針器で持ち，理想的な方向にいったん刺入する．その後持針器の力を緩めて，針先の向きを変え弁輪外側に出すようにする．

あまり左室内側に大きく針を出すと，basal chordaeなどを引っ掛けてしまうので，弁輪組織を深いところで運針し，少し左室内腔に出る程度が良い．使用するリングの形状に合わせて，partial ringの場合でもtrigoneまではしっかりと掛ける．partial ringだとおおよそ9針ぐらいとなる．

リングに糸を通す際，リングの添付文書に従ってリングの外側1/3に通すと，リングを下ろした時，リングの内側の大部分が弁口側に飛び出すことになる．術後軽度の遺残逆流が残ったり，新たに出現した場合，偏在性の逆流ジェットが飛び出したリングに真っ直ぐにぶつかり溶血の原因となることがある．逆流の程度は再手術を必要とするほどでなくても溶血により再手術となる場合が少なくない．そのため，我々はリングのできるだけ内側

I章 僧帽弁疾患　A 変性性僧帽弁逆流　総論　005

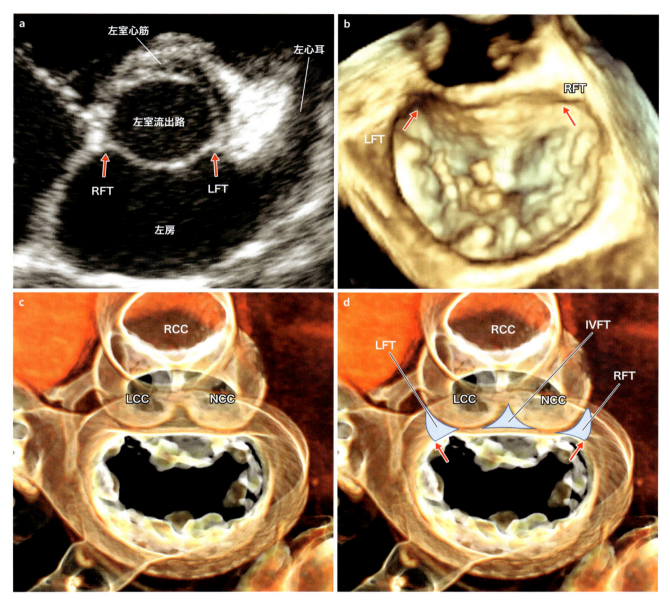

図3　赤矢印で外科的trigoneを示した
a：2D TTE大動脈弁短軸像を流出路側に下ろして僧帽弁前尖弁輪を描出している（正常例）．b：3D TEE画像（P2腱索断裂症例）．外科的trigoneは僧帽弁前尖の左右の変曲点として観察され，fibrous trigoneの外側の左室基部との接点，移行部位であり，えくぼのように固定されてみえる．c，d：正常の成人男性のCT画像から再構築されたvolume rendering画像．左室基部の中に大動脈弁と僧帽弁がはまり込んでいて，その隙間が強固な線維組織で埋められている．
LFT：左線維三角，IVFT：弁間線維三角（またはILT：inter-leaflet triangle），RFT：右線維三角，RCC：右冠尖，LCC：左冠尖，NCC：無冠尖

にリングの糸を通し，リングを縫着した後も内側への飛び出しがなく，弁輪に対して滑らかにリングが縫着されるように配慮している（図7，8）．

リング縫着後のMR再発の原因としてリング縫着不全，リング脱離（ring detachment）は少なくない．また，脱離に至らずともエコーで本来の弁輪の位置とリングの位置がずれ，弁輪形成が機能していないのではないかという場合もある．弁輪にしっかり縫着することが基本であるが，予防としてフェルト付きmattress縫合で5時と7時の位置を補強することは有効である．

図9に弁輪の糸の掛け方について解説した．

弁輪周囲の解剖について（図10）：リング縫着の重篤な合併症として縫合糸による冠動脈回旋枝の干渉がある．弁輪の糸を掛ける際に弁輪から2mm程度左房側から左

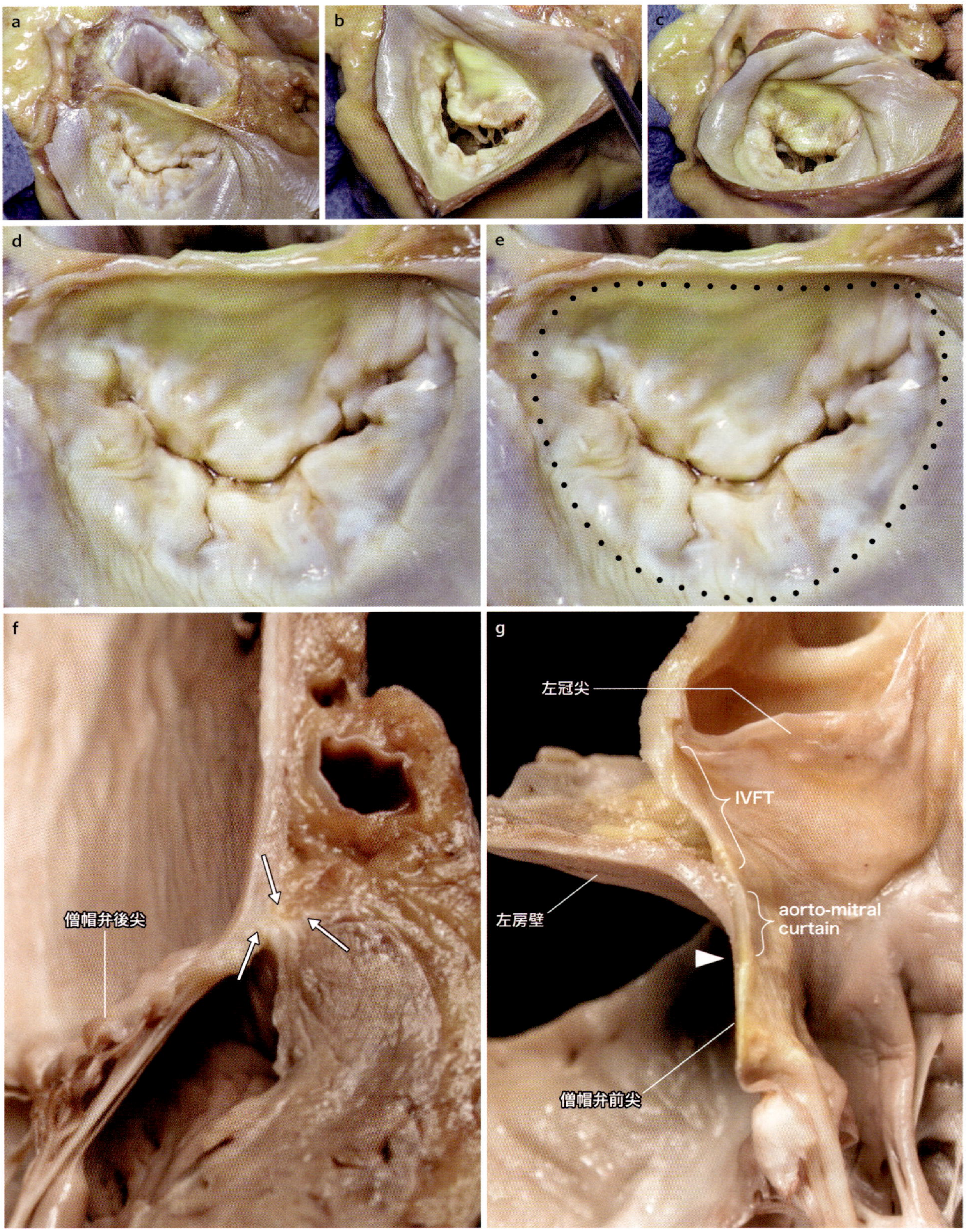

006 　総論 　I章 僧帽弁疾患 　A 変性性僧帽弁逆流

図4 弁輪の位置

e：弁輪を示している．f：後尖弁輪の心室と弁尖を接合する弁輪線維組織を矢印で囲んで示している．g：前尖弁輪の矢状断．
矢頭は前尖弁輪に弁輪線維組織がみられないことを示している．（人体標本画像は川副浩平先生のご厚意でご提供頂いた）
IVFT：弁間線維三角

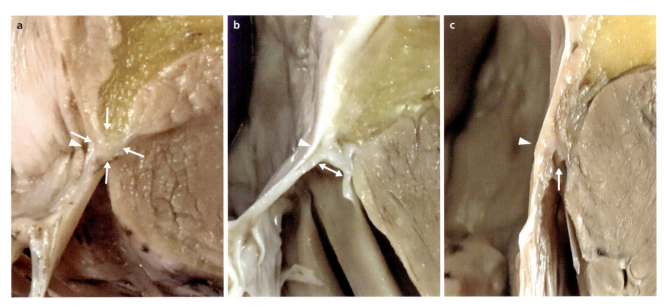

図5 後尖弁輪の annulus fibrous の3つのパターン
a：cord状，b：collar状，c：欠如．矢頭はatrial wall-mitral valve junction（左房組織が数mm，ヒンジを越えて僧帽弁組織にのってきている）．（人体標本画像は川副浩平先生のご厚意でご提供頂いた）

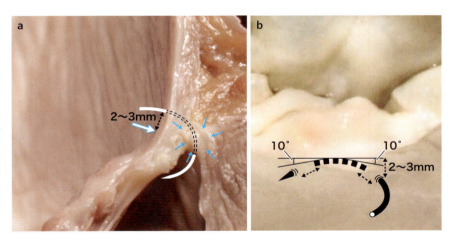

図6 弁輪の針の刺入手技
弁輪（ヒンジ：白抜き青矢印）ラインより外側に2〜3 mm離れて弁輪ラインに10°の角度で刺入し，線維組織（青矢印で囲んだ部分）をひろって，向きを変えて，再び10°の角度で弁輪の2〜3 mm外側に出す．（人体標本画像は川副浩平先生のご厚意でご提供頂いた）

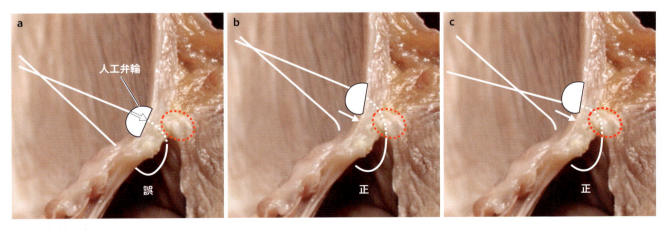

図7 弁輪の糸
a：線維組織をひろっていない．b：線維組織をひろっている．糸はリングの外側3分の1に通っている（添付文書どおり）．c：リングの内側への飛び出しが起きないように内側に糸を掛けている．（人体標本画像は川副浩平先生のご厚意でご提供頂いた）

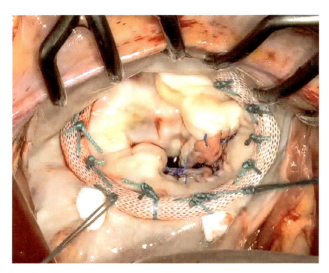

図8　溶血回避の工夫
リングの内側に糸を通すことによりリングの内方への飛び出しを防ぎ，逆流ジェットがリングにあたらないよう配慮している．写真は未分化な交連に対して自己心膜を用いたパッチ形成（折り紙パッチ：I-I-VL3, 12参照）を行った症例．

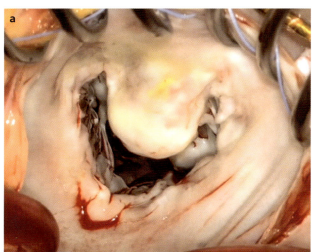

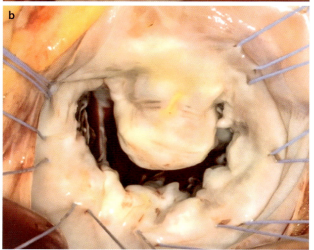

図9（I-A-S1）　弁輪の糸掛け〈音声解説付き〉
詳細はvideoにて解説．I-C-VL3と同一症例．

室内腔に向かって針を入れるのが基本であるが，弁輪の認識が誤っていたり，大きく左房側にそれていたり，針が外側に向かって運針されていると回旋枝を損傷することがある．特に左心耳の根部で回旋枝は弁輪に近くなるので損傷しやすい場所である．弁輪を時間をかけてしっかり認識することが重要であるが，わかりづらい症例も確かにあるので，弁尖をつまんで動かして弁輪を確認したり，左心耳入口の辺縁との距離も確認し参考にすると良い．

また，右trigoneの奥に大きく運針すると，房室結節（AV node）損傷の危険も報告されている．

さらに，前尖弁輪の糸が大きく上方にずれたり，針が上を向くと大動脈弁尖を巻き込み大動脈閉鎖不全を生じることもある．

3．逸脱矯正

僧帽弁逸脱症の多くを占めるBMLでは粘液変性の病変はrough zoneを中心に起きている．変性が辺縁に進展して腱索が延長あるいは断裂して逸脱，逆流が顕在化する．弁輪側へ進展するとclear zoneまで変性が認められる．もう1つ重要なことはbillowingすると組織が伸びて瘤状となり余剰弁尖（過分弁尖）が生じることである．つまりrough zoneの過分弁尖を伴う瘤状の変性が病変の主体，本質である．逸脱矯正のポイントはrough zoneの瘤状病変の過分弁尖を三角切除再縫合により弁尖形態を矯正（restoration of leaflet）し，その後に接合ライン（closing line）を，人工腱索を使って適正化（restoration of coaptation）することである（restoration法）．後尖P2の典型的な症例でも切除縫合で，一見逆流が制御できているようでも，coaptation lengthが短かったり，十分ありそうにみえても圧がかかると浮いてくることもあるので，人工腱索を追加して先端を十分心室側に落とし確実にcoaptation lengthを確保するのが望ましい．我々は1つの逸脱に対し，病変部の三角切除再縫合と1対の人工腱索再建のcombinationを基本手技としている．

restoration法においては弁尖切除の範囲を決めることが難しいようである．基本的には逸脱範囲内の断裂，延長した腱索は残さないように正常腱索の手前で切除す

I章 僧帽弁疾患　A 変性性僧帽弁逆流　総論

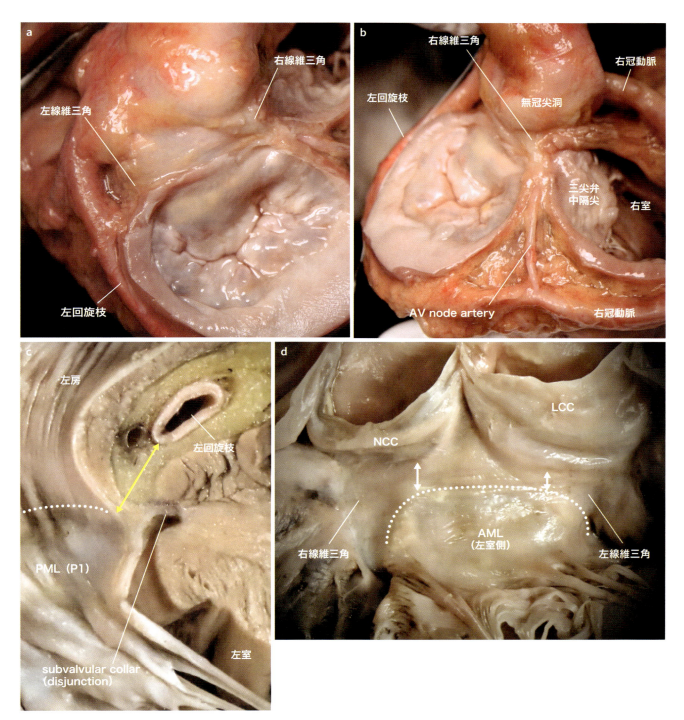

図10　僧帽弁輪周囲の解剖
白点線は弁輪形成のsuture lineである（c, d）．黄色両矢印はsuture lineと左回旋枝との距離を示している（c）．白両矢印で示すようにsuture lineとの距離はNCC（無冠尖）よりもLCC（左冠尖）のほうがより近い（d）．（人体標本画像は川副浩平先生のご厚意でご提供頂いた）
AV node artery：房室結節枝，PML：後尖，AML：前尖

る．切除する自由縁の両端が決まれば弁輪側の三角の頂点は，縫合する相対する切除ラインの距離が等しくなるよう二等辺三角形の頂点として決定することになる．縫合不全を起こしやすい薄い弁尖に縫合の針を掛けなくて済むように，切除は硬化，変性した組織内にとどめ，特に薄いclear zoneに入り込まないように注意する．基本的にはrough zone内で切除縫合が完遂できると安心である（図11）．

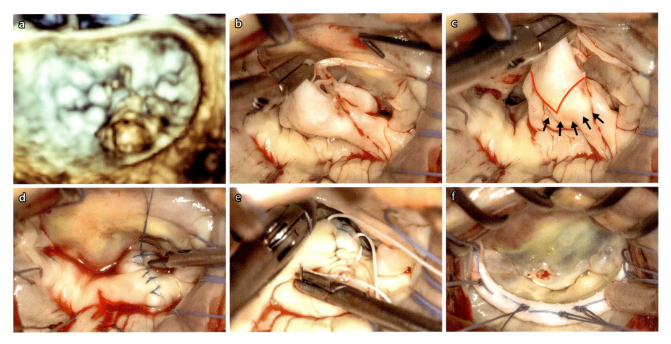

図11（I-A-S2） P2逸脱に対するrestoration法〈音声解説付き〉
複数の腱索断裂を認めた（a, b）P2逸脱の症例を示す．rough zoneの余剰な弁尖を切除縫合し，人工腱索を再建した（d, e）．リング形成後の水試験を示したfでは良好な接合ラインが確認できる．dでみられる縫合ラインは接合面に含まれるためfの画像ではみえない．cに赤のラインで弁尖の切除ライン，矢印でrough zoneとclear zoneの境界（≒接合ライン）を示した．

clear zoneまで変性とbillowingが進展していれば必要に応じて，clear zoneに入り込んで切除することはよくあることである．この場合の切除は特に硬化，変性した組織内にとどめる必要がある．

a. 切除再縫合

多くの場合，逸脱範囲と組織学的変性の病変部はほぼ一致しているので，まず病変部の左右両端の正常の長さの腱索を同定し，運針のために1〜2 mm残した内側が切除ラインとなる．慣れるまで目印として色素ペンでマークを付けるとわかりやすい．三角切除の弁輪側の頂点は変性組織内で，再縫合する断端の長さが同じ長さになるように二等辺三角形を想定して決定する．やはりマークを付けておくと良い．縫合不全は頻度の高い再手術の原因となる合併症であるから，予防の第一は薄い組織に縫合糸が掛からない配慮が重要である．別の言い方をすれば，病変のないclear zoneは光が通るほど薄いわけであるから，肥厚していないclear zoneを縫合に使わないことが重要である．基本は肥厚した病変内で切除縫合を完結できると良い．逸脱範囲に比べて肥厚した弁尖の範囲が小さい場合は，小さな切除にとどめ，人工腱索で逸脱を矯正する感覚で良い．

(1) 後尖の切除範囲の考え方

後尖病変がrough zoneに限局しているにもかかわらず三角切除を弁輪まで延長してしまうと，coaptation lineが短縮され，結果的に両側のindentationが開いて新たな逆流の原因となることがある．切除は余剰弁尖のある病変部内で行うことが大切である**（図12）**．

後尖病変において，逸脱範囲と病変が広範で，切除範囲が隣り合うscallopとの接合部，すなわちindentation部に入り込むことが予想される場合も，indentationを越えて切除せず，indentation部手前で縫合を終えて，不十分な箇所は人工腱索で矯正するほうが容易である**（図13）**．腱索断裂や腱索延長が明らかにindentation内に進展している場合，あるいはindentation部が大きく逸脱に関与している場合は，反対側の正常の腱索を利用してindentationを閉鎖するように再縫合すると良い．

indentationは弁尖先端から弁輪方向に向かうラインによって形作られるものであるから，このラインを含んで切除すると，弁尖の高さが低くなり，結果として接合長が短くなってしまう．十分な接合長，接合面積を確保するには弁尖長を確保することが重要であるから，切除はindentation部に入り込んではならない．変性，場合

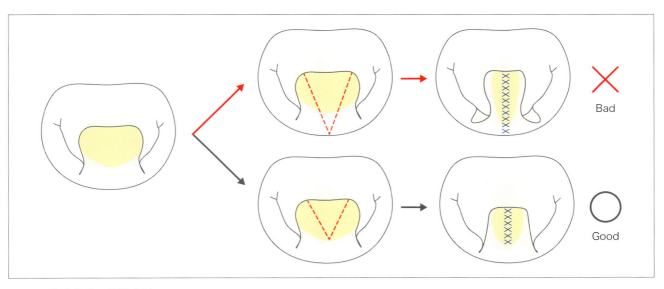

図12　後尖弁尖の切除方法
弁輪まで切除すると，延長していない接合ラインが短縮して，両側のindentationが開いてしまう．切除は余剰弁尖の範囲で行うのが良い．

によっては逸脱を残してでもindentationの手前で切除し，再縫合した後には必ず人工腱索にて逸脱を矯正し，深い接合面を確保することが重要である（図14）．

さらにindentationの両側が逸脱している場合は，両側の逸脱弁尖を切除しindentationを閉じるような形で再縫合して，人工腱索再建を追加する（図15）．このような症例は余剰弁尖が十分ある場合が多いので，病変は強くても十分な接合を得やすいと考え，落ち着いて対処できる．後尖逸脱の切除に関しては各scallop内でindentation部に入り込まない範囲での切除であれば接合ライン（coaptation line [closing line]）が左室側に引きつれるcurtain effectは発生しないと考えて良い．

弁輪まで及ぶ大きな三角もしくは台形切除や延長した腱索の短縮術の成績は不良である．しかし，一方で広範に変性の強い組織を残しすぎたままの逸脱矯正は再発のリスクが残る．

縫合は連続縫合とする場合は必ず二重縫合とする．1層目を縫合した後，切除範囲が狭い印象があれば，2層目で調節することができる．あまり大きく変性逸脱部位を残してしまうと数年から10年程度で変性逸脱が進行し，再手術が必要になることがある．人工腱索が付けてあっても，migrationや軽度の逸脱傾向が起きると，逸脱方向へのストレスが強くなり人工腱索であっても断裂を起こす危険もある．

scallop同士の接合は面として接合するので切除再縫合や人工腱索も接合面が確保できるように配慮する必要

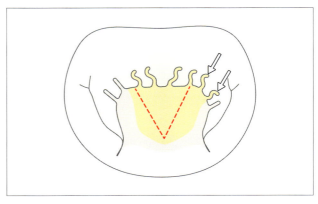

図13　indentationに及ぶ変性がある場合
逸脱が残ったとしても矢印の腱索の付着部までは切除せず，再縫合後に人工腱索で逸脱を修復する．図の腱索は延長していないものを直線で，断裂，または延長しているものを曲線で示している．

がある．一方，交連部では再縫合ラインや，その先端，あるいは人工腱索を縫着する部位が一番深く沈み込み，その両側の弁尖が接合面となる場合もある．この場合"折り紙"の折り目の両側の面の接合をイメージして人工腱索の深さを調節する必要がある．

(2) 前尖の切除範囲の考え方

前尖の場合は後尖と異なりA1，A2，A3とおおよその区画分けは概念上行われているがその境界は解剖学的には存在せず，解剖学的構造上のscallopが存在しないことから不注意に広い切除を行うとcurtain effectを起

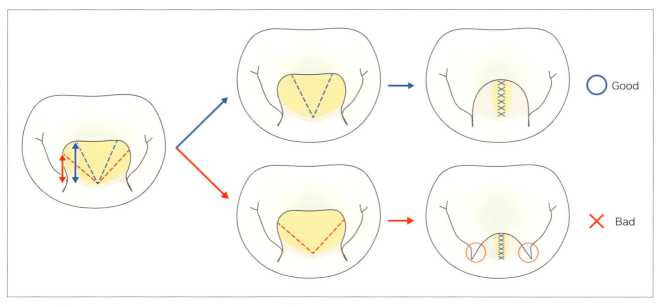

図14 変性の範囲がindentationに入り込んでいる場合
赤の点線で切除すると弁尖長が短くなることから接合面積が小さくなる．また，curtain effectにより赤丸で示した部分の接合は不良となり，弁尖の可動性も低下するため，新たな逆流を生じることが危惧される．よってindentationを含む切除は行わない．

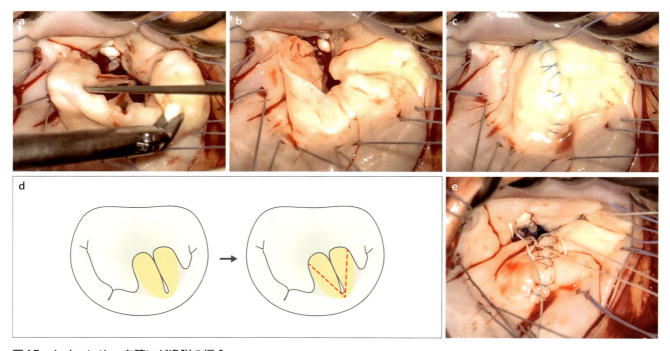

図15 indentationを跨いだ逸脱の場合
両側の逸脱弁尖を切除し(a，b)，indentationを閉じるように縫合する(c)．その後，人工腱索を用いて逸脱を矯正する(e)．

こす可能性がある．その代わり，前尖の場合，前尖中央で腱索の支配が左右に明瞭に分かれているので，このA2中央点が1つの重要な区画分けの目印になる．A2をA2 medialとA2 lateralに分けて考えるのが合理的である．前尖逸脱で余剰弁尖が存在しない場合には，前尖切除は容易にcurtain effectを起こすことになる．心房性機能性MRの前尖にみられる軽度の逸脱や，まれにみられるFEDでは余剰弁尖を伴わない場合が多い．これらの場合は人工腱索再建のみで逸脱を矯正する必要がある．しかし有意な前尖逸脱を伴う変性性MRのほとんどはbillowingを起こしており余剰弁尖を伴っていると考えたほうが良い．

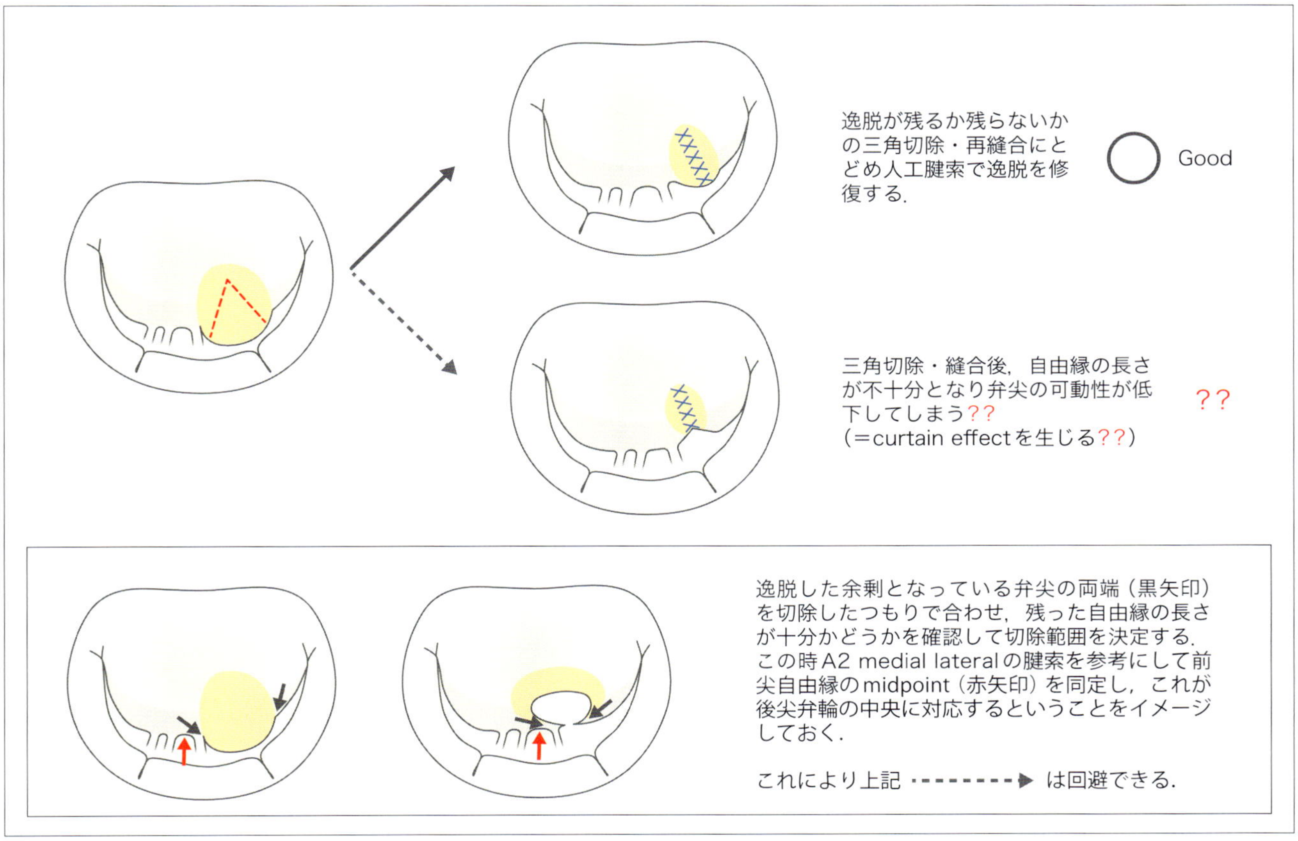

I章 僧帽弁疾患　A 変性性僧帽弁逆流　**総論**　013

逸脱が残るか残らないか
の三角切除・再縫合にと
どめ人工腱索で逸脱を修
復する. ◯ Good

三角切除・縫合後, 自由縁の長さ
が不十分となり弁尖の可動性が低
下してしまう?? ??
(＝curtain effectを生じる??)

逸脱した余剰となっている弁尖の両端(黒矢印)
を切除したつもりで合わせ, 残った自由縁の長さ
が十分かどうかを確認して切除範囲を決定する.
この時A2 medial lateralの腱索を参考にして前
尖自由縁のmidpoint(赤矢印)を同定し, これが
後尖弁輪の中央に対応するということをイメージ
しておく.

これにより上記 ------▶ は回避できる.

図16　前尖切除の考え方
腱索の走行からA2中央点を同定しこれを参考にして余剰な弁尖を把握する. 切除予定のポイントを実際に寄せてみて残される組織
の量からcurtain effect出現可能性の有無を評価する.

　前尖逸脱の切除範囲の決定は, 慣れるまでやや難しい
かもしれない. 限局した狭い範囲の逸脱ではrough
zone内の小さな幅の三角切除で容易に矯正が可能であ
る. しかし, 近年, Barlow病に代表される広範囲BML
が多くなり, 前尖においても粘液変性で肥厚した広範囲
の病変の頻度が高くなっている. この場合もやはり, 逸
脱矯正の原則は①変性組織は可能な範囲で切除すること
と, ②大きく切除してcurtain effectを招かないことで
ある. 特に前尖の切除においてはscallopに分かれてい
ないため, 一般的にcurtain effectを生じやすいと考え
られてきた. Carpentier, AのFrench Correctionにお
いても広範囲の逸脱では腱索や後尖のtransposition,
乳頭筋短縮, 人工腱索再建が推奨されている. しかし変
性組織をすべて残し, 強い粘液変性の組織に人工腱索を
立てるやり方では, 遠隔期の変性の進行や, 人工腱索の
migrationによる再逸脱の危険が高くなる. 前述したよ
うにBarlow病に代表される広範囲BMLでは横軸方向の
延長も進行しているので過分弁尖も多い. 過分弁尖を的
確に把握できれば, 切除範囲が明らかとなり, 粘液変性

の強い病変部位を残すことなく切除再縫合が可能とな
り, 一対の人工腱索再建を追加して, 深い接合が再建で
きる(図16).

　最も頻度の高いA2 medialの逸脱例2例を図に示した
(図17, 18[それぞれ症例1, 2]). 症例1で説明すると,
まずA2中央の腱索支配がlateralとmedialに分かれる
ポイント(A2中央点)を同定することが重要である. フッ
クを使って弁下の腱索をよくみて腱索が左右に分かれる
ところがA2中央点である(図17a)ので, そこを確認し,
鑷子でつかみ, ここを中央真下, P2弁輪の中央に引き
下げて(図17b), この状態で逸脱部分をフックで再度
確認をする. そうすることで逸脱範囲がA2中央点を越
えてlateralまで及んでいるのか, A2中央点まで来てい
るのか, あるいはA2中央点のmedialの1本目の太い腱
索が延長せずに正常の長さで維持されているのかが確認
できる. 要するに病変あるいは逸脱のlateral側の境界
の位置が明瞭となるのである. ここにインクで印をつけ
ておくと良い. A2中央点を引き下げた状態で, フック
を使ってmedial側の境界を検索する. 通常, 肥厚した

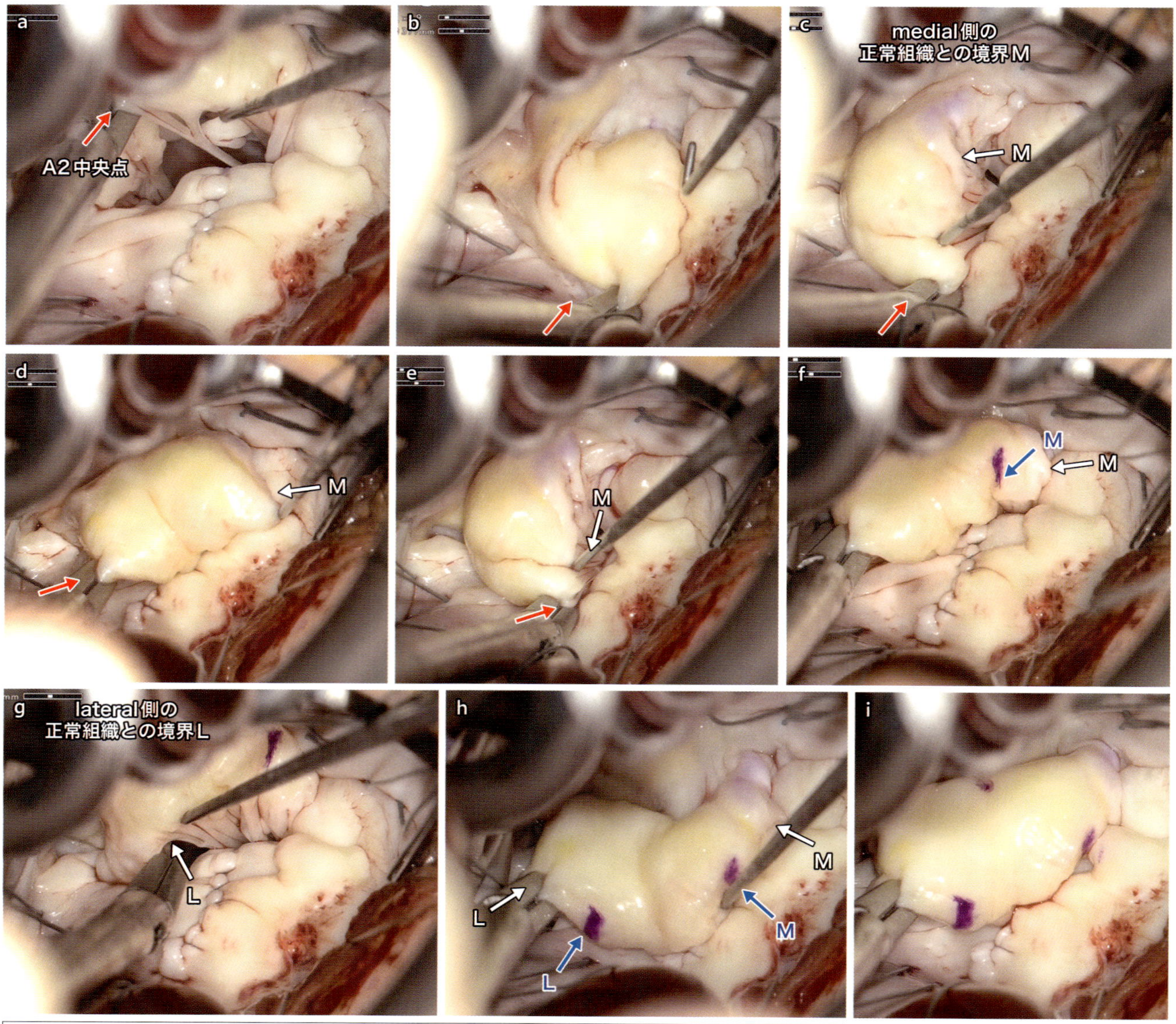

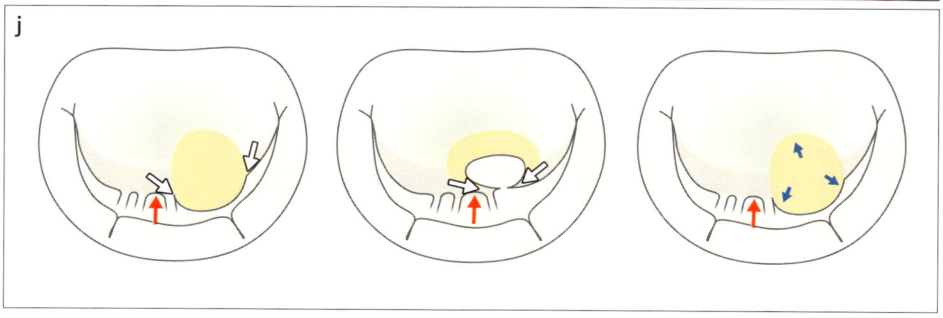

図17（I-A-S3） A2 medial病変の切除範囲の考え方〈症例1：音声解説付き〉

図27，I-A-VL42と同一症例．詳細は本文参照．赤矢印はA2中央点，白矢印は正常組織との境界，青矢印は切除ポイントを示している．

弁尖が収束し正常弁尖の組織に移行するあたりで，逸脱も収束し，あたかもscallopの境のような縦皺がみえてくる（**図17c**）．この点が，逸脱病変のmedial側の境界である．ここにもインクで印をつけておくと良い．この2つのインク目印の間が主な変性病変（変性を伴う逸脱範囲）ということになる．

次に考えることは，この変性を伴う逸脱範囲の中で，過分弁尖がどのくらいあるか（つまり切除可能な範囲）を見極めることである．この際にA2中央点は重要な目安となる．つまりA2中央点は，この部分が切除範囲にならない限り，そこの点（弁口の中央）にとどまることが理想である．A2中央点を鑷子で弁口の中央に置いたまま，

I章 僧帽弁疾患　A 変性性僧帽弁逆流　総論　015

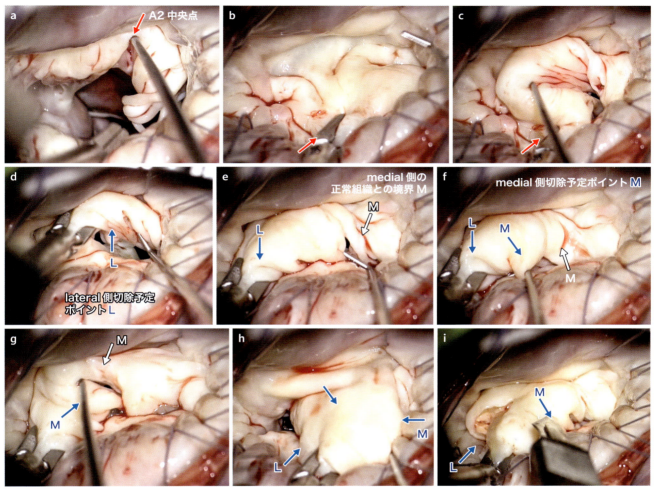

図18（I-A-S4）　A2 medial側切除範囲の考え方〈症例2：音声解説付き〉
A2中央点を確認（a，b）し逸脱の範囲と大きさを観察する（c）．lateral側の逸脱病変の境界はA2 medialの1つ目の一次腱索のmedial側（d，青矢印）にみられる．eにmedial側の正常組織との境界を示す（白矢印）．fではcurtain effectのリスクを評価するためにフックを用いて切除しようとする弁尖を中央に寄せて観察している．白矢印の部分まで切除してしまうと，medial側の組織が不十分となり，curtain effectが生じると考えられることから，よりlateral側に切除ポイントを設定している（g）．二等辺三角形の頂点を接合ライン上に想定し（h），三角切除を行う（i）．症例1（図17）のようにインクで印をつけるとわかりやすい．

　フックで引っ掛けたmedial側の病変の端を弁口の中央の方へ引きつれない程度に寄せてみる（**図17d→図17e**）と，鑷子とフックのあいだに残った隙間を，その間の瘤状に飛び出した逸脱弁尖が補填すれば良いことになる．つまり「瘤状に飛び出した逸脱弁尖の自由縁の長さ」から「鑷子とフックのあいだに残った隙間の長さ」を引いた長さが「過分弁尖の長さ，幅」ということになる．そこからさらに，縫い代として左右1mmずつ引いた幅が切除可能な幅となるのである．その範囲にさらにインクで印をつけておくと切除範囲が明瞭となる（**図17h**）．しかし最初のインク印とかなり近い場合が多いので，その場合は，最初のインク印の何mmくらい内側で切除するかを確認して覚えておくだけでも良い．そのあと，今度は，鑷子とフックで持った両端を広げて，この2つの点の間を底辺とする二等辺三角形の頂点を接合ライン上に推定して，この頂点にもインク印をつけておくと，切除すべき余剰弁尖のrough zoneの三角切除のラインが正確に同定できる（**図17i**）．

　手術ではmedial側の自由縁の内側を鑷子で持って，二等辺三角形の頂点から，medial側の自由縁へ向かってメスで切開線を入れ，自由縁まで切れたら，MICS用の曲がった剪刀で二等辺三角形の頂点から，今度はlateral側の端の自由縁に向かって切開し，三角形の切除を完了する．縫合閉鎖の運針は，5-0ポリプロピレン縫合

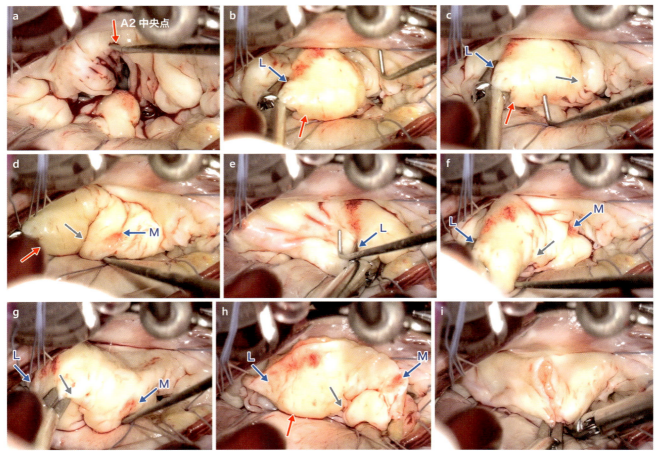

図19(I-A-S5)　A2中央点を含んで変性，逸脱が広がっている場合〈症例3：音声解説付き〉

I-A-VL10と同一症例．A2の中央点を確認することが前尖病変の理解には重要であることは同様である．中央点を基準にmedial，lateral側のそれぞれについて病変の広がりを確認する（a〜f）．その後，病変の境界部をフックを用いて中央に寄せるようにして切除後に残る弁尖の自由縁の長さを予想する（g）．これにより，前出の2症例と比較すると病変の広がりが大きいが，切除後も十分組織を残すことができると予想され，hのように広汎な切除が可能であると判断できる．切除後は接合に十分な自由縁が確保できている（i）．c以降の灰色の矢印は一見，逸脱の終わりにみえるが，そのmedialにも変性，逸脱があり，その端が青矢印のMでドット状の赤色の色素沈着がみえる．詳細は本文参照．

糸（プロリーン®）でlateral側の端の自由縁の先端に左室側から左房側に出し，そのままmedial側の自由縁の左房側から左室側に抜いて弁輪側で結紮する．この際，運針しないほうの針を前尖弁輪側のスーチャーホルダーに置いておいて，最後に抜いた針も前尖弁輪側に抜くようにすると，結紮が弁輪側の左室側にできることになる．そうすると縫合の自由縁側の先端が左室側に折りたたまれるように結紮され，左房側に硬く飛び出すことがない．結紮の後，短い糸の方の針を対側の後尖弁輪近くの左房壁に通して軽く牽引しておくと，縫合ラインが延びて連続の運針がしやすくなる．連続縫合は必ず二重縫合としておいたほうが，隙間ができたり，縫合不全が起きることを予防できる．また弁尖は長軸方向へ延長している場合がほとんどであるから，長すぎる弁尖長を縫縮して適正化する効果もある．1層目の縫合は縫合ラインの切離断端側は浅く出して埋没縫合のようにすると左房側の表面がきれいに整う．2層目はしっかりと縫合するように運針する．最後の糸は，最初の結紮の場所を越えて，さらに自由縁側に出して結紮すると，先端が左室側に沈み込む効果がある．

A2中央点を含んで変性，逸脱が広がっている場合について考えてみよう（図19）．この場合もやはりA2中央点（図19a）をつまんで後尖弁輪中央に引き下げると，A2中央点の両側に変性，逸脱が広がっていることが確認できる（図19b）．その状態でまず，フックを使ってmedial端を検索する．前述したように，肥厚した弁尖

が収束し正常弁尖の組織に移行するあたりで，逸脱も収束し，あたかもscallopの境のような縦皺がみえてくる（図19c灰色矢印）．本症例では，このさらにmedial側にも変性が認められ，その変性領域のmedial端に赤色の沈着物が認められた（図19d青矢印）．この点が，逸脱病変のmedial端である．ここにインクで印をつけておくと良い．次に同様にlateral側の断端を検索し（図19e），同様にインク印をつけておく．この2つのインク目印の間が主な変性病変（変性を伴う逸脱範囲）ということになる（図19f）．この変性を伴う逸脱範囲の中で，過分弁尖がどのくらいあるか（つまり切除可能な範囲）を見極めるためには，lateral側の病変の端を鑷子で持ち，medial端をフックで引いて，両端を弁口の中央の方へ引きつれない程度に寄せてみると，鑷子とフックのあいだに残った隙間を，その間の瘤状に飛び出した逸脱弁尖が補填すれば良いことになる（図19g）．つまり「瘤状に飛び出した逸脱弁尖の自由縁の長さ」から「鑷子とフックのあいだに残った隙間の長さ」を引いた長さが「過分弁尖の長さ，幅」ということになる．縫い代として左右1mmずつ引いた幅が切除可能な幅となるので，その範囲にさらにインクで印をつけておくと切除範囲が明瞭となる．そのあと，鑷子とフックで持った両端を広げて，この2つの点の間を底辺とする二等辺三角形の頂点を接合ライン上に推定して，この頂点にもインク印をつけておくと，切除すべき余剰弁尖のrough zoneの三角切除のラインが正確に同定できる．

b. 人工腱索再建法

人工腱索再建では矯正すべき逸脱範囲をしっかりと面で抑え込み，本来の接合ラインで接合させるように再建することが重要である．本来のrough zoneがしっかりとcoaptation lineの左室側に沈んでrough zone（coaptation surface）として機能することが大切である．rough zoneとclear zoneの組織学的相違は，その機能の相違に対応したものであることを理解しておくべきである．また，水試験で接合ラインを確認しながら微調整を行いやすくするような再建方法が望ましい．さらに，遠隔期にも弁尖との固定がずれたり（migration），弁尖の損傷を起こさないような配慮が必要である．弁尖の接合が十分に深い（接合長coaptation lengthが長い）と，腱索再建を行った接合面には，お互いの面を押し合う方向の力が加わりさらに接合が深くなり，左房方向への逸脱を引き起こすストレスは少なくなる．このことは逸脱矯正の耐久性だけでなく，neo-chordの耐久性にとっ

ても重要である．逆に弁尖の接合が浅い（coaptation lengthが短い）と，再建部分に逸脱方向のストレスが加わる．遠隔期に変性が進行しさらに接合が浅くなってくると，またさらに逸脱方向のストレスが強くなるという悪循環を起し，migrationを起こしたり，ひいてはneo-chordのストレスが極限に達して断裂を起こすことにもつながる．我々は四半世紀にわたってほぼ同じ方法の人工腱索再建法を行っている．用いるのは小さなフェルト付きのCV4縫合糸（PTFE）の弱弯針で，逸脱領域に腱索を出していた乳頭筋に縦方向にmattress縫合で運針し，反対側にはフェルトなどは置いていない．弁尖側は，まず自由縁の先端に浅く左室側から左房側に逆針で抜いて，この段階で自由縁を接合ラインより十分に左室側に落としておく．その針をrough zoneとclear zoneの境界のcoaptation line（常に明瞭にわかるわけではないが，両側の正常弁尖の組織も参考にして自分でcoaptation lineをイメージする）に左房側から針を入れてそのまま自由縁の先端の最初の運針部位の内側に出す．糸をずーっと引いて，再度，自由縁の先端を深く沈めてrough zoneがcoaptation lineで直角に折れて，そのcoaptation lineが弁輪レベルの高さに矯正されるまで深く沈める．反対側の針も同様に運針する（図20）．restoration法では三角切除再縫合の縫合ラインが縦方向に入っているので，この縫合ラインと平行に，両方の糸で縫合ラインを挟み込むように運針する．そうすると2本のPTFEと，最初に縫合された逸脱領域が四角（三角切除再縫合ラインを挟む2本のPTFEを縦の2辺，接合ラインと自由縁を上下の2辺とした四角）に面としてrough zoneとして再建されることになる．人工腱索を深めに押し下げ，短めにして，やや接合が左室側に落ち込んでいるくらいが，人工腱索が効いていて，接合が深いことを保障することになる．浅い接合でぴったり止まっているより，接合部位が深く沈んで，やや漏れるくらいが安心ということになる．

人工腱索の糸は切れた腱索が付着している乳頭筋にしっかり掛けることが理想である．乳頭筋の先端である必要はない．あらかじめ腱索の長さを測定して人工腱索を再建する手技の場合は乳頭筋に再建する場所，弁尖につなぐ場所が重要であるが，restoration法の場合の人工腱索は水試験を行いながら最終調整を行うため，乳頭筋のどこにつないでも問題はない．また，必ずしも断裂した腱索のついていた乳頭筋である必要もなく，その近くであれば問題になることはない．

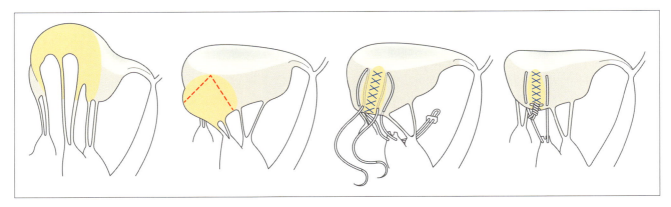

図20　restoration法
切除範囲は可能な範囲で変性肥厚した余剰弁尖を広く切除する．しっかりした縫い代となる組織を残し，縫合不全を起こさないようにする．自由縁を底辺とした二等辺三角形をイメージして弁輪方向の頂点を決める．rough zoneにとどまる場合が多いが，変性肥厚がclear zoneまで進展していれば長く切除して良い．再縫合は連続二重縫合とする．人工腱索は縫合ラインの左右に平行に置く．左室側から自由縁に少し掛けて左房側に抜き，そのまま接合ラインをイメージして，そのライン上に，左房側から左室側に刺入し，そのまま自由縁の縫合ライン近くに出す．十分に左室側に押し下げて，接合ラインが弁輪レベルになり，その先の人工腱索がついているrough zoneはまっすぐ左室側にお辞儀をさせるように引き下げなければならない．

4. 水試験と最終調整

　人工腱索の長さの調整はcoaptation lineが弁輪接合のレベルとなり，自由縁はrough zoneの高さの分，心室側に折れ込むように調整する．リングを下ろしたら，結紮の前に水試験を行う．逆流がなくても，逸脱矯正を行ったところは特にrough zoneがしっかり心室側に隠れて，coaptation lineで接合していることを確認する．不確実な場合は再度弁下の人工腱索のたるみなどを確認し，少し短く押し下げてみると良い．restoration法など切除縫合が併用されている場合，人工腱索が効いていなくても，水試験では逆流が制御できているようにみえる場合も多い．このことを念頭に，一見良さそうにみえても，弁下を確認して人工腱索がたるんでいないかを確認することは大切である．そのためには，人工腱索を深めに押し下げ，短めにして，やや接合が左室側に落ち込んでいるくらいが人工腱索が効いていて，接合が深いことを保証することになる．「浅い接合でぴったり止まっているより，接合部位が深く沈んで，やや漏れるくらいが安心」という言い方は，誤解されることも多いが間違ってはいないと思う．人工心肺から離脱し僧帽弁に高い圧がかかってくると，弁尖の皺も伸び，弁尖に通した人工腱索の緩みもピンと伸びてしっかりとした接合となってくるようである．昔，水試験の時，しっかり止まってみえていたものが，退院時のエコーではmild MRを指摘されることがあったが，水試験の際には「接合部位が深く沈んで，やや漏れるくらい」に調整しておくと，人工心肺離脱後から退院時に至るまで，ぴったりとした深い接合でMRゼロとなることが多い．

5. 再手術の危険因子と要因

　再手術の危険因子として，①前尖逸脱，②人工弁輪の非使用，③腱索短縮術，④不完全修復（手術終了時の軽度以上の逆流）が挙げられる．また，手技関連の要因として①弁尖縫合部位の離開，②人工弁輪の脱離，③溶血，④SAM，⑤短縮された腱索の不具合，⑥不完全修復部位の増悪があり，また弁関連の要因として①新たな変性病変の進行，②感染性心内膜炎（IE）が挙げられる．最近では，①大きなサイズのリング使用，②resectionを伴わないneo chordのみの再建も危険因子として挙がってきている．術中，SAMは4〜9％の割合で起こり，長い弁尖，左室過収縮，小さな左室，肥大型心筋症やS字状中隔のように左室流出路に圧較差を有する症例などが危険因子として報告されている．強心剤の中止，容量負荷，β遮断薬の投与などで改善することが多い．

〔Barlow病の病態について〕

Barlow病の定義

　Barlow病の定義は実際のところ明確でない．弁膜症の領域でBarlow病の病態について討論する時，それぞれの先生が自分の経験した，それぞれ少しずつ異なった変性性病変を頭に描きながら，寛容の心で相手の意見を尊重しながら，突き詰めると納得いかない小さな違いは棚上げして限られた時間の中で合意点を探している．

　Barlow病の"Barlow"はもちろん南アフリカ，ヨハネスブルクのJohn Barlowの名前である．Barlowは1960年代に「late systolic murmurとnon-ejection systolic clickが，僧帽弁閉鎖不全症（MR）の弁に起因した心内雑音であり（その頃，MRの雑音は汎収縮性でlate systolic murmurは心膜摩擦音のように考えられていたらしい），僧帽弁逸脱をきっかけに悪性の不整脈，突然死などを引き起こすことがある．不安感や非定型胸痛，動悸を伴うことが多く，また若年女性に多い」ことなどを報告し続け，これらの特徴的症状を含めて，「Barlow症候群」の呼称が生まれた．確かにこれらの独特の心音は，現在，認知されているlate systolic prolapse（最近ではfunctional prolapse）や重症の粘液変性による重症「billowing」に起因したものであることは間違いない．

　しかし，現在，我々の曖昧な概念としてのBarlow病は，パリのAlain Carpentierが1970年代にMRを形成していくうえで，形成術の困難な僧帽弁の構造的異常所見として，「著明な粘液変性と，それに起因したexcess valvular tissueとbillowingを有し，どちらかあるいは両方の弁尖がlate systolic prolapseを示す病態」を「Barlow症候群」を念頭にして「Barlow病」と称したことによる．Carpentier's Reconstructive Valve Surgeryによると「Barlow valveの主な病理生理学的特徴は，収縮期に大きく逸脱するbillowingした余剰弁尖の存在である」と記載されており，必ずしも両弁尖の逸脱には言及していない．その後，David Adamsとともに示した変性性僧帽弁のスペクトラムの図では，Barlow病は「両弁尖の著明な粘液変性と広範な余剰弁尖を有し，弁輪サイズが著明に拡大している」と特徴づけられている．これが典型的なBarlow valveである（図21）．同時にforme fruste（不完全型）として「複数のsegmentに及ぶ粘液変性の過分弁尖を伴っているが，弁輪拡大がそれほど著明でない」形態も示されている．現在，多くの場合，このforme frusteを含めてBarlow valveとして扱われている．完全型Barlow valveといえば，両弁尖の変性逸脱で著明な弁輪拡大を前提とするし，より頻度の高い不完全型を含めると，両弁尖に限らず複数個所の変性逸脱で，弁輪拡大もそれほどでもない症例も含まれることになる．そして多くの場合，先に述べたfunctional prolapseを伴っていることが前提となって論じられる．

　重要なことは，Barlow病は進行性の病気であるということである．Barlowがのちに述べたように心雑音はnon-ejection systolic clickだけの時代から，late systolic murmurが加わり，さらにpan-systolic murmur

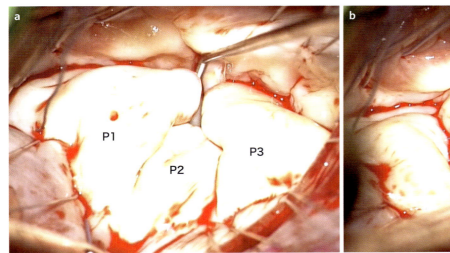

図21　典型的Barlow valve
両弁尖のほぼすべての弁尖が著明な粘液変性と広範な余剰弁尖を有し，弁輪も著明に拡大している．a：後尖，b：前尖

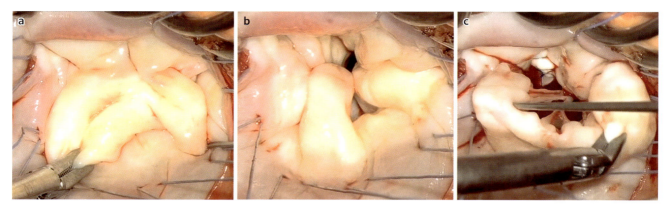

図22　典型的Barlow valve
前尖（a），後尖（b）の著明で広範囲のbillowingを認め，余剰弁尖を有している．弁輪も著明に拡大し，腱索も延長している（c）．

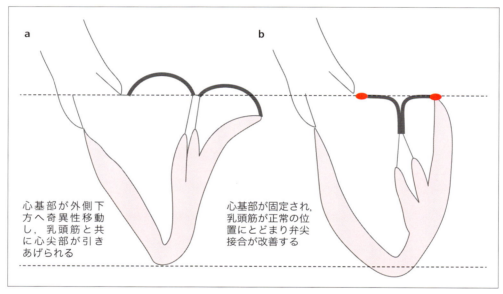

図23　Barlow valveにみられる弁輪の奇異性運動による逸脱
収縮期に弁輪が外側，そして下方に移動し，心尖部が弁輪に近づき逸脱を生じる（a）．リングによる弁輪形成で弁輪を固定することにより矯正できる．

(Barlow, CW et al：Functional anatomy and surgical principles of mitral repair for the Barlow valve：Past legacy guides the future. JTCVS Techniques 10：58-63, 2021 より改変)

へと変化する．このことからも容易に推察できるように，僧帽弁の形態から考えると，粘液変性の進展とともに，逸脱のないbillowingだけの時代から，弁輪の奇異性運動が加わりcentralジェットを伴うlate systolic prolapseを生じ，さらに粘液変性が腱索へと進展して腱索延長，断裂が生じ重度の偏在性ジェットを伴った局在性のある逸脱を生じる過程をたどり，治療の対象となってくるのである．

Barlow valveの形成術

形成術の対象となるBarlow valveは①弁尖の異常として肥厚した余剰弁尖の形態を示し**(図22)**，②腱索の異常として，延長に加え断裂を起している頻度も高い．さらに③そして弁輪の異常として，後尖弁輪の収縮期における外側および下方への変位によって生じるfunctional prolapseを有している．②の腱索異常が真の解剖学的逸脱の直接原因で③のfunctional prolapseは言葉通り機能的逸脱である**(図23a)**．

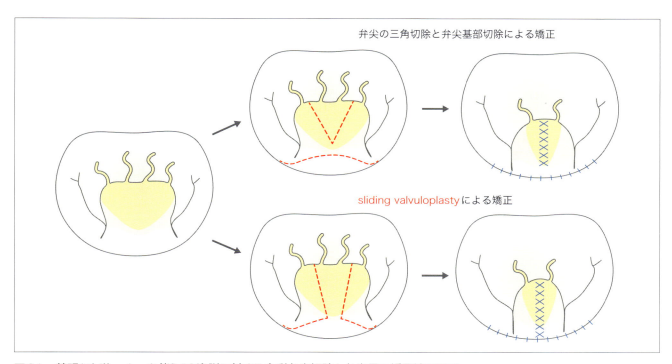

図24　著明なbillowingを伴うP2逸脱に対する余剰弁尖切除と弁尖長の矯正法を示す
いずれの方法でも延長した弁尖が残存することが考えられる．図13と同様に曲線で表した腱索は断裂または延長していることを示している．

さて，Barlow valveの形成術を考える場合，Carpentierも強調しているように，形成術のゴールは②③の逸脱の矯正だけでなく，①のbillowingの矯正である．患者の生涯にわたって再発を起こさせないためには逸脱とbillowingの両方を矯正しなければならない．そして，形成術の複雑さはbillowingの広がりの程度による．

③のfunctional prolapseは弁輪形成用リングで矯正できることがわかってきた(図23b)．

もし，患者が②腱索の延長，断裂を伴っていないcentralジェットだけの早期のphaseであれば，形成用リングの縫着だけで，billowingは残るとしても逸脱は矯正され逆流ジェットは消失することが期待される．このphaseをbalanced Barlow valveと称することができる．また②の腱索の延長，断裂を伴っていたとしても，その部分の真の解剖学的逸脱を部分的に腱索再建し，形成用リングを追加することで矯正できるのである．しかし，それだけではbillowingの進行は止められず，耐久性の高い形成術とは言い難い．

同じくCarpentierは「数十年の経験から，患者さんが生涯MRの再発なく過ごすためには，逸脱とbillowingの両方を矯正する手術が必要である．そしてbillowingの範囲が広ければ広いほど手術は難しくなる」と述べているように，耐久性の高い形成術にはbillowingした余剰弁尖の切除が望ましい．

Billowingの矯正法については，本稿「形成の基本手技」「3．逸脱矯正」(8頁〜18頁)で詳しく述べている．Barlow valveの特徴はbillowingが複数の部位に起きることと，その進展度が強く広いことである．一般のbillowingはrough zoneの周辺に限局していることがほとんどであるが，Barlow valveではbillowingが弁輪付近まで及んでいることが多く，自由縁側もその範囲が広く，ほぼすべての腱索が延長していることも多い．また横方向も両側のindentationまで入り込んでいたり，indentationを越えて，その隣のscallopに及んでいることもまれでない．

Billowingにおける過分弁尖は弁尖の延長(excessive height)として認識される場合が多いが，横幅の延長(excessive width)も考慮されるべきである．excessive widthの矯正にはresectionが必要である．通常のbillowingに比べ三角切除の範囲が広くなり弁輪側の頂点は弁輪近くまで及ぶ．我々はやはり三角切除を基本としているが，excessive heightも同時に矯正する目的で弁輪に沿って余剰弁尖の切除を同時に行うsliding valvuloplastyは確かに合理的である(図24)．

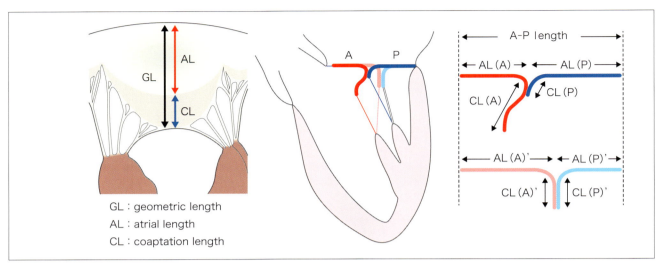

図25　人工腱索再建による弁尖の引き下げの程度と接合形態との関係（1）

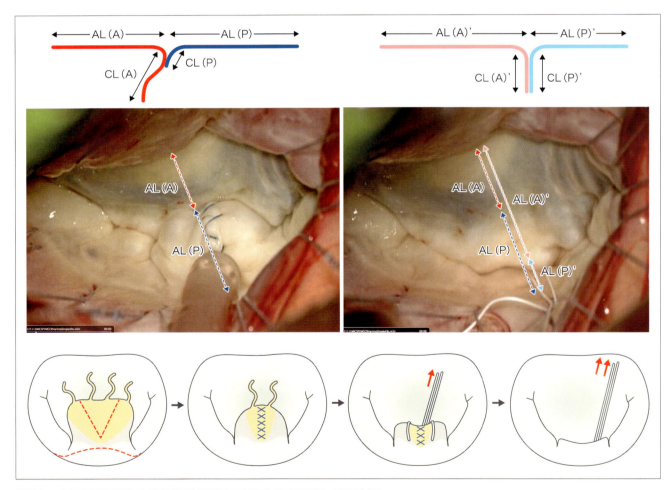

図26　人工腱索再建による弁尖引き下げの程度と接合形態との関係（2）

しかし，再度確認しておかなければならないことは，sliding valvuloplastyだけでは，Barlow valveのような広範な腱索異常を起こすbillowingでは腱索再建が不十分に終わることが多いということである．このため，一見逸脱が矯正され，水試験でも逆流が制御されているようにみえても，実は変性拡大したrough zoneが左房側

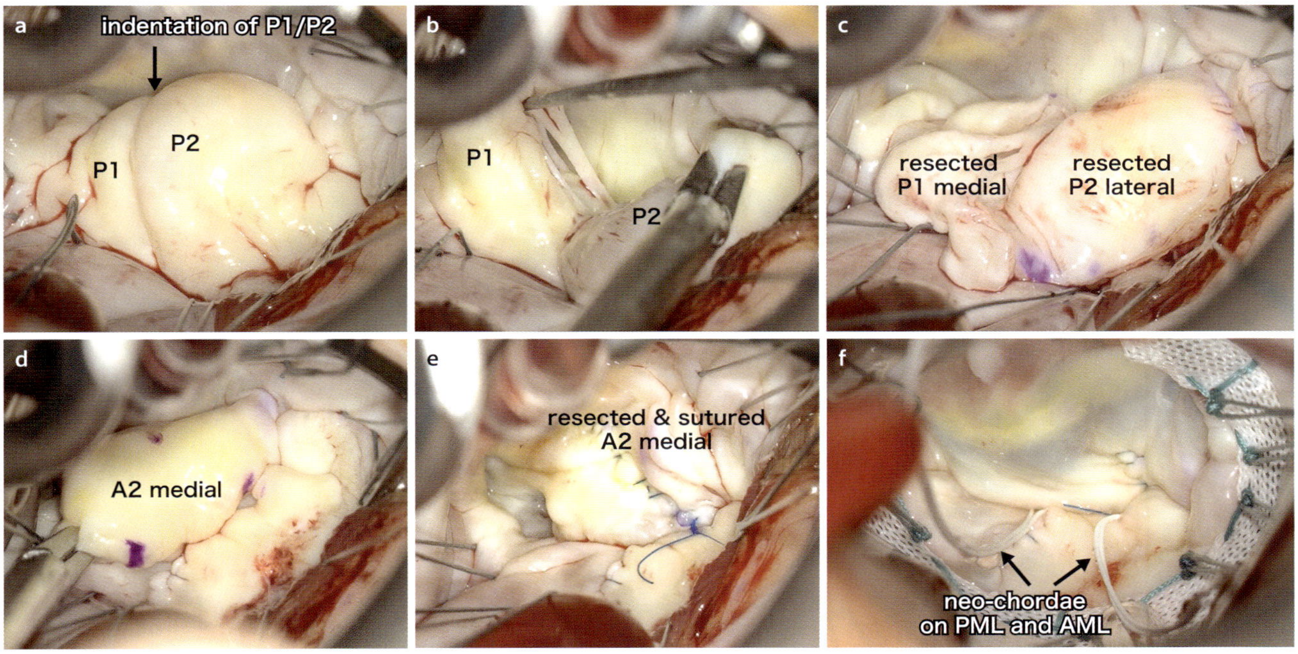

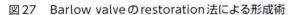

図27 Barlow valveのrestoration法による形成術
図17，I-A-VL42と同一症例．切除範囲やneo-chordのつけ方，長さの調整などがわかりやすい．videoはI-A-VL42参照．

に露出したままで機能的接合ラインが自由縁近くとなり，弁輪から機能的接合ラインまでの機能的弁尖length（atrial length）が長く残り，SAMの原因になるのである．atrial lengthを長くしたままSAMを避けるためには，大きいリングサイズを選択しなければならなくなる．atrial lengthが長いということはrough zoneが十分に左室側に下りていないということで接合の長さ（coaptation length）が浅くなり，不完全接合となりやすい．

人工腱索再建を追加し，本来の接合ラインまでrough zoneを引き下げると弁輪から接合ラインまでのatrial lengthは本来の長さとなりSAMのリスクは低減し，接合長（coaptation lengh）と接合面積は深く広くなり，しっかりとした接合が得られることになる（図25，26）．

我々はbillowingをrough zoneを中心とした三角切除と，人工腱索の組み合わせで複数のsegmentの逸脱を矯正するrestoration法を行い，すべての弁尖に逸脱を認めるextreme Barlow valveを含めて良好な遠隔成績が得られている（図27）．

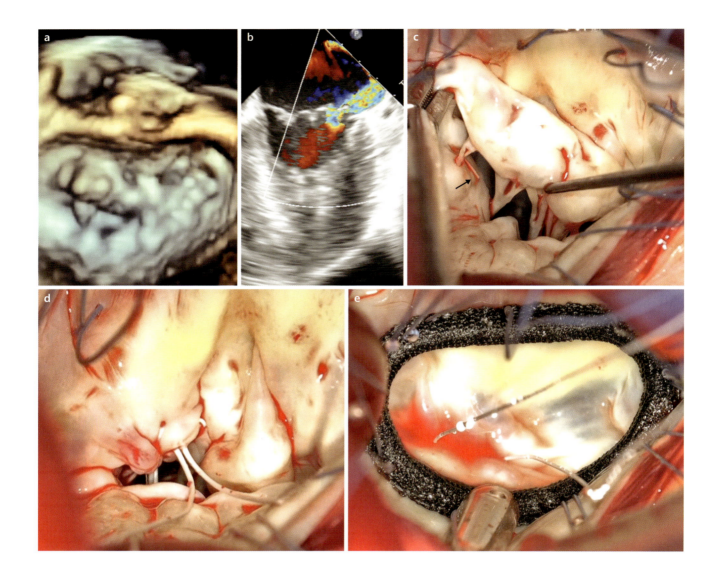

▶ VL1　A1病変（1）

A1の腱索の延長があり，小さな腱索の断裂がみられる（図c）．rough zoneの弁輪−自由縁方向の延長は軽度であり，弁尖の切除は行わず前乳頭筋外側に人工腱索を再建し（図d）接合ラインを引き下げた．最近ではpartial ringを用いることが多くなったがこの症例の頃は図eのようにtotal ringを用いている．

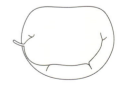

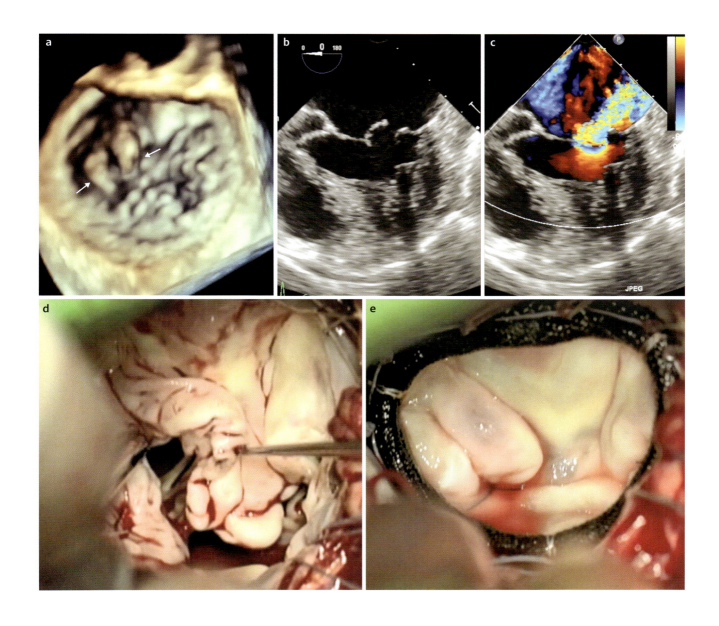

▶ VL2　A1病変（2）

逸脱したA1の先端が開いていてACとA1の交連のようにもみえるが，矢印で挟まれた部分がA1である（図a）．交連近くでは弁尖長が長くなかったので切除はせず逸脱部分を大きめに縫合閉鎖するように形成した．A3も交連側の自由縁の延長があり，PCとの交連を閉鎖するように形成した．この時期は人工腱索をルーチンとしていなかったが，A1には人工腱索を追加したほうが，より深い接合が得られたかもしれない．

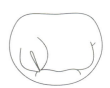

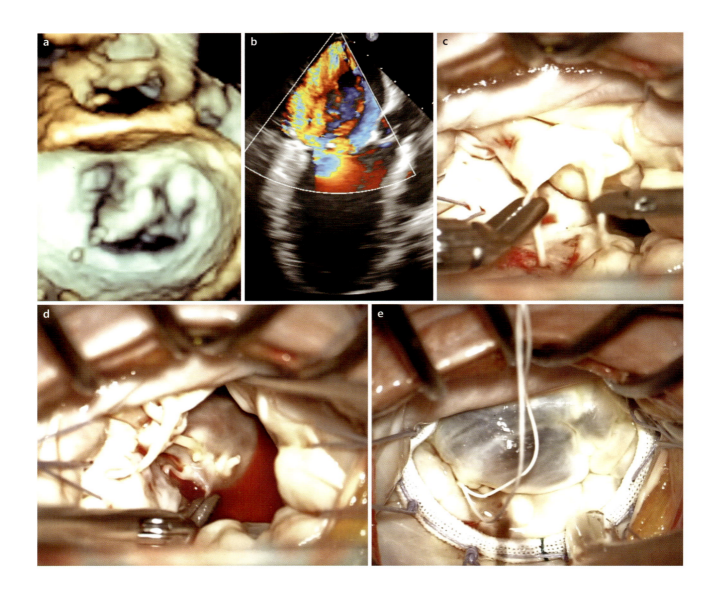

▶ VL3　A2病変（1）

A2のlateral側の腱索断裂．videoの初めにIVCカニュレーション用のタバコ縫合が入っているが，若手医師への教育用に編集したもので僧帽弁形成に関連はない．術中画像では前乳頭筋の断裂腱索断端が明瞭に観察できる（図d）．逸脱は高度であるが，弁尖の変性は軽度で比較的小さな三角切除を行った．術中の水試験で少し漏れているが，A2の縫合ラインも人工腱索もみえていないので逸脱矯正は十分と判断して終了した．術中TEEで観察されたわずかな残存逆流は術後のTTEで消失．水試験時の観察で前尖の弁腹は非常に薄いことがわかる（図e）．

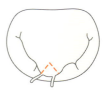

I章 僧帽弁疾患　A 変性性僧帽弁逆流

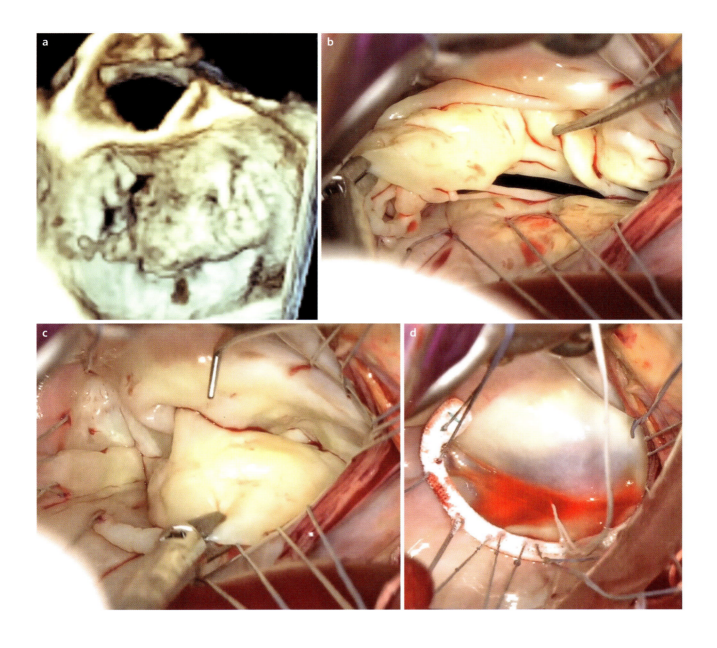

▶ VL4　A2病変（2）

腱索断裂部位はI-A-VL3と同様でA2のlateral側に数本認められるが，I-A-VL3に比較して弁尖の変性が強く，範囲もA2のmedialにも広がってA2全体に及んでいる（図c）．ただA3（図b）も広く十分な面積が残されるので，A2 medialの2本目の腱索も含めてより大きな三角切除を加えている．切除断端の性状がI-A-VL3と大きく異なるのがわかる．切除縫合後の水試験で十分な矯正ができているが，遠隔期の変性の進展も考えられるので，前乳頭筋に人工腱索1対の再建を追加し，partial ringを用いて弁輪形成を行った（図d）．

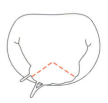

028　Ⅰ章　僧帽弁疾患　A　変性性僧帽弁逆流

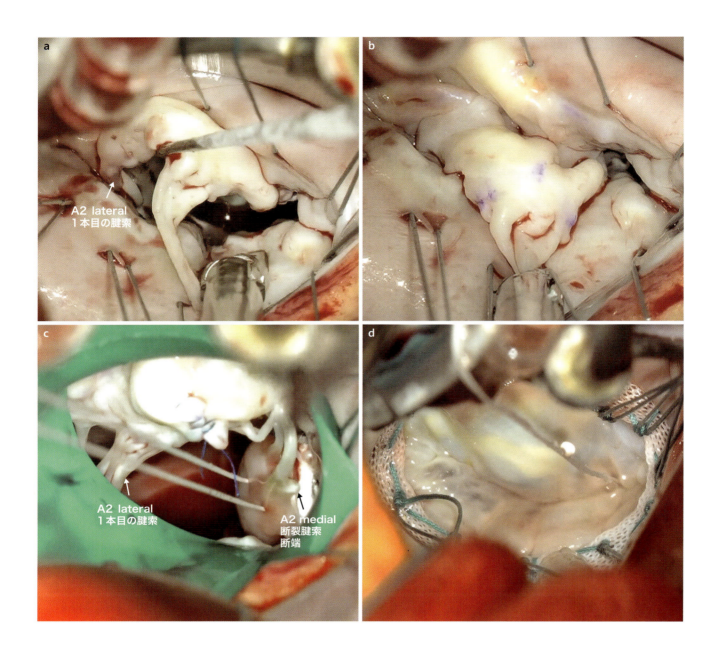

▶ VL5　A2の限局的な変性〈音声解説付き〉

A2の腱索断裂による僧帽弁逆流（MR）の症例．図aのフックで持ち上げているところのlateral側にA2 lateralの腱索がみえていることからA2の中央点が認識できると思う．断裂しているのはA2の中央点からmedial側の1本目の腱索である．弁尖の変性は限局しており，図bのマークのように比較的小さな三角切除を行った（A2 lateral側1本目の腱索との距離を近づけるため切開ラインはマーカーの位置から微調整を加えている）．図cには人工腱索を再建した後乳頭筋がよく観察されており，断裂した腱索の断端もわかる．リングは30 mmを選択し図dのようにきれいな接合ラインが得られている．

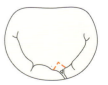

I章 僧帽弁疾患　A．変性性僧帽弁逆流

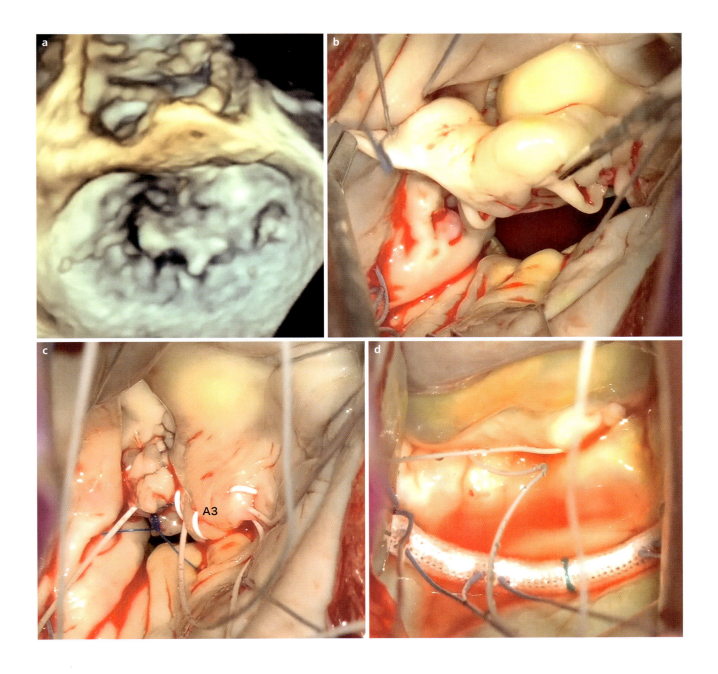

▶ VL6　A2，A3病変（1）

A2のlateral側の腱索断裂，A2 medialの腱索の延長，少し離れてA3の腱索断裂もみられた．A2全体が変性し，幅もかなり拡大して過分弁尖が大きい（図b）．videoでは図bの鑷子で持ったA2 lateral端とフックで持ったmedial端を寄せて，それでも残りの弁尖が十分広いことを示している．図cのようにA2を広く三角切除し，同部位に対して前乳頭筋に人工腱索を再建した．A3に対しては後乳頭筋から人工腱索のみ加えた．videoでは乳頭筋が明瞭に観察されている．弁輪形成はpartial ringを用いた．

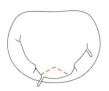

Ⅰ章 僧帽弁疾患　A 変性性僧帽弁逆流

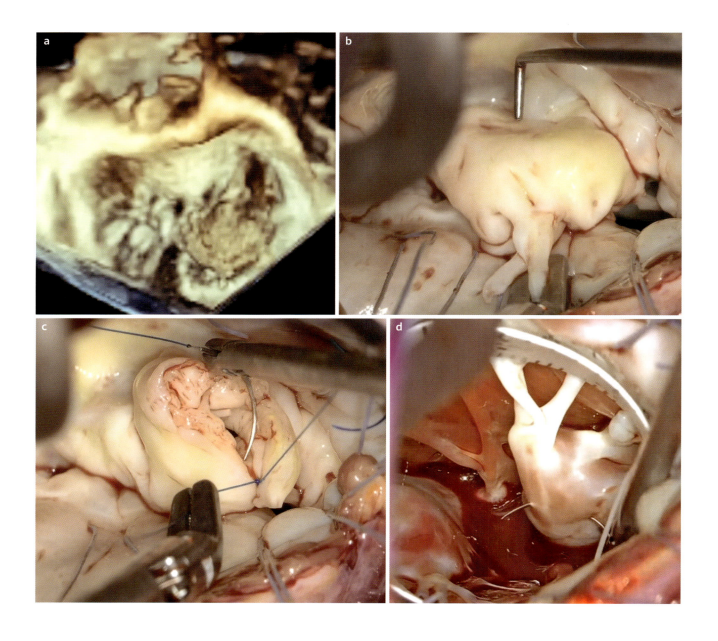

▶ VL7　A2, A3病変（2）

A2のmedial側の弁尖および腱索の変性肥厚，拡大が強く，複数の腱索断裂を伴っている．変性組織を広く三角切除し，後乳頭筋に人工腱索を再建した．通常restoration法では縫合ラインを挟んで人工腱索を再建するが，本例では縫合ラインのlateral側に変性組織が残ったので，縫合ラインのlateral側に2本とも縫着し，遠隔期の変性逸脱を予防するようにした．弁輪形成は32 mmのpartial ringを用いている．術中TEEで観察されているわずかな逆流は術後TTEでは消失している．

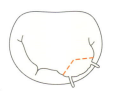

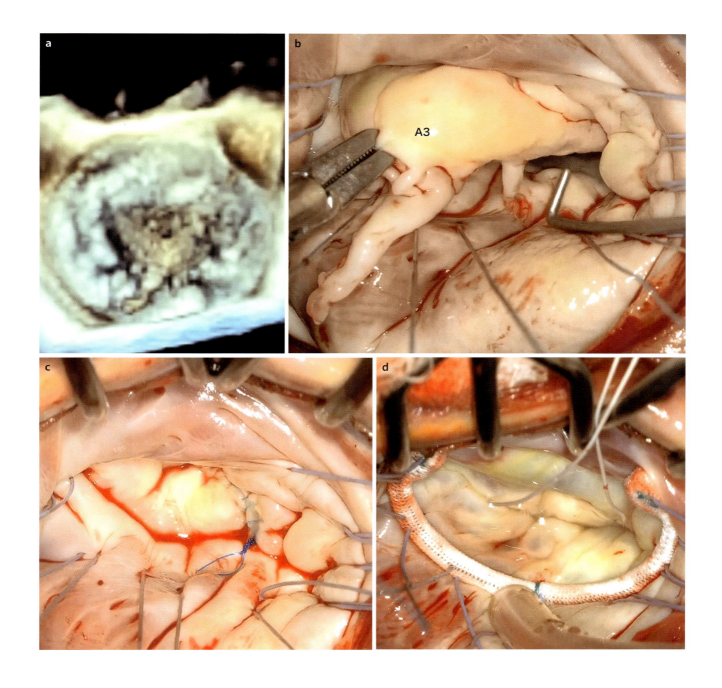

▶ VL8　A2, A3病変(3)

I-A-VL7と同様にA2の弁尖および腱索の変性，拡大が強く瘤化し，複数の腱索断裂がみられる．二次腱索の起始部の断裂もみられる．3D TEEではI-A-VL7より変性逸脱は中心側にみえ，一見A2 lateralの腱索断裂のように思えるが，これはA2 medial-A3の弁尖が延長しているためであり，断裂しているのはA2 medialの腱索である．切除はA3に近くなる．図cで縫合ラインがmedial側にあることがわかる．この症例も三角切除と人工腱索再建，弁輪形成で逆流は制御された．

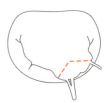

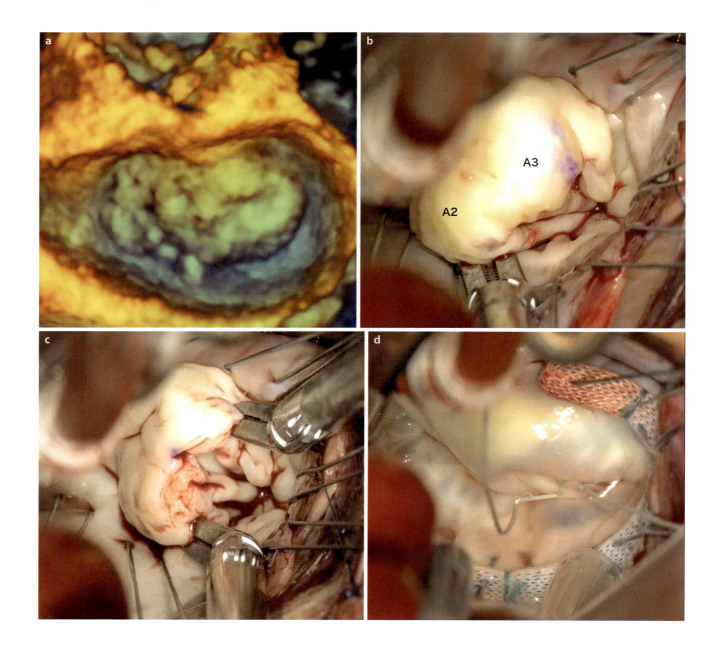

▶ VL9　A2, A3病変（4）〈音声解説付き〉

A2，A3の変性に対して三角切除・縫合し人工腱索を行って32 mmのリングで弁輪形成を行った．いったん三角切除を行ったあと，縫合した時の弁尖の大きさを確認し，追加で切除を加えている．図cは三角切除後．弁尖を十分引き下げて適切にrough zoneを確保した（図d）．

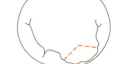

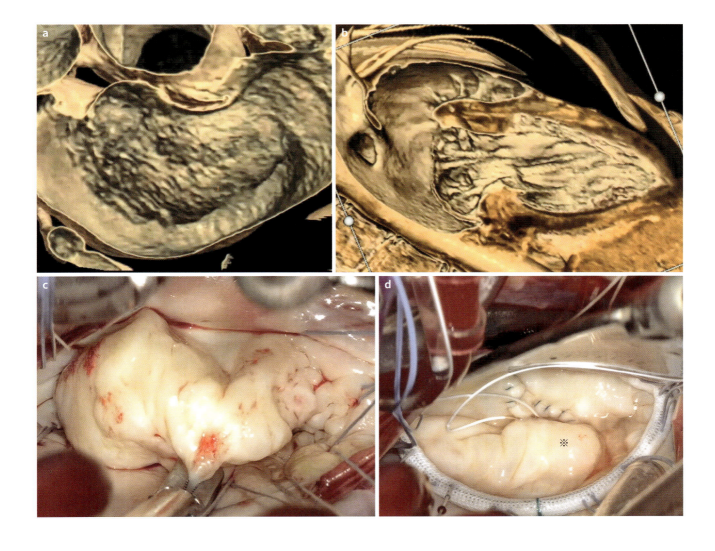

▶ VL10 広範な前尖（A1，A2，A3）病変

I-A 総論 図19と同一症例（音声解説は総論参照）．若年女性で前尖にかなり広範な変性がみられた症例．術前CT画像も提示している（図a，b）．腱索も二次腱索を含め変性延長がみられたが，断裂はなかった．A2 medial側からlateral側まで広い範囲で三角切除を行った．切除後の標本をみるとかなり広範であることがわかる．過分弁尖が広いと考えられる．後乳頭筋から縫合ラインを挟んで人工腱索を再建した．P3の腱索が未分化のようにみえ，水試験でその隣のP2弁腹の逸脱（図dの※）がみられたため，人工腱索を用いて左室側に引き下げて接合ラインを矯正した．

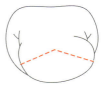

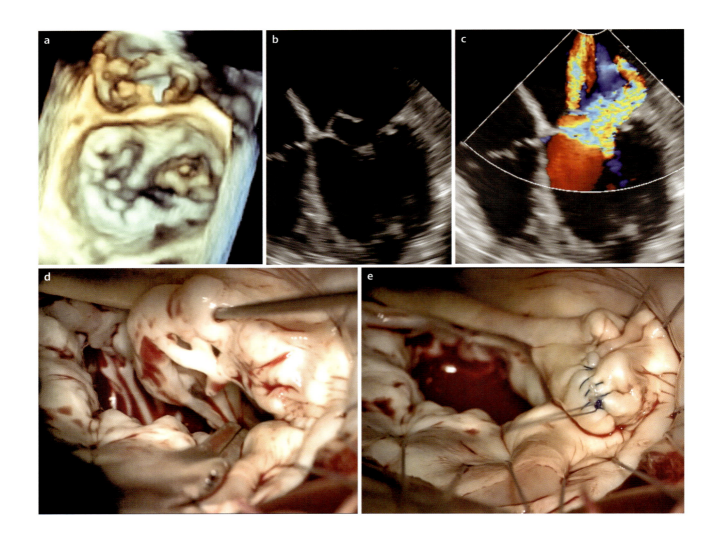

▶ VL11　A3病変(1)

A3全体が変性し，PCとの交連を支持するfan shapeの交連部腱索が断裂して大きな逸脱となっている．交連からA3の弁尖をメインに三角切除しA3のlateral側の切除断端とPCとを縫合し，後乳頭筋に人工腱索を再建した．A3のlateralにまだ変性が残っており，水試験下に人工腱索を引き上げて，縫合した弁尖を左室側に落とし込み十分な接合が得られるように配慮している．縫合ラインが次第に沈んでいく様子が観察されている．

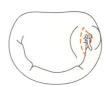

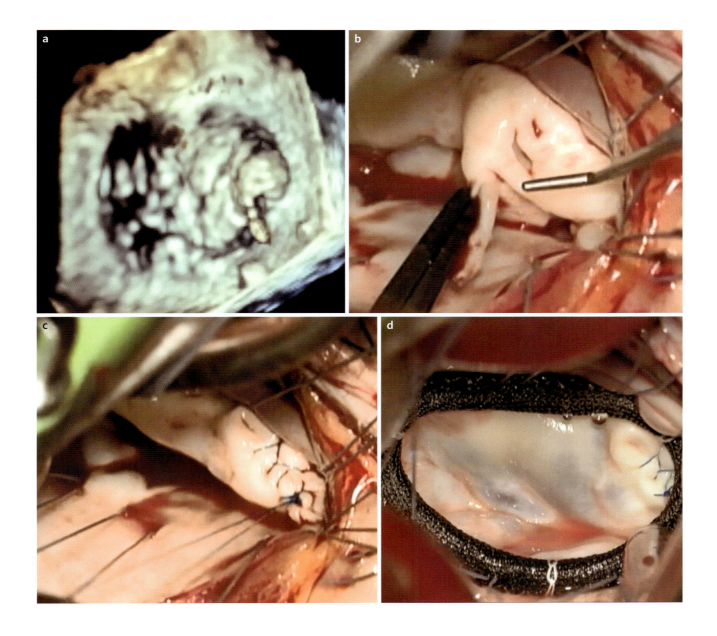

▶ VL12　A3病変（2）

A3の交連近くの腱索が断裂していた（図a）．逆流ジェットの二次的変化によるものか A3〜PC 間の腱索は肥厚しfenestrationのように観察される（図b）．PCも変性逸脱している．断裂した腱索を切除した後に，そのlateral側の変性延長した弁尖の先端の，さらに先の腱索とPCの先端とを，先端同士で吻合することで深く沈む交連を作ろうとしている（図c）．この時期は人工腱索をルーチンとしていなかったが，縫合部先端に人工腱索を追加したほうが，より深い交連が再建できたかもしれない．

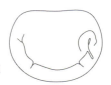

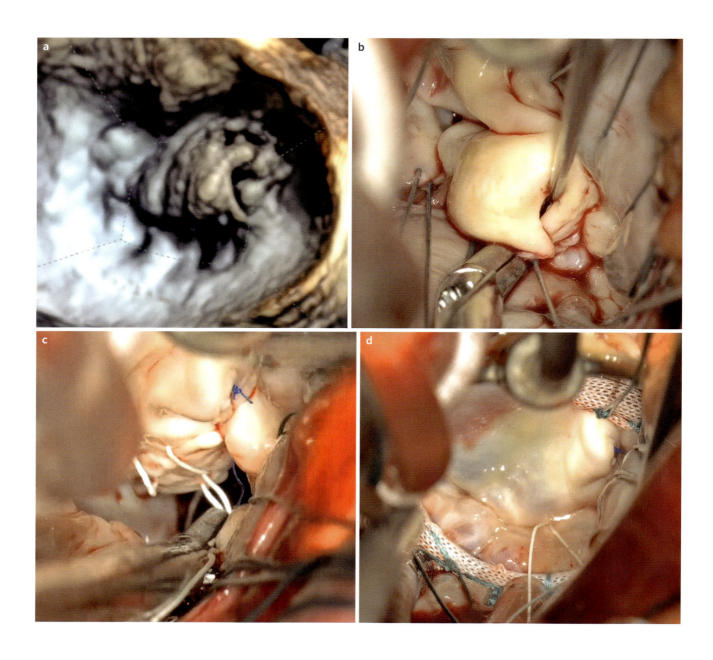

▶ VL13　A3, PC病変〈音声解説付き〉

TEEではA3がメインの逸脱で隣接するPCの交連A3側に変性逸脱がみえる（図a）．術中の観察では前尖の変性はA3のみならずA2のmedial側にまで広がっていた．PCの変性は交連A3側に限局していた．交連周辺の逸脱は相対するP3とedge-to-edgeで縫合してしまうやり方がシンプルで逆流制御も確実であるが，変性したA3のPC・P3との接合部rough zoneを切除し，PCと縫合することで本来の交連の機能をできるだけ温存しながら確実な逆流制御をねらった．通常の1対の人工腱索は弁尖の縫合ラインを挟むように1本ずつ再建するが，この症例ではmedial側のA2の逸脱矯正をねらった人工腱索であるので図cのように2本ともが縫合ラインのlateral側にある．

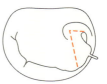

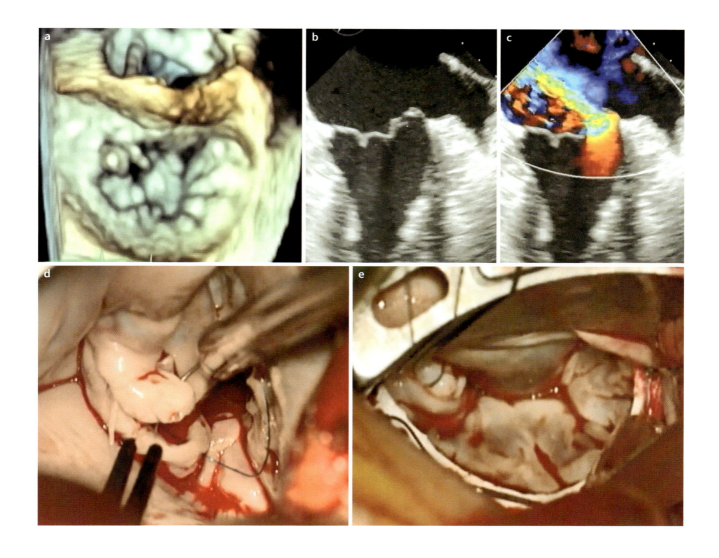

▶ VL14　AC病変（1）

fan shapeの交連部腱索の断裂によるACとA1の交連部が開いた逸脱症例．術前のエコーでは前交連部弁尖の穿孔のようにも観察される（図b，c）．このように交連部だけが開いた逸脱例ではACとA1の裂隙を下に折りたたむように縫い閉じて逆流を制御できる．さらに人工腱索を追加しておけば両側が深く折りたたまれ，深く理想的な交連が形成される（図e）．

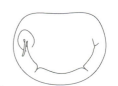

Video Library　I 章 僧帽弁疾患　A 変性性僧帽弁逆流

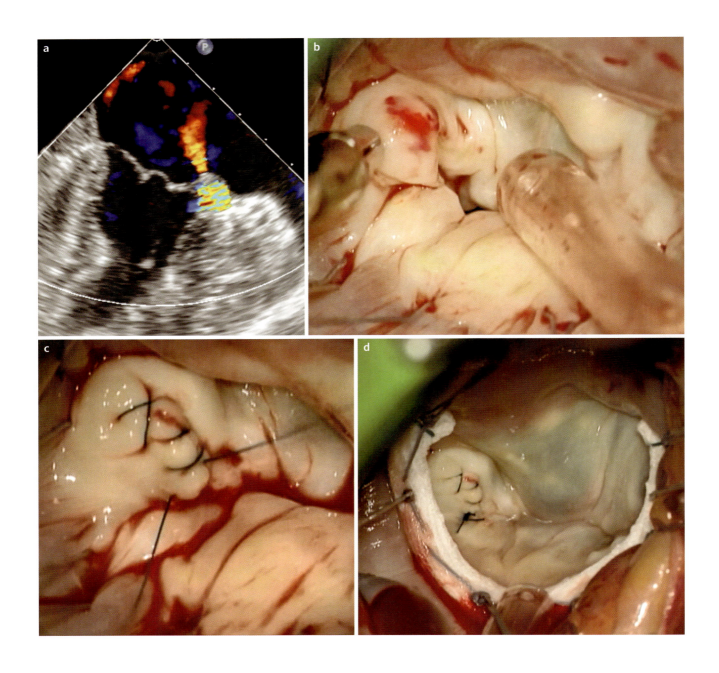

▶ VL15　AC 病変（2）

前交連部付近の弁尖は他の部位に比較して変性が強く，逸脱していた AC は著明な肥厚と硬化がみられ可動性が低下していた．AC の硬化した部分を小さく三角切除して縫い閉じて形成した（図 c）．逆流は制御され，10 年以上の経過で逆流の再発はみられてはいないが，もう少し左室側に折りたたまれるような縫合が望ましい．また同部位に人工腱索を再建し AC 自体を引き下ろして深い交連部接合を再建するほうが理想的である．

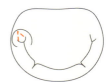

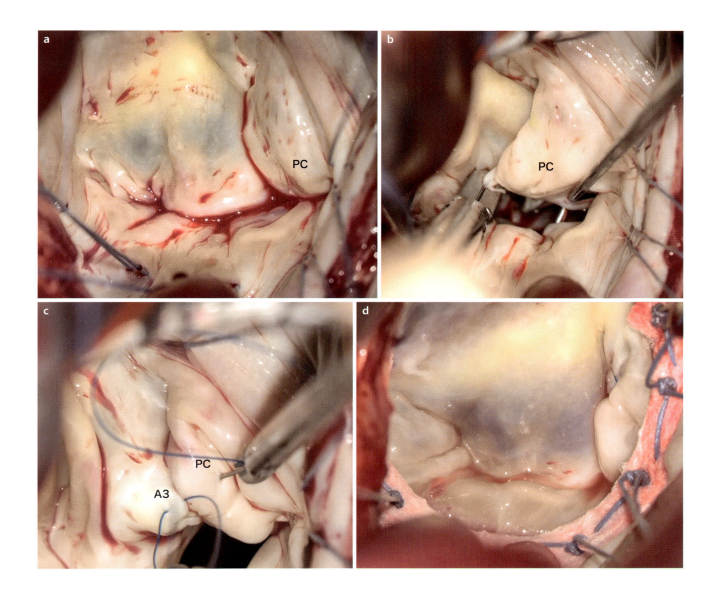

▶ VL16　PC病変（1）

PCの腱索断裂による逸脱．逸脱弁尖の変性は強くない．逸脱弁尖のP3側の腱索の延長は認めないが，A3側の腱索が若干変性延長し，A3のPC側の交連部自由縁も変性が疑われた．PCを腱索断裂部を含めて，A3の自由縁の左房側と縫合してこの間に折りたたまれる深い交連（イラストの点線）の再建をねらっている（図c）．水試験でも，縫合ラインが十分に深く沈み込んで深い交連が再建できていることが確認できる（図d）．このような形が理想的で，不十分であれば人工腱索で引き下ろすと良い．

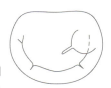

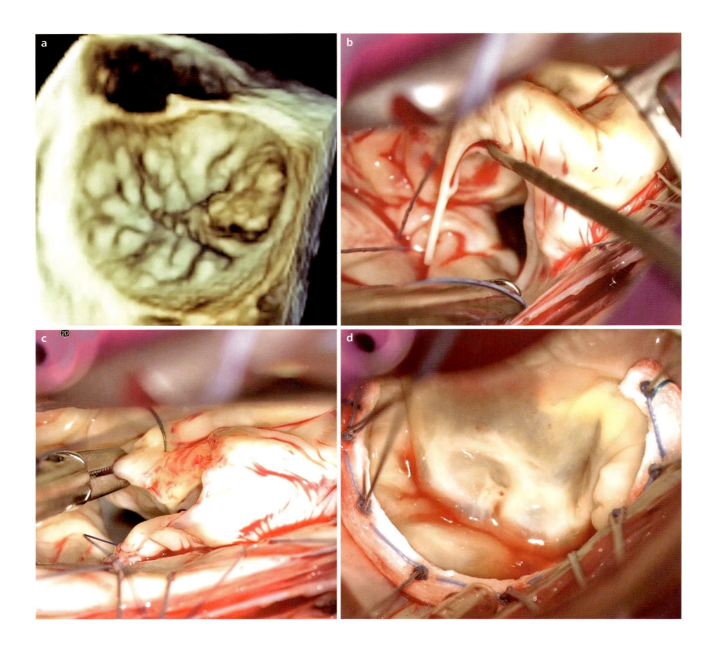

▶ VL17　PC病変（2）

P3がはっきりせず，PC＋P3で1つのscallopとなっているとも考えられる（図a, b）．交連部弁尖の形態はこのような異型がみられることがある．交連を挟んでPCの逸脱弁尖は変性硬化が強く，PC交連側の硬化した自由縁をイラストのように切除し，A3交連側の肥厚した自由縁と交連を閉鎖するように縫合した（図c）．水試験で縫合ラインが十分に深く沈み込み，深い交連が再建できたと考え，人工腱索再建は加えず，弁輪形成を行い良好な接合を得た（図d）．Ⅱ-A-VL58ではP3逸脱に対して本症例と同様な手技でP3を形成している．PCとP3の形態の多様性も含めて参考にしていただきたい．

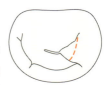

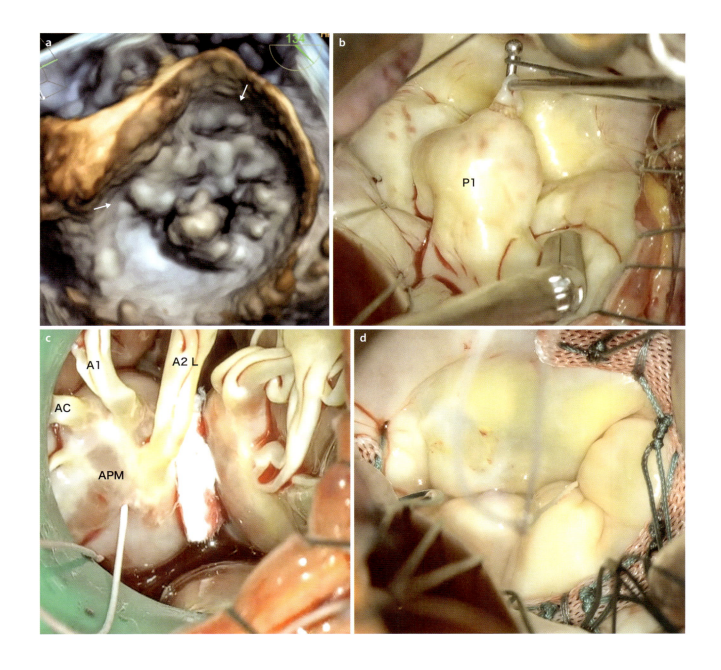

▶ VL18　P1の逸脱〈音声解説付き〉

P1の逸脱症例．P1単独の逸脱は比較的珍しい．TEE画像上の矢印は両交連を示している（図a）．逸脱部は三角切除を行って人工腱索再建を行った．弁尖の支配を図cの腱索上に示している（A2 LはA2のlateral側を示す）．人工腱索の糸は前尖ヘッドに掛けているがP1の方向に再建できていることがわかる．原則として，人工腱索は乳頭筋の奥側から内側に向けて出すと接合ポイントに近くなり問題が起きにくい．本来の腱索の出る位置にも近くなる．

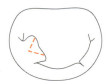

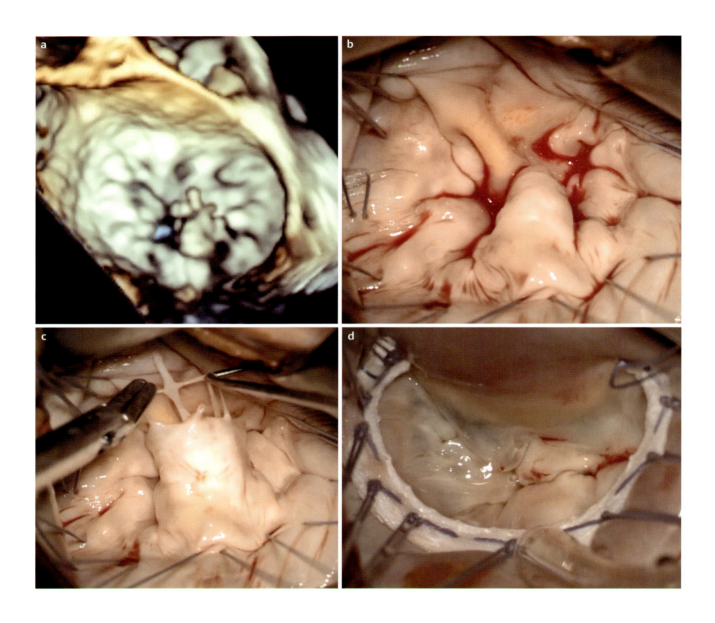

▶ VL19　P2病変（1）〈音声解説付き〉

P2の逸脱．二次腱索も含め，複数の腱索が断裂している．しかし，P2の両端ともindentationに向かう変曲点の手前の腱索が正常に機能しているので，変性した逸脱弁尖のrough zoneを三角切除して，ほぼ正常なrough zoneの大きさが再建できている．その後，断裂腱索が起始していた後乳頭筋に人工腱索を建て，縫合ラインを挟むように平行な人工腱索を縫着し，同部位を面として抑え込み，丁寧に長さを調整してrough zoneの接合面を形成している．partial ringを用いて弁輪形成し，水試験をすると，縫合し，人工腱索で抑えたrough zoneが左房側に全くみえておらず，しっかりと下に下りて接合面として機能しているのが理解できる（図d）．対側のA2 medialにも軽度の変性，肥厚がみられるが逸脱がほとんどなかった．もう少し逸脱が強くなれば遠隔期逸脱の可能性を考慮し予防的人工腱索再建の対象とすべきであろう．

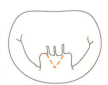

I章 僧帽弁疾患　A 変性性僧帽弁逆流

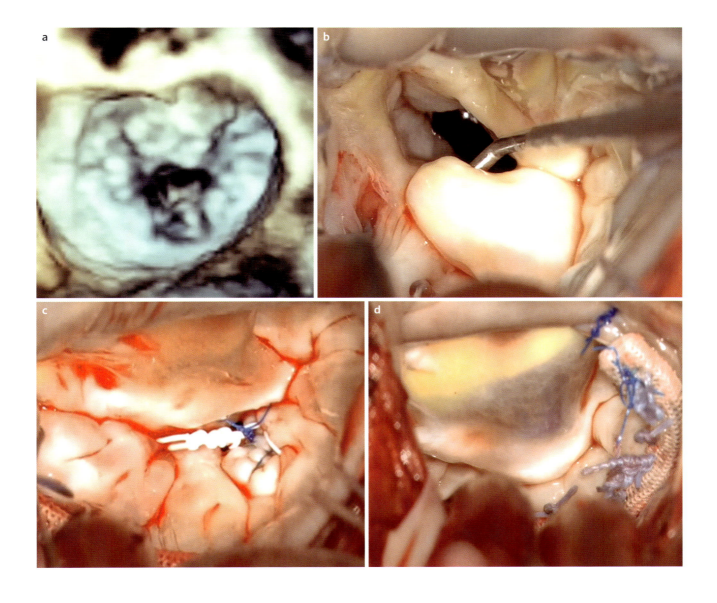

▶ VL20　P2病変（2）

腱索断裂はなく，P2 rough zoneの限局的逸脱例．逸脱範囲は小さい．逸脱自由縁の肥厚硬化が強いが弁尖長の延長は少なく，横方向の広がりはほとんどない．このため弁尖の切除は行わず，余剰部分を縫合し人工腱索再建を行った．人工腱索で十分にrough zoneを落とし込んでいる様子がみえる．弁輪部が脆弱でリングの糸で一部弁輪近くの組織損傷があったため修復したポリプロピレン縫合糸（プロリーン®）がみえる（図d）．組織が脆弱な高齢者では，弁輪の糸掛けの際，注意が必要である．

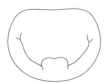

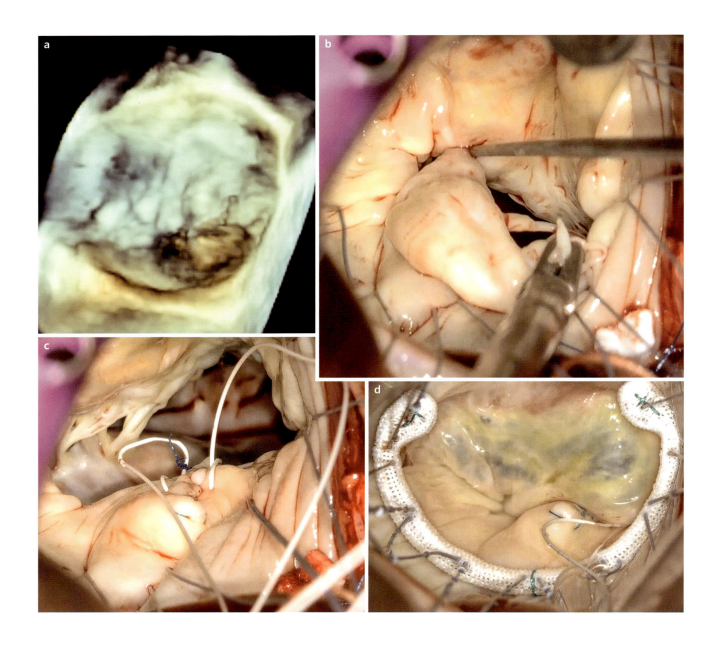

▶ VL21　P2病変（3）

大きなP2の範囲の広い逸脱．P2の両端ともindentationに向かう変曲点の腱索は正常に機能しており，逸脱弁尖の変性は一部clear zoneへ進展し弁輪近くまで及んでいる．変性部位を縫い代のためのremnantを残して三角切除して，再縫合している．縫合ラインが弁輪近くまで及んでいるのがわかる．また自由縁側はindentationまで切り込んでしまうと，縫合ラインがindentationまで入り込み，弁尖長が短くなったり，indentationが開いてしまう原因になるので，注意する（I-A 総論 図14参照）．videoでは切除した弁尖を切除部位と対比して示している．人工腱索を再建した後乳頭筋ヘッドには断裂腱索の断端が観察される．リングを付ける前の水試験では縫合ラインと一部人工腱索がみえているが，リング縫着後の水試験では人工腱索が完全に沈み込み，計画した接合ラインが再建できているのがわかる（図d）．

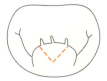

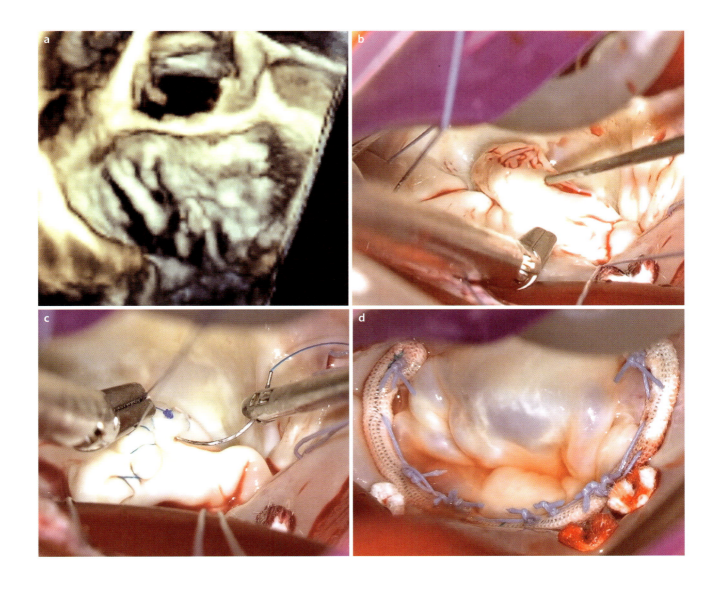

▶ **VL22　P2病変（4）〈音声解説付き〉**

P2変性による逸脱で高度なMRがみられた20歳代の症例．腱索断裂はなかった．弁尖の延長は長軸方向（弁輪─自由縁方向）は強くはみられず，円周方向（接合ラインの方向）の延長がメインであった．肥厚変性は高度ではなく中等度にとどまっていた．逸脱部位に腱索のネットワーク様の構造は認められるが支持する乳頭筋への連続性がなく，P2 medialの乳頭筋（分枝）欠損のような印象を受けた．あるいは断裂した腱索が退縮，もしくは腱索の分化異常の可能性もある．余剰な弁尖を三角切除，縫合し，人工腱索を再建して逆流は制御された．弁輪は拡大しており，人工弁輪は32 mmを用いた．

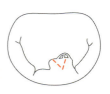

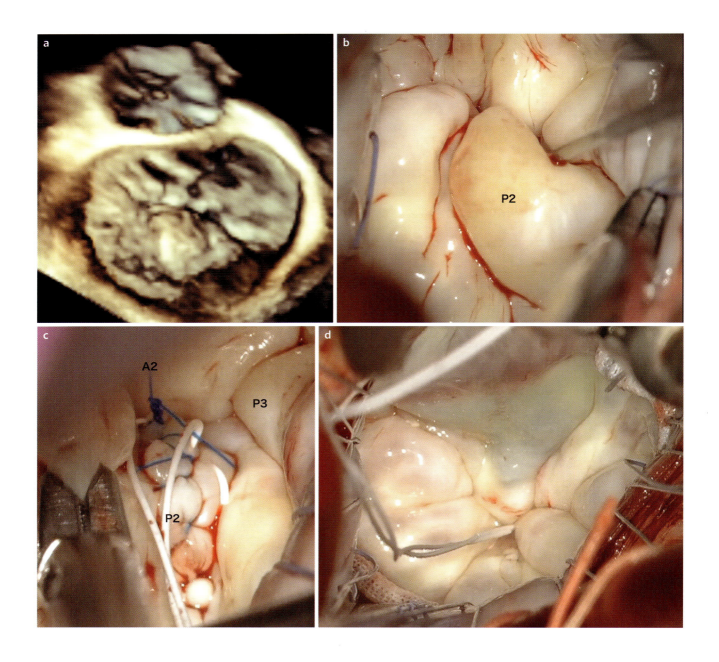

▶ VL23　P2病変（5）〈音声解説付き〉

P2の変性による逸脱であるがP2以外の弁尖にもmedial側を中心に全体的に変性がみられた．弁輪は拡大しておりBarlow like valveであった．P2を三角切除，縫合し，人工腱索を再建して（図c）partial ringで弁輪形成を行った．リングのサイズは収縮期前方運動（SAM）回避についても考慮して32 mmを選択した．術前のエコーでみられたA2の軽度逸脱の影響が危惧されたが，水試験ではきれいな弁尖接合ラインが得られており（図d），弁尖についてはP2の形成のみで終了できた．

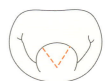

I章 僧帽弁疾患　A 変性性僧帽弁逆流

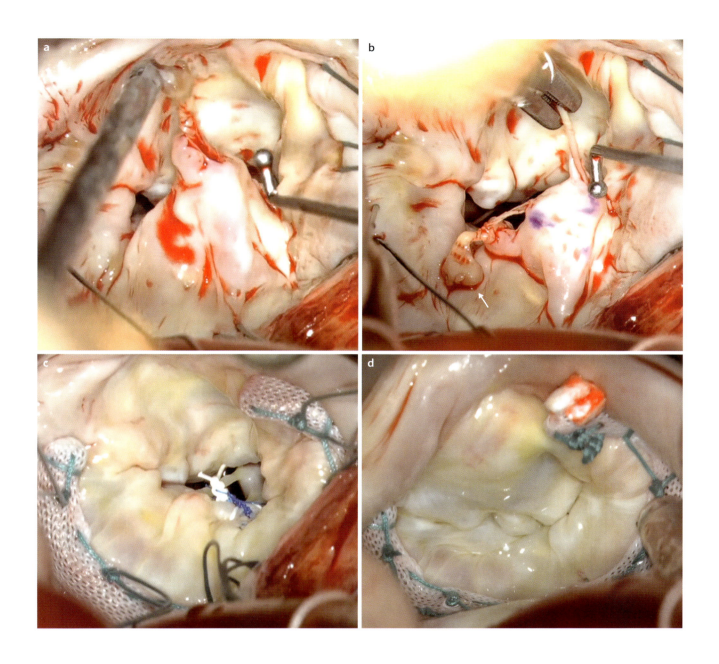

▶ VL24　P2病変（6）〈音声解説付き〉

P2の逸脱．2本の腱索が断裂しているが，図b矢印でわかるように断端には一部乳頭筋の組織が連続しており乳頭筋断裂のようにみえる．弁尖の延長は高度ではないため，紫のマークで示すように断裂した腱索の内側に三角切除の範囲を設定している．弁尖の肥厚は高度ではなく，弁尖の縫合は慎重に行っている．本来，三角切除・縫合は変性した余剰な組織を取り除く目的で行うが，脆弱な弁尖の場合，切除部分の縫合に際しては縫合不全を起こさないことと，過剰に縫縮しないことが重要である．今回は弁尖長は維持されていたので連続縫合としたが，弁尖長に余裕がない場合は，小さな切除で，3〜4個の単結節縫合のほうが良い場合もある．

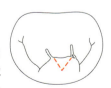

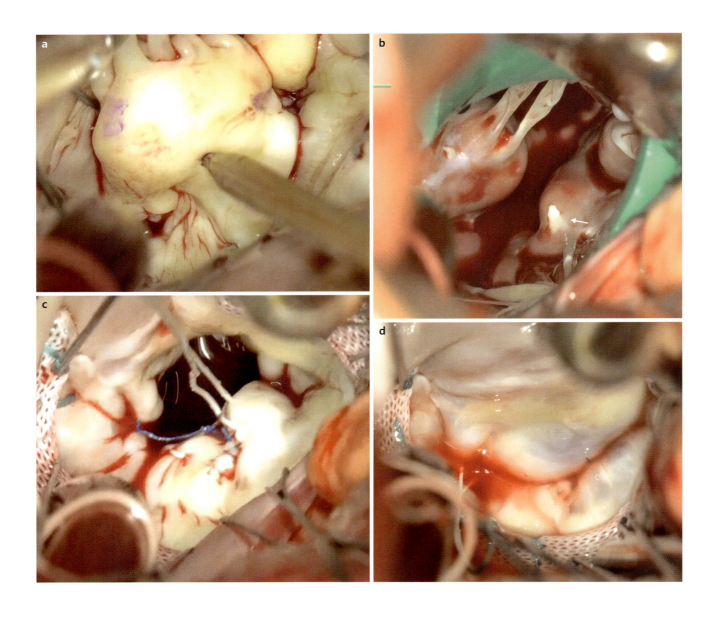

▶ VL25　P2病変（7）〈音声解説付き〉

P2の逸脱の症例．複数の腱索断裂がみられる．videoでは弁尖の切除範囲について詳細に説明を加えているので参考にしていただきたい．図aは切除範囲をマーカーで示している．図bには人工腱索の糸を掛ける乳頭筋がみえている．矢印は切れたメインの腱索の断端を示しているが，人工腱索は必ずしもこの位置である必要はない．なぜなら余剰な弁尖は切除されるため，再縫合された弁尖と乳頭筋との位置関係は元来の関係と異なってくることがあるからである．後乳頭筋からの腱索の断裂であっても前乳頭筋に腱索を建てることもあり，周囲の腱索とのバランスと乳頭筋の形態をみて糸を掛ける位置と刺出方向を決定することが大切である．

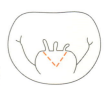

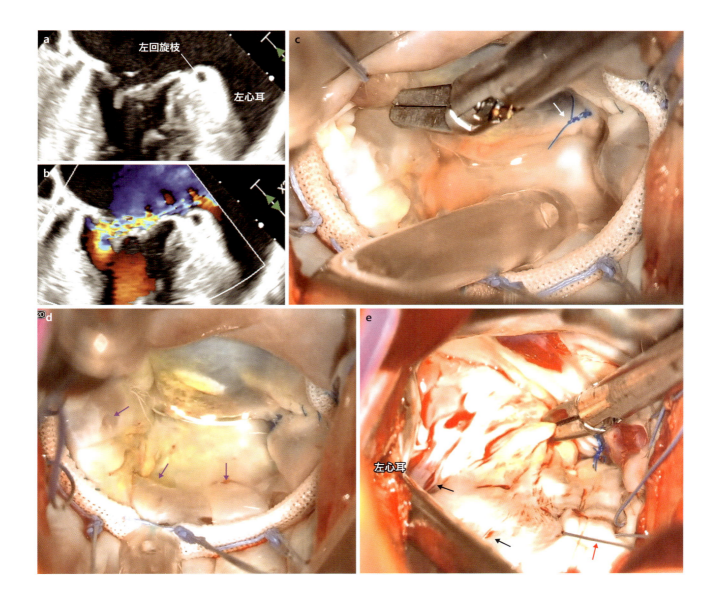

▶ VL26　P3, PC病変(1)

PCもしくはP3の腱索断裂による逸脱の症例．逸脱部を三角切除，縫合，弁輪形成を行ったが，水試験で縫合部先端より逆流があり上級医が呼ばれた（それまでのvideoの記録はない）．観察すると，図cのように縫合糸の結紮部（白矢印）が弁閉鎖時に左房側にみえている．弁尖の先端まで確実に縫合するために2針追加をすると逆流は制御され（図d），リングが左心耳側につきすぎていることが気にはなったが（紫矢印は弁輪の位置を示す）いったん左房を閉じて大動脈遮断解除した．自己心拍再開したところで心電図上Ⅱ, Ⅲ, aVF誘導でSTの上昇を認めTEEでは左室下壁から後壁にかけての壁運動の低下がみられた．弁輪形成の糸が左冠動脈回旋枝の灌流障害を起こしていると考え，再度心停止としてリングを外し弁輪形成をやり直した．図eの黒矢印は最初に掛けていた糸の跡を示す．術前のエコー図（図a, b）からも推測されるように，これらの糸が左回旋枝の巻き込みや折れ曲がりなどの原因となったものと考えられた（赤矢印で示した糸も後に掛け直している）．再弁輪形成後，壁運動異常は消失し，逆流も制御された．medial側の逸脱症例では逆流ジェットの影響でlateral側の弁尖付着部の性状に変化がみられ，弁輪の位置の見極めが困難なことがある．僧帽弁輪と左回旋枝が近接する部位であり注意が必要である．

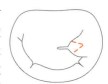

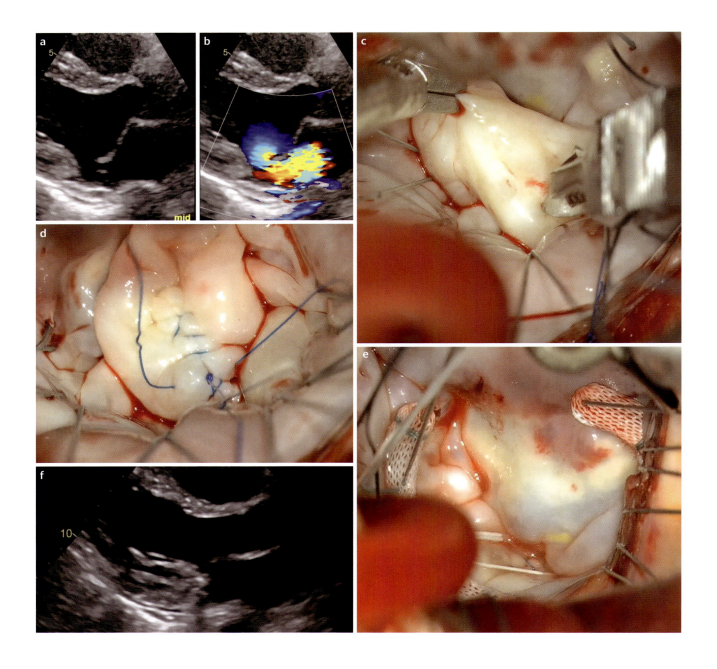

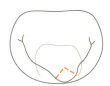
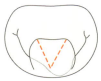

▶ VL27 両尖（A2，P2）病変（1）〈音声解説付き〉

両尖逸脱の症例．A2とP2の延長があり，主として収縮後期に逆流がみられる．後尖弁輪は左室収縮に追従しておらず，mitral disjunctionが疑われる．P2およびA2のrough zoneの三角切除を行って人工腱索再建を行った．人工腱索はP2，A2ともに後乳頭筋のそれぞれのヘッドに置いた．弁輪形成の際には当初置いていた前交連側の糸を1針外して後交連側の糸を1針追加し，28 mmのリングを用いている．深いcoaptationが得られ，逆流は良好に制御されている．

I章 僧帽弁疾患　A 変性性僧帽弁逆流

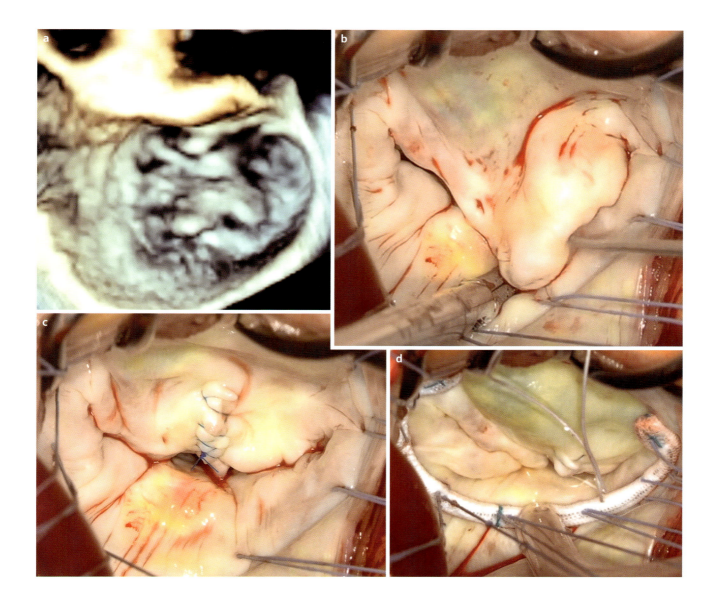

▶ VL28　両尖（A2, P2）病変（2）

II-A-VL60と同一症例. A2の広範な逸脱のようにみえる（図a）. しかしよく観察し, 左右の腱索支配が分かれるA2の真ん中を鑷子でつかみ, P2の弁輪方向へ引き下げると, 逸脱と変性は, ほぼA2のmedialに限局しているのがわかる（図b）. 横方向へ広く拡大しているのでA2 medialが広範囲の変性として観察されるのである. フックでA2とA3の境界あたりを引っ張ると変性がA3にも伸展し, A3の弁尖は弁口の半分をカバーするに十分な面積があることがわかる. 小さな範囲でP2も逸脱. A2 medialを三角切除＋人工腱索再建, P2はrough zoneの縫縮を行って形成した. 続いて大動脈弁形成を施行. sleeve法によるtotal root remodeling（TRR）の後, central plicationを追加しているが, 大動脈弁尖の縫縮も僧帽弁P2の縫縮も形成の考え方としては同じといえる.

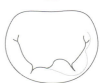

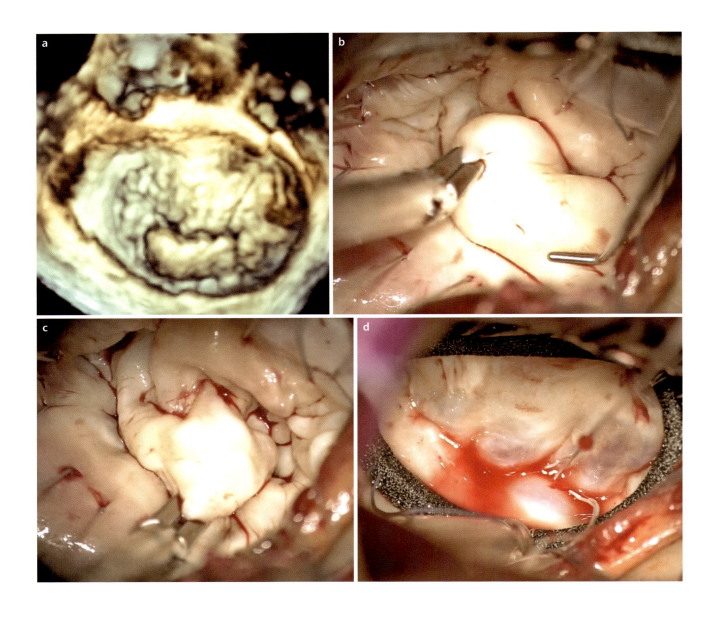

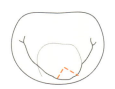
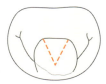

▶ **VL29　両尖（A2, P2）病変（3）**

P2の大きな逸脱で粘液腫様の変性肥厚，延長がみられるが，弁輪近くは本来の薄いclear zoneが残っている．術中に観察するとA2のcenterが大きく開き，medial側の最初の1本の腱索の支配領域までが変性逸脱し，肥厚した余剰弁尖がみられる．P2 rough zoneとA2 medial rough zoneに三角切除再縫合を行った．人工腱索再建前の水試験下でも一見逆流は制御されているが，rough zoneに限局したはずの縫合ラインが一部みえ，弁尖を少し押しただけで逆流ジェットが明らかで，接合が不十分であることがわかる．それぞれに人工腱索を再建し，total ringを用いて弁輪形成を行った．縫合ラインはcoaptation lineの下に下り，エコーでも十分な接合が確認できる．

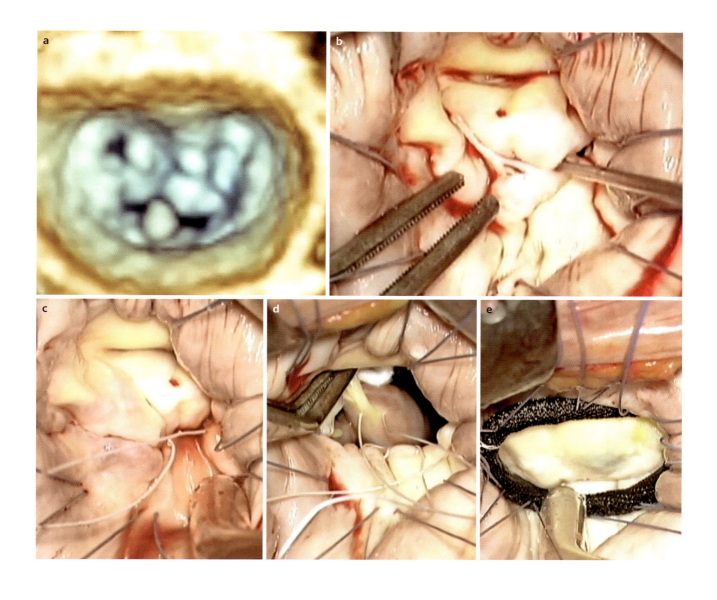

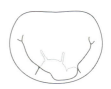
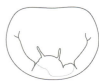

▶ VL30　両尖（A2, P2）病変（4）

P2の腱索断裂による逸脱ではあるが，rough zoneの延長肥厚は認めず，一次性のbillowingではなく，fibro-elastic deficiency（FED）ないしatrial functional MRの経過中に腱索断裂を生じた可能性も考えられる．rough zoneが狭く，過分弁尖もないことから，切除は行わず，人工腱索にて矯正した．前尖は術前エコーでもごく軽度の逸脱を認め（pseudo-prolapseかもしれないが）水試験でA2 medialの弁腹の逸脱がみられるため，A2 medialに対しても人工腱索を追加した（図d）．古い症例で，人工腱索の糸掛け手技が現在と異なっており，ゴアテックス糸結紮の際に，脳血管用クリップを用いている．

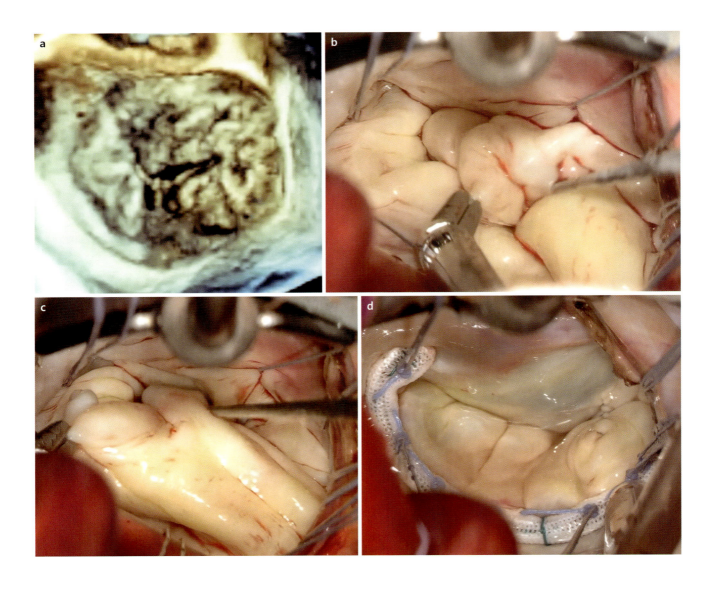

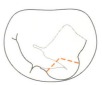
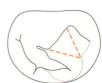

▶ VL31　両尖（A2, P3）病変（1）

低侵襲心臓手術（MICS）のアプローチがわかるように長めに編集してある．僧帽弁のmedial側の両弁尖の変性，延長がみられた（図b）．P3が大きくbillowingして拡大延長しており（図c），エコーではP2領域まで被さってP2逸脱と診断されていた．A2 medialも大きくbillowingし，拡大延長，腱索断裂が認められた．いずれも過分（余剰）弁尖が大きく，それぞれ三角切除を行い，それぞれ人工腱索を再建した．最終の水試験で若干P3縫合ラインが浮いてみえたので，人工腱索を深くし，接合が深くなるのが理解できる．

I章 僧帽弁疾患　A 変性性僧帽弁逆流

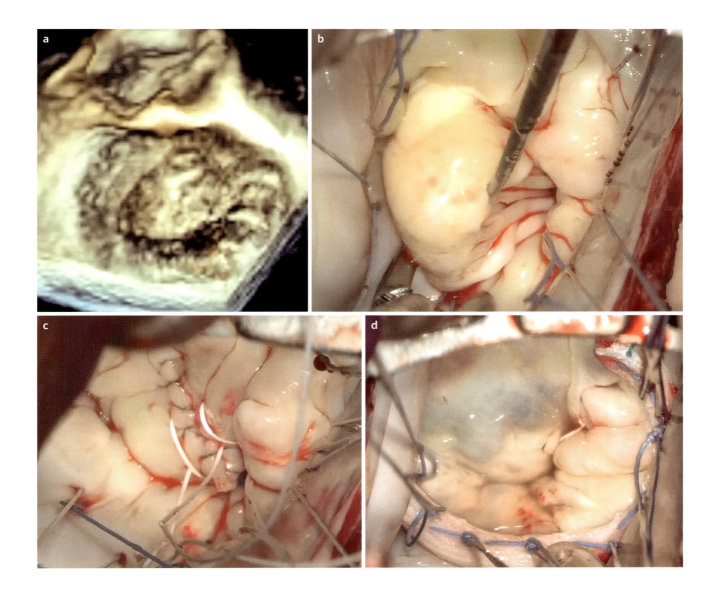

▶ VL32　両尖（A3, P3）病変（1）

medial側の両弁尖の変性がある症例（図a）．弁尖の延長の著明なA3に三角切除を加えた．P3も切除しそれぞれについて人工腱索再建を行った．いずれも切除範囲がやや小さく，逆流にはならないが軽く逸脱したrough zoneが残っている．videoでは水試験下に，残ったrough zoneが引き下げられる様子がよくとらえられている．

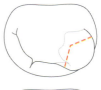
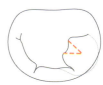

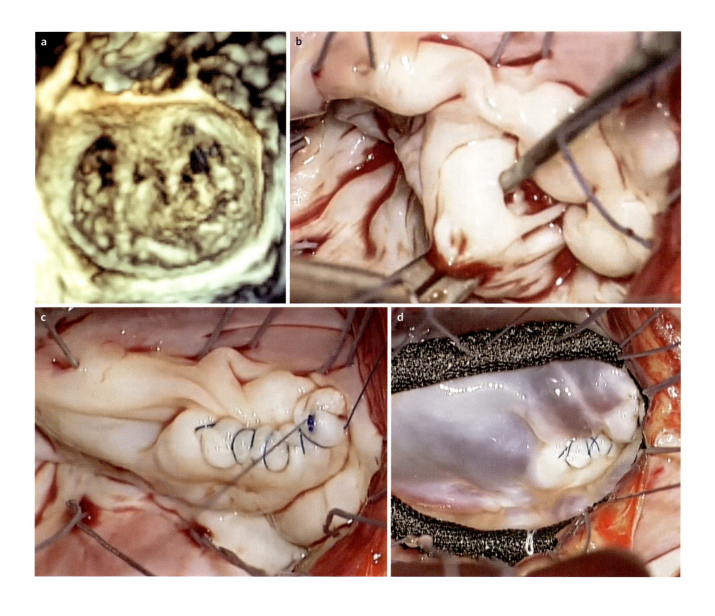

▶ VL33　両尖（A3，P3）病変（2）

前尖のmedial側半分と，そのまま交連部弁尖も含んでP3まで及ぶ連続性の変性逸脱病変である（図a）．病変はrough zoneに比較的限局しており，そのためか延長よりも横方向の拡大が強く瘤状の逸脱が横に並んだようにみえる．特徴的なのは，病変のない部分はclear zoneも，rough zoneも弁尖が薄く透過度が高い．若年のためかもしれない．A2 medialの逸脱が高度で，この部分をまず三角切除，再縫合を行っている．交連部をよくみるとPCとP3が連続して大きく逸脱しているので，PCの交連部縁からP3の一部まで三角切除を行い，P3の切除端を織り込むように，また同様にA3の交連側も折りたたむように縫合し，交連を再建しようと考えた．結果的に切除範囲が広く，また新たな交連部がうまく沈み込むことで深い接合が得られ逸脱も十分に矯正されたので人工腱索は用いなかった．この時期は3D total ringを使用しており，良好な接合が得られている．前尖弁輪の糸が弁尖側に入り込んでおり，掛け直している．9年後も全く遺残逆流を認めない．

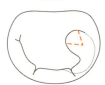

I章 僧帽弁疾患　A 変性性僧帽弁逆流

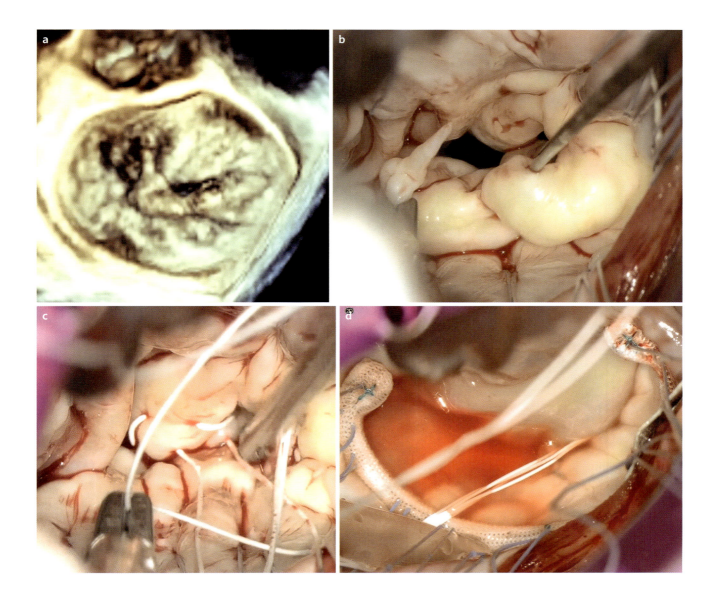

▶ VL34　両尖（A2，P2，P3）病変（1）

indentationを挟んでP2のmedial側とP3のlateral側に変性，肥厚，逸脱が認められる（図a，b）．Indentationを含めて三角切除再縫合を行い（I-A 総論 図14参照），後乳頭筋から人工腱索を再建した．A2中央にも弁尖の変性と軽度逸脱を認めたが，範囲は広くなかったため人工腱索を用いてrough zoneを引き下げるのみとした．水試験下に人工腱索の長さの調節を行い，良好な接合ラインを得た．

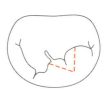

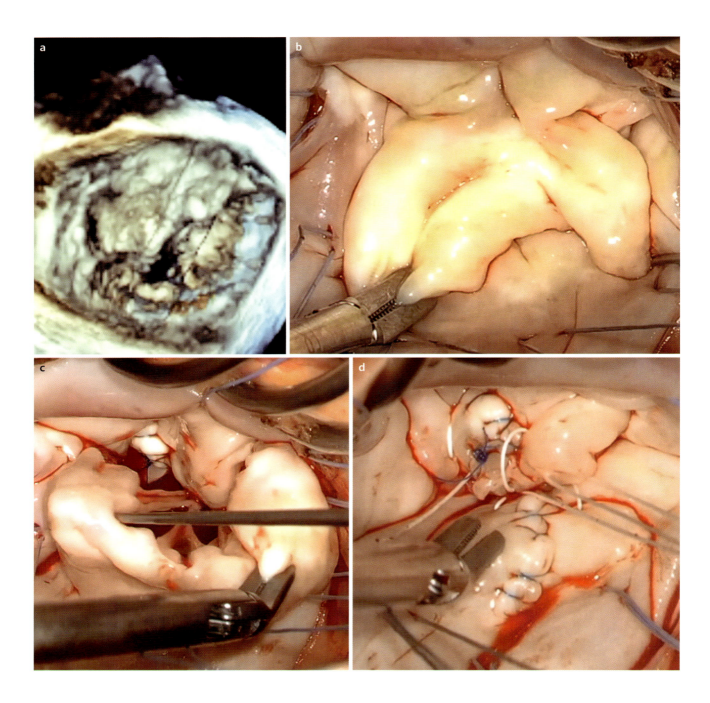

▶ VL35 両尖（A2, P2, P3）病変（2）

II-A-VL55と同一症例．indentationを挟んでP2のmedial側とP3のlateral側に変性，肥厚，逸脱が高度に認められる．A2もほぼ中央に高度な変性，逸脱を認める（図b）．I-A-VL34と病変部位は同様であるが変性がより強く余剰な弁尖量が多い．まずA2の三角切除再縫合を行い，P2，P3はindentationを含めて三角切除し，indentationを閉じるように再縫合を行った（I-A 総論 図15参照）．その後，後乳頭筋のanterior headとposterior headからそれぞれA2とP2，P3に人工腱索を再建した．引き続きsleeve法によるTRRと三尖それぞれに対してcentral plication，NCC自由縁にはCV7縫合糸によるreinforcementを加え，大動脈弁形成も行っている．

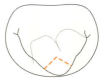
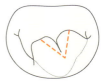

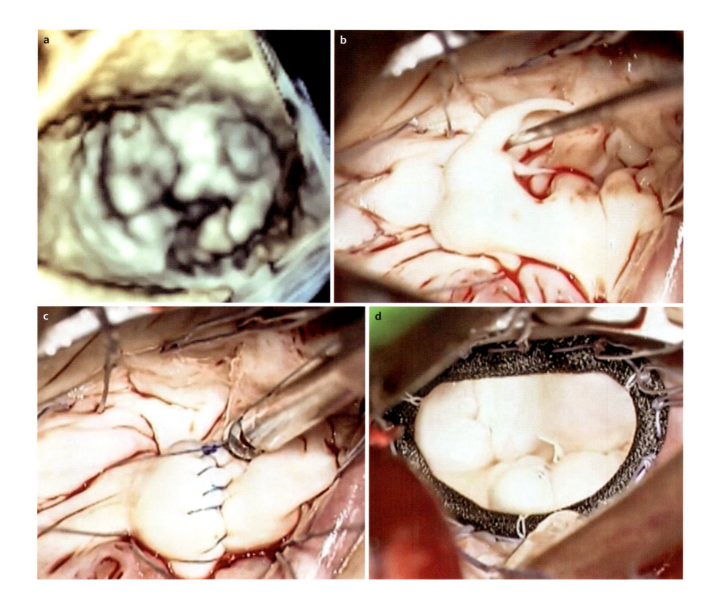

▶ VL36　両尖（A2, P2, P3）病変（3）

P2とP3 lateralの変性逸脱でP2のmedialの，P3とのindentationの角に腱索断裂がある（図a, b）．P3の逸脱範囲が狭いと考え，P2のmedialをindentationを含めて切除し，その切除断端とP3を縫合している．切除ラインの両側に変性組織が残っており（図c），現在であればI-A-VL34，35のようにindentationの両側でP2, P3を広く切除しているであろう．またA2も切除せず，人工腱索のみで形成しているが，やはりA2 medialを三角切除して余剰な変性組織を残さないようにして，そこに人工腱索再建を行うほうが理想的である．

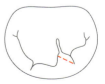

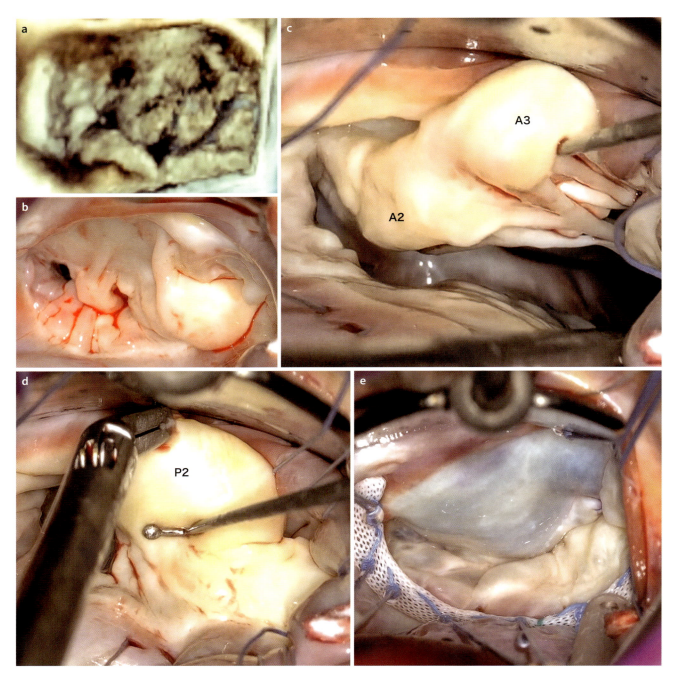

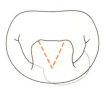

▶ VL37　両尖（A2，A3，P2）病変（1）〈音声解説付き〉

主な病変はA2，A3，P2であるが，medial側主体のBarlow valveといって良い症例．図dでフックが示しているラインが接合ラインで三角切除の頂点が位置する高さとなる．P2修復後の前尖の切除ではまずmedial側の病変の境界を確認し，印を付けている．前尖中央を確認した後lateral側の病変の広がりを確認し，ここもマークするが，印を付ける前に先のmedial側の印と寄せてみて弁尖にcurtain effectを生じないかどうかを確認する．このように三角切除の底辺を設定した後，接合ラインとなる頂点を設定して印をつけて三角切除に移っている．両尖ともに人工腱索を再建し，32 mmのpartial ringで弁輪形成を行った．深い接合が得られ，逆流はきれいに制御されている（図e）．TEEでは良好に機能している両尖への人工腱索を描出している．

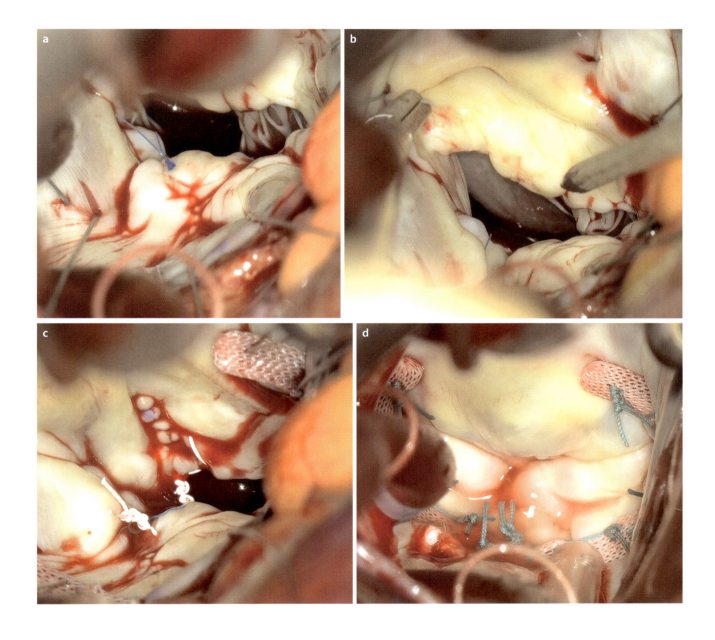

▶ VL38　両尖（A2, A3, P2）病変（2）〈音声解説付き〉

P2の腱索断裂があり，A2，A3のbillowingもみられる複雑な病変．術前のTEEでは，収縮早期からのflail P2による前尖方向に偏在する逆流ジェットが，引き続く前尖のbillowingによる逸脱のため長軸方向に変化する様子が観察される．さらにこのメインのジェットと互い違いにmedial側の両尖逸脱によるジェットも観察される．P2（図a）およびA2 medial側の三角切除を行うとともに人工腱索再建を行った．図bはA2の中央点を鑷子で把持してA2 medial側の切除断端をインクでマークしているところである．図dのように前尖，後尖ともにPTFE縫合糸のみならず縫合ラインも左房側にはみえず，図cの前尖縫合ラインの長さ以上の深い接合が得られていることがわかる．人工腱索によりrough zoneがしっかりと左室側に下ろされ，SAMの発生も予防できている．

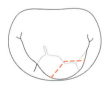
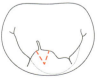

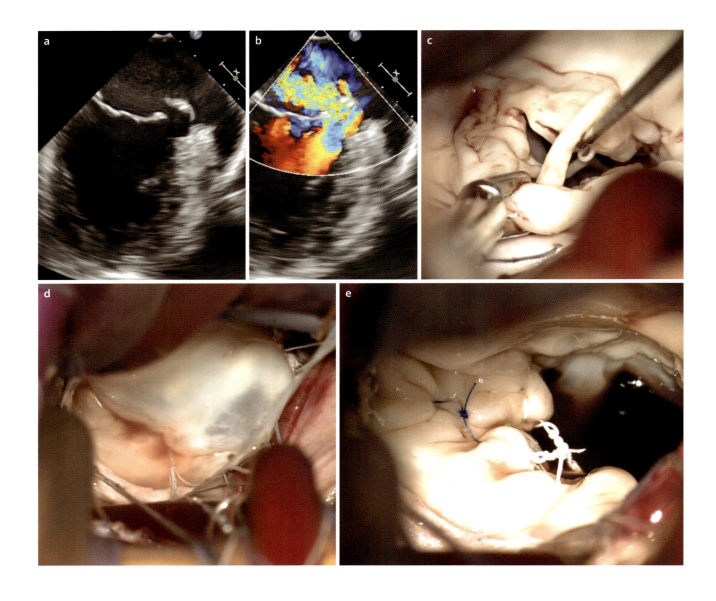

▶ VL39 両尖（A1, AC, P1）病変

交連を挟んで，腱索断裂を伴うP1全体の逸脱（図c）と，A1にも腱索を含めた広範な変性と腱索の延長を認めた．P1の腱索断裂部分とA1の延長した腱索の付着部位を合わせるように，交連を縫合閉鎖し，P1のmedial側の逸脱が残存するあたりに人工腱索再建を行った．水試験で逆流はないものの，縫合閉鎖した部分が予想以上に長くなり，十分な弁口が得られない可能性が考えられたため，縫合部分の先端の糸を5 mmほどほどいて縫合ラインを短くしてA1に新たに人工腱索再建を行い，P1の交連側の人工腱索を少し交連側にずらして，結果として縫合していた部分を一部人工腱索に変更する形とした（図e）．これにより十分な弁尖開放と良好な接合が得られた．図dに最終の水試験下の接合を示している．

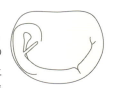

I章 僧帽弁疾患　A 変性性僧帽弁逆流

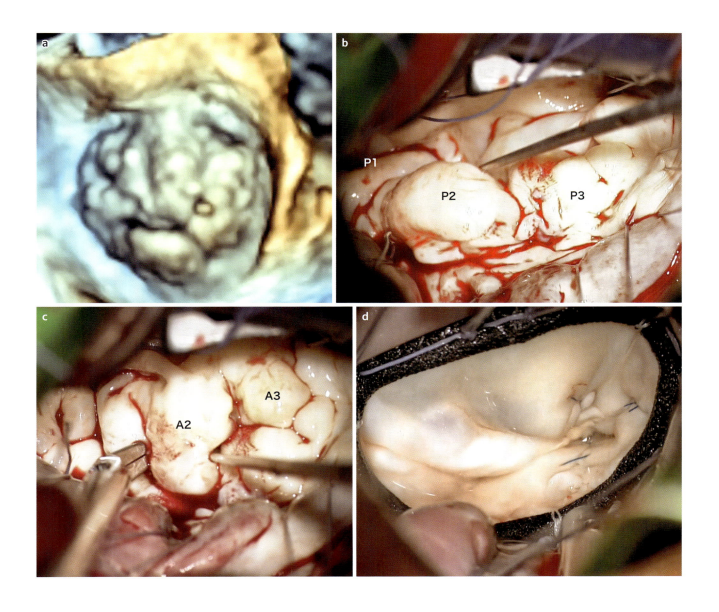

▶ VL40　両尖(A2, A3, P1, P2, P3)病変

図aの3D TEEに示すようにA1以外の，ほぼすべてのセグメントで弁尖の肥厚延長がみられ，Barlow病である．P2，P3のindentationと，P1，P2のindentationを切除したあとに再縫合している．またA2のmedial側からA3のlateral側にかけて，やや広く三角切除，縫合を行った．total ringで弁輪形成を行って良好な接合ラインが得られた(図d)．この時期は，人工腱索再建は逸脱が残りそうな場合に限り行っており，この症例では切除のみで終了している．

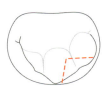
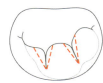

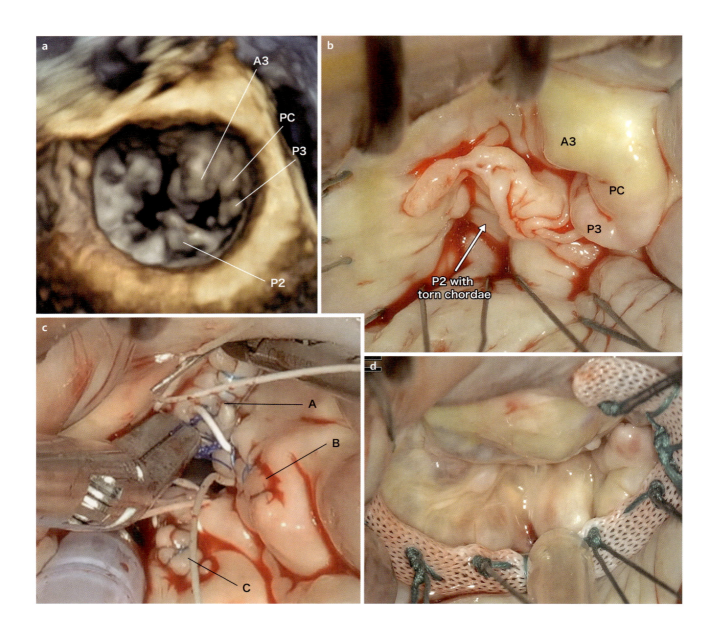

▶ VL41 両尖（A2，A3，PC，P2，P3）病変〈音声解説付き〉

medial側半分全体の変性がみられた症例．交連部についてはPCをつぶすようにfixationで処理しようとすると，A2とP2まで長く閉鎖してしまうことになる．本来の交連部機能に近い形態に形成するために，前尖と後尖を別々に処理する考え方として提示する．図aの3D TEEに示すように一部A2のmedial側も含んでA3，PC，P3の弁尖は延長して逸脱しており，P2は腱索断裂を伴っている．A3は三角切除して縫合（図cA），PCとP3はindentationを閉じるように縫合（図cB），P2は三角切除して縫合（図cC）した．人工腱索は2対で，1対はP2に対して型どおり再建，もう1対は図cAの縫合ラインが交連の機能を持つように2本をたすき掛けして再建した．詳細はvideo解説を参照していただきたい．収縮期に図cAの縫合ラインが谷折りで折れ曲がるようになってA3-P3が本来の形に近い状態で接合することをねらっている．

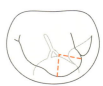
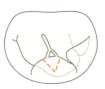

I章 僧帽弁疾患　A 変性性僧帽弁逆流

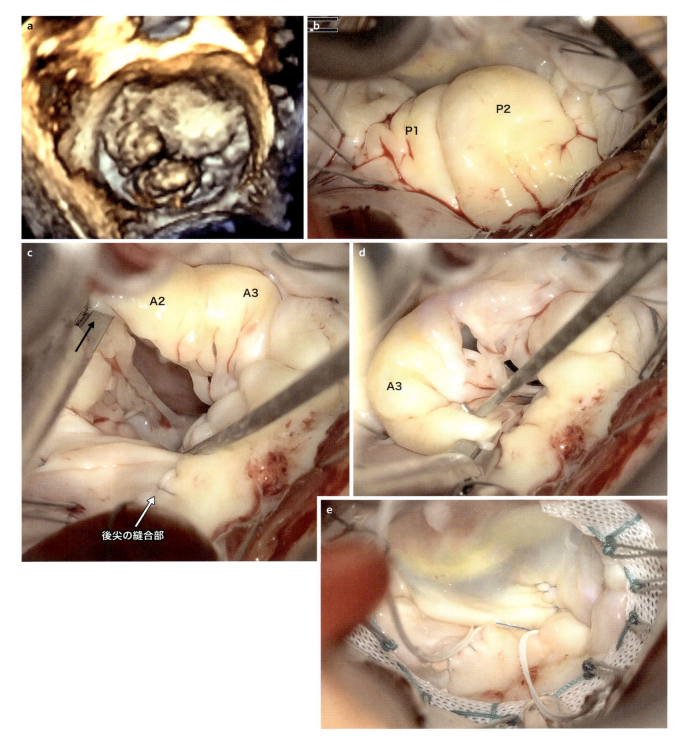

▶ VL42　両尖(A2, A3, P1, P2)病変〈音声解説付き〉

I-A 総論 図17, 27と同一症例．後尖の病変はP1とP2のindentationを挟んでいる(図a, b)．I-A 総論 図14に示したようにP1とP2のそれぞれのindentation側のrough zoneをindentationを含んで切除し，indentationをつぶすように縫合した(図c白矢印)．前尖の切除範囲についてはI-A 総論 図17で詳説している．図cで鑷子が把持している部分(黒矢印)が前尖の中央点．術後のエコーでもわかるように長軸方向の接合ラインが非常に長いがSAMを起こすことなく逆流が制御されている．

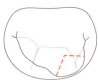
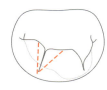

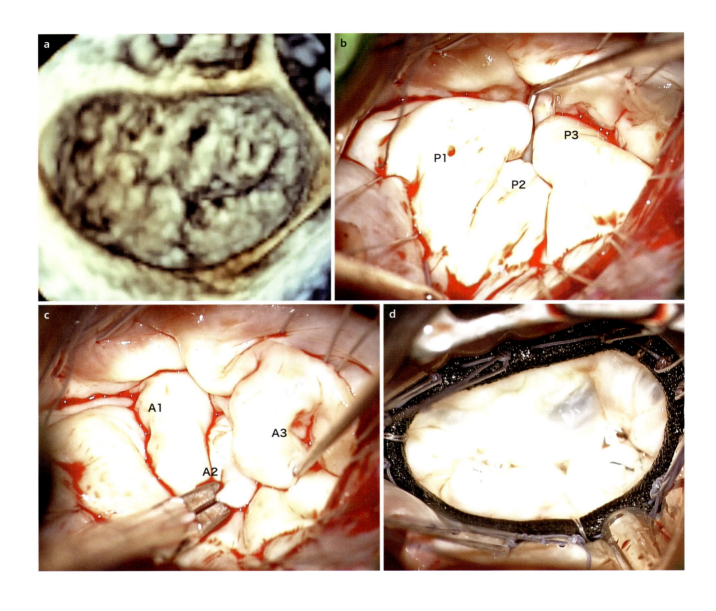

▶ VL43　Barlow病（1）

典型的なBarlow病の症例．耳朶様の変性肥厚がほぼ全領域，広範囲にわたっている．P3，P2，P1，A2，A3に三角切除を行い，P1およびP3に腱索を再建した．P1と考えた切除部位はP2のlateralかもしれない．逆流は良好に制御されSAMも認めなかった．複雑な病変でもセグメント単位でアプローチし，三角切除と腱索再建の組み合わせで形成が可能であることがわかる．余剰弁尖を切除せずに，リングだけで短期的には逆流が制御できるかもしれないが，videoでみるように変性が顕著で，経時的にさらに変性が拡大していくことが容易に予想される．遠隔期耐久性を保障するうえで余剰弁尖を可及的に切除し，人工腱索再建を追加することは有意義と思われる．

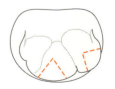
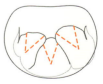

I章 僧帽弁疾患　A 変性性僧帽弁逆流　Video Library　067

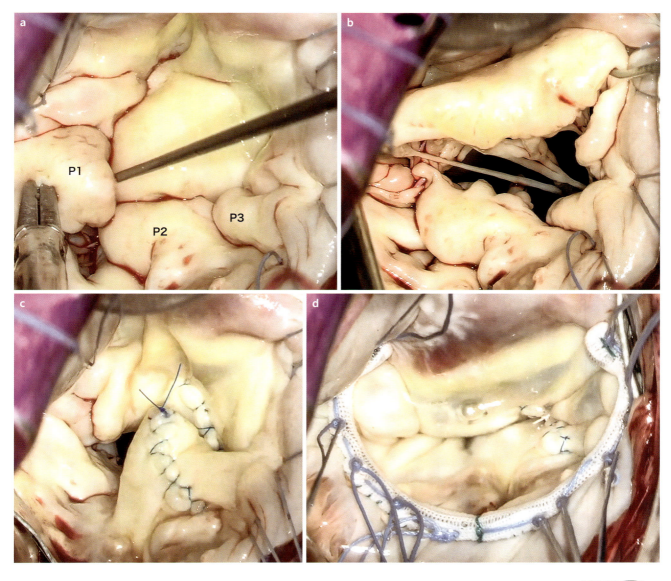

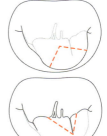

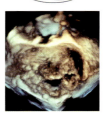

▶ VL44　Barlow病（2）

弁尖の変性はすべてのセグメントに認められるが，症例I-A-VL43に比較すると強くない．A2は腱索支配が分かれる真ん中を鑷子で摘んで，後尖弁輪に引き下ろすと，medialの初めの1本の腱索延長が著明でA3との境界まで変性が強く逸脱している（図b）．鑷子で摘んだA2 centerと，フックでとらえたA2, A3の境界を引っ張り出して逸脱範囲を確認し，鑷子とフックを寄せてみると，残ったA1とA2 lateralおよびA3で，十分に前尖自由縁をカバーできることがわかる．つまり，この間はほぼ余剰弁尖と考えられるのである．縫合に用いるremnantを残してこのA2 medialを三角切除再縫合した．後尖はP2 medialのindentationとP3 lateralのindentationをそれぞれ切除し，結局indentationを挟んでP2, P3の両側の余剰弁尖を切除し，再縫合したことになる（図c）．その後に後乳頭筋のanterior headとposterior headに人工腱索を掛け，A2とP2, P3の縫合ラインをまたぐように平行に人工腱索再建を行った．前交連部の軽度逸脱も認めていたので，ACとA1をたたみ込むように1針縫合の後，深い交連が得られるように人工腱索を用いて引き下げた．

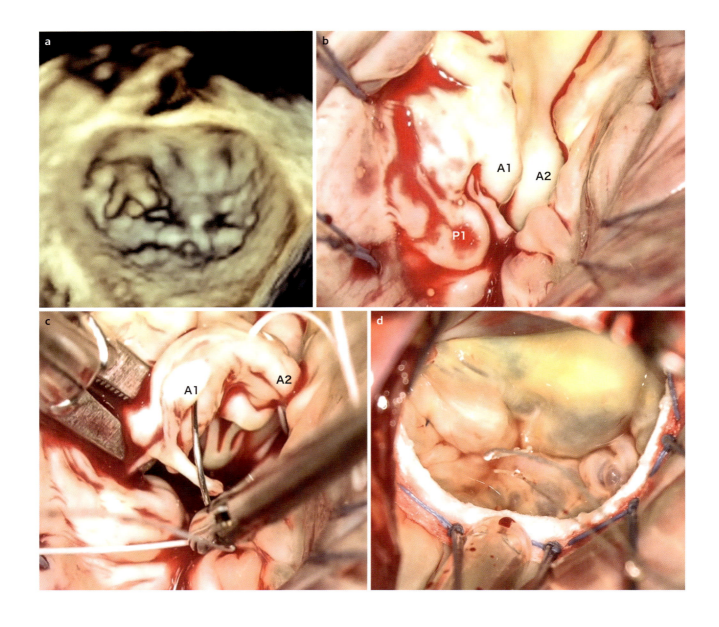

▶ VL45　A1，A2病変（FED）

交連部のA1の腱索が断裂し大きな逸脱を生じ（図a, c），A2 lateralの腱索は機能しているが，A2 centralにも変性が広がって軽度逸脱肥厚がみられる（図b, c）．A2のcentralからlateral側に人工腱索を再建し，A1の腱索断裂の部分はACの交連側と交連を閉じるように縫合している．水試験でA2の逸脱もきれいに矯正され，A1の交連もきれいに再建されている（図d）．僧帽弁形成後，MICSでのcryoICE®を用いたMaze手術を行っている．

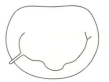

I 章 僧帽弁疾患　A 変性性僧帽弁逆流

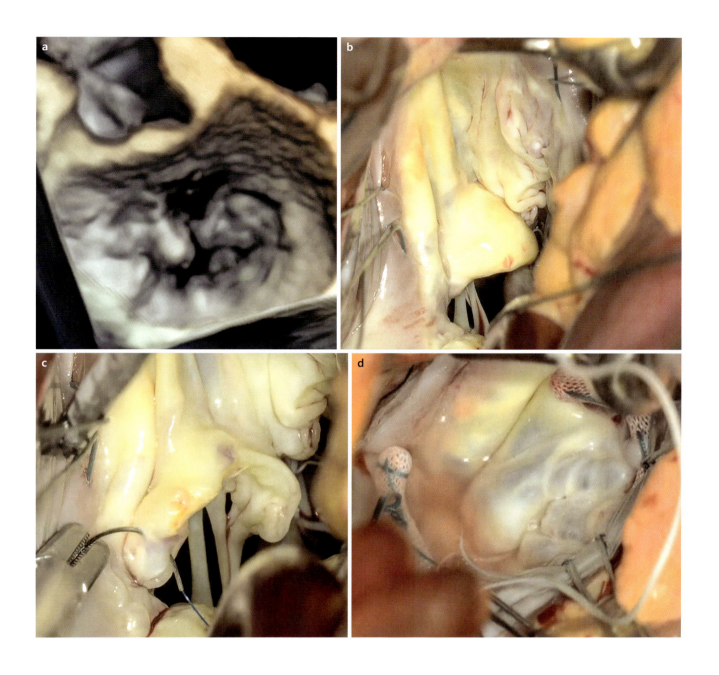

▶ VL46　A1病変（FED）〈音声解説付き〉

A1の限局した逸脱．腱索断裂はなくほぼ正常の腱索の間の弁尖が延長して幅が広くなり逸脱している（図b）．術前のTTEでは逆流の加速血流は描出できているがそれに連続したジェットの全体像の描出に苦慮している．TEEの長軸像で左房壁に沿って旋回するジェットが描出されている．図cのように三角切除を行い，確実に深い接合を得るために人工腱索を再建した．通常人工腱索は縫合ラインと平行になるように縫着するようにしているが，今回は自由縁が内側を向いてほしいと考え，内側斜めにつけてしまったせいで，図dの出来上がりとなり，縫合ラインの内側寄りが沈んでしまっているようにみえる．やはり人工腱索は縫合ラインに平行につけるという原則は大切である．

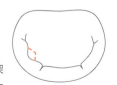

Ⅰ章 僧帽弁疾患　A 変性性僧帽弁逆流

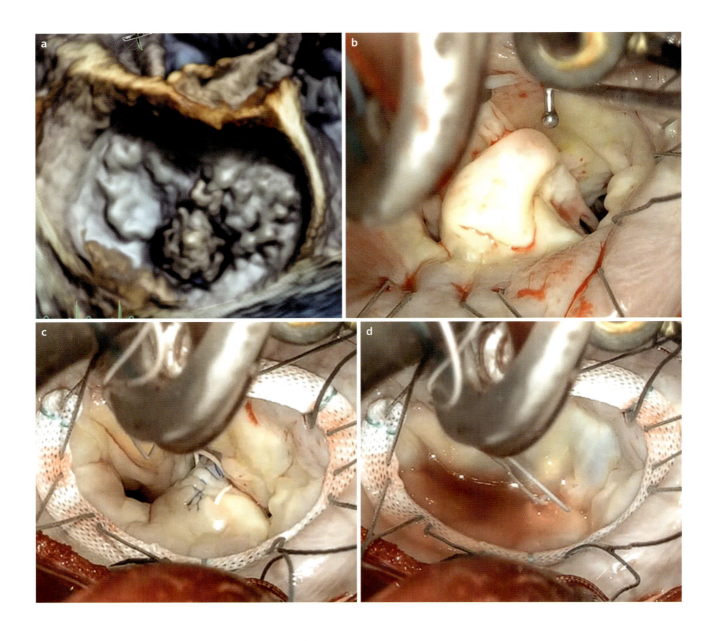

▶VL47　P2病変（FED）〈音声解説付き〉

P2の腱索断裂によるMR．三角切除，縫合と腱索再建，人工弁輪で形成（図c）．弁輪のサイズは28 mmを選択している．図aの3D TEE画像上方に大動脈のLCS，NCSがみえているが，大動脈基部の拡大はないと仮定してこれらを対照として観察すると僧帽弁輪の拡大はないことが推測できる．三角切除の縫合部分は水試験（図d）ではみえておらず，接合面として機能していることがわかる．

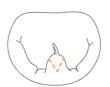

I 章 僧帽弁疾患　A 変性性僧帽弁逆流

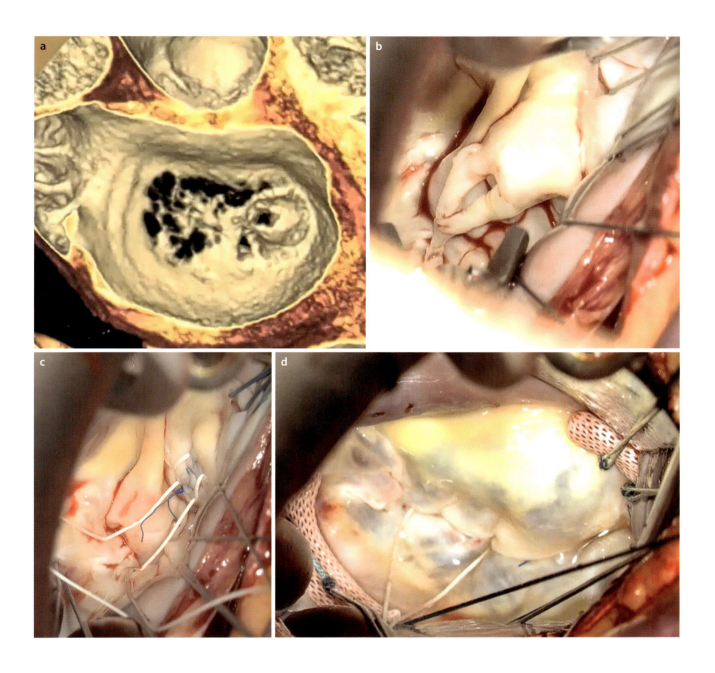

▶ VL48　P3，PC病変（FED）〈音声解説付き〉

PCの逸脱．図aはCTによるsurgeon's view．PC弁尖の腱索が肥厚しており，一見PCの穿孔のようにみえる．逆流はこの腱索間の間隙も抜けるためMRジェットの垂直断面となるTEEの長軸像ではジェットが3つに分かれて観察される．交連部の弁尖は収縮期に折りたたまれる（縫合ラインが左房からみて谷折り）イメージで縫合して人工腱索で引き下げるが，この症例の場合は通常のscallopのように（PCというよりもP3のように）平面に形成している（図c）．確かに図aのCT画像を見直すと逸脱部位はP3，あるいはPCとP3のindentation部の逸脱と考えることもできる．このように交連部のscallopの形態はvariationが多い．水試験下に人工腱索の長さを調整，十分に引き下げてきれいな接合となっている（図d）．

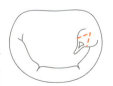

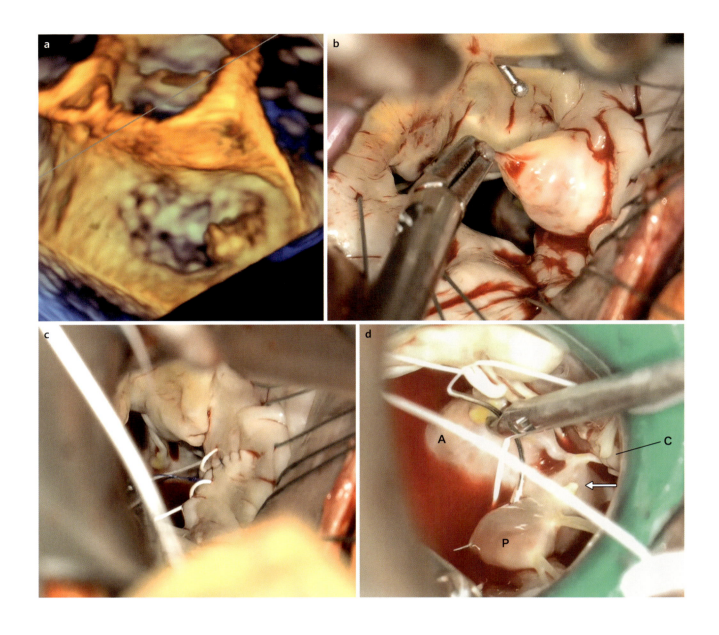

▶ VL49　P3病変（FED）〈音声解説付き〉

P3逸脱の70歳代の症例．P3の肥厚はあるが弁尖は過分というほどではなく，FEDによる腱索断裂と考える．図bではP3の断裂腱索を把持している．肥厚した部分の小さな三角切除にとどめ人工腱索を加えた（図c）．図dでは後乳頭筋の後尖ヘッド（P）に人工腱索のPTFEの糸を掛けているところで，Aは前尖ヘッド，Cは交連ヘッドである．断裂した腱索の断端を白矢印で示している．弁輪形成は30 mmのリングを用いている．

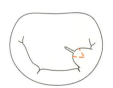

I章 僧帽弁疾患　A 変性性僧帽弁逆流

〔Video Only〕

I-A-VO1
A1病変（3）

I-A-VO2
A1病変（4）

I-A-VO3
A2病変（3）

I-A-VO4
A2病変（4）

I-A-VO5
A2病変（5）

I-A-VO6
A2病変（6）

I-A-VO7
A3病変（3）

I-A-VO8
A3病変（4）

I-A-VO9
A3病変（5）

I-A-VO10
A2，A3病変（5）〈音声解説付き〉

I-A-VO11
A2，A3病変（6）

I-A-VO12
A2，A3病変（7）

I-A-VO13
A2，A3病変（8）

I-A-VO14
A2，A3病変（9）

I-A-VO15
A2, A3病変(10)

I-A-VO16
A2, A3病変(11)

I-A-VO17
A2, A3病変(12)

I-A-VO18
P2病変(8)〈音声解説付き〉

I-A-VO19
P2病変(9)

I-A-VO20
P2病変(10)

I-A-VO21
P2病変(11)

I-A-VO22
P2病変(12)

I-A-VO23
P2病変(13)

I-A-VO24
P2病変(14)〈音声解説付き〉

I-A-VO25
P2病変(15)

I-A-VO26
P2病変(16)

I-A-VO27
P2病変(17)

I-A-VO28
P2病変(18)

I章 僧帽弁疾患　A 変性性僧帽弁逆流

I-A-VO29 P2病変(19)	I-A-VO30 P2病変(20)
I-A-VO31 P2病変(21)	I-A-VO32 P2病変(22)
I-A-VO33 P2病変(23)	I-A-VO34 P2病変(24)
I-A-VO35 P2病変(25)	I-A-VO36 P3病変(1)〈音声解説付き〉
I-A-VO37 P3病変(2)〈音声解説付き〉	I-A-VO38 P3病変(3)
I-A-VO39 P3病変(4)	I-A-VO40 P3病変(5)
I-A-VO41 P3病変(6)	I-A-VO42 P2, P3病変(1)

I-A-VO43
P2，P3病変(2)

I-A-VO44
P2，P3病変(3)

I-A-VO45
P3，PC病変(2)

I-A-VO46
PC病変(3)

I-A-VO47
PC病変(4)

I-A-VO48
両尖(A2，P3)病変(2)

I-A-VO49
両尖(A2，A3，P2)病変(3)〈音声解説付き〉

I-A-VO50
両尖(A2，A3，P3)病変(1)

I-A-VO51
両尖(A2，A3，P3)病変(2)〈音声解説付き〉

I-A-VO52
両尖(A2，P2，P3)病変(4)

I-A-VO53
両尖(A3，P2，P3)病変(1)

I-A-VO54
両尖(A3，P2，P3)病変(2)

I-A-VO55
両尖(A2，A3，P2，PC)病変

I-A-VO56
Barlow病(3)

I-A-VO57
AC病変（FED）〈音声解説付き〉

I-A-VO58
A2病変（FED）(1)〈音声解説付き〉

I-A-VO59
A2病変（FED）(2)〈音声解説付き〉

I-A-VO60
A2病変（FED）(3)

I-A-VO61
A2病変（FED）(4)

I-A-VO62
A2，A3病変（FED）

I-A-VO63
A1，A2，A3病変

B 心室性機能性僧帽弁逆流

総論

はじめに

　僧帽弁への外科的介入を必要とする心室性機能性僧帽弁逆流(MR)には，大きく心筋梗塞による収縮機能障害(虚血性)に起因したMRと拡張型心筋症(DCM)に起因したMRがある．いずれも乳頭筋付着部位の心筋障害によるtetheringが直接的病因だが，tetheringの程度によってMRに対するアプローチが異なる．虚血性MRには全体的な左室駆出率(LVEF)が保たれた部分的心筋梗塞による中等度までのMRも含まれており，これらは冠動脈バイパス術による冠血流再開やundersizeのリングを用いた弁輪形成(undersized MAP)だけで制御できる場合も多い．虚血性MRのうち，LVEFが35%以下となった虚血性心筋症や，進行したDCMにおいてはtetheringが強くundersized MAPだけでは中期遠隔期のMR制御は困難である．

　これらtetheringの強いMRに対してはtetheringを改善させるための左室形成術，乳頭筋接合術，乳頭筋吊り上げ術などの左室乳頭筋手術と，弁尖長を延長してtetheringを補完するパッチによる弁尖拡大術(leaflet augmentation)がある．多くの報告があり，保存的治療に比較すると有効性は明らかであるが，いずれの手術もMR制御の点では限界が認められるようである．一方乳頭筋吊り上げ術と前尖の弁尖拡大術，さらにundersized MAPの3つの手技を同時に行うtriple repair(3R)では良好な報告がなされており，ここでは3Rについて詳述する．

triple repair(3R)の手術手技

　3Rは薄い弁尖組織にパッチをきれいに縫着する手技が必要で良好な視野展開が必須である．左房鈎は上に引き上げることも必要だが，左胸腔側に押し付けて僧帽弁が起きあがって上を向くような展開が有効である．視野が不良であると鈎をさらに深く掛けようとする意識が生じるが，逆に浅く掛けなおすと前尖弁輪の視野が良好となることが多い．

　後尖弁輪の糸掛けは通常通りであるが，交連から前尖弁輪にかけてはパッチ縫着の縫合ラインが弁輪近くになることを考え，通常よりも若干左房側に掛けるように配慮する(図1)．パッチ拡大のための前尖の切開は弁輪から2mm程度離れて厚みの残った弁尖を，中央部からメスではじめ外側交連側に延長する．trigoneの弯曲部分を確実に越えて交連に近づくにつれ，弁尖が薄くなっていくのでさらに弁輪に近づいてしっかりとした縫合用の組織を確保するように配慮する．必要に応じて弁輪そのものに縫合することも考える．内側後交連にも切開を延長する．外側交連はtrigoneに比較的近く，内側交連はtrigoneから離れている場合も多いのでバランスに注意する．鑷子で軽く開いた時，切開口がカパッとリングの形に開くことが理想である．trigoneから交連に向かっての切開が短いとパッチが大きくても前後に大きく開かず弁尖延長が不十分になる．前尖弁輪の水平ラインから後尖弁輪側に6mm程度下りて切開すると，切開した前尖弁輪の後尖側が，切開断端から同じ6mm後尖側に開くので計12mm前後長が延長されることになる．そのため，交連を越えて弁輪側で後尖弁輪に少し入り込む必要のある症例もあるかもしれない．

　次にパッチ縫着に先立って乳頭筋吊り上げの糸を掛ける．CV3の26mm針にやや大きめ(約10×5mm)のフェルトを通して置き，乳頭筋の根部にmattressで運針する．前尖ヘッドと後尖ヘッドが融合した根部が望ましいが，離れている場合は前尖ヘッドの根部に掛ける．乳頭筋根部の視野は制限されるが前尖切開口の中から運針しやすい場合も多い．乳頭筋を通した後，それぞれのtrigoneへ左室側から左房側へ刺入する．この場合は切開口から運針したほうが良い．針の出口はtrigone内のやや内側寄りで弁輪の糸の若干外側が良い．前尖中央に吊り上げると吊り上げの糸が拡大された前尖が拡張期に開く時に当たってしまい，開口が制限されてしまう．CV3の4本の針をtrigoneに抜いた時点で，おおよそCV3のたるみがない程度に長さを調節しておいたほうが，最後に水試験をしながら長さを調節する際の参考になる．

　自己心膜パッチはグルタルアルデヒド処理を行い，薄い紙の台紙に四方を小さなクリップで止めておく．用いる形成用リングのサイザー(28mm前後)に合わせ，その外側に沿ってマーキングし，また前尖側の中央，後尖側の中央さらに前尖切開の断端に一致すると思われる両端にも内側にマーキングしておく．1mm強の縫合ラインを確保して台紙とともにトリミングする．5-0ポリ

I章 僧帽弁疾患　B 心室性機能性僧帽弁逆流　総論　079

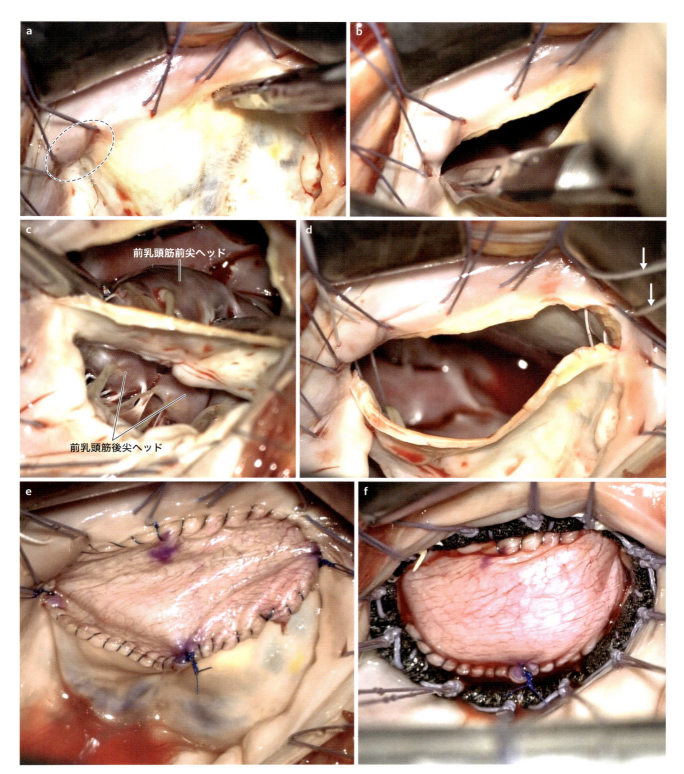

図1　triple repairの前尖の切開ラインと吊り上げの糸

videoはI-B-VL7(同一症例)参照．前尖および交連弁輪の糸はやや左房側(弁輪よりも外側)に掛ける．前弁輪部のみでなく，交連方向に切り込んで切開口を確保することが必要である．これによりパッチが前後に大きく開き，十分なパッチ拡大が可能となる．bのようにaで示したtrigoneまで切り込む．前尖切開後は乳頭筋の観察が容易となる(c)．吊り上げの糸は乳頭筋の根部から掛ける．mattress縫合の糸は乳頭筋根部の左室中央側から刺入し左室外側方向へ抜いたあと，左室側からtrigoneへ刺入し左房側へ糸を抜く．dの矢印は左房側へ抜いた吊り上げの糸を示す．この糸は吊り上げというよりも遠隔期の左室拡大を回避するための骨格を担う，いわばneo-secondary chordとしての役割を期待するものである．eはパッチ縫着終了時．パッチ下方が僧帽弁前尖のclear zoneである．この前尖clear zoneはcoaptation zoneとして機能することになる．fに最終的な形態を示す．

プロピレン縫合糸（プロリーン®）でマーキングした4点を弁尖のそれと一致するように固定し，台紙はその途中で取り外す．4点固定ののち連続縫合は前尖自由縁側の中央から外側交連側に向かうラインがやりやすい．冠動脈吻合用のカストロ持針器で手首を固定し丁寧に吻合する．交連端の吻合がやりにくいが一部は弁輪組織を利用して縫合不全を起こさないように慎重に行う．その後，前尖自由縁側の中央から内側交連側に進み，そこから前尖弁輪に沿って外側交連側に向かって終了する．

形成用リングのサイズは，trigone間を目安として1サイズダウンとし，28mm前後となる．糸を通す前に，水試験をして弁尖接合やパッチの広がり方を確認し，リングを弁輪に当ててみて，trigoneの位置を合わせてリングのマーカーに一致する弁輪の糸を確認してリングがバランスよく，弁輪をひずませないようにかかるように配慮する．またパッチの大きさとリングの大きさを比較しパッチが大きすぎて，リングとパッチが干渉してしまう恐れがある場合は，リングホルダーを外し，両端を長

モスキート鉗子で保持してもらい弁輪の糸をリングの内側からリングの表側の内側から外側へ運針する．この状態でリングを下ろすとリングは弁輪の外側に縫着され，リングと干渉しなくなる．リングとパッチが干渉してしまうとパッチ破綻のリスクが生じる．水試験を行い接合とパッチの広がり，リングのバランスを確認し糸を結紮する．その後，乳頭筋引き上げのCV3の糸をリングに薄く通す．リングの部分で強い抵抗があると吊り上げの微妙な調整が難しくなる．水試験で左室をしっかり緊満させた状態で吊り上げの糸をゆっくり引き上げ，弁尖がわずかに持ち上がる気配があったらそれ以上引き上げずに，そこで結紮する．augmentationで逆流は十分制御できているので乳頭筋引き上げは，将来のtetheringの増強を予防する目的であるから，若干の緊張があれば十分で，吊り上げでtetheringを解消することではない．引き上げすぎると乳頭筋や自由壁損傷のリスクが生じる．最後に後尖弁輪の5時，6時，7時の場所にmattress縫合でリングの補強を行う．

I章 僧帽弁疾患　B 心室性機能性僧帽弁逆流

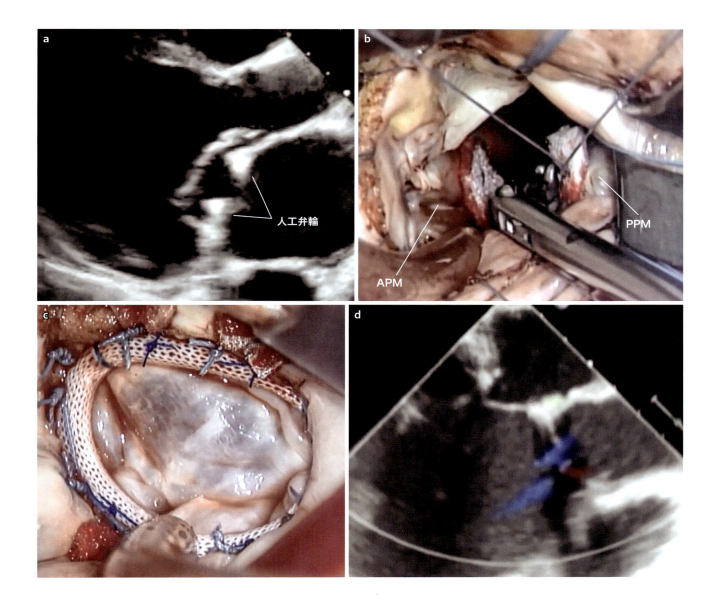

▶ VL1　乳頭筋接合術（1）

術前　LVEDD 67 mm, LVESD 61 mm, LVEF 19%

6年前に左室拡大による僧帽弁逆流（MR）に対して弁輪形成を行ったが徐々に弁輪拡大が進行し，MRが再燃した．弁尖の付着部として認識される僧帽弁輪は人工弁輪の外側に観察される（図a）．初回手術の弁輪形成の糸が左房側にかかっていた可能性はあるが，videoに示されるように弁輪縫着部と本来の弁輪との間は大きな間隙があり左房組織の経年的延長も疑われた．左室後壁の縫縮とともに乳頭筋接合術（図b）を行い，再度弁輪形成を行った（図c）．図dは再形成後のTEE画像．

Ⅰ章 僧帽弁疾患　B 心室性機能性僧帽弁逆流

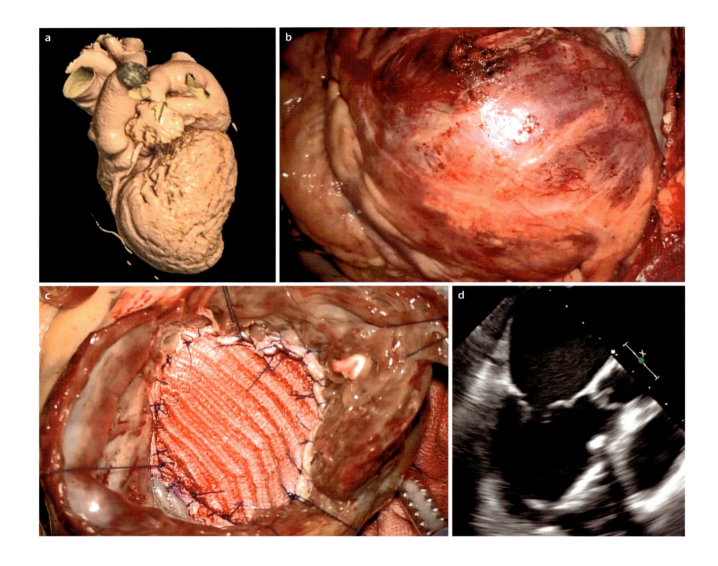

▶ VL2　SAVE手術

1ヵ月前発症の急性心筋梗塞症例．経皮冠動脈インターベンション（PCI）を施行され良好な再灌流を得たが左室前壁領域の壁運動の改善がみられず内科的治療では心不全のコントロールが困難となった．瘤化した心尖部を左前下行枝に沿って心基部方向に切開を加え，4×6 cmの紡錘形にトリミングした人工血管を用いて瘤部分をexcludeした（図c）．術後のエコーでは生理的な左室形状が保たれていることがわかる（図d）．

I章 僧帽弁疾患　B 心室性機能性僧帽弁逆流

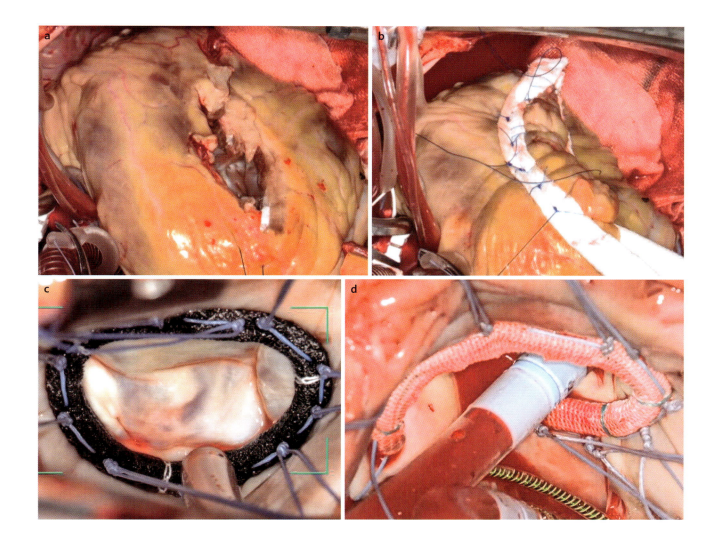

▶ VL3　左室後壁縫縮術

30年以上前より肥大型心筋症と診断されていた症例．徐々に心機能低下がみられ，左室後下壁のdyskinesisとMRの増強により心不全を繰り返し，内科的なコントロールが困難となった．左室後壁の両乳頭筋間で左室を切開．切開位置は拍動下に18G針を刺し，TEEで確認した．長軸方向に4cm切開，短軸方向に3.5cm心筋を切除した（図a）．引き続き僧帽弁形成（図c），三尖弁形成（図d），Maze手術，両心室ペースメーカー（CRT-P）リード縫着を行っている．

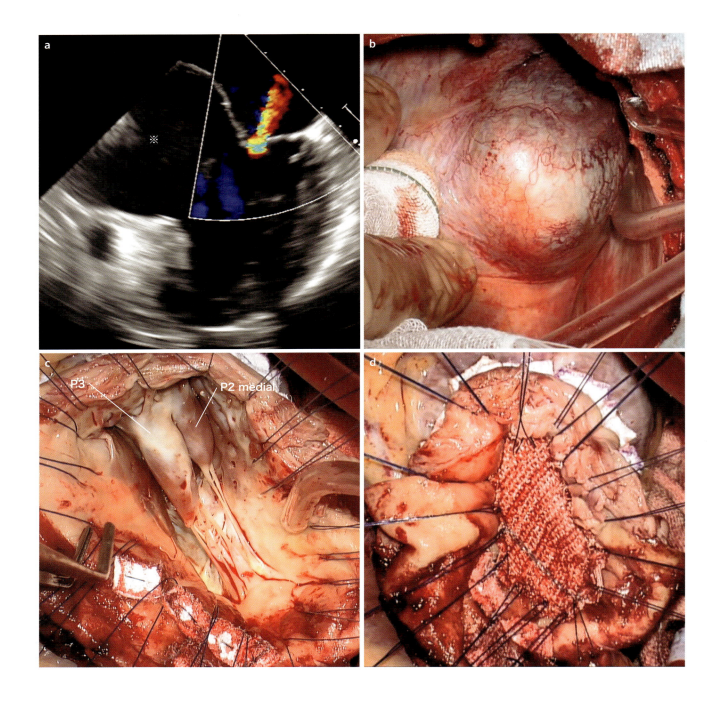

▶ VL4 　左室瘤切除術

1年前に心筋梗塞を発症し左前下行枝#6に対しPCIが施行されている．この際左回旋枝#13に75％狭窄と下壁基部の心室瘤（図a※）を指摘された．造影MRIにて真性瘤と診断されたが瘤径は63mmと大きく，MRの増強もみられたため外科的治療の方針となった．瘤（図b）を切開し人工血管を用いたパッチをexclude lineに縫着して左室を閉じた．さらに残った瘤壁でパッチを覆って閉創した．引き続き僧帽弁に対して弁輪形成を行っている．videoでは図cのように左室側から僧帽弁が明瞭に観察されている．

I章 僧帽弁疾患　B 心室性機能性僧帽弁逆流

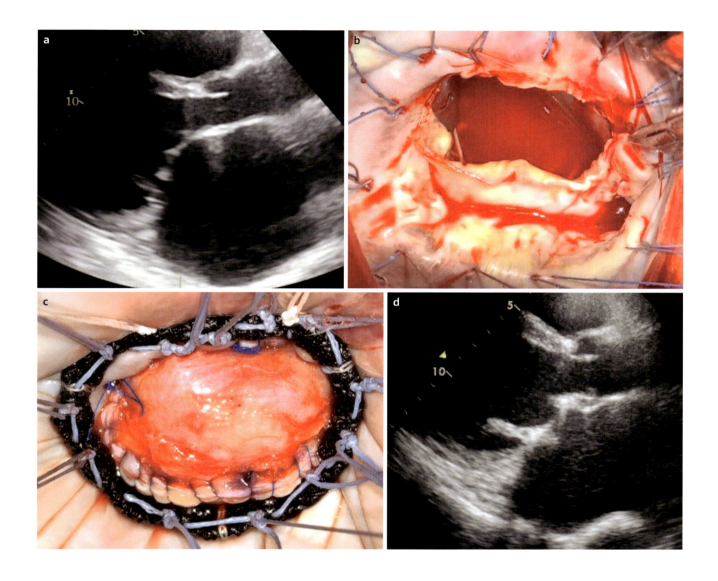

▶ VL5　triple repair（1）

術前　LVEDD 78 mm, LVESD 65 mm, LVEF 34％

左心房の拡大が強く弁輪も大きい症例（図a）．total ringの28 mmのサイザーに沿って自己心膜をトリミングしている．弁輪形成に用いた人工弁輪も28 mm．術後のエコーで深い弁尖の接合と良好な弁尖の開放が確認できる（図d）．

Ⅰ章 僧帽弁疾患　B 心室性機能性僧帽弁逆流

乳頭筋吊り上げの糸を掛ける際の視野の確保は難しいことがある．前尖の切開口からの観察が適している症例が多いが，この症例では僧帽弁口から乳頭筋が観察できている．

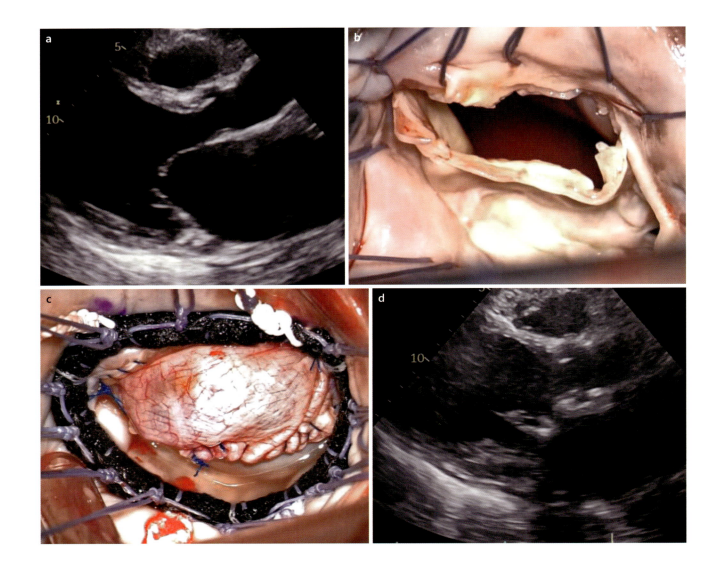

▶ VL6　triple repair（2）
術前　LVEDD 72 mm, LVESD 61 mm, LVEF 31%
乳頭筋吊り上げの糸を掛ける際の視野の確保は難しいことがある．前尖の切開口からの観察が適している症例が多いが，この症例では僧帽弁口から乳頭筋が観察できている．

I章 僧帽弁疾患　B 心室性機能性僧帽弁逆流

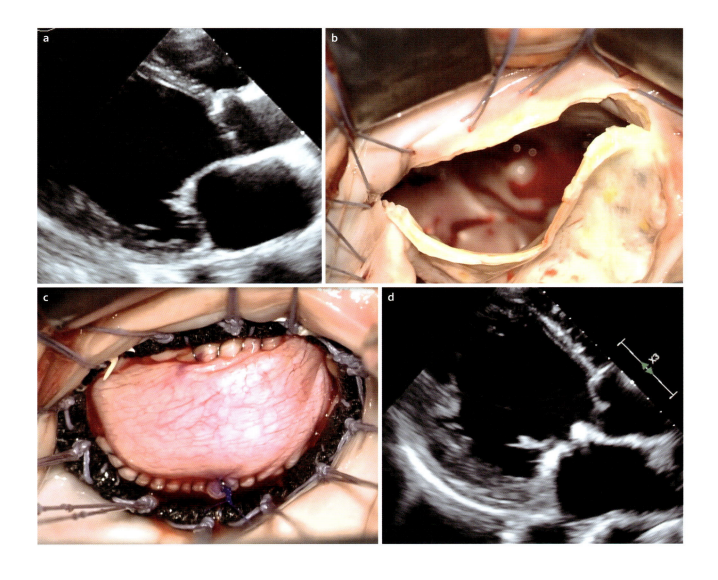

▶ VL7　triple repair(3)
術前　LVEDD 80 mm, LVESD 74 mm, LVEF 17%
I-B 総論 図1と同一症例．弁輪縫縮による術後後尖の可動性の低下は回避できないが，パッチによる前尖のaugmentationによって前尖全体が接合面として機能し，広い接合面が得られていることがわかる(図d).

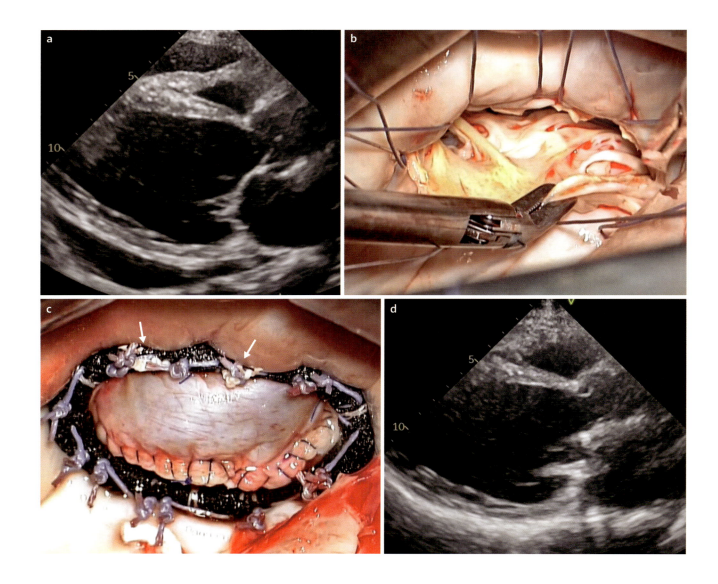

▶ VL8　triple repair(4)

術前　LVEDD 65 mm, LVESD 60 mm, LVEF 17%

ここに挙げた4症例の中で最も古い症例．当初は吊り上げの糸を前弁輪中央で結紮していたが（図c矢印），吊り上げの糸が前尖の開放を制限する可能性があった．よって現在ではtrigoneの位置に結紮している．3Rの乳頭筋吊り上げは，吊り上げと表記はしているが，乳頭筋の位置の補正ではなく，左室骨格の維持，すなわち今後の僧帽弁tetheringの予防の目的で加えられる手技である．吊り上げの糸が乳頭筋根部に掛けられることは合理的であることが理解できる．

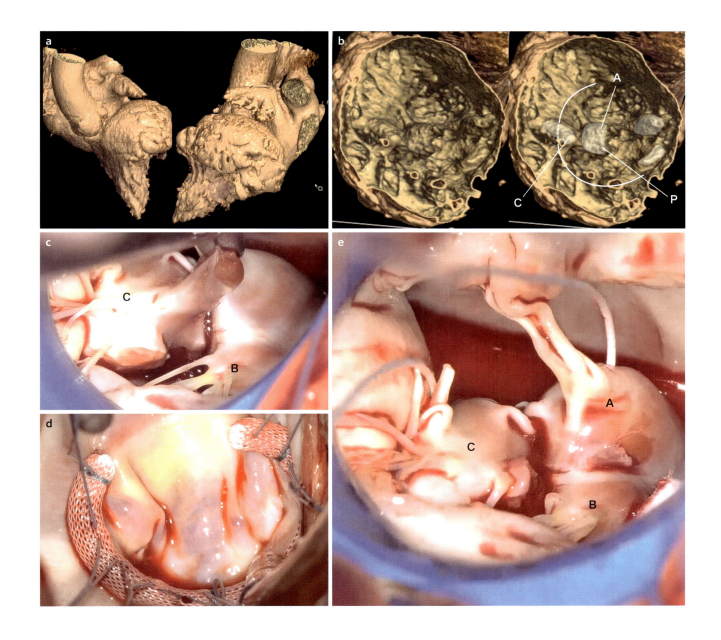

▶ VL9　左室瘤による乳頭筋の変位に関連したMR〈音声解説付き〉

図aのように左室基部前壁から後壁へと広範囲に心室瘤を認めた心サルコイドーシスの症例．ACの腱索断裂による高度MRを認めた．図bのCT左室短軸像で示すようにACを支持する乳頭筋（C）は左室壁が瘤化することにより外側に変位し，弁尖を牽引，その結果腱索の断裂をきたしたと考えられる（図に示したラインは瘤と正常心筋のおおまかな境界）．図eのCのヘッドには複数の断裂した腱索の断端が観察される．弁尖形成のみでは前交連部のtetheringを残すため，Cの乳頭筋と心室壁をつなぐ肉柱を切離して可動性を取り戻したうえで（図c），A-Bの乳頭筋と接合して適切な位置にrelocateした．乳頭筋の吊り上げも考慮していたが，良好な位置にrelocateできたため接合のみとした．ACはP1と縫合することで逸脱を矯正し，弁輪形成を行って終了した（図d）．
A：前尖のlateralを支持する乳頭筋ヘッド，P：後尖のlateral側を支持するヘッド，C：AC（一部A1，P1）を支持するヘッドを示す．

〔Video Only〕

I-B-V01
triple repair（5）

I-B-V02
弁輪形成（1）

I-B-V03
弁輪形成（2）

I-B-V04
乳頭筋接合術（2）

C 心房性機能性僧帽弁逆流

総論

心房性機能性MRの定義と機序

弁輪拡大を主因とする僧帽弁閉鎖不全症（僧帽弁逆流：MR）は古くから散見され，多くの場合，長い経過で慢性心房細動（AF）を伴っている．長年のAFの末に左房拡大とともに，弁輪拡大が進みMRが発生するというメカニズムが提案され，心房性機能性MR（atrial functional MR）という概念が定着してきている．心房性機能性MRは，左房と僧帽弁輪の拡大を伴う前後尖の接合不全が主因であり，さらに，僧帽弁輪のsaddle shapeの消失，後尖弁輪が拡大し心室基部が外側に変位するために生じる後尖のtethering（図1：force 1），拡大した左房に押されて左室後壁が前方（左室内腔方向）に折れ曲がるようになり，結果として生じる弁輪に対する左室乳頭筋の相対的後方（外方）変位による後尖のtethering（図1：force 2），あるいは僧帽弁輪拡大を代償するために弁葉面積が大きくなる弁葉リモデリングの不足などの機序が提唱されている．心房性機能性MRでいわれるhamstringingとは後尖の可動性低下を示す言葉であり，日本循環器学会の2020年改訂版弁膜症治療のガイドラインで紹介されている．hamstringingは上述の複数の要因で引き起こされ，エコーでの明確な定義は難しい．特徴の1つとして左房拡大が著明となると，僧帽弁輪拡大が強くなり弁輪収縮も消失し，後尖は心室側弁輪基部の収縮に追従できず，通常より外側に取り残される現象として観察されることが挙げられる．またエコーで左室後壁基部が前方に折れ曲がる所見がみられることもあるが，明らかな後尖のtetheringとして観察されることはまれである．

さらに前尖の先端が後尖と比較し軽度逸脱したようにみえるpseudoprolapse，あるいはoverridingと呼ばれる現象も認められる．もちろん，すべての例にこれらの特徴が揃っているわけではない．

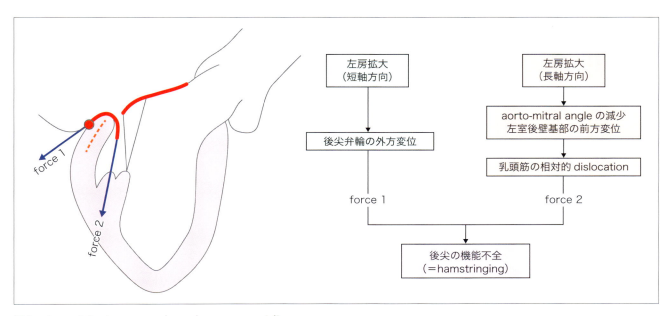

図1 hamstringing, pseudoprolapse, overriding
短軸方向の左房拡大によって後尖弁輪は外側に変位し，同時に長軸方向の拡大により下方に変位する（force 1）．後尖弁輪の下方変位はaorto-mitral angle（大動脈弁輪面と僧帽弁輪面が左室を挟む角）の減少として観察することができる．ここで図のように左室後壁基部（図の点線）が前方に傾いた症例の場合は後尖弁輪に対して乳頭筋は本来の位置より相対的に後方に位置することになり後尖のtetheringを生じる（force 2）．すなわち後尖は図の矢印のようにforce 1, 2を受けることになり，本来の機能を果たせなくなる（＝hamstringing）．図の前尖は弁輪面を大きく逸脱してはいないが，相対的に後尖に対して逸脱しており，前尖のpseudoprolapseもしくはoverridingと表現される．このような症例では実際にはrough zoneの変性を伴って逸脱している症例も多く，術前の画像診断では不十分であり，術中の評価が重要である．

心房性機能性MRの手術手技

主因は弁輪拡大による前後尖の接合不全であるので多くの症例では弁輪形成術が有効であるが，左房拡大，弁輪拡大の強い症例では後尖弁輪の同定が難しい場合が多い．後尖弁輪が通常よりも外側に変位していることを念頭に，弁尖を持ち上げて弁輪を確認するなどして弁輪形成の糸が本来の弁輪にかかることがきわめて重要となる．またリングのサイズは，やはりtrigone間の距離を指標にすべきである．後尖弁輪は著明に拡大している例がほとんどであるから，大きな弁輪に惑わされずtrigoneをしっかり同定し，そこに掛けた糸を牽引してtrigone間にリングのサイザーを合わせる．この際，前尖を牽引して前尖のclear zoneの大きさも考慮しサイズを決定する．28mm前後を選択することが多い．また術前エコーで前尖の軽度逸脱（pseudoprolapse，ある

いはoverridingと評価されている場合でも）の可能性がある場合は，前尖自由縁中央部をよく観察して，人工腱索再建を追加しておくことが望ましい．弁輪拡大を代償するために弁葉面積が大きくなる弁葉リモデリングのあと，rough zoneがまっすぐ伸びて浮いた状態からごく軽度の逸脱，あるいは二次的な器質的変性として前尖の軽度逸脱が引き起こされている場合も多く，術前のエコーで指摘されていない場合も多い．心房性機能性MRの後尖弁輪は大きく縫縮されることになるので5時，6時，7時のmattress縫合による補強を行ったほうが良い．

左房拡大により左室後壁基部が下方（心尖部方向）に押されて，aorto-mitral angleが小さくなることが僧帽弁接合不全に大きく関与しているという考えもあり，後尖弁輪に沿った左室縫縮を強く推奨する考え方もある．

また，二次的な後尖弁尖の短縮が指摘される症例もあり，後尖のパッチ拡大が必要とする考え方もある．

I 章 僧帽弁疾患　C 心房性機能性僧帽弁逆流　Video Library　093

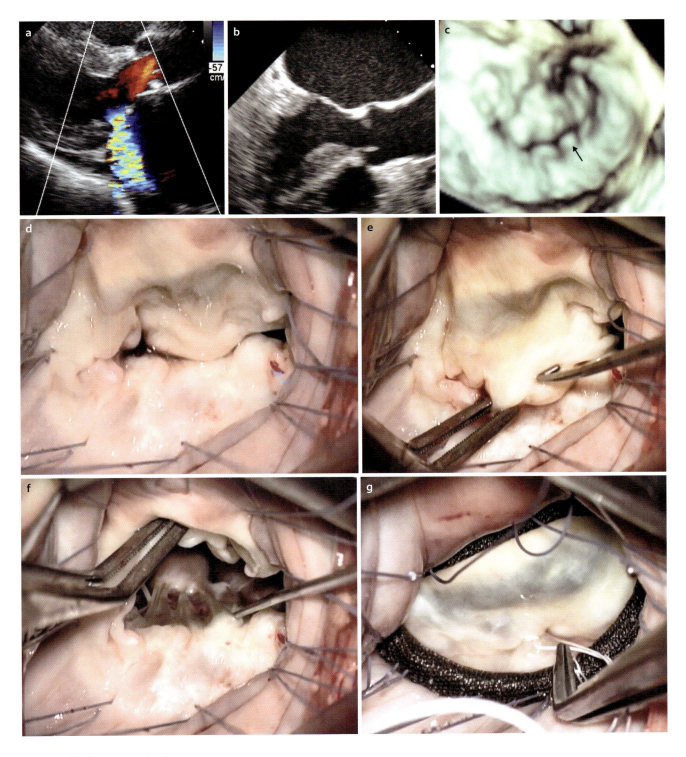

▶ VL1　後尖の hamstringing

高度な左房拡大により左室後基部が前方中隔方向に圧排変位している．エコーでは後尖は描出困難である（図 a，b）．前尖の弁尖先端は収縮期に弁輪面近くに位置し，左房後壁に沿ってみられる逆流ジェットがあることから逸脱があることがわかる（図 b）．術中所見では一見 Ebstein 奇形の三尖弁のように後尖の弁腹は左房（左室化した左房というべきかもしれない）後壁に貼り付いたようにもみえた（図 f）．後尖の腱索はピンと張ったような印象で，弁尖は tethering を受けているようであった（図 f）．前尖については A2 の延長があり（図 e），軽度の変性を伴っていたため，人工腱索再建を追加した．弁輪形成後，左房壁に貼り付いていた後尖は本来の機能を取り戻し，MR は制御された（図 g）．図 c の TEE で予想されていた弁輪は矢印の位置ではなく，もっと左房側であったと考えられる．この症例は典型的な hamstringing を呈した症例といえる．

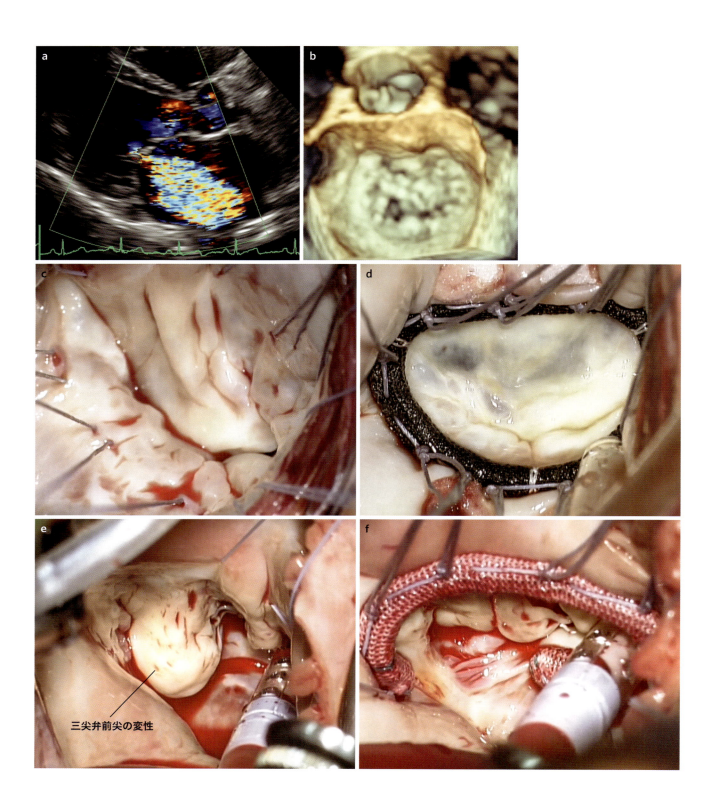

▶ VL2　両房室弁輪形成と三尖弁前尖に対する人工腱索再建

弁輪拡大によるMRで逆流ジェットは長軸方向に観察される（図a）．弁輪形成のみで良好な接合ラインが得られている（図d）．この症例では三尖弁についても形成を行っている．術前のエコーでは弁尖の逸脱やジェットの偏在は指摘できなかったが，前尖の逸脱があり（図e），弁輪形成に加えて人工腱索再建を行った（図f）．

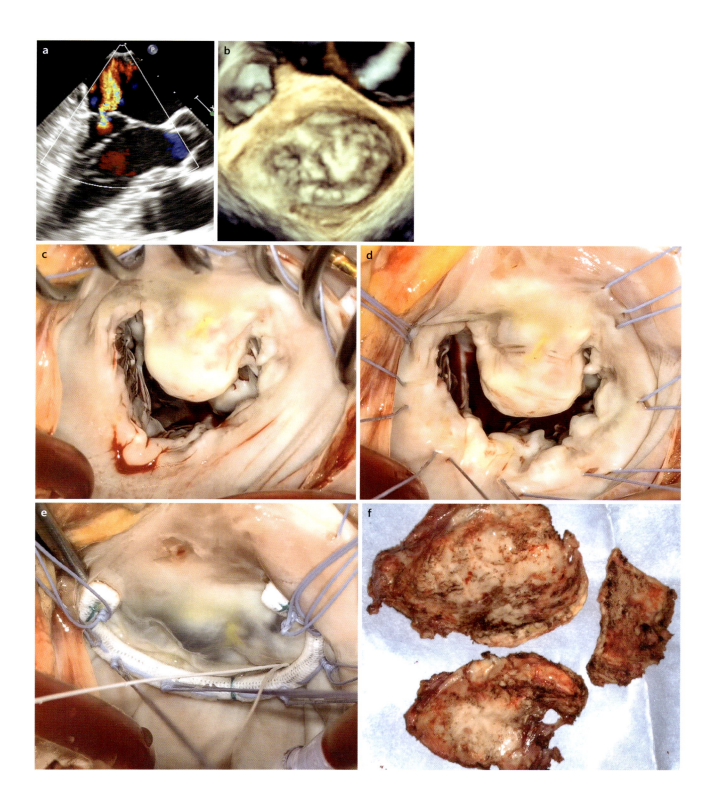

▶ VL3 収縮性心膜炎に伴う弁輪拡大〈音声解説付き〉

前尖の延長があり（図b〜d），逆流ジェットは収縮早期は長軸方向にみられるが収縮後期には左房後壁方向へと変位する（図a）．硬化した心膜を左右は横隔神経まで，尾側は横隔膜側まで剥離を進め，除去した．僧帽弁A2に対して後乳頭筋前尖ヘッドに人工腱索を1対加え弁輪形成，三尖弁に対しても弁輪形成を行った．I-A 総論 図9で弁輪の糸掛けについて説明している症例と同一症例．

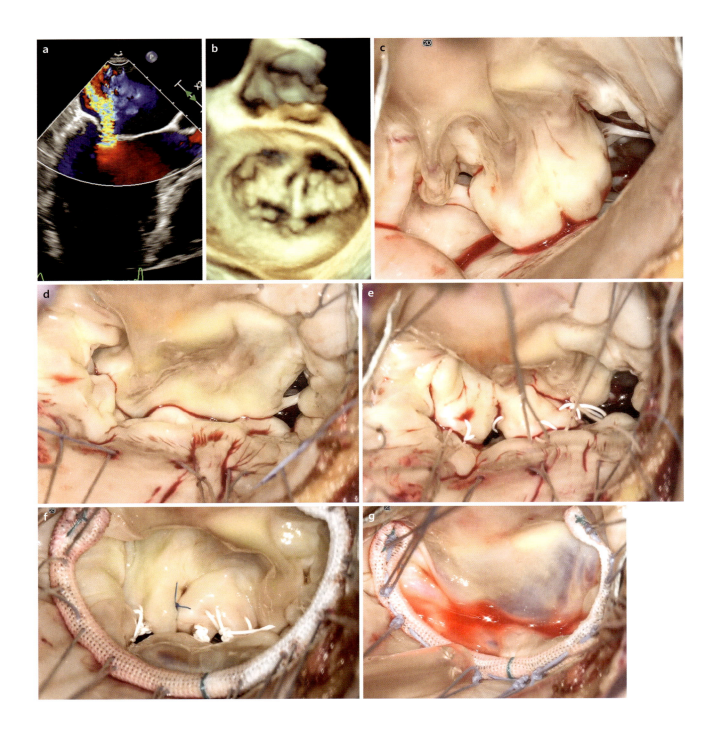

▶ VL4　弁輪拡大に伴う自由縁方向のrough zone延長

心エコー図の長軸断面で収縮期の前尖はrough zoneが弁輪面に平行になっておりフラットに観察される（図a, b）．前尖先端は後尖の接合面にoverrideしているが弁輪面を越えて左房側には観察されないため，前尖逸脱とはいい難い．術中の観察では広がりの高さ（縦の広がり）は大きくないが，前尖自由縁に沿う方向でのrough zoneの延長があり，腱索の延長もみられた．よってA2に対し2対（後乳頭筋に縫合），A1に1対（前乳頭筋に縫合）の計3対の人工腱索再建を行った（図e）．A1〜A2間にindentationを認め，1針掛けて閉じた（図f）．フラットに観察された前尖は腱索およびrough zoneの延長を示唆していると考えられた．弁輪拡大に伴う前尖逸脱の有無についての術前エコー診断についてはこのように課題を残す．よって術中の詳細な観察が重要となる．三尖弁逆流に対しては，spiral suspensionを行っている．

I章 僧帽弁疾患　C 心房性機能性僧帽弁逆流

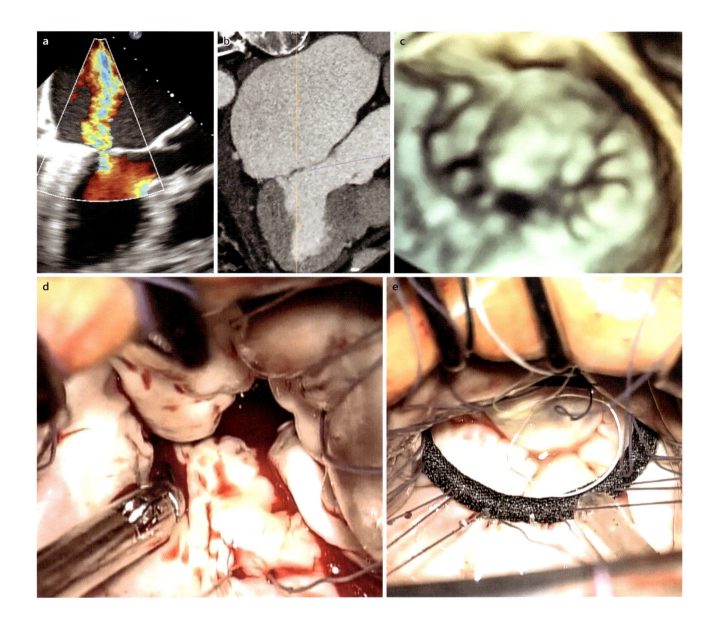

▶ VL5　著明な左房拡大による弁輪拡大

収縮期後尖弁輪の後方への変位があり後尖は機能的な動きを制限されている（hamstringing）ように観察されるが，CTでみると可動性は保たれており高度な可動制限はない（図b）．I-C-VL1と異なり左室後壁基部の前方への変位は著明ではない．術中所見でも後尖の長さは十分であり，I-C-VL1にみられたようなtetheringの所見もみられなかった（図d）．前尖延長を認めたため人工腱索をA2に追加しMRはコントロールされた（図e）．CT画像で観察するとわかりやすいが，収縮期の後弁輪は左房に押されて心尖部方向に変位し，弁輪面は中隔を向いている．結果としてaorto-mitral angleが小さくなっている．すなわち本来の左室–乳頭筋–腱索–弁尖の関係には変化がみられていることは想像できる．

D 収縮期前方運動による僧帽弁逆流

総論

僧帽弁の収縮期前方運動（SAM）は閉塞性肥大型心筋症（HOCM）の特徴的所見として広く知られているが，肥大型心筋症がない場合でも僧帽弁形成術後に時々みられる合併症としても重要である．HOCMの左室流出路（LVOT）は中隔の非対称性肥大（asymmetric septal wall thickening）のため狭くなり，流速が速くなっている．高流速の部分では低圧部分が生じ（Venturi効果）僧帽弁前尖（AML）がこの低圧部分に引き込まれることによりSAMが生じるとされていた．しかし，中隔が厚くない変性性僧帽弁逆流（MR）の形成術後にもSAMが発生するなど，この理論では説明できない所見も多い．現在ではLVOTの血流内にAMLの先端が一部顔を出して，その血流に巻き込まれて（trap）しまうことが本態であると考えられるようになった．そのため，SAMの発生には"LVOTの血流の向き"と"AML先端の心室中隔との距離関係"が重要となる(図1)．

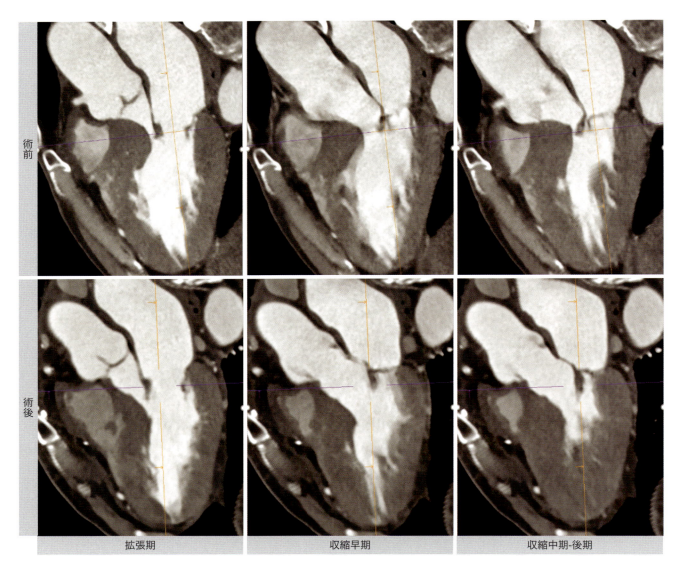

図1　SAMの成因
上段：収縮早期に心尖部からの血流は張り出した中隔のために通常よりも後壁側から大動脈弁に向かうために，前尖が前方に押される．これにより前尖はLVOTの血流にtrapされてしまい中隔側に屈曲してMRを生じる．
下段：extended septal myectomy後の収縮期心尖部からの血流は新たに得られた流出路を通って大動脈弁に向かうため，前尖はもはやtrapされず，僧帽弁は良好な深い接合を得ている．

HOCMに併発するSAM

　HOCMではLVOTの血流方向が中隔肥大のため通常よりも後壁側から大動脈弁に向かうために，AMLの先端に後尖側から（AMLの左房側から）血流が当たり，AMLの先端をLVOTの方向へ押して，LVOTの血流に巻き込まれて（trap）しまい，大きく中隔側に屈曲しSAMが起き，MRが生じる．またHOCMでは両方の乳頭筋が左室内膜と一部，索状に結合していて，収縮期に左室内膜の動きに合わせて中隔側に引き寄せられるように動くことで，乳頭筋の先端に腱索でつながるAMLの先端の位置も通常より中隔側に近くなってくる事実もSAMが生じやすい要因の1つになっている．さらにHOCMではAMLの先端の延長が多くみられ，そのほかにも異常腱索の付着などの合併も多く報告されている．僧帽弁や乳頭筋も発生学的には心室内膜から遊離した組織であり，特にAMLが心室中隔から遊離したと仮定すると，中隔の異常とAMLの異常が合併することは発生学的な一元的要因として考えられるのではないだろうか．

　前述したSAM発生のメカニズムを考えると，手術でSAMやMRを解除するにはLVOTの血流の方向と，AML先端の位置を修正する必要がある．古典的Morrowの手術では数cmの幅で大動脈弁輪下の中隔を視認できる深さで切除するように説明されている．しかしこれではLVOTの弁輪直下が部分的に広がるだけで，血流方向は変わらずSAMを完全に解除することは難しい．切除幅は理想的には中隔全体と考え（図2a），内側（経大動脈弁的であれば右側）は右冠尖（RCC）と無冠尖（NCC）の交連部膜様部のRCC側から，刺激伝導系障害を起こさないように数mm離れ，内側乳頭筋の根部に向かって，その根部近くまで切開を進める．外側側はRCCと左冠尖（LCC）の交連を越え僧帽弁前尖弁輪部付近から腱索を損傷しないように気を付けながら，やはり外側乳頭筋根部に向かって，その根部まで切開を進める．乳頭筋根部（あるいは心尖部）から大動脈弁輪部に向かう垂直方向の切開には，持針器で尖刃の刃を手前にして，刃が持針器と垂直になるような向きで，切開の深さに合わせて刃の長さを調節して，しっかり把持し，先端をゆっくりと心尖部方向奥へ入れていき，中隔に向かって刃を差し込み，手前に引いて弁輪方向，手前側に切開を進める．弁輪近くになったら，弁輪を損傷しないよう刃を浅くし，弁輪手前数mmで止める（図2b）．中隔の両端の間に3

本程度の垂直の切開を入れ，その後は短冊状になった心筋の切開断端を鑷子で把持して，必要に応じてさらに切開を深くしながらメスの刃を今度は中隔面と平行に切開して，索状の心筋を長い四面体として切離する（図2c）．これを繰り返して，中隔全体にわたって，心筋切除を行う．これらの操作でLVOTの血流は後壁側に押されることなく本来の前方の中隔壁に沿った流れとなる．その後，肥大した乳頭筋を前尖ヘッドと後尖ヘッドを分離するようにそぎ落とし，肥大した内腔側もスライスする（図2d）．それ以外に乳頭筋様の異常筋束などもあれば切除する．また心内膜と乳頭筋側面が索状に結合していることが多いので，その場合は左室内膜から乳頭筋を遊離するように切開する．これにより収縮期の乳頭筋の前方変位も修正される（図2e）．さらにAMLの心室側に異常腱索が付着している場合はこれも切除する．術前エコーや術中の検索でAMLの延長など考えられる場合は，小さな場合は先端を巻き込むようfolding plicationや，範囲が広い場合は三角切除再縫合術で矯正する．術前に，AMLの長さの異常などを十分に検討しておくほうが良い．症例によってはbillowing mitral leafletやBarlow病様の変性を起こしている場合もあるので術前の慎重な検討が望ましい．最終的に，経大動脈弁口からAMLの先端から腱索につながる乳頭筋ヘッドがみえるような心筋切除が得られていると，SAMとMRの消失がほぼ得られると期待して良い．

形成術後のSAM

　MRに対し形成術を行った後，術前になかったSAMが新たに出現することがある．以前は9％という報告もあったが，現在でも約7％前後の発生頻度と見込まれる．SAM出現の最も大きな危険因子は後尖あるいは前尖の弁尖の延長である．逸脱弁尖が長い症例では，弁尖の長さを見逃すことは少ないが，逸脱弁尖の対側の弁尖が延長している場合は，これに気付かずに逸脱弁尖修復後にSAMが発生することが多い．特に大きなP2逸脱がある場合は対側のA2の弁尖長も検討しておく必要がある．収縮期には弁尖長の評価が難しいので，拡張期にも測定しておくべきである．弁尖の先端の同定は難しく，計測値だけでは見誤りやすいので，弁尖の過運動など特異な動きに注意を払うべきである．その逆のA2が逸脱し，逸脱はしていないが弁尖の延長したP2がある場合にも同様に危険が高くなる．弁尖の延長が強くなくても，心

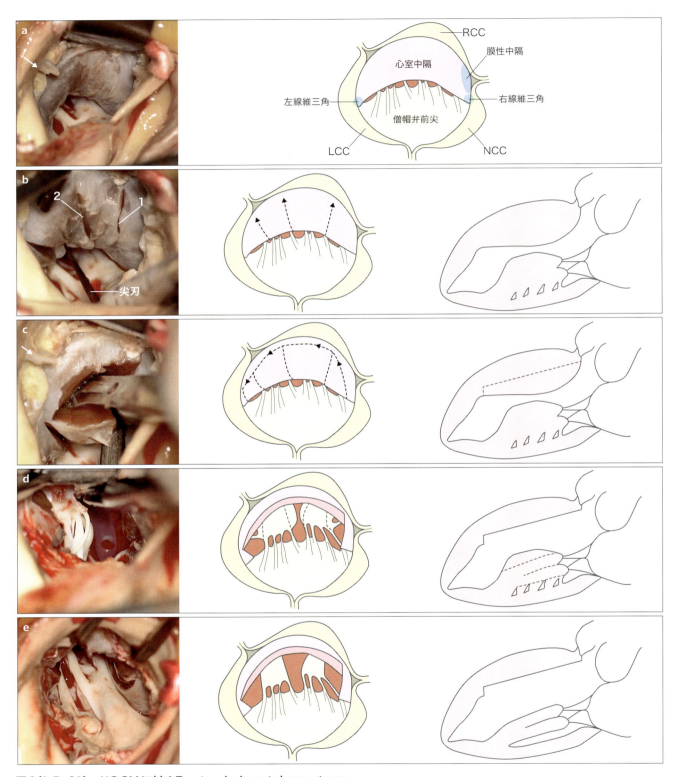

図2(I-D-S1) HOCMに対するextended septal myectomy

大動脈弁逆流（AVR）症例弁尖切除後（a）．矢印はLCC-RCC交連を示す．bの1は最初の中隔に対する垂直切開を示している．2つ目の垂直切開をRCC弁輪中央ややLCC寄りに加え（bの2），さらにRCC-LCC交連近くに3つ目を加えている．c：中隔面と平行に切開して心筋を四面体として切離する．d：図では肥大した後乳頭筋基部の心筋を切除している．より生理的な血流の流出路を確保するため，乳頭筋の余剰な肥大心筋は切除し，左室壁と乳頭筋の結合を絶って乳頭筋の収縮期前方移動を回避する．e：心筋切除後を示している．中隔の張り出しが消失したことがa，bと比較してもよくわかる．

拡大がなく収縮力が保たれている症例では常にSAMの発生を念頭に置いて形成術の仕上げに慎重を期す必要がある.

SAMの発生を防ぐには，まず逸脱弁尖の逸脱矯正を十分に行い，収縮期に左房側に展開するclear zoneの長さ（atrial length）を正常に戻しておくことが最も重要である．三角切除だけで済ました場合，幅広い弁尖は矯正され，逸脱もある程度矯正され水試験では逆流は制御されるが，弁尖長は矯正されずにSAMが起きやすい．また人工腱索だけで逸脱を矯正しようとしても逸脱の幅が広い場合など弁尖の内腔への引き下ろしが不十分で，やはりSAMが発生しやすい．したがってSAMが危惧される場合にも三角切除と人工腱索の組み合わせで矯正するrestoration法が有効である．さらに，対側の逸脱していないA2あるいはP2の弁尖の延長が考えられる場合は，必要に応じて三角切除，人工腱索再建あるいはplicationなどの方法でatrial length（I-A 総論 図25）を矯正しておくことが望ましい．注意するポイントは弁輪より左房側で接合している場合は，逸脱矯正が不十分でSAMが発生しやすいということである．水試験で逆流だけをみるのではなく，接合のラインが部分的に大きくたわんでいないかなど，逸脱矯正が不十分になっていないかをチェックすべきである．十分に弁尖端を左室側に落とし込み，弁輪より左室側で接合していることを確認しておくと良い．少しtethering様にみえるぐらいがSAMの予防にもつながる．またSAMが危惧される場合は，形成用リングが小さすぎないように心がける．我々はtrigone間を目安にリングのサイズを決めているが，Barlow病のように両弁尖の弁尖長（geometric length）が長い場合には，過分弁尖の切除と人工腱索再建による逸脱矯正を十分に行いclear zoneとして左房側に残る弁尖長（atrial length）を正常に修正することで，trigone間の長さに対して不均等に大きいサイズを選択する必要はないと考えている．

形成術後に心拍動が再開し，遺残逆流をチェックする段階で，水試験で完全な接合が得られていたにもかかわらず逆流が認められる場合は，まずSAMを疑ってカラーを外して135°あたりの左室流出路像で前尖先端の折れ曲がりをチェックする．容量負荷がかかっていない状態ではSAMがあっても遺残逆流が目立たないことがある

ので，逆流がない場合でも，前述の像で前尖先端の折れ曲がりをチェックする．SAMが発生した場合は慌てずに，その程度を評価する必要がある．カテコラミンを可及的に中止して，CVP（中心静脈圧）で10mmHg程度の容量負荷をかけ，AMLの先端を観察する．一般にAMLの先端が折れ曲がっているが中隔との間に隙間が存在する場合は軽度であり，多くの場合改善が期待できる．AMLの先端が一瞬中隔に接する場合は中等度と考えられるが，さらにカテコラミンの影響が取れ十分な容量負荷がかかると，軽度となりMRもごく軽度と改善すれば，退院後には問題となることはほとんどないと考えられる．AMLの先端が中隔とピッタリ，ある程度長い時間接する場合は重度であり，かなりの容量負荷を掛けたり，β遮断薬を使ってやや改善したとしても，術後にMRや心不全につながる可能性があるので，再度，心停止としてSAM解除の手技が必要となる．心停止の前に形態をよく観察し，AMLとPML（僧帽弁後尖）のどちらの弁尖の異常が関与しているかを，術中の所見も思い出しながらよく検討しておくべきである．PMLに少しでも逸脱の残存が考えられる場合は，PMLに人工腱索再建を追加するか，さらに左室内腔への引き下げを強くするかで改善が期待できる．つまりcoaptation lengthを長くしてatrial lengthを短くする．PMLがすでに可動性なく壁のように十分に逸脱矯正がなされている場合はAMLの長い弁尖が原因になっていることが考えられるので，A2の三角切除，人工腱索再建あるいはplicationなどの方法で弁尖を引き下げ，clear zoneとなる長さ（AMLのatrial length）を十分短くする．形成リングが大きく変更できる余裕があれば大きなサイズへと変更したほうが良いこともある．

また，元来HOCMがありながら，弁尖逸脱によりSAMが消失していた場合，形成術後に出現してくる場合もある．術前にこれらの病因の背景を理解しておくことが必要である．まず，経大動脈弁的にextended septal myectomyを施行し，その後，逸脱矯正を行い，逸脱していないA2の先端もチェックし，延長が疑われればplicationなどの処置が必要となる．複雑な手技のようにみえるが，一つ一つの病因を矯正していけば，正常の形態と機能が回復し，MRも左室流出路の圧較差も消失する．

I章 僧帽弁疾患　D 収縮期前方運動による僧帽弁逆流

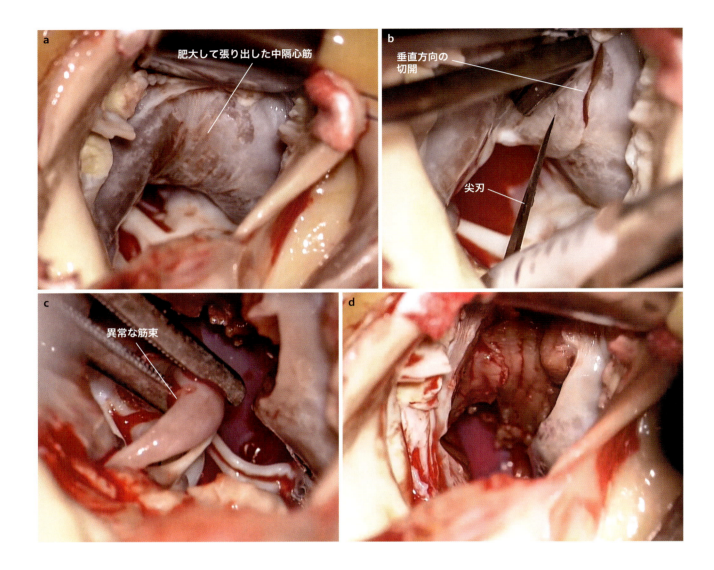

▶ VL1　AVRに伴うextended septal myectomy（1）
中隔の肥厚とSAMにより左室流出路に40 mmHgの圧較差を認め，加えて中等度の大動脈弁狭窄（AS：経大動脈弁圧較差35 mmHg）およびMRを合併していたHOCM症例．図aに張り出した中隔を示している．図bは尖刃で垂直方向の切開を加えたところ．中隔の心筋切除後，左室壁から前乳頭筋につながる異常な筋束（図c）が観察され，切除された．図aでは肥大した中隔によって左室内腔は全くみえていないが図dでは狭窄が解除され，内腔がみえる．両乳頭筋の肥大した心筋も切除し，術後SAMは消失した．

I章 僧帽弁疾患　D 収縮期前方運動による僧帽弁逆流

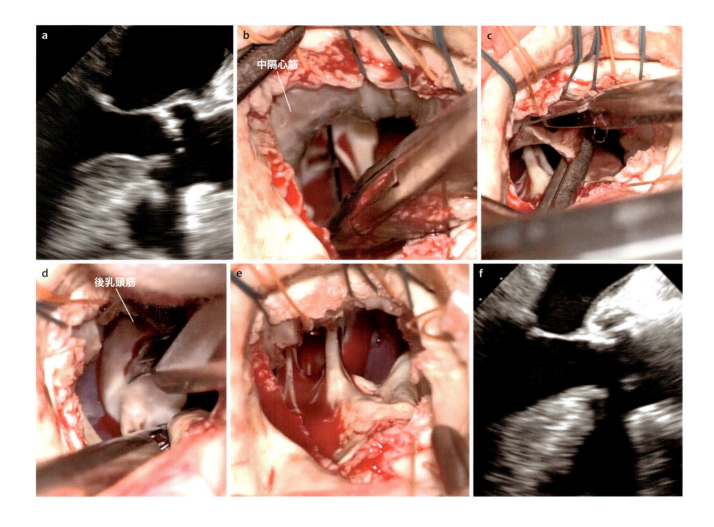

▶ VL2　AVRに伴うextended septal myectomy（2）〈音声解説付き〉

16 mm厚のS字状中隔を呈し，ASに伴う心室の肥大により65 mmHgの心室内圧較差を認めた症例．SAMは観察されず，それに伴うMRもみられなかった（図a）．大動脈弁位からの観察で前出のAVR症例（I-D-VL1）に比較すると中隔の張り出しが軽度であることがわかる（図b）．この症例では主に心室内圧較差をなくし，さらに左室内腔を広くして心拍出量を確保する目的で心筋切除を行った．図dでは後乳頭筋の内側を切除している．図fはAVR，心筋切除後のTEEである．図aと比較すると流出路が拡大していることがわかる．AVR後，経大動脈弁圧較差が改善されることで，SAMが顕性化する症例も報告されており，AVR時にはS字状中隔を伴った高度左室肥大症例で僧帽弁弁尖長の大きな症例など，SAMのリスクが高い症例では心筋切除術を考慮すべきだろう．

▶ VL3　HOCMに対するextended septal myectomy（1）〈音声解説付き〉

左室流出路の圧較差は安静時で88 mmHg，Valsalva負荷にて102 mmHg．中等度のMRを認めた．videoには心臓CTの3D動画も示している．収縮期に狭小化する左室と，中隔に押されて扁平になっている左室流出路が視覚的にとらえられる．図cのmedialの垂直方向の切開（内側乳頭筋の中隔側から膜様部の右冠尖寄りの中隔心筋に向けて切開する）の後，図dのように水平方向に切開を進め，さらにlateral方向に切り込んでいる．図eで右冠尖と左冠尖の交連を越えて切り込んでいるのがわかる．左冠尖の中央付近が僧帽弁輪との間のtrigoneとなり，その下の心筋まで切除することが望ましい．中隔心筋の切除後，前乳頭筋の外側および内腔側の基部を大きく切除している．左室後壁には多くの筋束があり，これも切除した．後乳頭筋中隔側は左室壁より遊離するように心筋を切除した．術後のMRはほぼ消失した．図aが術前，図fが術後のTEEである．

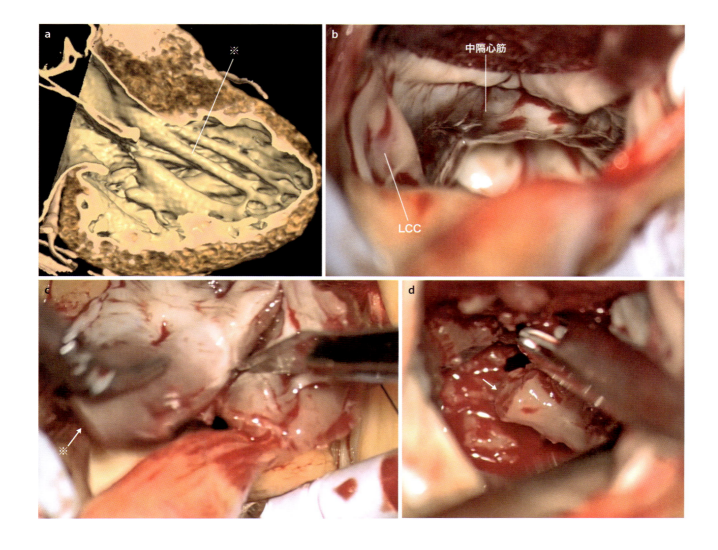

▶ VL4 　術前CT評価とextended septal myectomy〈音声解説付き〉

中隔の肥厚を認めSAMによって流出路の圧較差は100 mmHgを超えていた．videoではTEEに加えて心臓CTでのSAMを観察している．CTでは拡張期の心筋厚などの計測を行っておりこれらも併せて示している．また3D構築像を用いてlateral側，medial側それぞれについて多方面から観察を行っている．中隔心筋を一塊として切除したが，前壁に太い筋束と連続しており，この筋束（おそらくCT画像上［図a］に示した※部）を切離して取り出した．図cに切離した心筋を示す．※で示した部分が筋束の切除断端である．取り出された心筋の上方が流出路側で，下方が左室側．左室側に比較して流出路側では心内膜が白っぽく観察されるのは流速の速い血流によるストレスによる変化あるいはSAMによる僧帽弁前尖が当たった機械的刺激の瘢痕と考える．前乳頭筋の外側から前方にわたって複数の異常筋束がみられ，これらを切除した．図dの矢印は異常腱索の断端面を示している．後乳頭筋は前尖ヘッド−後尖ヘッド間を切開して両ヘッドを分離し，前乳頭筋は基部を切除した．術後SAMおよび心室内圧較差は消失した．

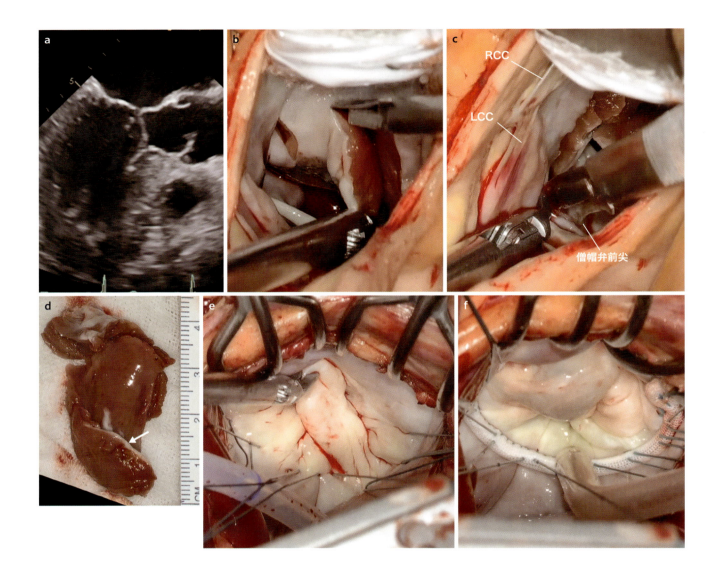

▶ VL5　HOCMとBarlow病の併存症例〈音声解説付き〉

僧帽弁弁尖の肥厚変性は高度ではないが，P2，A2を中心に弁尖は延長している．収縮後期に弁輪が外方かつ心尖部方向に移動するBarlow病に特徴的なlate systolic prolapse（functional prolapse）が三尖弁輪にも認められた．前尖後尖方向の収縮期弁輪径は肥大した左室心筋に追従して縮小し，SAMを引き起こす一因となっている．図dに切離した心筋（上部が心尖に近く，矢印で示した白い部分が図bで加えている切開ライン付近にあたる）を示した．図cに示すようにlateral側の切開は僧帽弁前尖の弁輪近くのtrigoneの下部まで加えている．大動脈弁アプローチの心筋切除に加えてP2の三角切除と人工腱索再建，A2の延長したrough zoneのplicationを行ってSAMを制御，僧帽弁弁尖の深い接合を得た（図f）．

I章 僧帽弁疾患　D 収縮期前方運動による僧帽弁逆流

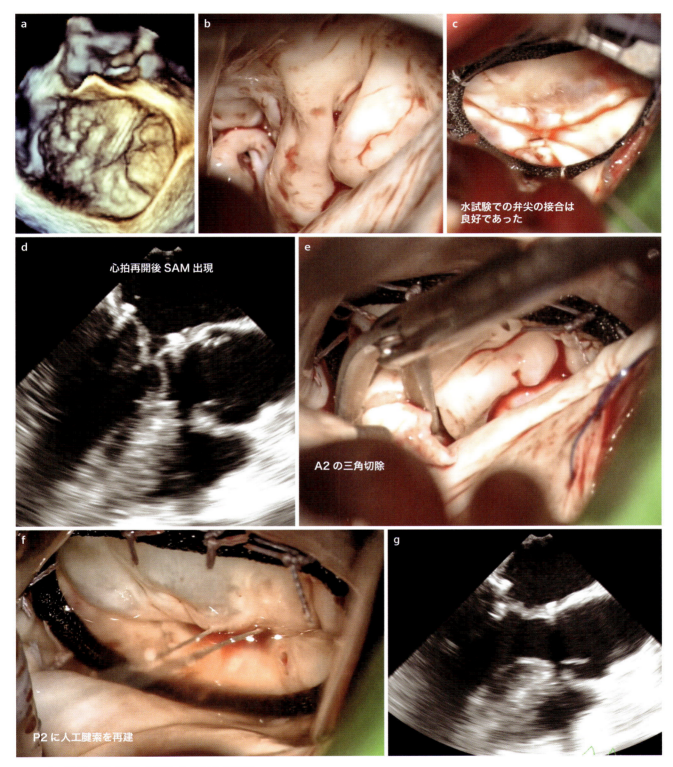

▶ VL6　僧帽弁形成後に出現したSAMの修復

I-G 総論 図5と同一症例．Barlow valveの症例でP3のPC側を切除しPCと縫合，P2に三角切除を行って30 mmのtotal ringを用いて形成した．水試験では良好な接合ラインが観察されたが（図c），心拍再開後SAMが出現した（図d）．術前からA2，P2の弁尖長が長いことは認識していたが，A2は逸脱がなく処理を行わず，またP2も逸脱矯正だけで人工腱索によるatrial lengthの矯正を行わず，さらに30 mmとやや小さめで，かつpartial ringでなくtotal ringを用いるなどSAMに対する対応がなされていなかった．再度心停止とし，A2に対しては三角切除（図e），P2に対しては人工腱索を用いることで接合ラインを左室側に引き下げA2とP2のatrial length（I-A 総論 図25参照）を短くした（図f）．これによりSAMはきれいに消失した（図g）．

〔Video Only〕

I-D-V01
AVRに伴うextended septal myectomy（3）

I-D-V02
AVRに伴うextended septal myectomy（4）

I-D-V03
myectomyと僧帽弁形成〈音声解説付き〉

I-D-V04
HOCMに対するextended septal myectomy（2）〈音声解説付き〉

I-D-V05
HOCMに対するextended septal myectomy（3）

I-D-V06
HOCMに対するextended septal myectomy（4）

I-D-V07
HOCMに対するextended septal myectomy（5）

E 僧帽弁位感染性心内膜炎に対する弁形成

総論

はじめに

僧帽弁位感染性心内膜炎(IE)の手術ではまず，感染が収束した後の治癒期(healed)IEと活動期(active)IEを分けて論じる必要がある．healed IEでは感染が収束した組織は変性硬化しており運針が容易で縫合不全も起こしにくく変性性の僧帽弁逆流(MR)に準じた形成術が可能である．

そういった意味ではactiveの時期を避け感染が収束してから手術を行うことが望ましい．

active IEで早期手術が必要になるのは，①脳塞栓症の可能性，②進行する心不全，③心内組織の破壊の進展，③難治性感染症がある場合である．従来，脳合併症がある場合は待機的手術が推奨されていたが，感染性心内膜炎の予防と治療に関するガイドライン(2017年改訂版)でも中大脳動脈塞栓以上の重篤な脳卒中でなければ早期手術が推奨されている．また適切な抗菌薬を投与しても5日前後で効果が認められない場合は難治性IEとして早期手術が推奨されている．以下active IEの形成術について詳述する．

active IEの形成術

僧帽弁位IEの病変部位は形成術の難易度と耐久性から，後尖に限局したType I，前尖のclear zoneにも病変を有するType IIC，前尖のrough zoneまで破壊されたType IIR，さらに弁輪破壊が認められるType IIIに分けると治療方針が立てやすい(図1)．また部位別の分類と同時に，以前からのbillowingの有無も術前に検討しておいたほうが形成術の参考になる．

1. 後尖に限局したType I

後尖に限局したType Iでは多くの場合，感染部位の切除再縫合で修復できる場合が多く，最も形成の可能性が高く，耐久性も良好である．感染巣の除去は鋭匙による掻把が基本で，しっかりと掻把して，まず脆弱な感染巣を除去する．その後，低出力にした電気メスで掻把した辺縁を熱滅菌する．熱凝固した組織が遺残感染巣のようにみえることがあるが，感染組織ではない．rough zoneに限局していれば三角切除再縫合で対応できる．clear zoneに進展していると台形切除が必要になる場合がある．この際弁輪部分はplicationで対応できることが多い．弁輪部分まで進展していたり，切除範囲が広範になる場合は部分的に自己心膜パッチ形成が必要となる．rough zone, clear zone, 弁輪を広範に切除し，パッチ形成する場合は，切除ラインを弁輪に対して垂直にしてclear zoneの脆弱な縫合ラインが短くなるようにする．rough zoneの面積を広く確保するためにパッチの自由縁側は長く三角にトリミングして両端の正常腱索に一部縫着してrough zoneを延長し，その先の三角形の頂点を人工腱索で乳頭筋に固定すると広い接合が確保できる(rough zone extension)．このTypeでは相対する前尖に本来のbillowingによるMR病変がある場合が多

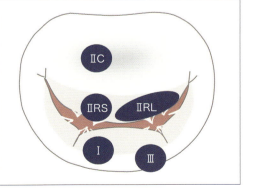

後尖のみ修復	I	切除再縫合，弁輪縫縮で修復が可能
前尖の修復が必要	II	IIRS：切除再縫合で修復が可能 IIRL(余剰弁尖あり)：広範切除再縫合が可能
		IIC IIRL(余剰弁尖なし)：パッチ形成が必要
弁輪の修復が必要	III	心筋内も含むことがあり形成が複雑

図1 IEの形成手技と耐久性を考慮した分類
筆者はType I，IICについては逆流再発の経験はほとんどなく，Type IIRS，IIIの成績はI，IICと比較するとやや劣る印象はあるが良好である．しかし，前尖rough zoneの広範囲な切除が必要であるにもかかわらず余剰な弁尖組織のないType IIRLについては，他のTypeに比較して形成の成績は不良である．

いので，その処置も同時に行う必要がある．

2. 前尖のclear zoneにも病変を有するType ⅡC

前尖のclear zoneにも病変を有するType ⅡCは，a) 後尖に逸脱逆流があって，そのジェットが当たった前尖 clear zoneに感染巣を形成する場合（I-E-VL6）と，b) 大 動脈弁逆流ジェット（I-E-VL7）が前尖の心室側に当たっ て感染巣と弁瘤を形成する場合がある．収縮期前方運動 （SAM）に関連するものではa) のようにSAM由来のMR ジェットによる場合と，左室流出路狭窄後の加速された ジェットが前尖の左室側にあたることによってb) のよ うな感染巣を形成する場合の両方の可能性が考えられる （I-E-VL8, 9）．a) の場合は，表面の感染に限局しており， 鋭匙で掻把するだけで感染組織が除去できることが多 い．この場合はType Ⅰとして取り扱う．感染が全層に 及び切除が必要な場合がType ⅡCに分類される．まず 鋭匙で感染巣を可及的に掻把し，切除範囲を小さくする 配慮が必要である．特にb) の場合，以前からジェット の当たる部分に変性硬化があり，その中心が感染破壊さ れている場合が多く，大きな弁瘤の辺縁がパッチ形成の 強固な縫合ラインとして利用できる．それ以外の場合で も感染巣を掻把した後に比較的しっかりとした硬化組織 がある場合も少なくないので，初めから広く切除をする と薄いclear zoneにパッチを縫着することになり，縫 合不全のリスクが高まる．clear zoneに丸くあいた欠損 部分の4点に5-0ポリプロピレン縫合糸（プロリーン®） を掛け，スーチャーホルダーに心室側に出た糸を時計進 行方向として固定しておく．自己心膜パッチはグルタル アルデヒド処理しておいたほうが形状が比較的保たれ縫 合しやすい．縫合ラインを加味して，若干大きめにトリ ミングしたパッチの4点の心室側から出た糸を裏から手 前に抜いて結紮し，その後，丁寧に4点間を連続縫合し ていく．パッチがきれいに当たり，縫合不全を起こさな ければ耐久性は良好であり，形成術の良い適応である．

3. 前尖のrough zoneまで破壊されたType ⅡR

前尖のrough zoneまで破壊されたType ⅡRは，切除 する範囲が小さかったり，あるいは元来のbillowingに

よる逸脱部分に感染して過分弁尖がある場合では，切除 した後に再縫合してもrestrictiveにならず逆流が制御で きるType ⅡR small（ⅡRS）と，切除範囲が広くパッチ 再建が必要なType ⅡR large（ⅡRL）に分けて考えると， 手技と，形成の耐久性の違いを予測できる．Type ⅡRS では，やはり可及的に自己組織を多く温存して切除範囲 を小さくすることが耐久性のある形成を可能とする重要 なポイントである．一見，破壊された組織が広範にみえ ても，元来のbillowingによる逸脱部分に感染して過分 弁尖がある場合が多いので，billowingの有無，過分弁 尖の有無を十分検索する必要がある．特にBarlow病の ように大きく逸脱し肥厚した組織がある場合に，それら の組織を感染巣と誤認してしまうことがないよう注意が 必要である．やはり感染巣を掻把し，残存組織がbil- lowingした過分弁尖を含んでいないかを考え，過分弁 尖がある場合は切除再縫合と人工腱索（restoration法） で形成は容易で耐久性も優れている．パッチ形成が必要 なType ⅡRLは接合に関与するrough zoneにパッチ縫 着をするので，パッチ自体の変性硬化などを含め，一般 的に耐久性に制限が考えられる．後尖でも述べたが rough zone extensionを念頭に置き，rough zoneの面 積を広く確保するためにパッチの自由縁側は長く三角に トリミングして両端の正常腱索に一部縫着してrough zoneを延長し，その先の三角形の頂点を人工腱索で乳 頭筋に固定すると長く広い接合が確保できる．

4. 弁輪破壊が認められるType Ⅲ

弁輪破壊が認められるType Ⅲでは弁輪の感染巣の掻 把は勿論であるが，感染が腱索，乳頭筋，心室基部，さ らに心筋内にも波及している場合も多いので心室内を十 分に検索する必要がある．多くの場合弁輪を中心とした パッチ形成が必要となるが，特にrough zoneに波及し ていない場合は形成が容易で遠隔期耐久性も十分期待で きる．rough zoneまで大きく感染破壊が進展している 場合は，やはり縫合ラインが脆弱な組織を避けるように して，rough zone extensionを念頭に長い接合面積が 得られるようなパッチ形成が必要となる．

I章 僧帽弁疾患　E 僧帽弁位感染性心内膜炎に対する弁形成

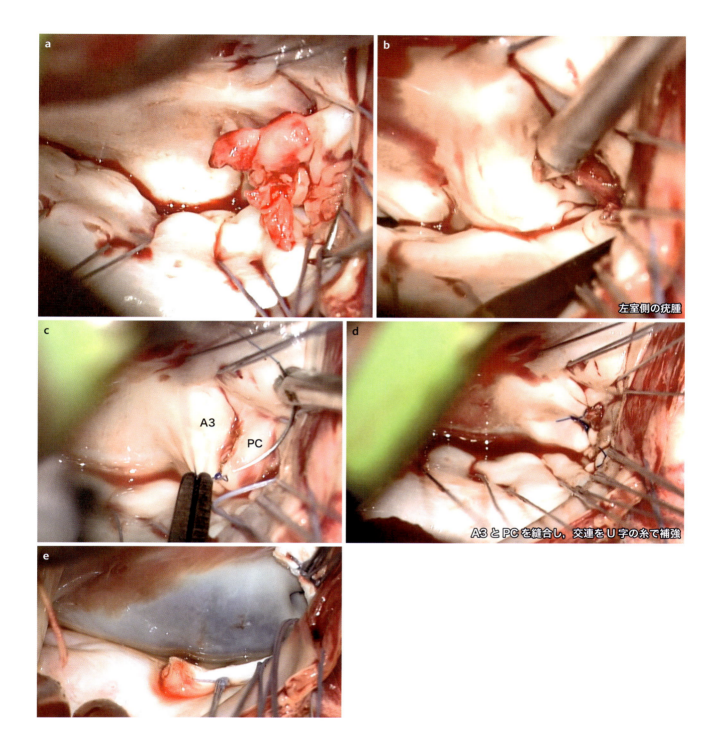

▶ VL1　PCに限局した病変（Type I）
疣腫はPCの左房側（図a）および左室側（図b）に付着していた．病変を除去してPCとA3（図c）を縫合，交連部をU字の糸で補強した（図d）．flexible partial ringを用いて形成を行うにあたり，弁口を広く保持する目的でリングをトリミングしてmedial側のみの弁輪形成とした（図e）．

I章 僧帽弁疾患　E 僧帽弁位感染性心内膜炎に対する弁形成

VL2 P3の腱索断裂を伴ったびまん性の疣腫（Type I）では，P3の腱索断裂があり（図c, e），全セグメントの弁尖についてrough zoneを中心に小さな疣腫が多数観察される（図d）．術前のエコーではこれらの疣腫は全く指摘できなかった．P3の三角切除と弁輪形成で逸脱は修復された（図g）．

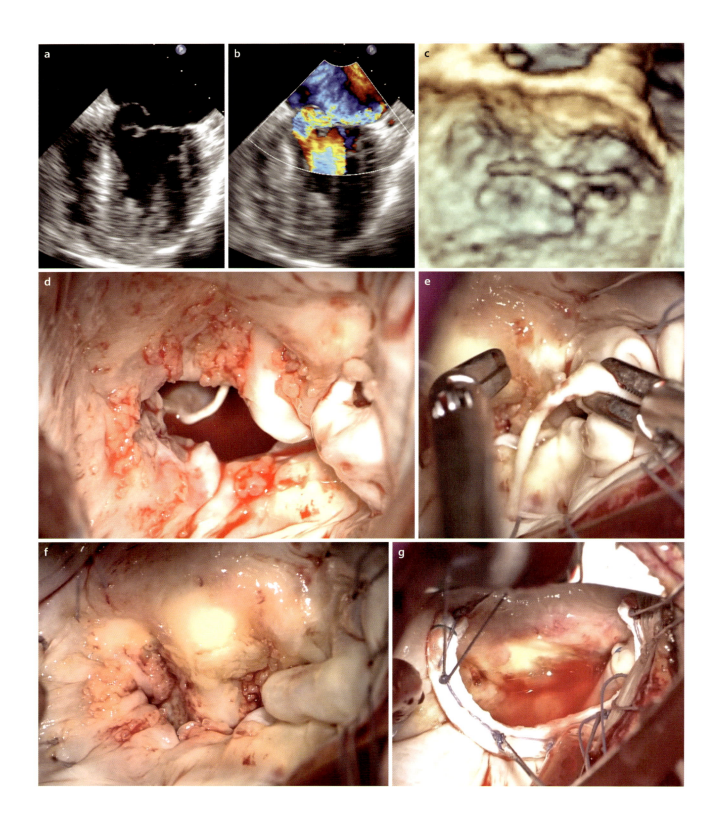

▶ VL2　P3の腱索断裂を伴ったびまん性の疣腫（Type I）
P3の腱索断裂があり（図c, e），全セグメントの弁尖についてrough zoneを中心に小さな疣腫が多数観察される（図d）．術前のエコーではこれらの疣腫は全く指摘できなかった．P3の三角切除と弁輪形成で逸脱は修復された（図g）．

I章 僧帽弁疾患　E 僧帽弁位感染性心内膜炎に対する弁形成

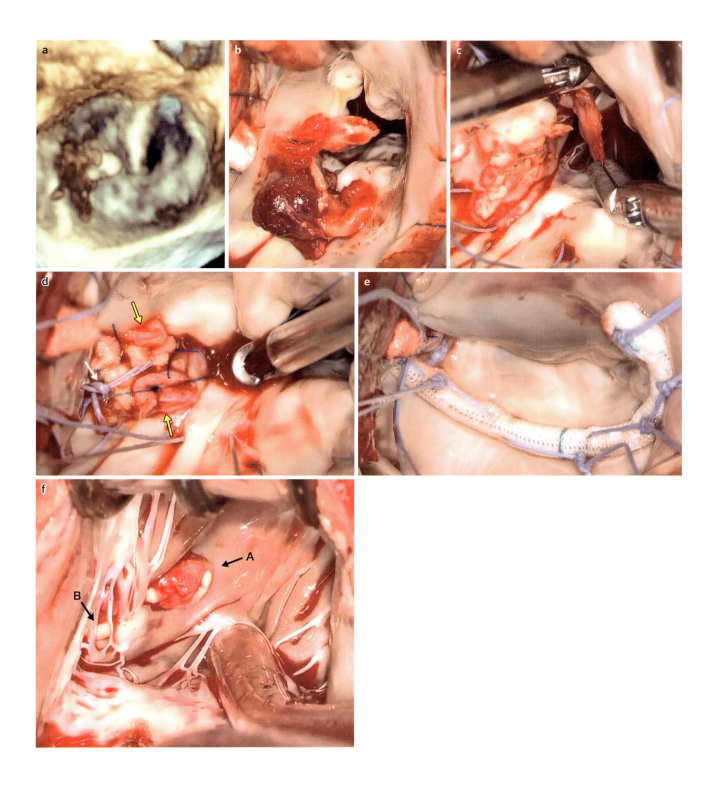

▶ VL3　P1の広範囲な病変（Type I）

正中切開．まず右房から観察しており，三尖弁弁輪（中隔尖と前尖の交連付近）の疣腫を切除．左上大静脈遺残があり冠静脈洞が頭側に変位している．僧帽弁に移り，P1に付着する疣腫（図b）および弁下病変，さらに左室流出路の疣腫（図c）を除去した．前乳頭筋には太い異常腱索がみられた．P1は大きく欠損したため，P1の弁輪を縫縮し（図dの白矢印），P1とACを縫合した．縫合部は自己心膜を用いたプレジェット（黄色矢印）で補強した．再度三尖弁を観察し，図fの右室中隔（A）および右室流出路（B）の疣腫を除去した．

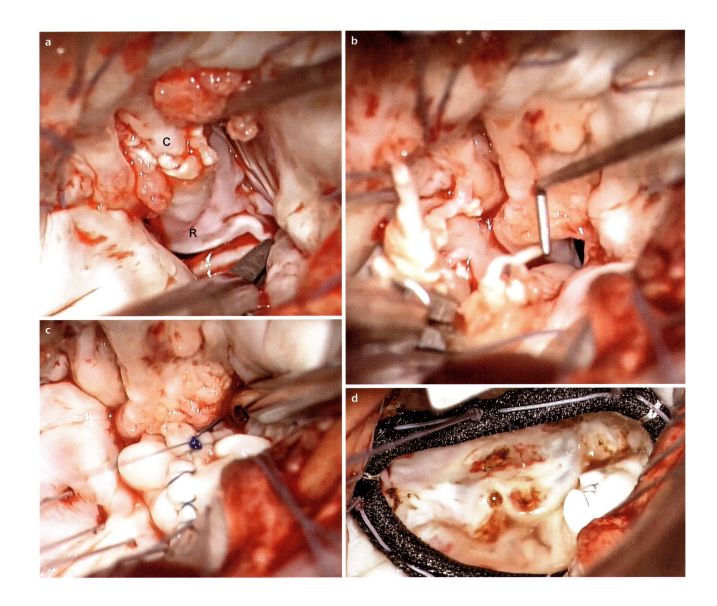

▶ VL4　後尖逸脱に関連した疣腫と郭清可能な前尖clear zone病変（Type I）

心エコー長軸像で後尖の大きな逸脱があり，先端に高輝度の疣腫が付着している．収縮期にこの疣腫の先端が指し示す先の左房壁には小さな付着物がみられ，これが術中video冒頭で除去している左房天井に広く封着した疣腫の一部である．僧帽弁前尖は接合ラインに沿うように疣腫の付着があるが，図aに示すように病変はclear zone（C）にとどまっておりrough zone（R）は感染を免れている．後尖P2は腱索断裂を伴って逸脱していた（図b）．前尖の病変を鋭匙で丁寧に除去，熱滅菌した．後尖は三角切除・縫合し（図c），弁輪形成（図d）を行って残存逆流なく終了した．

I章 僧帽弁疾患　E 僧帽弁位感染性心内膜炎に対する弁形成

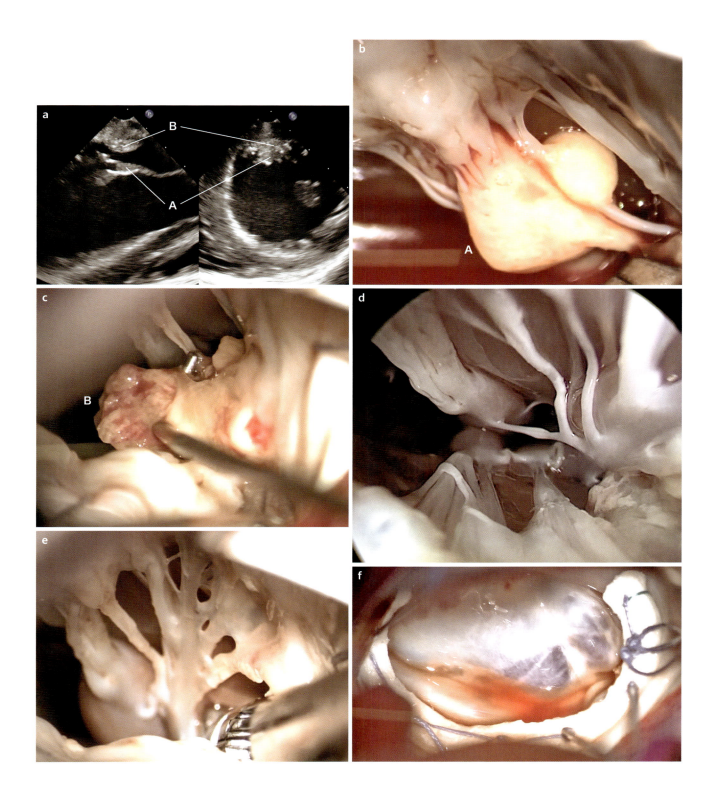

▶ VL5　弁下にみられた疣腫（Type ⅡRS）

心不全の症状はなく，MRもなかったが抗菌薬治療の反応不良のため手術となった症例．A2，A3の腱索に付着する疣腫を認めた（図a，bのA）．組織の障害はなく除去することで腱索を温存することができた（図d，内視鏡を用いて観察している）．P3は左室側に病変（図a，cのB）を認め三角切除を行った．PCを支持する腱索は索状ではなく板状に近く分化異常と考えられる（図e）．本症例はMRもなくIE発症のメカニズムが明確ではないが，このような腱索の形態異常から非生理的な血流を生じIEの発症に関与したのかもしれない．感染した腱索は脆弱にみえ予後が懸念されたが，幸い6年経過してもMRなく良好な経過である．

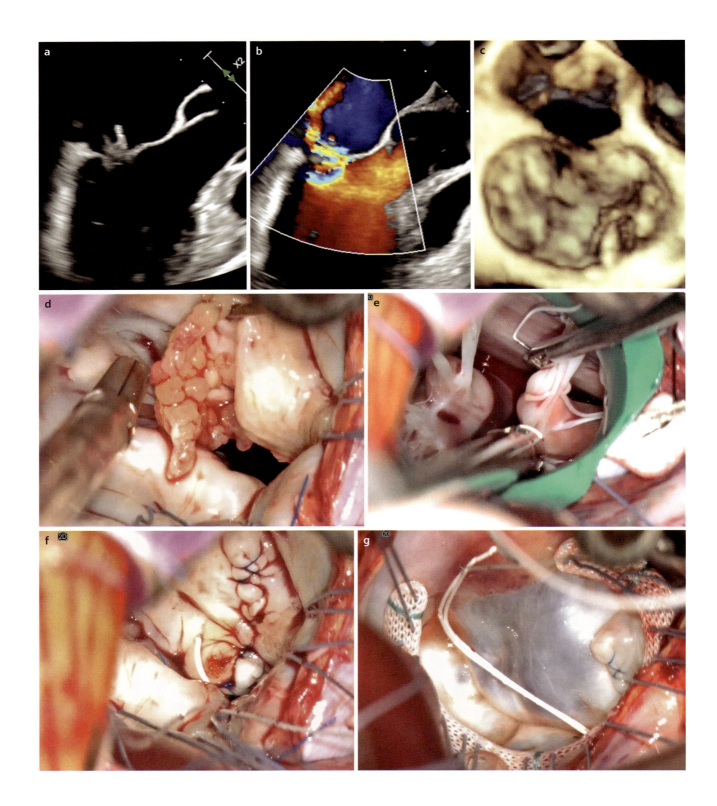

▶ VL6 　A3, PCのrough zoneの病変（Type ⅡRS）〈音声解説付き〉

A3の逸脱があり（図a～c）, 主としてA3の左室側および自由縁に疣腫の付着を認めた（図d）. A3を三角切除し縫合, 人工腱索再建を行った（図e, f）. 弁下の観察にはリトラクター（緑の輪っか, 図e）を用いている. 右線維三角を広くカバーするpartial ringを用いるために弁輪形成の糸を後交連側に1針追加をしている.

I章 僧帽弁疾患　E 僧帽弁位感染性心内膜炎に対する弁形成

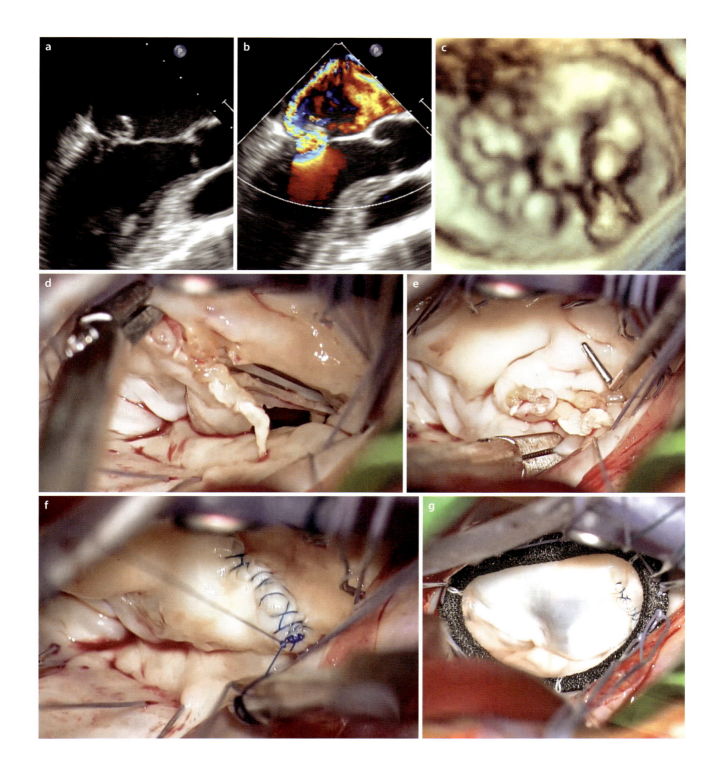

▶ VL7　後交連部のhealed IE（Type ⅡRS）

内科的治療後のhealed IE例．PCからA3にかけての逸脱があり，疣腫が付着している（図a～d）．三角切除を加えPCとA3を縫合して形成した（図e～g）．人工腱索は不要であった．図eで鑷子はA2 medialの中央から1つ目の腱索の位置で弁尖をつかんでいる．この位置を後尖弁輪方向に引き下げてフックで病変部を動かして余剰な弁尖を確認し，三角切除の範囲をイメージしている．

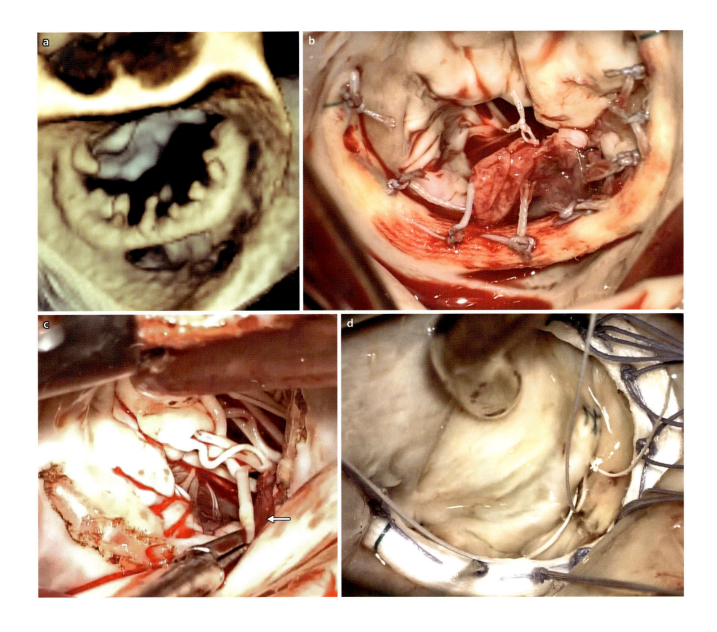

▶ VL8 僧帽弁形成術後のIE（Type ⅡRS）

I-G 総論 図6と同一症例．僧帽弁形成術後のIE症例．後尖弁輪（P2）が脱離している（図a, b）．初回手術で三角切除，縫合し人工腱索再建されたP2 medial部分に疣腫が付着していた（図b）．弁輪を外した後，感染部位を矩形切除し，同部位の弁輪を縫縮して弁尖を縫合した．A3には余剰弁尖がみられ，術前のエコーでは指摘できなかったが腱索断裂があった（図c矢印）．A3を三角切除し前尖，後尖ともに人工腱索を再建した（図d）．交連の接合が浅いことが危惧されたので交連に2針，P1-P2のindentationに1針追加している．A3の変性の進行によって腱索断裂を起こし，このA3からのジェットで前回手術部位のP2に感染が発症したと考えられた．

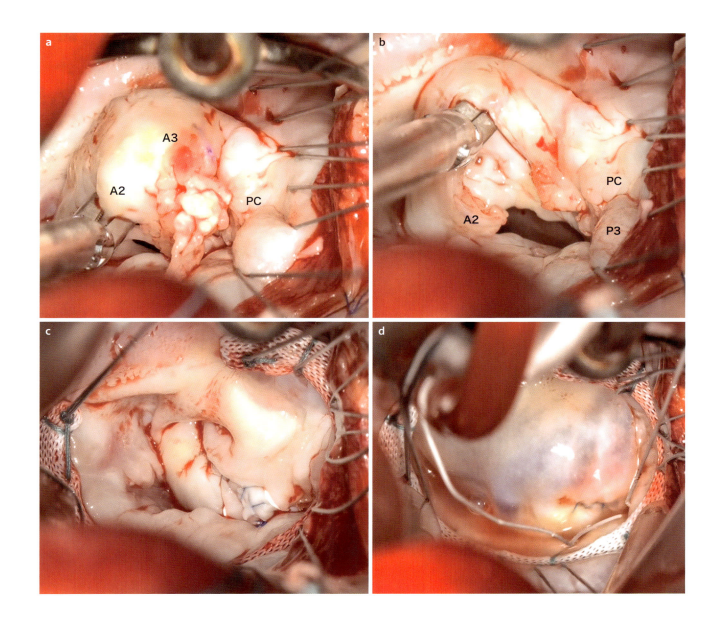

▶ VL9　A2, A3の病変（Type ⅡRS）〈音声解説付き〉

A2 medial側からA3にかけてのbillowingに関連して中等度MRがみられていた症例．MRの重症度および心機能について経過観察中にIEを発症した．A2 medial–A3は図bのように三角切除を行った．弁下を観察すると前尖腱索にも疣腫の付着があり，丁寧に切除した．後尖には病変はみられなかった．図cのように切除部を縫合し人工腱索再建を行い，32 mmのリングを用いて弁輪形成を行って良好な接合を得ている（図d）．

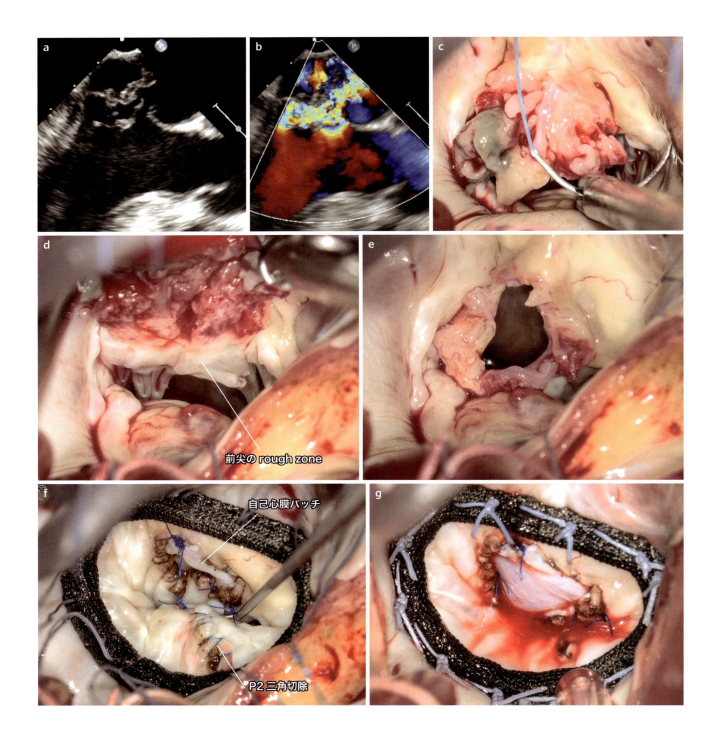

▶ VL10 P2逸脱MRによる前尖clear zoneの穿孔(Type ⅡC)

前尖に広く付着する疣腫を認める(図c).疣腫を持ち上げて前尖を観察するとrough zoneの大部分は感染を免れていることがわかる(図d).術前のエコーでもわかるように前尖の弁腹は穿孔しており(図a,b),感染巣を除去した後,自己心膜パッチを用いて修復閉鎖している.P2の腱索断裂に対しては,感染の及んでいた二次腱索を含めて三角切除を行った(図f).

I章 僧帽弁疾患　E 僧帽弁位感染性心内膜炎に対する弁形成

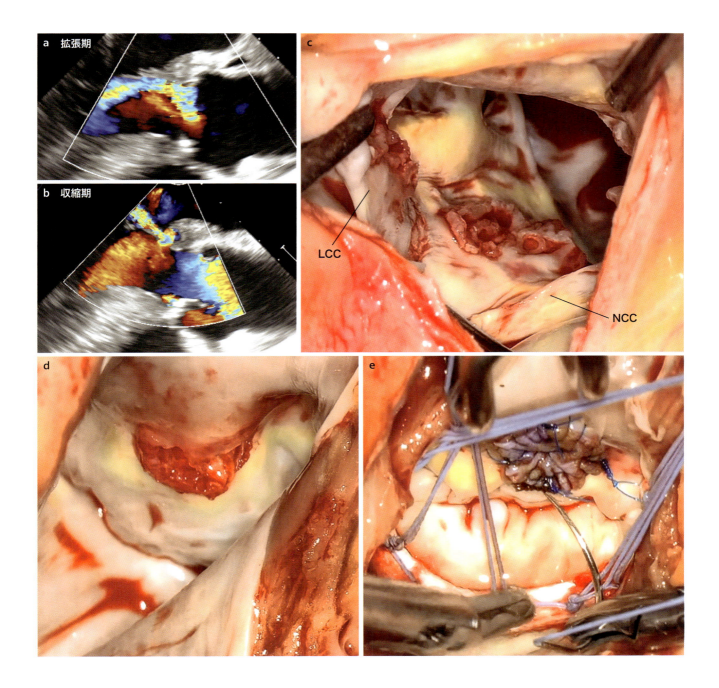

▶ VL11　右冠尖逸脱ARによる前尖の穿孔（Type ⅡC）

大動脈右冠尖の逸脱による変位した大動脈弁逆流（AR）ジェット（図a）がsubaortic curtain方向に衝突し，僧帽弁前尖の弁輪部に穿孔（図b）をきたした症例．胸骨正中切開，経心房中隔アプローチにて僧帽弁の病変を確認した後，大動脈を横切開した．大動脈弁は右冠尖が逸脱しており，左冠尖の左室側に全層性の疣腫を認め，大動脈弁置換術（AVR）の方針とし，弁尖を切除して観察するとN-L交連の下（僧帽弁前尖弁輪中央）のsubaortic curtainから僧帽弁輪にかけて疣腫の付着（図c）があり，左室腔への穿孔を認めた．病変部を取り除き電気メスで焼灼したのち僧帽弁に移り，前尖弁輪部の病変（図d）を除去，欠損部を自己心膜パッチを用いて修復した．partial ringで弁輪形成を行い（図e）良好な弁接合が得られた．本症例の図c，dの視野を交互にみると，N-L交連の下のV-A junction, virtual basal ring, subaortic curtain, 僧帽弁輪，僧帽弁前尖の連続的解剖学的つながりがよく理解できる．

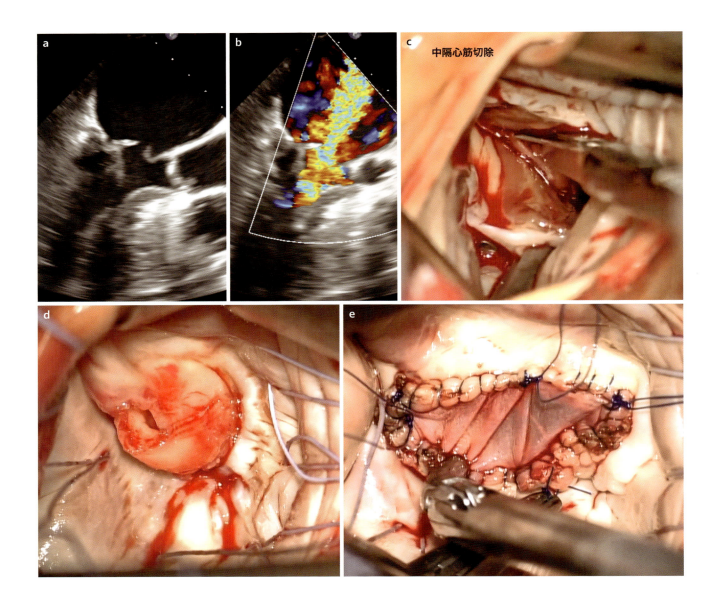

▶ VL12 HOCM SAMによる前尖clear zoneの穿孔（Type ⅡC）

閉塞性肥大型心筋症（HOCM）症例のIE．術前のエコーで心室中隔の肥厚とSAMを認め、前尖に穿孔を伴った弁瘤（図d）が観察された．SAMに合併するIE病変は前尖clear zoneがほとんどで典型例である．この症例では左室流出路狭窄により加速された血流が前尖を障害し病変を作ったと考えられる．まず大動脈弁からのアプローチで左室流出路狭窄に対してextended septal myectomyを行い、左室容量も確保した（図c）．extended septal myectomyの手技の詳細がよくわかるのでⅠ-D 総論とともに参考にしてほしい．大動脈弁尖に感染は及んでいなかったが、三尖ともに左室側に付着する組織があり、これらを除去した．fibrosisとの病理診断であった．僧帽弁前尖は中央の弁瘤および感染巣を鋭匙などを用いて取り除くと広範囲の欠損を生じた．しかしrough zoneはほぼしっかりとした組織が残っていたので、clear zone全体にパッチを当てるつもりで、28 mmの人工リングのサイザーに合わせてトリミングした自己心膜を用いてこれを修復し、total ringによる弁輪形成を行った．SAMは消失しMRも制御された．

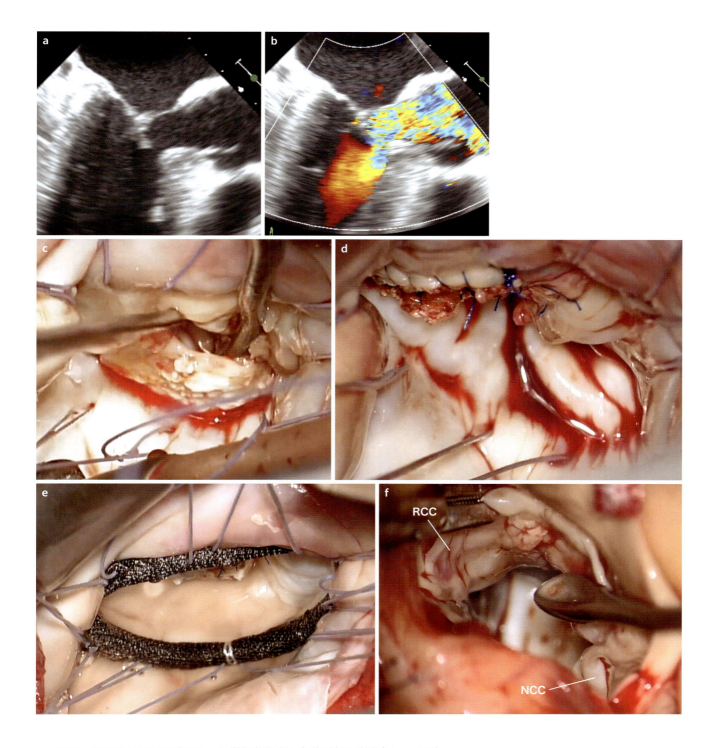

▶ VL13　HOCM SAMを背景とした僧帽弁前尖と大動脈弁の病変（Type ⅡC）

HOCM症例のIE．SAMがあり，僧帽弁前尖および大動脈弁に疣腫を認めた．MR，ARはわずかに認めるのみで心不全もなかったため内科治療中であったが，感染制御困難となり外科治療を行った．videoに示すTEE画像は初診時（手術の3週間前）のものである（図a，b）．前尖clear zoneの広い範囲に及ぶ病変を除去し，自己心膜を用いて欠損部（図c）を修復した後（図d），total ringを用いて弁輪形成を行った（図e）．大動脈弁は三尖とも左室側に疣腫の付着があり，鋭匙による除去で弁尖は温存できた（図f）．心拍再開後SAMの増悪がみられ，再度心停止として人工リングを外したがSAMを制御することができず僧帽弁置換術（MVR）に移行することとなった．前尖の長さを短くする処置や，人工腱索で前尖先端を深く固定するなどSAMを改善させる処置を加える必要があったと思われる．あるいは症例I-E-VL12のように心筋切除を加えてSAMに対する治療を行っておけばMVRに移行することなく形成して終了できたのかもしれない．

I章 僧帽弁疾患　E 僧帽弁位感染性心内膜炎に対する弁形成

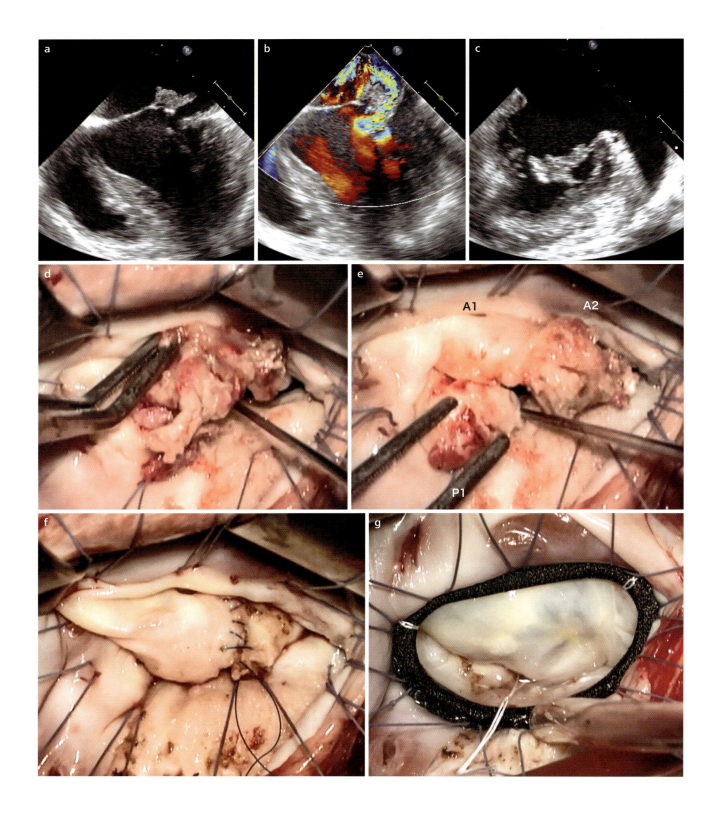

▶ VL14　A2およびA1, P2の病変（Type ⅡRL）

メインの病変はA2 rough zoneの全体にわたり（図d），A1にも及んでいる（図e）．P1も疣腫の付着を認め，左房後壁には小さな疣腫が散在している．感染巣を除去し，電気メスで熱凝固を行ったのち，A2 rough zoneの三角切除を行って（図f）人工腱索を再建した．弁輪形成を行い逆流は良好に制御された（図g）．基礎病変としてA2 rough zoneの変性billowingが存在しており，そのため広範切除が可能であったと考えられる．

I章 僧帽弁疾患　E 僧帽弁位感染性心内膜炎に対する弁形成

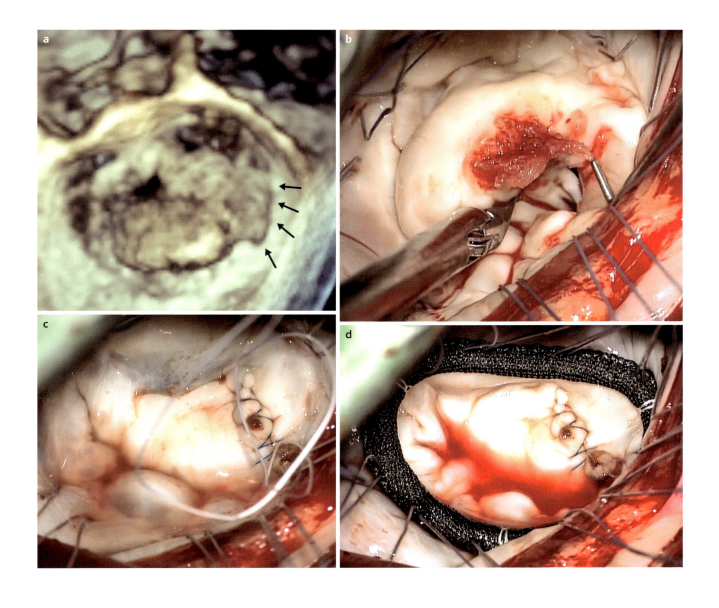

▶ VL15　A3 rough zone 全領域の病変（Type ⅡRL）

A2，A3 の弁尖延長による重症 MR 症例．A3 の rough zone 全領域に疣腫の付着がみられる（図 a 矢印）．A3 の病変部を三角切除し弁下の病変も除去した．切除範囲を A2 medial の腱索の手前まで追加し縫合（図 c）．後尖との交連部は単結節の糸を 2 針掛けて接合ラインを左室側に落とした．術後弁尖の開放は良好．逆流も制御された．基礎病変として A2，A3 rough zone の変性 billowing が存在しており，そのため広範切除が可能であった．

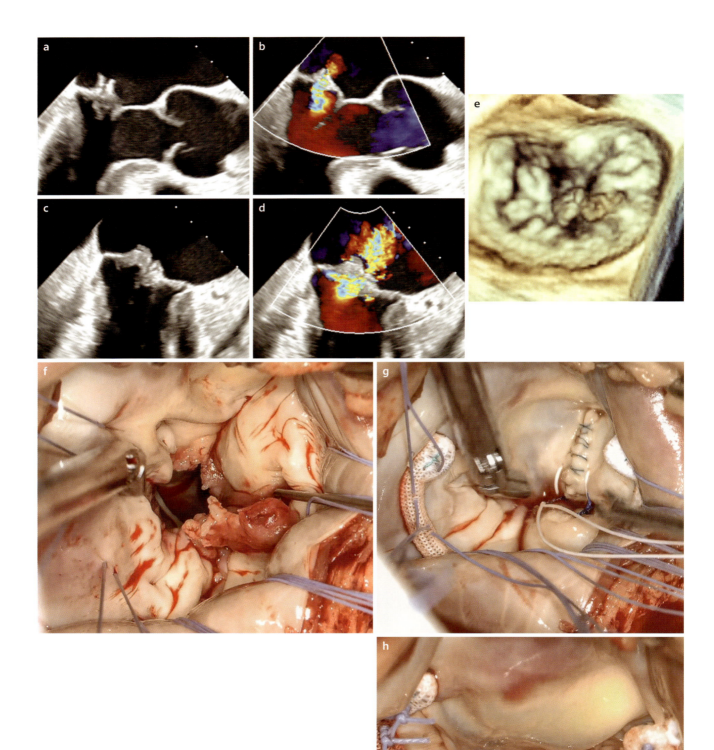

▶ VL16　A2, A3およびP2, P3の病変
　　　　（Type ⅡRL）

medial側の前尖‐後尖の接合ラインに疣腫がみられる（図a〜f）．疣腫は除去することができたが，A2，A3の弁尖の変性があり三角切除を行った．A2 medial側まで切除を追加し縫合した．人工腱索を再建しpartial ringを用いて弁輪形成を行った（図g, h）．

I章 僧帽弁疾患　E 僧帽弁位感染性心内膜炎に対する弁形成

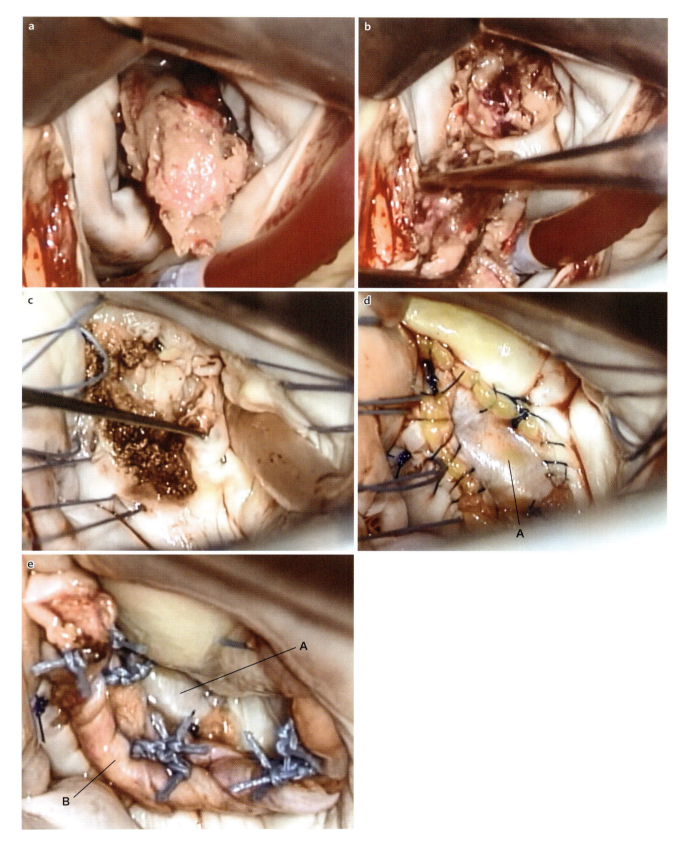

▶ VL17　弁輪を含む病変（Type Ⅲ）
P1，P2弁輪に接する疣腫（図a）．疣腫を除去後辺縁を電気メスで熱凝固し（図b，c），脆弱となったP1，P2の弁尖を自己心膜パッチ（A）を用いて補強した（図d）．弁輪形成には自己心膜を用いたバンド（B）を縫着して良好な接合を得ている（図e）．

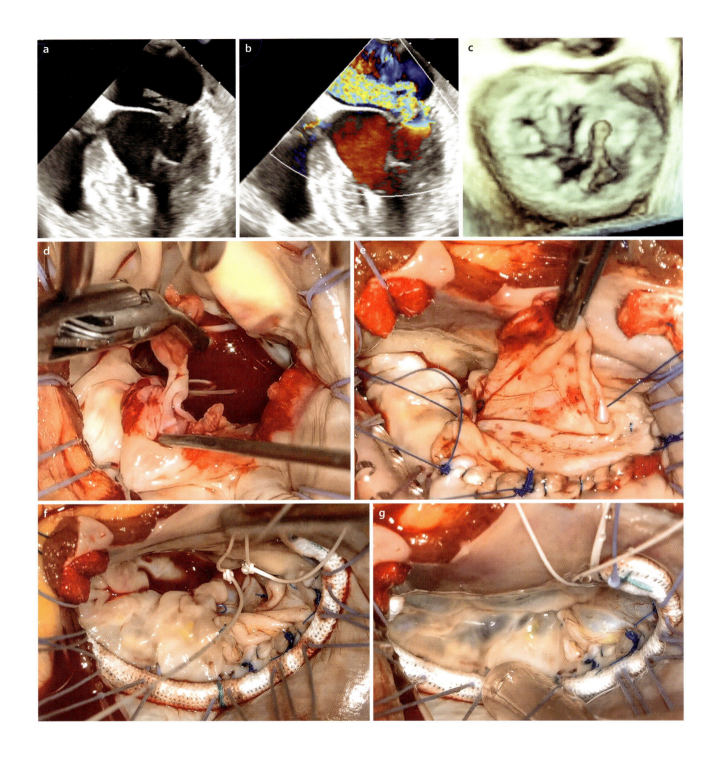

▶ VL18　後尖medial側の弁輪に及ぶ広範囲の病変（Type Ⅲ）〈音声解説付き〉

P2 medial側の腱索断裂があり断端に疣腫が付着している（図a〜d）．病変は後尖medial側の広範囲にわたっており，P2のmedial側からP3まで弁尖を切除した．P3は弁輪にまで感染が及んでいた．病変は弁下にもみられた．欠損した弁尖は自己心膜を用いて再建し（図e），このneo-leafletに対して2対の人工腱索を再建した（図f）．逆流は良好に制御することができた（図g）．

(Video Only)

I-E-VO1
A2, A3の病変(Type ⅡRL)(1)

I-E-VO2
A2, A3の病変(Type ⅡRL)(2)

I-E-VO3
A2, A3の病変(Type ⅡRL)(3)

I-E-VO4
P1の逸脱とA2の穿孔(Type ⅡC)

I-E-VO5
A3病変(Type ⅡRS)

I-E-VO6
A3, PC, P3病変(Type ⅡRS)

I-E-VO7
A1の疣腫とA3の逸脱(Type ⅡRS)

F 僧帽弁置換術

総論

アプローチと展開

正中切開から僧帽弁にアプローチする際は，本番の開胸器を付ける前に右側だけ心膜を吊っておき，その上から開胸器を掛けると，多少左房が手前に展開される．通常2本脱血を用いている．人工心肺が開始されたら右側左房の切開ラインを剥離する．上大静脈(SVC)の裏，右上肺静脈の上，左房上方から剥離を進めると心房間溝が正確に剥離できる．そこから尾側に向かって剥離を進める．心房間溝は左側(向こう側)に向かって剥離し，左房が広く剥離されるようにする．心停止としたのちやはりやや左側で左房切開する．上方は左房天井から奥に向かう変曲点まで，下方は右下肺静脈入口部を内側から確認し，その下縁を確認しながら右房に入らないように切開し，その後は僧帽弁輪に向かって，少し切開を延ばす．正中切開での左房鉤はやはり2方向へ牽引するタイプが良い．開胸器の左側に固定し，その先に2関節のアームがあって，先端で鉤の軸を強く把持できるタイプが使いやすい．はじめに2つの鉤をある程度のテンションで固定し，2段階目としてまず頭側の鉤から左手親指を左房内の鉤そのものに添えて軸を右手で持って僧帽弁の視野が確保できるように微調整しながら固定する．弁輪に近くなりすぎないように，そして天井側だけでなく左胸腔の奥に押し付けるような感じで展開する．同様に尾側も左手親指を左房内の鉤に添えて展開する．鉤を強く引きすぎると左房壁損傷などを起こす可能性があるので注意する．どうしても展開が不十分な時は少し浅めにして置いておき，後尖弁輪から縫合糸を掛けながら手前の糸を引くことで次の糸を掛ける弁輪を展開することができる．展開が悪い場合でも落ち着いて丁寧に1つずつ作業を進めることが肝要である．

僧帽弁置換術(MVR)では当然，僧帽弁輪周囲に手術操作を加えるのでその周囲の解剖をよく理解しておく必要がある(**図1**)．

僧帽弁切除(図2)

弁の切除は通常我々は前尖弁輪中央から始めるようにしている．前尖の先端に牽引などの糸を掛け，これを引き下ろすようにすると前尖弁輪も引き出され，かつ弁輪の境界がわかりやすくなる．弁輪を2mm程度残すようにメスを尾側から頭側に向かって入れて，そのまま外側trigoneまで進めていく．そのままメスで前乳頭筋から分岐する腱索を切離しながら外側交連を回り後尖弁輪に入り込む．弁下の癒合が強い場合は，このまま前尖だけを弁口に向かって外しても良い．リウマチ性など硬化性病変の場合は前尖の広い範囲での腱索温存は人工弁との干渉が危惧されるので行わないようにしている．腱索の切離は乳頭筋の頂部3〜5mmを切除するようにしている．その後は前尖中央から逆の内側trigoneに向かい，同様に後乳頭筋の頂部，腱索を切離し，さらに弁輪を越えて切り込み前尖だけを外しても良いし，そのまま後尖弁尖に入っても良い．

リウマチ性など硬化性病変の場合でも，一部でも腱索と弁尖弁輪の連続性を温存した後尖腱索温存が，心基部の収縮力維持と弁輪破裂，心破裂の予防に効果的である．しかし経皮的僧帽弁交連切開術(PTMC)が広く行われるようになり外科手術になる硬化性の弁は後尖自由縁肥厚，硬化，癒合が強く，そのまま弁尖全体を温存するのは人工弁との干渉や，十分な大きさの人工弁が入りにくいなどの問題が起こりやすく困難な場合がほとんどである．特に自由縁は切離しbasal chordaeだけでも温存するのが安全である．あるいはP2の真ん中で自由縁から弁輪に向かって弁輪手前2〜3mmまで縦に切開を入れると弁輪が拡大され弁輪周囲の視野が良くなり切除すべき弁尖がわかりやすくなる．その後に残すべき弁尖と腱索を考えながら切除をするのが安全で効率的である．重要なことは後尖全部を温存するのではなく，部分的に腱索と弁尖弁輪の連続性を温存することを考えたほうが良い．弁輪に限局し心外膜の残っている弁輪石灰化(MAC)の場合，石灰化をすべて除去する必要はなく，大動脈弁置換術(AVR)と同様に必要な人工弁サイズのサイザーが入るところまで超音波手術器(CUSA®)などを使用して除去し，縫合糸の針が刺入できる程度にとどめるのが安全である．

縫着術式(AVRの縫着術式と一部重複する)

僧帽弁狭窄症(MS)に対する人工弁置換術では人工弁を挿入する弁口が狭い場合も多く，必要に応じて大きな人工弁を植え込むための術式の工夫がなされる．弁輪と

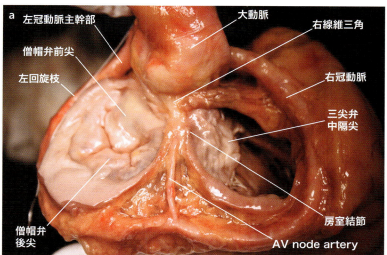
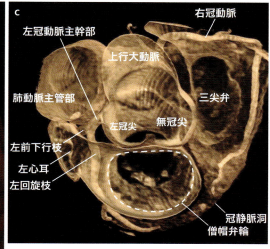
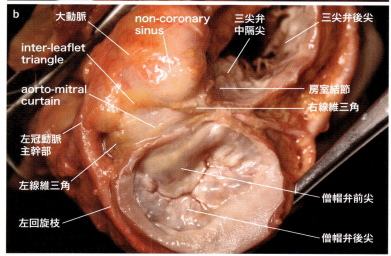

図1　僧帽弁周囲の解剖
（a, bの画像は川副浩平先生のご厚意でご提供頂いた）

人工弁が縫着される部分の位置関係から，sub-valvular，para-valvular，supra-valvular implantationなどの縫着方法がある(図3)．

1. sub-valvular implantation

左房側から弁輪の左室側にU字（mattress縫合）で縫合針を抜く方法で，人工弁は弁輪の下に縫着される（everting mattress縫合）．術者が縫合糸を確認しやすいというメリットがある一方，弁口に対してやや小さめの人工弁を選択せざるを得ないというデメリットがあるが，高圧系のMVRでは，人工弁周囲逆流（PVL）のリスクが少なくこの方法が一般的である．

2. para-valvular implantation

人工弁が弁輪上下に自由度を持って縫着される方法で，縫合糸を1本ずつ弁輪の上下に通し，心室側に出た針を人工弁輪の下から上に通して結紮する（単結節縫合）．理論的に人工弁は弁輪と同じ高さに縫着されるが，やや大きめの弁を選択した場合には弁輪の上（supra-valvular position）に縫着することができる．あるいは再弁置換術では，前回の人工弁を切除した後の轍に新しい人工弁をはめ込むような形に縫合できる．結紮の本数が多いのがデメリットである．

3. supra-valvular implantation

奥の左室側から弁輪の左房側にU字（mattress縫合）で縫合針を抜く方法で，人工弁が弁輪の上へ縫着される（non-everting mattress縫合）ため，大きめの弁を選択することができる．縫着された人工弁の左室側に弁輪組織の一部が張り出すことを懸念する報告もあるが，AVRの場合と異なりMVRではステントポストで弁口が囲まれているので有効弁口面積（EOA）は確保される．ただ人工弁周囲の内膜の進展が人工弁弁尖まで及ぶと人工弁機能不全の原因となる可能性は残る．

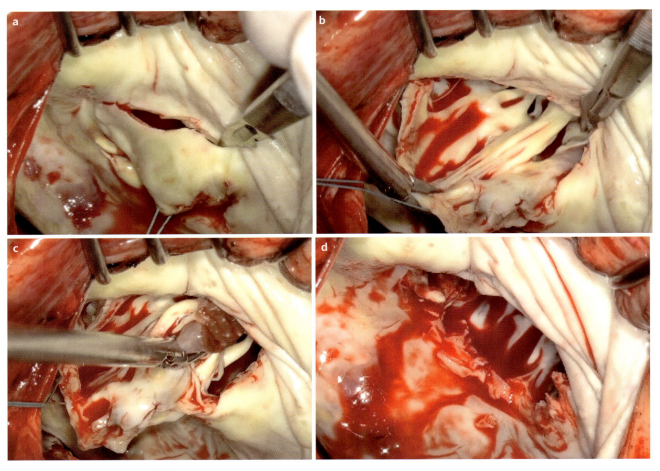

図2（I-F-S1） MVR〈音声解説付き〉
前尖先端に糸を掛けて牽引し，前尖弁輪の視野を確保し，弁輪を2 mm程度残して切開する（a）．内側の交連付近まで切開し，乳頭筋の頂部3～5 mm切除する（b, c）．後尖は肥厚が強く残せないのでbasal chordaeは可能な範囲で残して切除する（d）．

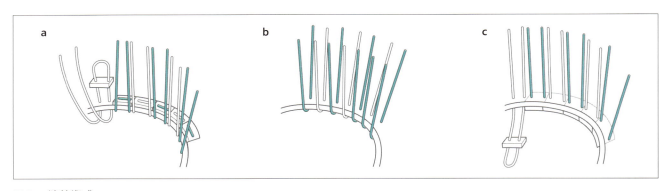

図3　縫着術式
a：sub-valvular implantation（everting mattress縫合），b：para-valvular implantation（単結節縫合），c：supra-valvular implantation（non-everting mattress縫合）

人工弁サイズの計測

使用する人工弁のサイズを決める際には，当然であるが用いる人工弁専用のサイザーを使う．通常サイザーには1つのサイズの人工弁の内側の硬いフレーム部分の大きさに合わせた形状の内筒に近い意味でのサイザーと，それより大きい縫着用カフの大きさに合わせたサイザー

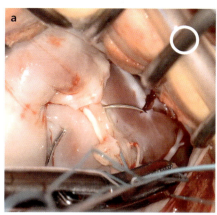 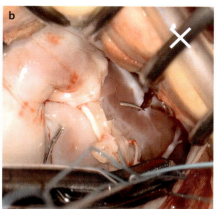 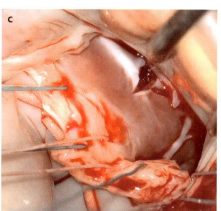

図4　弁輪の糸掛け：左室心筋に刺入してはならない

の2種類のサイザーがついている．縫着用カフの大きさに合わせた大きいほうのサイザーがすっぽり弁輪を通過すれば，そのサイズの人工弁がすっぽり入るという意味で，sub-valvular positionで使用できる．当然，para-valvularでもsupra-valvularでも使用できるが，小さめの人工弁を用いて単結節縫合を用いてpara-valvular positionに縫着するとPVLの原因になりかねないので，この場合は，everting mattress縫合によるsub-valvular positionが合理的である．non-everting mattress縫合によるsupra-valvular positionも可能である．一方，縫着用カフの大きさに合わせた大きいほうのサイザーは弁輪を通過しないが，人工弁の内側の硬いフレーム部分の大きさに合わせた形状の内筒に近い意味でのサイザーは弁輪を通過する場合，sub-valvular positionには使用できないが，単結節縫合を用いてpara-valvular positionあるいはsupra-valvular positionには縫着できるということを意味する．縫着用カフが弁輪組織のうえにしっかりと載って縫着され隙間がなくPVLのリスクも少なくなる．この場合non-everting mattress縫合によるsupra-valvular positionも可能である．MSでは弁輪径が小さい場合，内側の硬いフレーム部分の大きさに合わせた形状の小さいほうのサイザーに合わせて人工弁のサイズを決定して大きめの人工弁を単結節縫合のpara-valvular positionに縫着するのが望ましい．

縫合糸の掛け方(図4, 5)

僧帽弁の人工弁置換術では1針目は後尖のやや内側P2とP3の境あたりから逆針で掛け始めるのが良い．弁輪から5 mm程度左房壁をひろって僧帽弁輪の直下の線維組織に出すのが理想だが，この線維組織が確認できないことも多いので，こだわる必要はない．弁輪からあまり深く離れるのは心破裂のリスクが増すと考えられている(図4)．

everting mattress縫合の場合，運針の幅をそろえるように注意する．スーチャーホルダーを利用して，順番にペアの糸がわかるようにホルダーにとめていく．P1近くになると術者は背中を患者の尾側に振って，針を順手のやや鋭角，手前の鎌状に持って運針すると良い．trigoneに近づくにつれ，順手のやや鈍角，オープンに持って掛けると掛けやすい．trigoneのあたりが一番掛けにくい場所であるから，視野が悪い場合は無理をせず，最初の後尖弁輪に掛けたところから反時計回りに掛けていくと良い．少しずつ逆手のやや鈍角，オープンに針の持ち方を変えていくことになる．右trigone近くでは前の糸を下方に引き下げて視野を確保する．前尖弁輪では針を持針器とほぼ一直線上に鎌状に持ち，針を真っ直ぐ突き刺すような運針ができるようになると，かなり楽に掛けられるようになる．左trigoneに近づくにつれ，視野が悪く弁輪の認識も難しくなるが，ここが早期PVLの起きやすいところでもあるので丁寧に掛けていく(図5)．

人工弁に糸を通す際，生体弁では両側のtrigoneの糸を通すところにマーキングしてあるものもあるが，あくまでも目安であり，全体の糸を患者の弁輪組織にバランスよく掛けることが最も大切である．弁輪拡大を起こすのは後尖弁輪が主体となるので，弁輪のリモデリングを目的として付ける形成用リングとは考え方が異なる．我々は糸を通す前に，左室流出路の中央となる糸(A1と

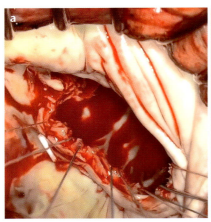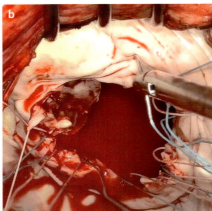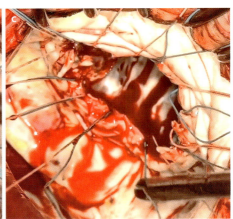

図5　縫合糸の掛け方
videoは図2参照.

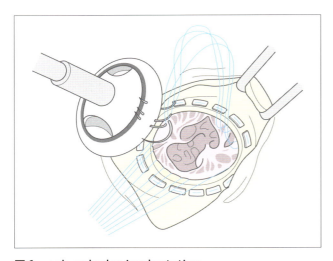

図6　sub-valvular implantation
(Khonsari, S：Cardiac Surgery；Safeguards and Pitfalls in Operative Technique, 2nd ed, Lippincott-Raven, 1997 より作成)

A2の境くらい)を決めて，サイザーを当てた状態で，その対側となる糸を探してモスキート鉗子で印をつけておく．その糸の両側の糸の本数を数えてほぼ中央であることを確認し(両側の糸の数が同じか1本違いくらいに補正して)，人工弁の流出路にする2つのステントポストの中央に，相応する糸を掛け，次にモスキート鉗子で目印を付けた糸を対側のステントポスト近くに通す．そして残りは均等にかけるようにしている．結紮は最初の2本を結紮し，その間の中央の糸を次に結紮し，4点を結紮しておく．その後は時計方向に順番に結紮していく(図6, 7).

単結節縫合

弁輪が小さく，縫着用カフの大きさに合わせた大きいほうのサイザーは弁輪を通過しないが，人工弁の内側の硬いフレーム部分の大きさに合わせた形状の内筒のサイザーは弁輪を通過する場合，あるいは再僧帽弁人工弁置換術で切除した弁輪の轍にすっぽりとはめ込もうとする場合は，僧帽弁位であっても単結節縫合によるsupra-valvular positionあるいはpara-valvular positionへの縫着が安全である．詳細はV章「弁膜症の再手術」を参照していただきたい．

心外膜や左室心筋に深く食い込むsevere MACにおけるMVR

弁輪石灰化を削っただけでは通常のMVRができない場合(石灰化を大きく切除しなければ人工弁が入らない場合や，針が通らない場合，針が通っても石灰化が大きく割れて心外膜まで亀裂が入るような場合，あるいは石灰化を切除した際心外膜に出たり脂肪組織がみえたりした場合)は，石灰化を除去した欠損部位を，パッチ閉鎖したうえでMVRを行う必要がある．この場合でも必ずしも石灰化をすべて除去する必要はない．但し，パッチの縫着ラインは運針がしやすく，パッチが密着できるように石灰化をある程度超音波手術器(CUSA®)なども使用して除去しておく．異種心膜パッチをゆったりと弁輪側には余裕を持たせてトリミングして，左室奥の底辺から縫着を始める．運針は奥から手前に向かう運針でやや難しいので大きめの針(SH-1)がやりやすい．1針目を結紮

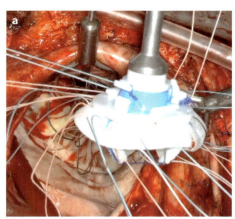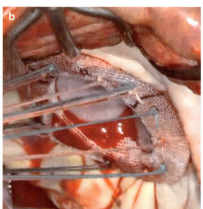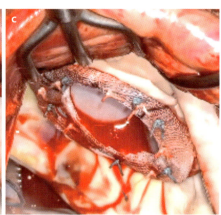

図7　人工弁の縫着
videoは図2参照.

してから始めても良いし，パッチを下ろす前に3〜5針連続で縫ってから下ろしても良い．その後，左右に弁輪まで縫い上がっていったん結紮し，縫合ラインに不安な箇所があれば，この時点でフェルト付きmattress縫合で補強を行う．その後弁輪側のパッチをトリミングし，弁輪部左房壁にゆったりと縫合しておく．パッチが小さめだとこの時点で弁輪が予想以上に小さくなり人工弁が入りづらくなるので注意する．人工弁縫着の糸は左房側からパッチを通して左室側にeverting mattress縫合で縫着することになる．

MVR合併症

1. 左室破裂

MVRが順調に終わった後，左室の横隔膜面の奥から出血してくることがある．人工心肺を離脱する前，離脱した後，閉胸の前，ベッドに移した瞬間などいろんなタイミングで起こりうる．心臓の内側からの出血はいったん，心外膜の下でせき止められ面として広がり，心外膜の薄いところではじけて出血することが多い．目視できる出血点と，本来の内腔と通じている出血点とは必ずしも一致しないことを念頭に置いておく必要がある．つまり弁輪と離れた位置での出血であってもMVRにおいては心破裂をまず考えるべきである．心破裂の部位別の分類では弁輪から離れた乳頭筋側での亀裂による出血もあるようだが，ほとんどの場合，弁輪直下かその周辺と考えて良いと思う．やむなく外からフェルト付きmattressで縫合し，圧迫止血できたこともあるが，基本的には再度，心停止とし人工弁を外して破裂部位を確認し，パッチを使って止血補強して再度人工弁を縫着する(図8)．亀裂部位が小さな場合は弁輪に平行に左室側からフェルト付きmattress縫合の糸でパッチ，左室側心筋の順にひろって，そのまま弁輪の左房側に出しておき，これを亀裂に沿って必要な数だけ運針してホルダーにとめておく．その後左室側のパッチを下ろした後に同じパッチの左房側に，最初の糸を出して，亀裂部位をパッチを使ってサンドイッチ状に挟み込む方法がやりやすい．SHの大きな針が良い．弁輪部の欠損部位が広く，一針で左室側から弁輪左房壁まで運針できない場合は，いったん，弁輪直下の欠損部に抜き出して，再度欠損部位から入針して左房壁に抜いても良い．この場合も，弁輪が縫縮気味になってしまうので注意が必要である．人工弁のサイズは小さめに変更し，場合によっては23 mm，21 mmの大動脈弁を逆さまにして僧帽弁位に使用せざる得ない場合もある．左室破裂は高齢者で起きやすく，日常生活動作（ADL）の制限された高齢者などでは許容できる．左室破裂を起こす原因は，決定的なものを特定できることは少ないが，高齢者で低栄養，長期MSで薄くなった左室壁などが背景因子となる．また，相対的に大きな人工弁を入れた場合，運針の幅が不均一で局所的に弁輪が強く伸展されて縫着された場合，運針が左室心筋に大きくかかってしまった場合，後尖の腱索温存ができなかった場合，あるいは再手術で最初の人工弁を摘出する段階で弁輪組織が欠損してしまった場合などが手術手技因子として考えられる．MVRでは心破裂のリスクを常に念頭に置き，丁寧で慎重な手術操作とバランスの良い人工弁の縫着が必要である．心破裂が起きた場合にも，手順

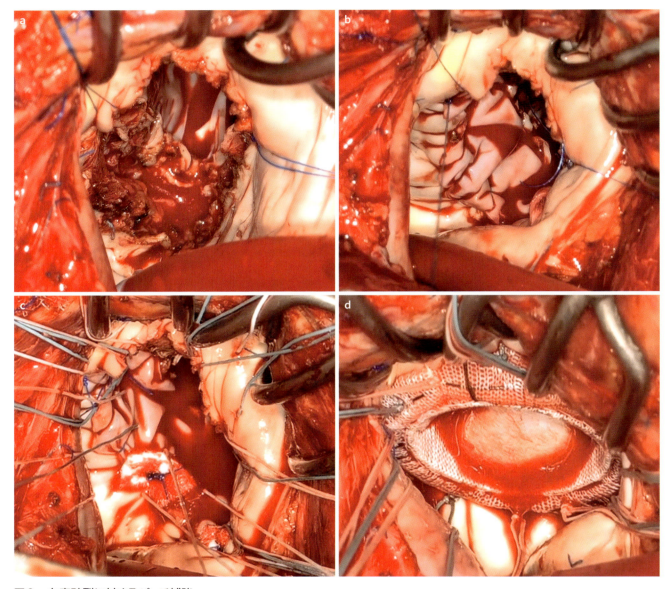

図8　左室破裂に対するパッチ補強
生体弁による僧帽弁人工弁置換術後の遠隔期に，再度生体弁によるMVRを行ったあと左室破裂を起こし，心停止として生体弁を取り外したところ，後尖弁輪に沿って離開し心外膜側の脂肪組織が確認できた（a）．離開部分をパッチで補填し（b），単結節縫合で（c），supra-valvular positionに再度生体弁を縫着した（d）．

をみんなで再確認し，時間がかかってもやはり丁寧にやり直しをして救命しなければならない．修復後の離脱に際しては大動脈内バルーンパンピング（IABP）を入れて左室収縮期圧を下げておいたほうが良い．

2. 左冠動脈の損傷

僧帽弁の後尖弁輪に沿って左冠動脈の回旋枝が走行するので，人工弁縫着の糸が左房側から大きく，しかも深くかかってしまうとこの回旋枝を損傷してしまうリスクが高い．特に前外側で回旋枝は弁輪に近く，後内側に行くにしたがって少し離れていく．前外側交連部つまり左心耳との接合部あたりは十分に注意が必要である．また心房内から左心耳閉鎖を行う場合，心耳の付け根から閉鎖を行うと回旋枝あるいは左主幹部にも近くなってしまうので，左心耳閉鎖は5〜7合目で閉鎖するイメージが必要である．MVR後に壁運動の異常や明らかな心電図異常などみられた場合は，回旋枝の損傷，左主幹部の損傷などを念頭に十分な検討を行い，やり直す場合でも心停止とする前に，どのあたりの運針が損傷の原因になっているかまで検討したほうが良い．

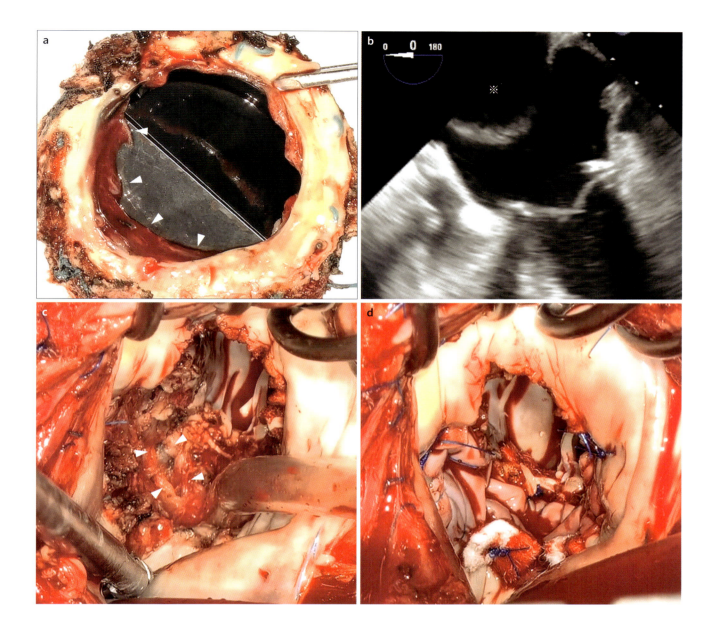

▶ VL1　MVR後左室破裂の修復

20年程前にMVR（機械弁）を施行されている．今回僧帽弁位人工弁lateral側弁葉の可動性消失によるMS（図a矢頭に示すように血栓によるstuck valveであった）と大動脈弁狭窄症（AS）の進行がみられたため2弁の生体弁置換を行い問題なく終了した．心拍再開後のTEEで左房後方に左房を圧迫するようなecho free spaceがみられ（図b※），僧帽弁位人工弁が動揺しているように観察されているが，当初は破裂部位がはっきりせず診断に苦慮した．左室破裂を疑い，再度心拍停止として人工弁を外すと，後尖弁輪部の左室心筋に亀裂を生じていた（図c矢頭）．ウシ心膜を用いて修復し再度弁置換を行った．人工弁を取り外す際に弁輪組織を損傷していたものと考えられる．図cの矢頭部分で心外膜側が観察される．人工弁のカフは損傷しても，自己弁輪組織は損傷しないようきわめて愛護的な操作が必要と感じられた．

〔Video Only〕

I-F-VO1
everting mattress(1)

I-F-VO2
everting mattress(2)

I-F-VO3
everting mattress(3)

I-F-VO4
everting mattress(4)

I-F-VO5
everting mattress(5)

I-F-VO6
everting mattress(6)

I-F-VO7
everting mattress(7)〈音声解説付き〉

I-F-VO8
単結節(1)

I-F-VO9
単結節(2)

G 再僧帽弁形成術

総論

再僧帽弁形成術のコツ

　僧帽弁形成術後に再形成を行おうとする場合にはリングに密着した自己弁尖を損傷しないことが必須であるから，リングの糸は最初にすべて切離除去すべきである．その後，電気メスの出力を落として，リングの上の新生内膜とリングカフの間で弁尖，弁輪組織をきれいに温存して剥がす必要がある．リングを外した後，弁輪に2〜4ヵ所，展開用の糸を掛けてから，再形成術のために病変の検討と作戦を考える．術前に心エコーを中心に今回の逆流のメカニズムと修正すべき部位を明らかにしておくことが重要である．弁輪部分が瘢痕化して，あたかもflexible ringのようになっている場合は，リングは必ずしも必要ないと考えられる．

　僧帽弁形成術後の再手術の原因はさまざまであり，大まかに手技関連に起因するもの(procedure-related)と，元来の弁の病変に起因するもの(valve-related)に分けられる．procedure-relatedとして，①suture dehiscence，②ring detachment/ring dislocation，③hemolysis(溶血)，④recurrence of prolapse，⑤incomplete initial repair，⑥収縮期前方運動(SAM)があり，valve-relatedとしては⑦new prolapse，⑧leaflet thickening，⑨心内膜炎(IE)がある．

1. suture dehiscence

　suture dehiscenceは手術後のごく初期に認められ再手術になる場合もある．弁尖切除再縫合部分の縫合不全がほとんどである．途中に一部穴が開いたようになっている場合が多いが，この場合は無理に直接縫合で引き寄せるより，心膜パッチを用いてゆったりと補填パッチを形成したほうが良い(図1)．縫合不全が自由縁側の先端で起きることが少ないのは，その部分はrough zoneで組織が比較的しっかりしているからであろう．感染性心内膜炎などで破綻した場合は，やはり心膜パッチでゆったりとパッチ形成し，先端は舌状にして，その先端に人工腱索再建を追加し，十分に下に下ろして再建部分が接合ラインの左室側になり接合部分として機能することになればストレスは少なくなり，十分な耐久性が期待できる(図1)．

2. ring detachment/ring dislocation

　ring detachment(図2)は比較的多い合併症であるが，部分的にリングが浮いただけで再手術になることは少ない．多くの場合は同部位に逆流ジェットが当たり溶血を起こすことで再手術となる．再手術では逆流ジェットの原因となっている逸脱部分のrepairが必要で，リングは取り外し，可能であれば既成のリングは付けずに，太くない自己心膜ロールを使うと良い．あるいはリングのあとの轍(わだち)をPTFEの連続縫合で閉じるような形で

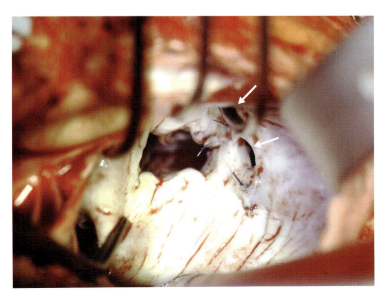

図1　suture dehiscence
20年以上前の症例．その5年前に他院にてP3の台形切除再縫合術を受けたが早期よりMRあり．弁輪付近で縫合不全と思われる穴が両脇に空いていた(矢印)．パッチ閉鎖して再形成が可能であった．

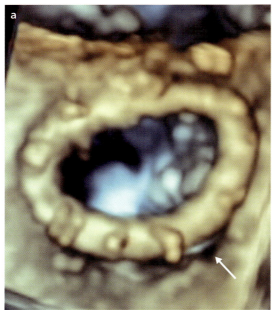
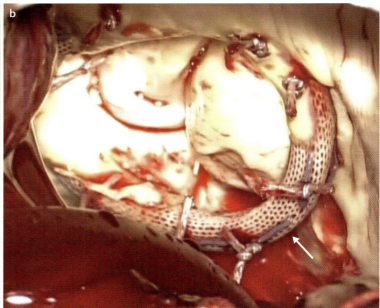

図2　ring detachment
videoはI-G-VL4（同一症例）参照．16年前にA3の形成を行った症例．人工弁輪の後尖側は半周近く脱離（矢印）していた．A3に対する三角切除と人工弁輪再縫着で再形成が可能であった．

緩くsuture annuloplastyにするのも1つの方法である．あるいはジェットの当たっていた部分を除いて部分的flexibleリングを付けるのも良い．我々は最初の手術で通常の形でリング縫着した後に，mattress縫合で2ヵ所補強するようにして以降はring detachmentは経験していない．

　ring dislocationは弁輪拡大が主体の僧帽弁逆流（MR）に対しundersized annuloplastyを行った場合，数年後の遠隔期にリングの左室側の下で自己の弁輪が再拡大し，リングが本来の弁輪から左房側に離れて機能していない状態である（図3）．機能性MRではring dislocationだけでMRが再発し再手術となる場合が多い．再形成術はさらなる再発のリスクが高く慎重になるべきであるが，再度リング形成を行う場合はしっかりと深く弁輪組織を縫合して，フェルト付きmattress縫合で3ヵ所以上補強をしておく必要がある．

3. hemolysis, recurrence of prolapse, incomplete initial repair, new prolapse

　これらはいずれも逸脱が原因である．溶血はmild-moderateのジェットがリングに当たって生じる場合がほとんどで，逸脱矯正に加えてジェットがぶつかり溶血するような異物を置かない配慮も必要となる．初期から数年以内の逸脱による再手術は，接合長と接合面積が十分でなかったことが原因で，人工腱索の使用が必要であったか，あるいは人工腱索再建を行っていても，rough zoneの自由縁が十分に深く左室側に引き下ろされていなかったことによる可能性が高い．もう1つは広範な粘液変性による弁尖逸脱を人工腱索だけで矯正した場合，病変部に建てた人工腱索固定部がlacerationして移動し，あたかも伸びてしまったかのように機能しなくなった場合も考えられる．余剰弁尖があれば十分に三角切除，再縫合を行い人工腱索再建を追加し，しっかりと効いていることを確認する．10年以上経過してからの再逸脱は，多くの場合最初に処理した病変部位に残った粘液変性病変が進行し，隣接して大きな逸脱した変性組織となって起こる．やはりrestoration法の原則通り，余剰弁尖を十分に三角切除，再縫合を行い人工腱索再建を追加して矯正する．前回の病変部位と明らかに異なる場所に新たに逸脱がみられることもある（図4）．小さな腱索断裂であったりすることもある．逸脱の形態に応じて矯正を行う．

4. SAM

　形成術後遠隔期にSAMが原因で再手術になることは多くはない．ほとんどが形成後，自己心拍再開後に有意

I 章 僧帽弁疾患　G 再僧帽弁形成術　総論　141

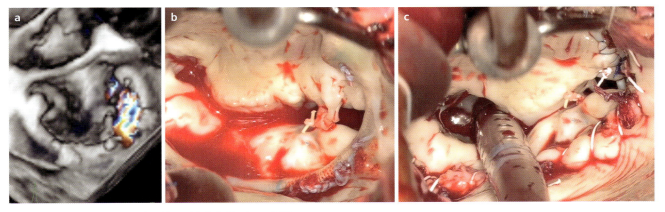

図3　ring dislocation（乳頭筋接合術 [I-B-VL1] 参照）
拡張型心筋症（DCM）によるMRでリング形成施行．数年は制御できていたが6年後に再手術となった．本来の弁輪（図a矢印）が，リング縫着部（矢頭）から移動してきていた．dの針を掛けているラインで再度リング形成を行った．

図4　逆流ジェットがリングに当って溶血を起こした症例
videoはI-G-LV7（同一症例）参照．P2の逸脱に対し弁形成後，2ヵ月で溶血性貧血が出現しはじめ，1年後に再度低侵襲心臓手術（MICS）で再手術となった症例．A3とPCの間の腱索断裂を新規に発症していた（b）．人工弁輪を取り外した轍（わだち）のような欠損部を閉じ，補強するように運針して人工弁輪は用いないで弁輪形成を行った（c）．

なMRが認められ，その原因としてSAMが明らかとなり再形成術が必要とされる（図5）．僧帽弁形成術後のSAMの原因は弁尖長が長すぎることと考えられる．弁尖全体の長さをgeometric length，弁輪からcoaptation lineまでをatrial length，coaptation lineから自由縁までをcoaptation lengthとすると，弁輪の短径に比

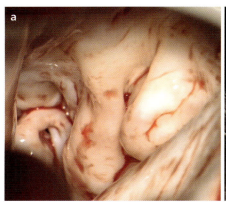
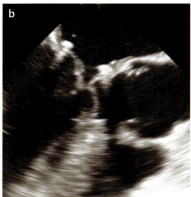
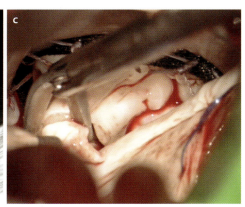

図5　SAM
videoはI-D-VL6（同一症例）参照．水試験では良好な接合ラインが観察されたが，心拍再開後SAMが出現した．再度心停止とし，A2に対しては三角切除（c），P2に対しては人工腱索を用いることで接合ラインを左室側に引き下げA2とP2のatrial length（I-A 総論 図25）を短くした．これによりSAMはきれいに消失した．

べて，前尖のatrial lengthと後尖のatrial lengthを加えた長さが長すぎるのである（I-A 総論 図25参照）．リングの大きさがundersizeであったとすれば大きめのリングに変更することも考えられるが，その効果は限定的と考えるべきである．多くは弁尖のatrial lengthが矯正されていないのが大きな原因である．長い逸脱弁尖を三角切除して逸脱を矯正しても，不十分な場合が多い．それはgeometric lengthが長すぎるのではなく，atrial lengthが長く残ったままなのがSAMの原因になるのである．geometric lengthはatrial lengthとcoaptation lengthを足したものであるから，coaptation lengthを長くすることが大切である．つまり目標とするatrial lengthを設定しその先の弁尖はすべてをcoaptation lengthとして機能させる，つまり左室側に深く沈みこませて水試験で圧を掛けても浮き上がってこないように人工腱索を十分に深く効かせる必要があるのである．geometric lengthは変わらなくてもcoaptation lengthを長くすればするほど，SAMの原因であるatrial lengthは短くなる．後尖に病変がある場合，水試験で逆流が制御できていても，coaptation lineをよく観察し前尖を押している所見があれば明らかであるが，滑らかなsmiling lipであっても，SAMがある場合にはさらに人工腱索を建てて深く左室側に押し下げその部位がtetheringのように下に引きつれて（要するにatrial lengthが短くなりすぎて）逆流が起きるところまで深く引き下げてみると良い．また，前尖のgeometric lengthもエコーを見直して再度評価し直したほうが良い．逸脱は認めなくてもbillowingや変性の所見や，あるいは収縮期や拡張期に前尖の先端がパタパタと過運動するような所見，または術中の観察で前尖の延長が疑われた場合は小さく三角切除，あるいはplicationをして，さらに人工腱索を建てて弁尖先端を左室側に引っ張られたようにしてみると良い．SAMは前尖の先端が左室流出路に向かう血流にtrapされて起きるとされていて，後尖，前尖の弁尖先端を左室側に押し下げるのは一見，矛盾した処置のように思われるが，後尖のatrial lengthは短くなり，前尖先端は心尖部側に引っ張られtrapされにくくなるのである．

atrial lengthを短くするために弁輪側に弁尖のclear zoneを縫縮するやり方もあるが，形が歪となり合理的とはいいがたい．

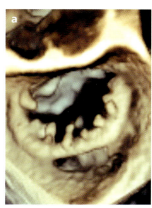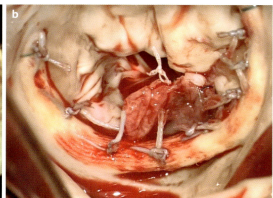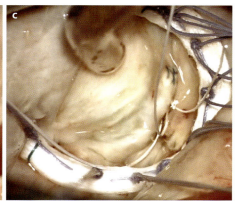

図6 心内膜炎
videoはI-E-VL8（同一症例）参照．初回手術で三角切除，縫合し人工腱索再建されたP2 medial部分に疣腫が付着していた(b)．後尖弁輪が広い範囲で脱離している．A3に新規の腱索断裂があり，これによりP2に感染を起こしたと考えられた．A3を三角切除し前尖，後尖ともに人工腱索を再建して形成した(c)．

5. 心内膜炎

　形成術後は軽度の逆流ジェットがあったり，形成用リングが存在することなどから，感染の危険は低くない．逆流がまったくなくともリングや縫合糸が感染源となることもある．感染している部位や範囲に加え，感染の原因を考えておくことも再手術においては重要である(図6)．疣腫を除去し，感染した縫合糸を1本外すだけで良い場合もあるし，ring detachmentと逸脱再燃，溶血に加え広範な疣腫の付着している場合も当然ある．しかし，疣腫，感染の範囲とその原因となっている異常所見の一つ一つに対応した処置を行うことで再形成術が可能となることも少なくない．リスクは高いが可能性はある．

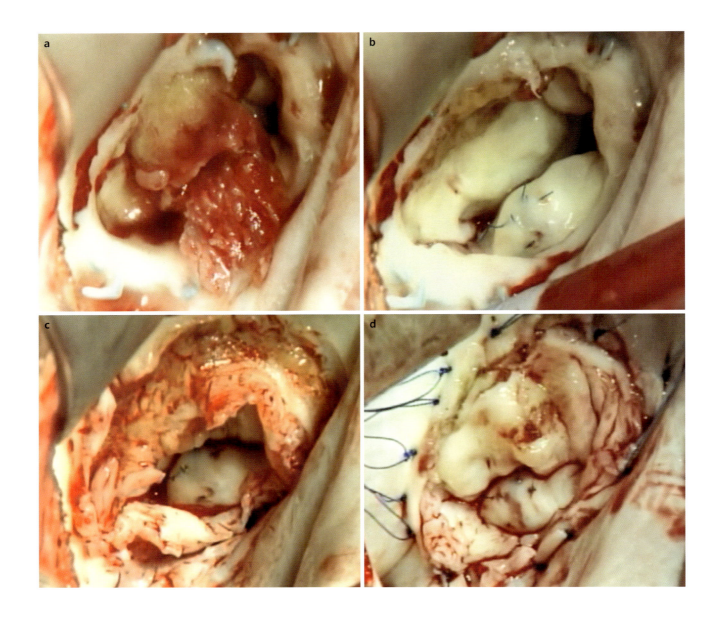

▶ VL1 弁形成術後のIE

P2逸脱に対し矩形切除と人工弁輪にて形成を行い経過良好であったが，初回手術から1年後にIEを発症した症例．疣腫は前弁輪部（人工弁輪および弁尖）に付着していた（図a）．主病変の疣腫を切除し（図b）人工リングを外して（図c）前尖の病変を除去したのち，形成用リングを外した後の轍の部分は小さなmattress縫合で合わせるように閉鎖して弁輪を修復した（図d）．人工リングは用いなかったが，術後15年の現在もMRはtrivialのみである．

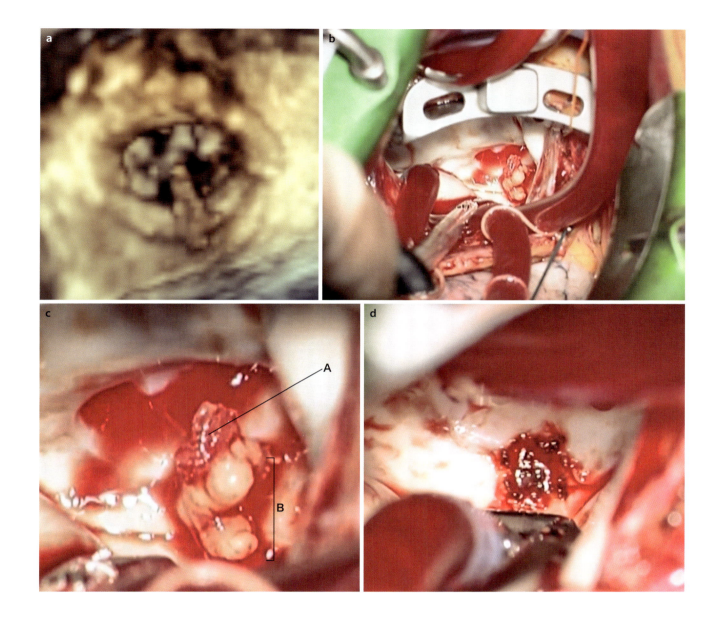

▶ VL2　リング縫着の糸との関連が疑われた肉芽腫

初回手術はA3の逸脱に対する僧帽弁形成．2年後に脳梗塞を発症し僧帽弁輪に付着する可動性腫瘤（図a）を指摘された．MICSアプローチで腫瘤摘出を行った．腫瘤は後尖P2の人工リング中央の外側に接するように付着しており（図b，c），リング縫着の糸を巻き込んでいた．腫瘤を切除，糸を除去し（図d），郭清して終了した．図cのA部分は血栓と考えられ，B部分の病理診断は肉芽腫（granuloma）であった．リング縫着の糸に起因したのかもしれない．

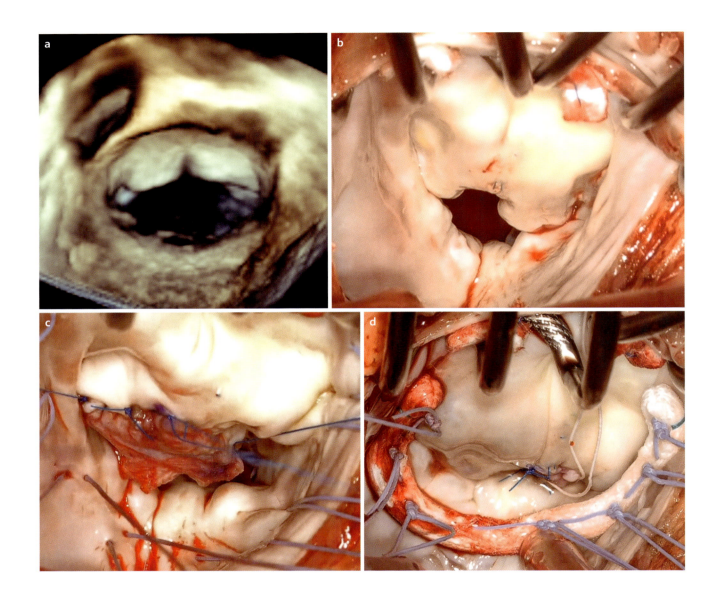

▶ VL3　房室中隔欠損症術後の僧帽弁前尖クレフト残存

0歳時に大動脈縮窄症，5歳時に房室中隔欠損症に対して外科治療が施行された症例で，30歳代でMRの進行を認めた．僧帽弁前尖中央に裂隙が残存しており（図a，b），これを自己心膜を用いて補填した（図c）．拡張期にはクレフトが同じように開いて前尖の可動性が損なわれないように開いた状態に合わせた大きめの自己心膜パッチを用い，また深い接合が得られるように自己心膜の両端は1針，自己の腱索に縫合しrough zoneを広げた．パッチ中央部は舌状にトリミングし，先端には人工腱索を深めに建て，収縮期にはパッチ中央が「折り紙」のように奥で折れて両側のパッチが接合するように再建した．水試験時（図d）には自己心膜はみえておらず，接合面として機能していることがわかる．

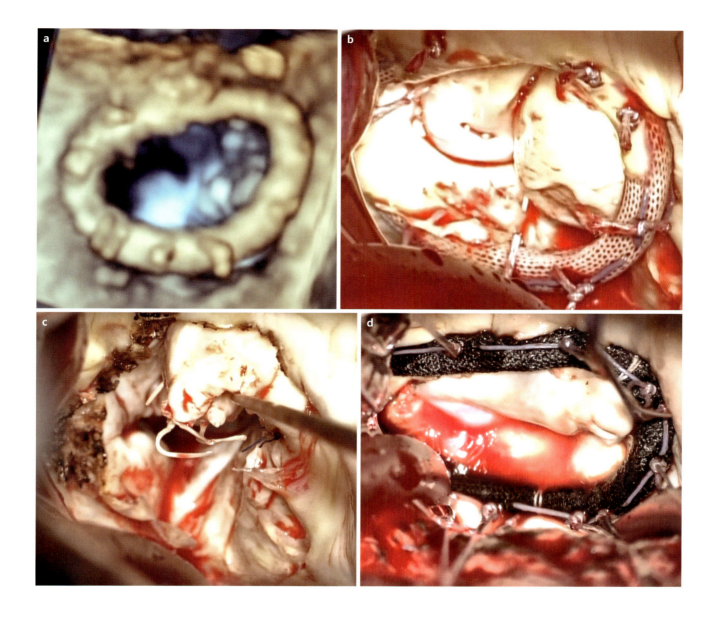

▶ VL4　初回手術部弁尖の変性の進行（1）

I-G 総論 図2と同一症例．16年前にA3の逸脱に対して人工腱索再建と交連部のplicationを施行された症例．A3の弁尖の変性・延長が進行しており，人工腱索は断裂していた（図c）．人工弁輪の後尖側は半周近く脱離していた（図a，b）．A3に対する三角切除と人工弁輪再縫着で再形成が可能であった（図d）．当時は前尖病変は人工腱索再建だけで処理していたので，残した病変部が進行したものと思われる．現在のように前尖であっても積極的に切除して人工腱索再建を行うrestorationを行っていれば再発を免れることができたかもしれない．

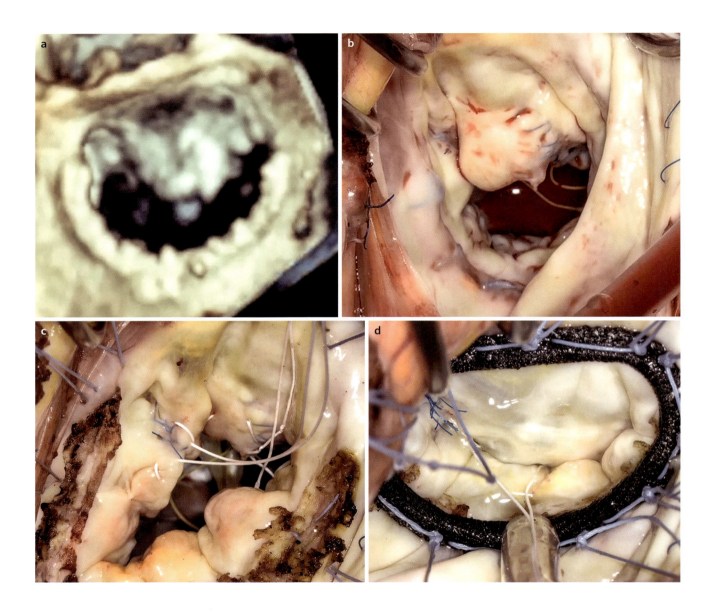

▶ VL5　初回手術部弁尖の変性の進行（2）

2年前にA2 medialおよびACの逸脱に対しpartial ringを用いて形成術（A2は三角切除と人工腱索再建，ACは縫合閉鎖）を施行された症例．再度A2の大きな逸脱と，ACの小さな逸脱が出現し再手術となった．人工弁輪の両端が交連から離れており，弁輪前後径の拡大がみられた（図a）．前回の切除再縫合部位のlateral側に大きな変性逸脱がみられ，病変の進行と前回の人工腱索のmigrationのためか，人工腱索がたるんでみえた（図b）．初回手術の人工腱索はそのままにして，A2 lateralに新たな人工腱索を再建し，ACに対しても人工腱索を追加した（図c）．ACの縫合部は弁輪側で一部離開しており，これを縫い閉じた．水試験でP3の逸脱がみられたためP3にも人工腱索を追加，total ringを用いて弁輪形成を行い良好な接合ラインを得ることができた（図d）．

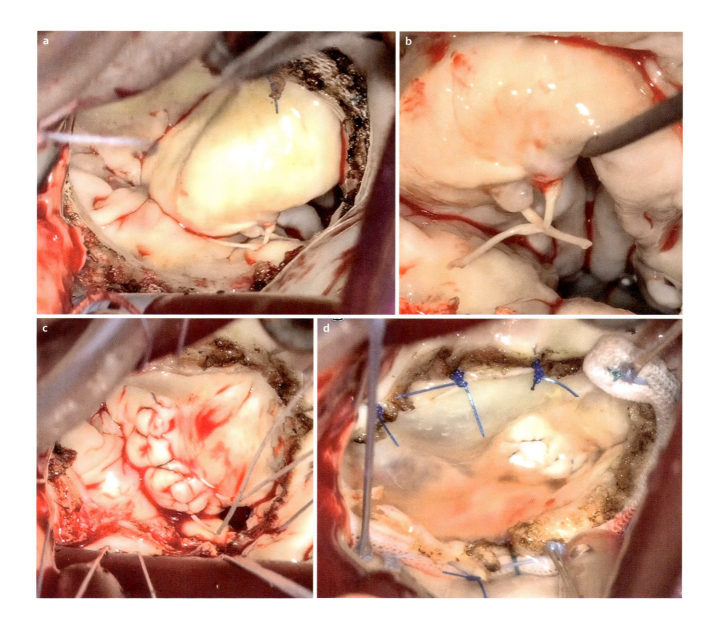

▶ VL6　初回手術部弁尖の変性の進行(3)

初回手術は20年前で，A2 medial-A3の逸脱に対して人工腱索再建とtotal ringによる形成を施行，後交連部は1針plicationが加えられていた．15年経過時にMRの再燃がみられ，無症状のため経過観察されていたが，最近になって労作時の息切れを自覚するようになり再手術となった．初回手術時の病変の進行を認め(図a)，人工腱索は断裂していた(図b)．初回手術のtotal ringを除去しA2 medial-A3の余剰な弁尖を三角切除，人工腱索を再建しpartial ringを用いて再形成を行った．余剰な弁尖の切除を行わず人工腱索再建だけで処理していたので，残した病変部が進行したものと思われる．積極的に前尖であっても切除して人工腱索再建を行うrestoration法を行っていれば再発を免れることができたものと思われる．

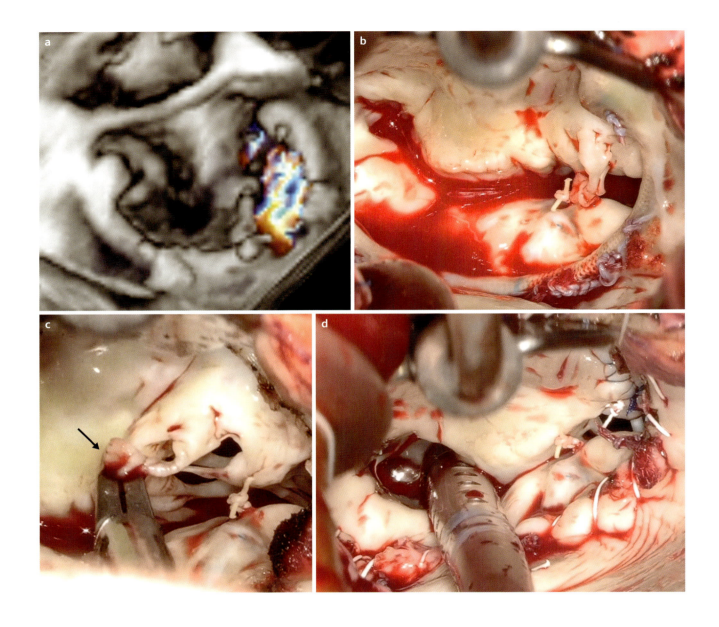

▶ VL7 新規病変による溶血性貧血

I-G 総論 図4と同一症例．P2の逸脱に対しMICSで三角切除・人工腱索再建・人工弁輪を用いて弁形成施行後，2ヵ月で溶血性貧血が出現しはじめ，1年後に再度MICSで再手術となった症例．P2の病変は修復されており，この部位のMRは制御されていたが，A3とPCの間の腱索断裂を新規に発症していた．図aの3D TEE画像で示される逆流ジェットが接触する人工弁輪部は図bの術中画像でわかるように，他の部位と異なり被膜に覆われていない．図cの矢印は断裂した腱索の断端を示している．人工弁輪を取り外した後，A3とPCとのindentationを縫い閉じ，人工腱索を再建して逸脱を修復．最初の水試験でわずかな逆流を認め，かつゴアテックス糸が少し接合の左房側にのぞいていたので，人工腱索をきつく短めに，深い接合を得られるように調整した．人工弁輪は用いず，図dのように人工弁輪を取り外した轍のような欠損部を閉じ，補強するように運針して弁輪を形成した．

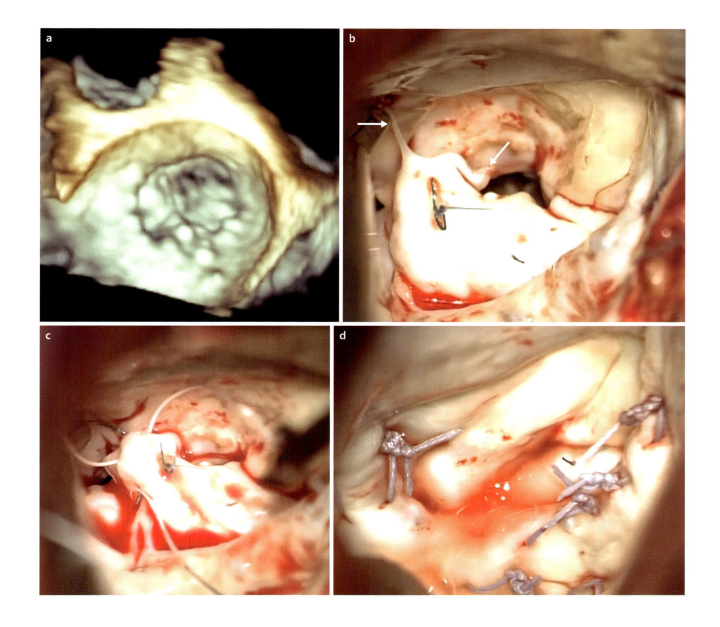

▶ VL8　初回手術部両側隣接部の腱索断裂

15年程前にP2の逸脱に対して正中切開で形成を行った症例．この初回手術ではP2を切除縫合し，自己心膜を用いた弁輪形成を行っている．今回再度P2の逸脱が出現し，MICSアプローチで再形成となった．videoには2つの3D TEE画像（図a）を示している．1つは1心拍での構築像，もう1つは4心拍で構築したものである．後者ではstich artifactが入るが断裂腱索の動きがよくわかる．逸脱の原因は前回の縫合部の両側の腱索断裂であり（図b矢印），人工腱索を再建して形成した（図c）．図dに示すように弁輪拡大を予防するため，心内膜の組織に覆われて少し弁輪からずれた（dislocationした）自己心膜バンドを自己の本来の弁輪へさらに固定した．逆流の再発は初回手術時には正常であった腱索に遠隔期の変性が進んだ結果である．切除縫合のみで確実な接合が得られた症例でも人工腱索を追加しておくことが耐久性を得るうえで重要であることを再認識させられる症例であった．

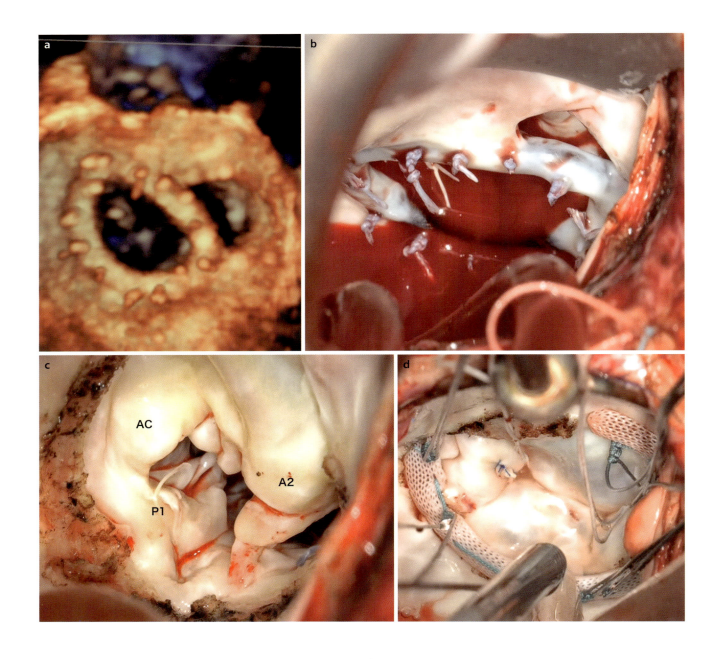

▶ VL9　弁輪形成リングの脱離〈音声解説付き〉

他施設で正中切開での僧帽弁形成と三尖弁輪形成を行った症例．MRの再発に対してMICSアプローチで再形成を行った．medial側のリングが脱離しており（図a，b），図cに示すようにACの逸脱とA2の腱索断裂がみられた．P1には初回手術の人工腱索がみえている．ACはP1と縫合し，A2は小さく三角切除を加えAC，A2ともに人工腱索を再建した．32 mmのリングを用いて弁輪形成をし，良好な接合ラインが得られている（図d）．

〔Video Only〕

I-G-V01
人工弁輪の脱離を伴った僧帽弁形成後のIE

H 右肋間小切開アプローチ僧帽弁形成術（MICS-MVP）

総論

体位・人工心肺開始

患者は軽度左側臥位で，麻酔導入時に右内頸静脈に3Frシースを留置しておく.

女性の場合は乳房下縁にマーキングしておき，ドレーピングの際には，タオルで乳房を上方正中側に引き上げて，マーキングができるだけ第四肋間に近くなるようにしてドレーピング固定を行う．男性の場合は多くの場合乳頭レベルが第四肋間になる.

手術開始後，右内頸静脈にシースを用い16Frカニューレに入れ替える．この際，細いダイレーターが入った後に，メスで皮膚を2〜3mm深く切開しておく．皮膚のところでダイレーターやカニューレが引っかかって抵抗になると，ガイドワイヤーがガイドできずに血管外へ向かう原因になるので注意する．またダイレーターを入れ替える際，出血しないように刺入部を強く押してしまうと，この力でガイドワイヤーが屈曲してダイレーターが違う方向を向いてしまうまく入らないので，入れ替えの時は力を緩めて，ガイドワイヤーがまっすぐになった状態を維持しながら入れ替えるのがコツである.

Seldinger法で右大腿動脈に送血管，右大腿静脈に脱血管を挿入して体外循環を開始する．いずれもガイドワイヤーの位置を経食道心エコー（TEE）で確認し，ポンプ開始後も下行大動脈に解離のないことを確認してからトータルフローとする．カニューレ挿入の際の血管損傷等の合併症を防ぐには透視装置の併用が望ましい．大腿動脈から総腸骨動脈の血管攣縮（スパスム）を予防するためには，血管鞘が出たところで中枢側にモスキート鉗子で5cmくらいそっと剥離して，一番小さなダイレーターにミルリノン（ミルリーラ®）2mLを生理食塩液で10mLに薄めて，さらにリドカイン（キシロカイン®）を10mL加えて20mLにして注入すると効果があるという報告がある．総流量が出たところで，上肢の血圧，回路圧，下肢の酸素飽和度など異常がないかを確認しておくことが重要である．また血管への刺激を少なくするためにはテーピングなどを行わないことも合理的といえる．75歳以上の高齢者や血管に粥腫の疑われる患者では，腋窩の右上腕動脈からも送血する．上腕動脈はやはり血管拡張薬を塗布してテーピングし，Seldinger法で

入れる．我々は12Frカニューレを用いている．ガイドワイヤーは25cmくらいの所に紙テープや，小さなソフトクランプで印をつけて左室内に入らないように注意している．下行大動脈にひどい粥腫があって，逆行性脳梗塞のリスクが高い場合には，両側の上腕動脈から送血して大腿動脈からは送血しないようにしている.

手術のステージごとの操作

1. 皮切からステーションセットアップ

皮切は乳頭ラインと前腋窩線の間の第4肋間に約5cmが適当である．正中に近いほうが心臓の視野がよさそうに考えてしまいがちだが，肋骨が開きやすいのは側方であり，僧帽弁が正面視できるのも側方である．その後，皮切の下の組織をまっすぐ肋間まで切開して開胸する．皮下組織の切開が不十分だと皮膚切開が広がりにくい．開胸器を掛けた後は，横隔膜神経の約3cm正中寄りで心膜を切開する．次に心膜の左側の中央に吊り糸を掛ける（図1a）．心膜切開を頭側へ，そして横隔膜側へ延長する．心膜の手前端に2本の吊り糸を掛けたら，一度開胸器を外してCO_2ラインを右胸腔に入れて，その上からwound protectorをかけて，開胸器を掛ける．心膜の吊り糸を利用して吸引チューブを視野の邪魔にならないように固定する（図1b）.

2. 左房preparationから僧帽弁展開まで

心房間溝を剥離する前に，下大静脈〜肺静脈間膜を剥離切開して左側心嚢内へ吸引チューブを入れておくと，間違って右房を開けてしまうことが回避できる．間膜は下大静脈寄りを切開しがちだが，下肺静脈下端を目安にしたほうが貫通しやすい．上大静脈の裏から心房間溝の剥離を始め，剥離は卵円窩に向かって行い中央まで来たら中隔を吊り上げる吊り糸を掛けて展開し（図1c），下方に剥離を延長する.

次に大動脈遮断の準備に移る．まず大動脈の裏，右肺動脈の下のtransverse sinusに脳外科用の小さめの糸付ガーゼを挿入して左房，左心耳を保護する（図1d）．遮断鉗子は肺静脈の下に来るので，その少し中枢側の大動脈中央に電気メスでマークし，心筋保護カニューレ用のmattress縫合糸を掛ける．針はややクローズに長く持っ

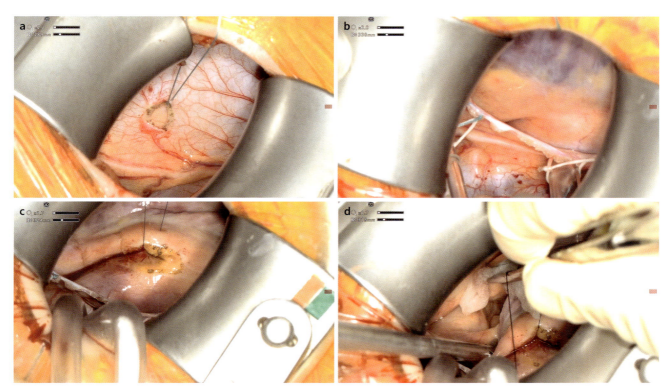

図1(I-H-S1) MICS-MVP手順1〈音声解説付き〉
横隔膜神経の約3cm上で心膜切開(a). 心膜切開を上下に広げたあと,心膜手前も2点で吊り上げ(b). 心房間溝を剥離し,右房から心房中隔を吊り上げる糸を通す(c). 大動脈の下端,右肺動脈下方のtransverse sinusを確認して脳外科用の糸付き小ガーゼを挿入(d).

て奥側からやや手前に向かって運針する．正中切開の時よりもやや大きめに掛けるほうが刺し損じることが少ない．針を刺すときは手前の糸をチューブの手前の溝に置き,糸はカニューレと平行に軽く牽引してもらいながら反対側のフェルトを引いてその糸をチューブの溝に入れる．糸を軽く引いてもらいながらタバコ縫合の真ん中に侵入する．糸がカニューレ先端に絡んだり,タバコ縫合の外に刺入されて,しっかりとカニューレが刺入されない場合があるので注意が必要である**(図2a)**．圧測定用チューブから逆流が来たとしてもカニューレの鍔がしっかり下りているかを確認する必要がある．

創の中に右手中指を入れwound protectorの外側で遮断鉗子の入る肋間を確認し,皮膚に小切開を入れ,長いモスキート鉗子で広げてチットウッド遮断鉗子を入れる**(図2b)**．鉗子の蝶番のところが奥に入らないと鉗子の先端が十分に開かない．鉗子を開いた状態でポンプの流量を充分下げて幅広の長い鑷子で大動脈を挟み,下のほうは右肺動脈の下に鉗子が入っていることを確認し,上のほうも心膜の下,大動脈の上に入っていることを確認して遮断する**(図2c)**．ポンプ流量を戻して心筋保護液を注入し,心筋保護液の圧をみながらしっかり遮断されていることを確認する．

もし心拍動が再開した場合は遮断が不十分なことが考えられるので,まず心筋保護液カニューレのルートベントを開放してみてそこから血液が溢れてくるようであれば遮断が不十分ということになるので,慌てずにもう1度ポンプ流量を落として遮断し直すことが必要となる．

その後,左房切開を行い,吸引チューブを左房内で左の肺静脈内に留置する．その後切開ラインを上大静脈(SVC)の裏側,左房の天井まで延長し,その後下方は左房内から右下肺静脈の入り口を確認しその下方に沿って僧帽弁口に向かって延長していく．

左房鉤は創内から入れる鉤を用いている．左房鉤の先端が僧帽弁前尖弁輪のすぐ上に来る場所で固定する．視野が悪いと鉤を深く入れがちだが,少し引いて前尖弁輪がみえることが大切である**(図2d)**．その際吸引チューブを確実に右肺静脈内に深く入れて,チューブが視野の邪魔にならないように固定する．尾側背側の視野が不良な場合はP1の左房側の左房壁を心膜の尾側に縫合牽引するとやや視野が改善する．

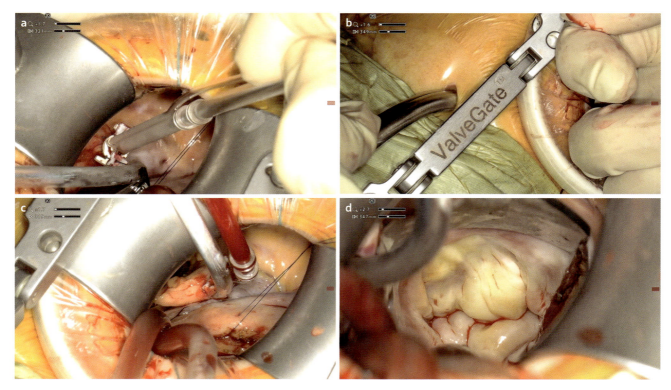

図2 MICS-MVP手順2
videoは図1参照．心筋保護液用カニューレを挿入固定（a）．創内に右手中指でガイドしながら，チットウッド大動脈遮断鉗子を挿入（b）．鉗子の挿入部位をよくみながら大動脈遮断（c）．左房を切開し，創内から左房鉤を入れて，左房天井を引き上げ僧帽弁を展開（d）．

3．僧帽弁弁輪形成

　リング装着用の弁輪の糸は，まず弁輪がみやすい場所から始めるのが良い．内側の交連からtrigoneの弁輪がみやすいことが多い．その場合は針を逆針で，やや短く持って下から上に通すようにする．後尖中央に糸を掛ける場合は左房壁を鑷子でつまんで引き上げると視野が良くなる．弁輪の糸の掛け方の原則は，弁輪から2 mm離れ，弁輪ラインに平行からやや心室内側を向け（約10°）（図3a，c），しっかりと深く弁輪に刺入し後，針先の向きを変えて弁輪のやや外側に抜く（図3b，d）．1回の動きだけで侵入して針を出すことは難しいことがあるので，まず良い角度で侵入することを考えて針を持針器で持ち，理想的な方向にいったん刺入する．その後持針器の力を緩めて，針先の向きを変え弁輪外側に出すようにする．低侵襲心臓手術（MICS）では弁輪の糸掛けがやや困難な場合が多いが，焦らずに正確に掛けるよう心がける．粘液変性による変性性僧帽弁逆流（MR）ではpartial ringが血行動態的にも，技術的にも合理的である．

4．逸脱矯正

　僧帽弁逸脱症の多くを占めるbillowing mitral leaflet（BML）では粘液変性の病変がrough zoneを中心に起きている．変性が自由縁側に進展すると腱索が延長したり断裂して逸脱，逆流が顕在化する．弁輪側へ進展するとclear zoneまで変性が認められる．もう1つ重要なことはbillowingすると組織が伸びて瘤状となり余剰弁尖（過分弁尖）が生じることである．つまりrough zoneの過分弁尖を伴う瘤状の変性が病変の主体，本質である．逸脱矯正のポイントはrough zoneの瘤状病変の過分弁尖を三角切除再縫合により弁尖形態を矯正（restoration of leaflet）し（図4a，b），その後に接合ライン（coaptation line）を人工腱索を使って適正化（restoration of coaptation）することである（restoration法）（図4c，d）．

5．水試験と最終調整

　人工腱索の長さの調整はcoaptation lineが弁輪接合のレベルとなり，自由縁はrough zoneの高さの分，心室側に折れ込むように調整する．リングを降ろしたら，

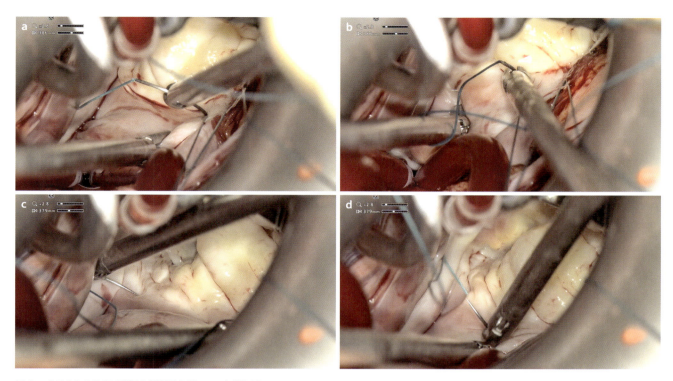

図3　MICS-MVP手順3（僧帽弁輪への糸掛け）
弁輪の2mm程度左房側から少し内腔に向かって（約10°）刺入し（a），持針器を緩めて針の向きを左房側へ向けて（b），弁輪の2mm程度左房側へ抜く．外側の弁輪には針を手前向きの鎌状に持って奥から手前に運針する（c, d）．

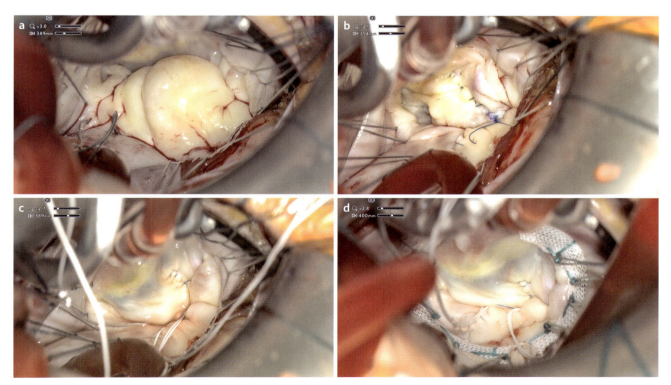

図4（I-H-S2）　MICS-MVP手順4（逸脱矯正）〈音声解説付き〉
後尖P2の大きな逸脱（a）と，前尖medialにも逸脱を認め，P2，A3を三角切除再縫合し（b），同部位に人工腱索再建を行い（c），形成用リングを縫着して（d），深い接合が得られた．

結紮の前に水試験を行う．逆流がなくても，逸脱矯正を行ったところは特にrough zoneがしっかり心室側に隠れて，coaptation lineで接合していることを確認する．不確実な場合は再度弁下の人工腱索のたるみなどを確認し，少し短く押し下げてみると良い．人工腱索を丁寧に結紮し，次にリングの糸を結紮する．小さなmattress縫合で5時，7時方向でリングの補強を行う．弁輪から離れて深く掛けると回旋枝を損傷する危険があるので，注意する．

6. 人工心肺離脱

上方の吸引管を上大静脈の裏に置き，左房切開の閉鎖を行う．上方から3〜4針運針したら，上の吸引管を縫合した隙間に入れ糸を上方へ牽引しておく．下方の吸引管を下大静脈〜肺静脈間の心嚢内に移し，下端から閉鎖を始める．吸引管の深さを浅くしながらエアー抜きを行いつつ上下の糸を結紮，閉鎖する．心房性徐脈傾向や，

Maze手術を行った場合など心室ペーシングが必要な場合は遮断解除の前にペーシングリードを着ける．切開した心膜の下方上端に牽引糸を追加して横隔面心嚢内の視野を確保し，ガーゼを使ったツッペルで右心室下面を頭側に抑えて，右心室下面の視野を確保する．心筋組織に薄くペーシングリードを運針する．最初にペーシングの乗りが悪い場合でも，心臓が張ってくると乗りやすくなる．

遮断を解除し，遺残逆流の評価を行う．エアー抜きが終了したら，人工心肺の流量を1Lまで下げルートカニューレを抜去し結紮する．心房ペーシングリードは上方心膜にペーシング部分が心嚢内に入るように外から内，2cm離して内から外に出しておく．止血を確認したら，心膜を仮閉鎖して両肺換気を開始し，右房も張ってくると心房ペーシングが可能となる．各種モニターをチェックし人工心肺を離脱する．

〔Video Only〕

I-H-V01
ORBEYEによるMICS手術外観(1)

I-H-V02
ORBEYEによるMICS手術外観(2)

I-H-V03
MICSアプローチ：P2病変〈音声解説付き〉

I-H-V04
MICSでの再手術

I 特殊な僧帽弁疾患

総論

はじめに

本書には筆者がこれまで経験した僧帽弁疾患の中で，特殊な僧帽弁疾患として副僧帽弁（accessory mitral valve），重複僧帽弁口（double orifice mitral valve），房室中隔欠損症（atrioventricular septal defect：AVSD）修復後の僧帽弁前尖クレフト，そして，多様なスペクトラムを有する未分化僧帽弁を提示した．

副僧帽弁（I-I-VL1）と重複僧帽弁口（I-I-VL2）についてはそれぞれの解説を参照していただきたい．ここではAVSD修復後の前尖クレフトによる僧帽弁逆流（MR）と未分化僧帽弁について解説する．

AVSD修復後の前尖クレフトによるMR
（I-I-VL3参照）

AVSDの修復は，共通房室弁の修復を伴っており，左側房室弁（僧帽弁）は左側共通前尖（僧帽弁前尖外側）と左側共通後尖（僧帽弁前尖内側）および左側後尖（僧帽弁後尖）の3つの弁尖から構成される．AVSD修復後の僧帽弁は本来三葉構造であるという事実は，きわめて重要である．多くの症例で，前尖外側と前尖内側の間の交連はAVSD修復時に縫合され，その先端にクレフトが残っており，術後のMRはこのクレフト部分から生じているのがほとんどである．クレフト部を含む僧帽弁前尖長が十分に長く，かつ後尖弁輪も長く，交連が前尖側に位置し，正常心の僧帽弁の形態に近い場合（図1b）は，正常の二葉構造の僧帽弁と同様に，前尖クレフトを直接，あるいは小さな三角パッチ閉鎖で二葉化の形成が可能である．しかし，前尖長が短く，後尖弁輪も短く，両側交連が後尖側に位置している場合，新たな僧帽弁は，本来の比較的バランスの取れた三葉構造が維持されており（図1c），クレフト部分の直接閉鎖，あるいは小さなパッチ閉鎖では，前尖中央部の可動性が制限され十分な弁口が確保できないことが危惧される．このことはvery asymmetric大動脈二尖弁の形成術の問題点に類似している．この場合，三葉構造を維持した形成が理想的である．つまりクレフト部分を交連として活用した形成術である．筆者は扇型の大きめの心膜パッチをゆったりとあて，中央部を人工腱索で左室側を大きく落とし込むことで折り紙様のパッチ交連形成術（図2）を考案した．本項の最後に詳述する．

未分化僧帽弁

僧帽弁の弁尖，腱索，および乳頭筋は，発生学的には心室の内膜組織が心筋から遊離して形成されていく．これらの組織の分化過程が未熟であるために引き起こされる異常は，多くの場合，乳頭筋から腱索を経て，弁尖自由縁に付着するまでの異常がほとんどである．そのため，これらの異常を未分化乳頭筋と称する記述も多い．しかしながら，胎生期の組織の属性から考えると，腱索は乳頭筋と異なり，弁尖と同じ起源を有していると考えられていることから，腱索の分化異常を未分化乳頭筋に含めると，混乱を生じかねない．そこで本書では，未分化僧帽弁という呼称で統一した．未分化僧帽弁には，幅広いスペクトラムが存在し，一部の乳頭筋の先端が未分化で，棍棒状に弁尖自由縁に付着しているものから，左右の乳頭筋のいずれか，あるいは両方が，そのまま，交連の前後の弁尖に広く付着した状態で交連が形成されていないものもある．この場合，成人後に石灰化を伴って診断された場合，リウマチ性の後天的な交連部の癒合として診断されている場合も少なくないと考えられる．本書ではI-Jリウマチ性僧帽弁狭窄症の項に弁形成を行った4症例（I-J-VO1～4）のvideoを提示しているが，これらのなかにも未分化僧帽弁が含まれているかもしれない．成

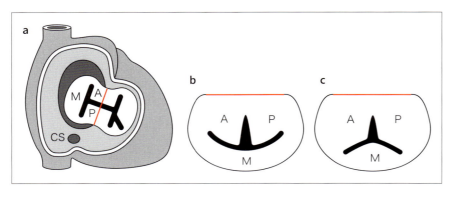

図1 クレフト修復の考え方
aは右房からみた図で，A：共通前尖，P：共通後尖，M：左側後尖，CS：冠動脈洞開口部を示す．直接，または小さな三角パッチによるクレフトの閉鎖を考える場合，bのような正常僧帽弁に近い形態であれば二葉化が可能であるが，cのような形態であれば二葉化により弁尖の開放制限が危惧される．

I 章 僧帽弁疾患　I 特殊な僧帽弁疾患　総論　161

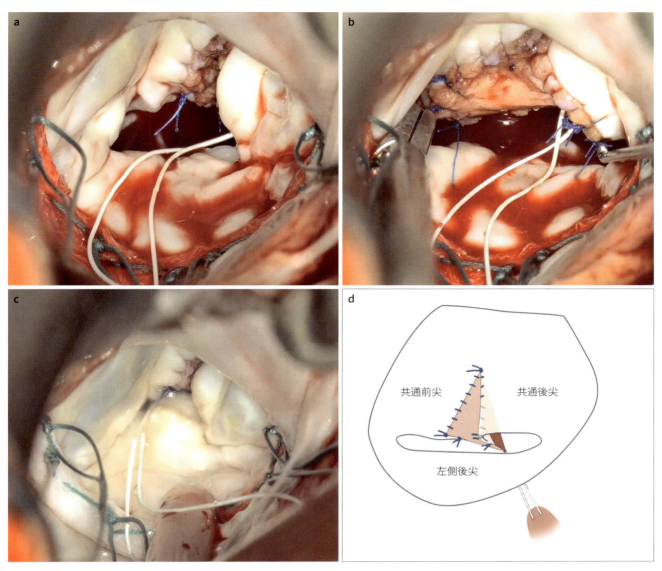

図2　クレフトに対する折り紙パッチ形成
弁閉鎖時はパッチ同士が接合する（図a）．開放時にはパッチは大きく開く（図b）．図dのように人工腱索でパッチを引き下げることで折り紙のような接合が可能となる．水試験では，三尖弁化された形態がよくわかる（図c）．

人後のこれらの鑑別は難しいことがある．また両側交連部の未分化僧帽弁は狭窄が重度で症状の発現が早く，石灰化などの硬化性病変に進展する以前の小児期，若年期に診断される場合も多く，mitral arcade，あるいはhammock valveと診断されることも多いであろう．あるいは，乳頭筋自体が，特に後尖において，左室後壁からの遊離が不完全な場合，後尖弁尖の可動性が顕著に制限される場合がある．この場合，術前診断が困難で，弁輪形成のみでは制御できない場合も多い．

1. 部分的棍棒状腱索（図3）

一部の乳頭筋が長いまま残り，腱索が未分化で棍棒状に弁尖自由縁に付着していると，細い乳頭筋が延長した

り，その両側の支持腱索が欠損したりしていることなどからMRの原因となることがある．特に前尖中央部の左右（medialおよびlateral）の腱索が未分化で棍棒状の付着になっていると，比較的広範囲の前尖逸脱となり，重症MRの原因となることが多い．ただし，いずれにしても，弁尖の硬化も少なく，弁口も維持されているので，逸脱部位の人工腱索再建で，容易に修復できることがほとんどである．弁形成術の良い適用である．

2. 乳頭筋が直接広範囲に付着した未分化な交連（図4）

前述したように，左右の乳頭筋が分岐せずに，そのまま太い状態で，交連の前尖，後尖，交連部弁尖に直接，広範囲に付着し，交連が未分化で融合した形態のまま成

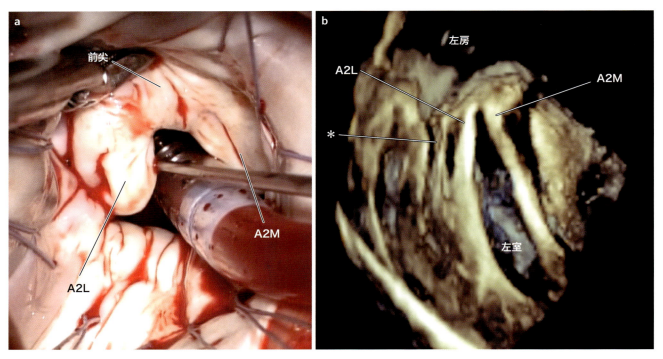

図3　部分的棍棒状腱索
videoはI-I-VL7（同一症例）参照．A2逸脱の症例．aに示すようにA2のlateral（A2L），A2のmedial（A2M）の腱索はともに未分化で棍棒状である．bの3D TEE画像は細長い乳頭筋を描出している．＊で示すように正常な腱索も観察される．

人となり，僧帽弁狭窄症（MS）が顕在化し，手術の適用となる場合がある．成人においては，多くの場合，未分化の融合した交連は，硬化や石灰化を伴い，リウマチ性のMSと診断され，そのまま人工弁置換術が施行される場合も多いと思われる．両側の交連が未分化僧帽弁により融合している場合，比較的若年で症状が発現し，やはり若年性のリウマチ性MSと診断されたり，小児であれば注意深い弁下の観察により，前述のようにmitral arcade，あるいはhammock valveと診断されることも多いであろう．いずれにしても，交連の癒合は顕著で，正常腱索もほとんどなく，形成術は困難と考えられ，人工弁置換術が避けられない．筆者は交連部の未分化の乳頭筋組織を，弁尖下で完全に切除郭清し，扇型の大きめの心膜パッチをゆったりとあて，中央部を人工腱索で左室側を大きく落とし込むことで折り紙様のパッチ交連形成術を考案した（図5）．

3. 左室後壁からの乳頭筋自体の遊離の未分化による，後尖弁尖の可動制限

乳頭筋自体が左室後壁から完全に遊離せず付着したままだと，後尖の可動性が顕著に制限されることになる．このような症例では，術前心エコーで後尖の異常を疑うことができなければ，弁輪拡大以外，逸脱などのMRの原因となる所見がなく心房性機能的MRと診断されてしまう．しかし後尖弁尖が広がらないため，弁輪形成だけでは限界がある．このような症例が疑われる場合，術前に心臓CTなどで弁下組織の異常を検討し，弁尖の可動性を制限している異常腱索，異常乳頭筋を細かく同定しておく（I-I-VL8参照）．必要に応じて左室内腔からslicingを行い，スペースができたところで乳頭筋の裏側から，付着部位を切離し，さらにslicingを進めて可動性を確保する．後壁との付着が解消されても弁尖から腱索，乳頭筋まで長さが低形成な場合もあるので，よく観察し，必要に応じて，乳頭筋からの支持はあきらめ，部分的には完全に乳頭筋を切離し，人工腱索再建を行うほうが良い場合もある．もちろん人工弁置換術も念頭に置かなければならない．

折り紙パッチ交連形成術
（図6および図6のvideo参照）

僧帽弁における交連部の形成術は，交連の閉鎖術あるいは切開術や，クレフトに対しては直接閉鎖術やパッチ閉鎖術などが行われるが，充分な弁口を確保した機能的再建術は困難な場合がある．交連の石灰化による広範な

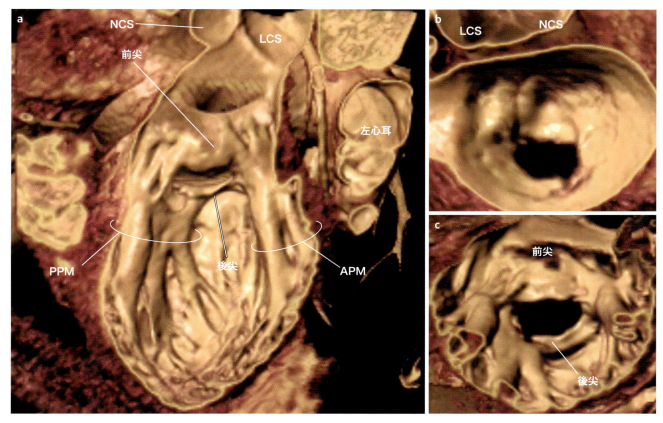

図4 乳頭筋が直接広範囲に付着した未分化な交連
videoはI-I-VL12（同一症例）参照．両乳頭筋ともに前尖・後尖を支持するヘッドへと分岐せず，腱索も介することなく直接交連部弁尖につながっている．交連が低形成で弁尖の開放制限がみられる．両乳頭筋ともに左室壁から十分に分離しておらず，可動性に乏しい．aの心尖部方向から僧帽弁を観察したものがc．bはsurgeon's view．

弁の可動制限に対しては弁置換術を選択せざるを得ない．筆者は僧帽弁の交連を挟んで，前尖と後尖の弁尖接合ラインに扇型の自己心膜を，ゆったりと縫合し，その中央端を人工腱索で深く落とし込むことで，交連ラインで折れ目を作り，両翼が合わさるような折り紙様の形態に再建を行っている．これにより十分な交連の開口を保ち，さらに深い弁尖の接合による逆流制御を行うことが可能となった．

右側左房を切開し，まず弁輪形成用の糸を掛け僧帽弁を展開する．事前に自己心膜を必要な大きさで採取し0.5％グルタルアルデヒドを用いて6分間心膜処理を行い，生理食塩液による洗浄を9分間，3回行う．作成する予定の交連部の両辺の長さを測定し，それぞれの両辺の長さを足した長さを直径とし，想定した心膜による交連の深さを高さとした半円に近い扇型に自己心膜をトリミングする．石灰化や癒合した未分化な乳頭筋や腱索は，新たな接合ラインをしっかりとイメージしながら可能な範囲で，接合ラインに沿って切除する．残った弁の硬化組織は弁下の異常組織をslicingするなどして柔軟性を

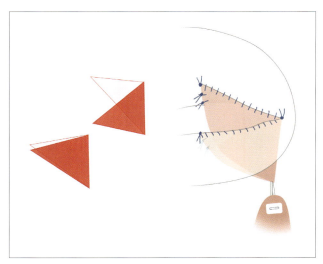

図5 未分化交連に対する折り紙パッチ形成
人工腱索で左室側に沈めることにより折れ目が保持されたパッチは弁開放とともに大きく広がり，弁閉鎖時は広い接合面として機能する．

回復させる．5-0ポリプロピレン縫合糸（プロリーン®）を新たな交連となる点，および両側の接合ラインの断端

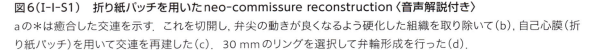

図6(I-I-S1) 折り紙パッチを用いたneo-commissure reconstruction〈音声解説付き〉
aの*は癒合した交連を示す．これを切開し，弁尖の動きが良くなるよう硬化した組織を取り除いて(b)，自己心膜(折り紙パッチ)を用いて交連を再建した(c)．30 mmのリングを選択して弁輪形成を行った(d)．

に掛け，心膜パッチの相対する3点に通して固定し交連の両辺の接合ラインに扇型の自己心膜の直径部分の両断端を連続縫合し，隣接する弁尖のrough zoneに2〜3針掛けて固定し，再建された心膜弁尖にも深い接合領域が得られるように配慮している．その後，扇型心膜パッチの先端の中央を左室側に沈めて，パッチの折れ目となる先端から乳頭筋の交連ヘッドのやや根部の，しっかりした部位にCV4で人工腱索再建を行う．これにより収縮期に両翼のパッチ同士が十分接合することとなり，拡張期には両側の弁尖が左室側に落ち込みながら大きく開放することが期待される．リングは大きすぎず，かつ体型に合わせて小さすぎないサイズを選択し，リングを縫着し逆流テストしながら人工腱索の長さを調整する．弁が接合ラインで接合し人工腱索に弛みがないことをよく確認する．

リウマチ性のMSで交連が重度に石灰化した症例や，乳頭筋が未分化で交連が癒合したままの症例では，交連切開だけでは充分に機能を再建できず，弁置換が選択されることがほとんどである．またAVSD術後の三葉形態のクレフト先端からのMRで二尖弁化を前提としたクレフト先端部の直接閉鎖や，自己心膜による小さなパッチ閉鎖では共通前尖の動きがrestrictiveとなることから，クレフト部に交連を再建しての三尖弁化が合理的ある．折り紙パッチ法では一枚の自己心膜パッチで交連を再建し充分な弁の開放を得ることができることに加え，パッチの両翼が左室内で深くそして広いcoaptationを得ることができるため，術後MRの懸念も少ない．しかし自己心膜を大きく使用するため，若年者での使用には心膜パッチの耐久性を念頭に，中長期的な検討を行う必要がある．

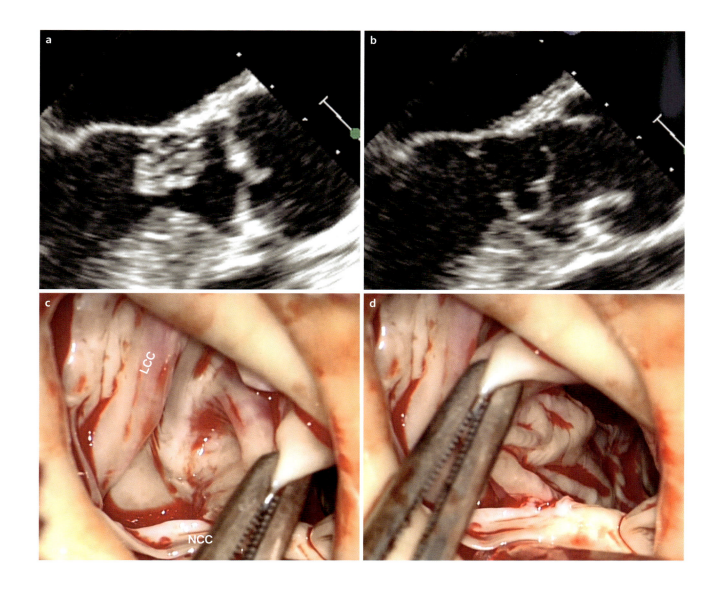

▶ VL1　副僧帽弁〈音声解説付き〉

心雑音の精査で発見された副僧帽弁の症例．無症状で，左室流出路狭窄もなかったが，副僧帽弁の大動脈弁への干渉に起因する大動脈弁逆流（AR）の進行，血栓塞栓症の危険性を考え外科的切除の方針となった．図a，bにそれぞれ拡張期，収縮期の2D TEE画像を示している．TEEの3D構築画像（video）ではsubaortic curtainからLCC弁輪部の左室心筋にかけて弁尖様の組織が付着しており，自由縁には前乳頭筋につながる腱索がみられた．副僧帽弁の中央（図c，dの鑷子で把持している部分）を縦切開し，本来の僧帽弁前尖をしっかり確認しながら，まず僧帽弁輪のmedial側へ切離した．副僧帽弁の本来の僧帽弁輪の位置に付着しているようにみえた．その後，lateral側の半分を切離した．付着ラインはlateralのtrigoneを越えてLCC-RCC交連近くで心室側に下って袋状となりその先に太い腱索が認められたので切離した．

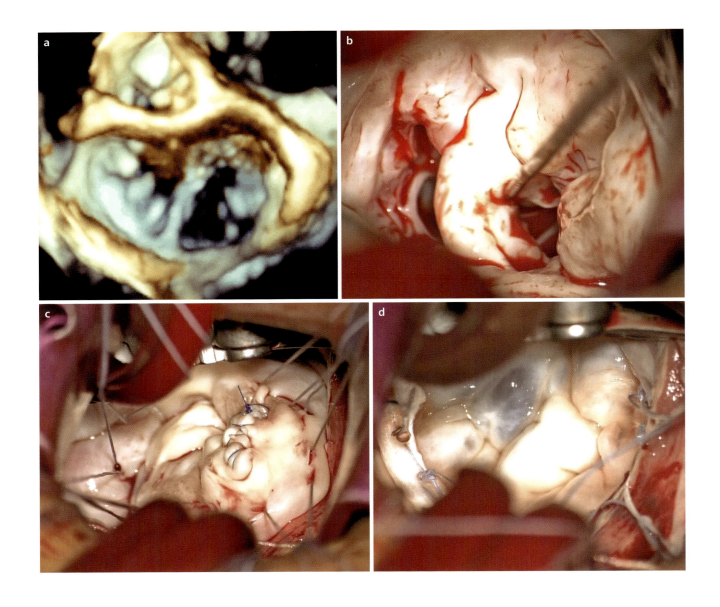

▶ VL2 　重複僧帽弁口

重複僧帽弁口の症例．僧帽弁を二分するようにA2-P2方向にわたる架橋構造が認められた（図a，b）．後交連側弁口の弁尖は前交連側に比較して変性・延長が強くみられた．P3にbillowingと腱索断裂があり，同部位の三角切除と腱索再建を行った（図c）．弁輪形成には32 mmのpartial ringを選択した．まれな先天異常であるが形成手技は通常の変性性僧帽弁逆流（MR）へのアプローチと同様である．

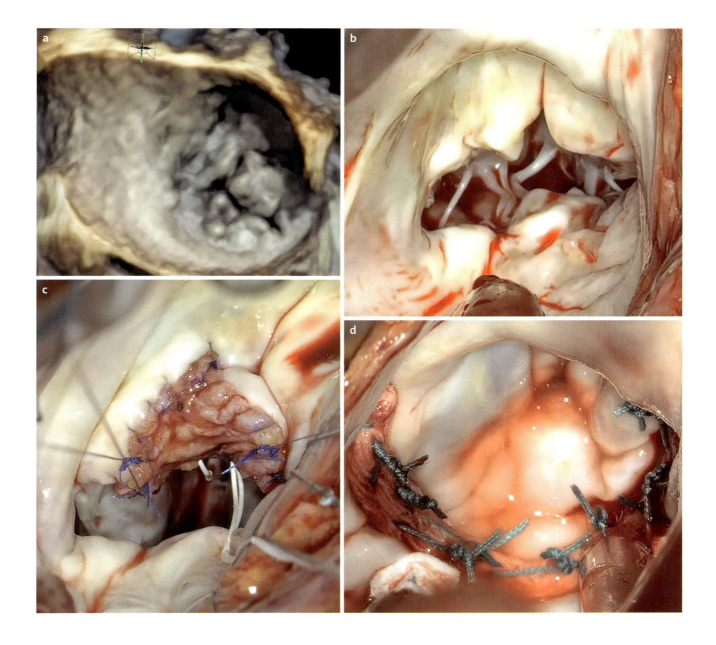

▶ VL3 僧帽弁前尖のクレフト・折り紙パッチ形成〈音声解説付き〉

僧帽弁前尖のクレフトによる高度MRの症例(図a, b). 形成には前尖の十分な開放を維持するためにクレフトが開大した状態に合わせて扇型にトリミングした自己心膜パッチを用いた. 症例I-I-VL12と同様にパッチ自由縁中央部に人工腱索を深めに建てて, 収縮期にはパッチ中央が「折り紙」のように谷折りで折れて合わさるように再建した(図c). 水試験時(図d)には自己心膜はみえておらず, 接合面として機能していることがわかる. 房室中隔欠損症では欠損孔閉鎖のパッチの縫着様式で術後の僧帽弁輪の形態が影響を受けることが考えられる. 再手術で中隔パッチの縫着ラインが明瞭に認識されることは少ないのではないだろうか. partial ringの両端の位置や弁輪サイズは, 僧帽弁前尖側の弁輪が心室基部からsub-aortic curtainに移行する部位を外科的trigoneと考えて, 前尖弁輪から両側の外科的trigoneの形状に合わせたリングサイズを選択し, この形状を歪めないような縫着が望ましい. ジャケットのサイズを肩幅に合わせて決めるような感覚が良いのではないか. サイズの合ったジャケットもバランス良く, きれいに羽織ってほしい.

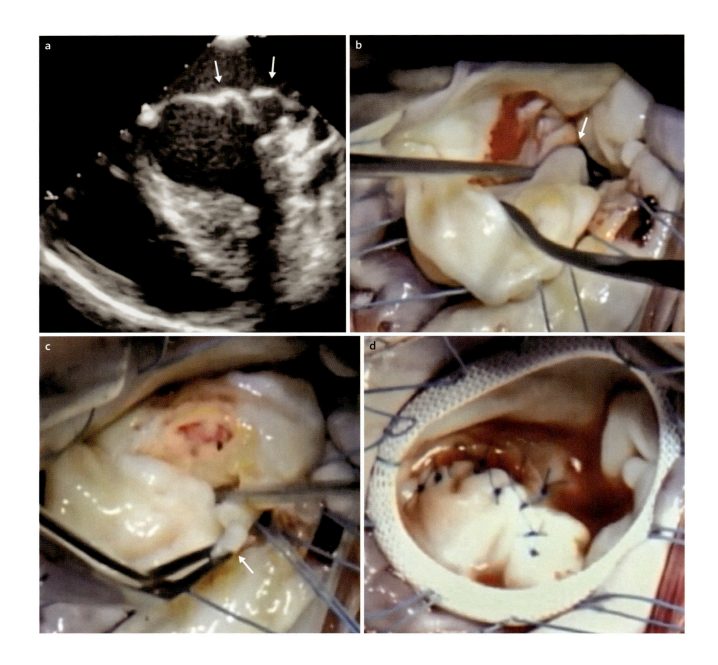

▶ VL4 　未分化僧帽弁（1）

先天性MRの症例．A1，P1の逸脱があり（図a矢印），異常腱索がみられた（図bの矢印はP1の肥厚した腱索を示している）．videoではわかりにくいがP2には本来の弁尖は欠損していて，膜状のbasal chordaeがP1のほうまで広がっていた．切離したA2の腱索（図c矢印）をA1のmedial側に移動させ（chordal translocation），この腱索でA1，P1を縫合した弁尖を支持する形とした．P1の余剰な弁尖は切除し縫合した．P3にみられた小さな逸脱はplicationを加え，接合を深くした．total ringを用いて弁輪形成を加え終了とした（図d）．若年の症例（BSA 1.4 m²）で現在術後15年となるがMRの再発なく社会人として活躍中である．

I章 僧帽弁疾患　I 特殊な僧帽弁疾患

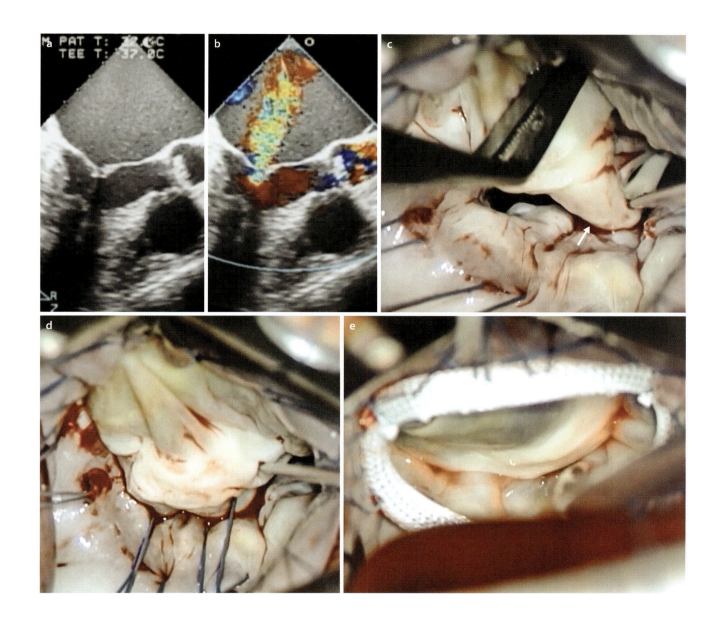

▶ VL5　未分化僧帽弁（2）
50歳代前半の男性で25年来の心房細動がある症例．MRの主因は弁輪拡大による接合不良と考えられるが，前尖の接合ラインの肥厚とそれに連続したA2 medialの異常腱索（図c矢印）を認めた．MRはtotal ringによる弁輪形成のみで制御された．

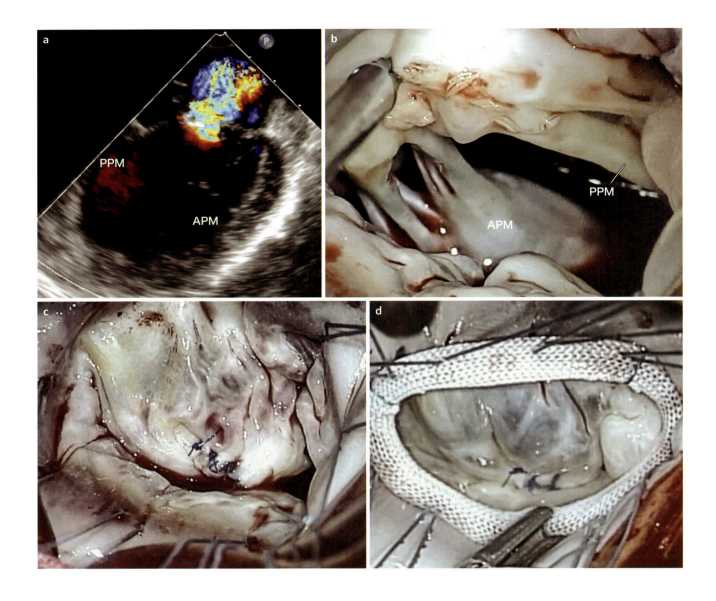

▶ VL6　未分化僧帽弁（3）

幼少時より心雑音を指摘されており，10歳代後半で中等度MRの診断を受けている40歳代の症例．術前のエコーでMRの原因は弁輪拡大とrough zoneの短縮・硬化による接合不全と考えられたが，乳頭筋と弁輪間の距離が短縮しており，乳頭筋の分化異常の関与も疑われていた．多くの場合，前乳頭筋（APM）の先端は後乳頭筋（PPM）に比較し弁輪に近く観察されるのに対し，この症例では逆にPPMが近く観察される（図a）．術中所見では両乳頭筋ともに腱索が未分化でPPMで分化異常がより強くみられた（図b）．A2の硬化部位を三角に切除・縫合し（図c）total ringで弁輪形成を行った（図d）．

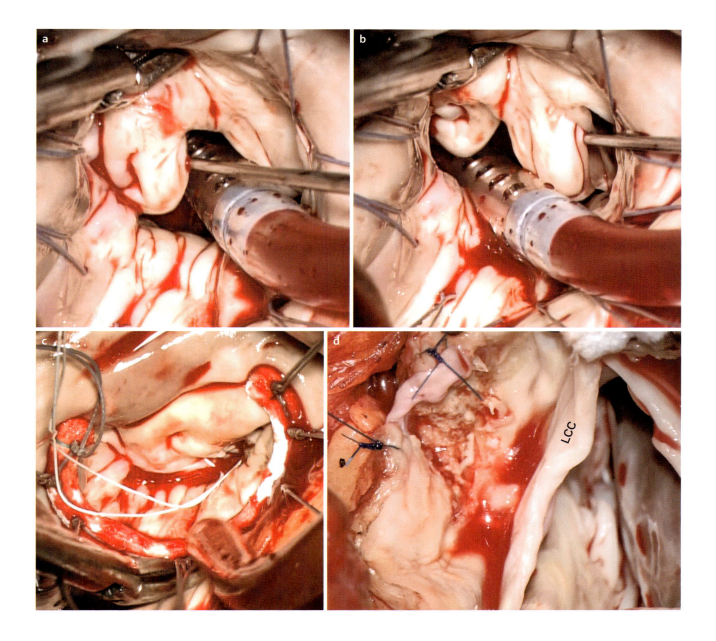

▶ VL7　未分化僧帽弁（4）

A2 lateral（図a），medial（図b）ともに未分化な腱索を認めた症例．A2の中央を小さく三角に切除し，両側の肥厚した未分化腱索乳頭筋をslicingして柔軟性を持たせた．弁尖を再縫合し，人工腱索を後乳頭筋に再建した（図c）．弁輪形成にはpartial ringを用いた．基礎疾患として大動脈炎症候群があり，左冠動脈主幹部，右冠動脈起始部ともに狭窄がみられた．大動脈はtransectionし，切断端から冠動脈入口部に向かって切開し両側の冠動脈入口部を末梢に7 mm程度切開し，硬化・石灰化した組織を丁寧に取り除き，さらに自己心膜を用いてpatch拡大形成した（superior approach）．図dは左冠動脈主幹部をpatch拡大したところ．弁輪拡大および弁尖短縮によるARも認め，大動脈弁置換術を施行している．

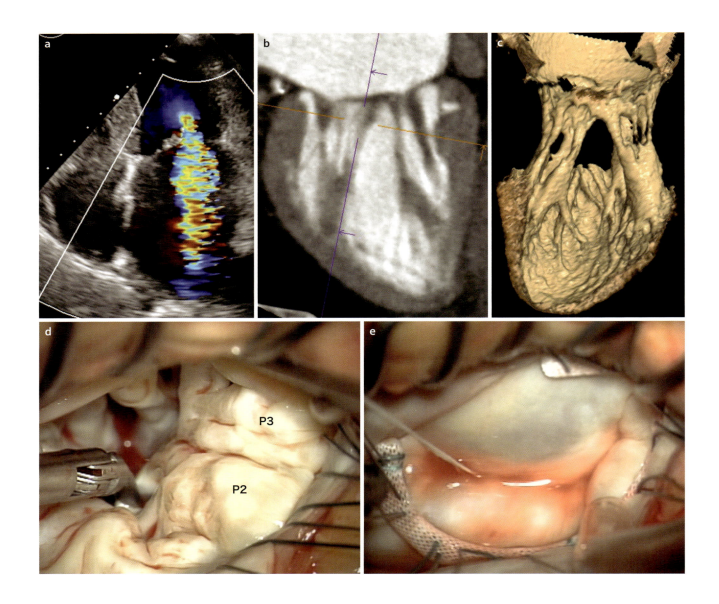

▶ VL8　未分化僧帽弁（5）〈音声解説付き〉

心房性MRとして紹介となった症例．図aのTTE四腔像でMRジェットの加速血流は左室心尖部方向に大きく寄っており，弁尖のtetheringを考えるが，左室収縮は良好である．図bのCT画像に示すように腱索は太く長く未分化であり，これによる弁尖の可動性低下が接合不全の原因であることが考えられた．mitral arcadeの定義は曖昧なところがあるがこのような症例が含められることもあるのかもしれない．手術では未分化な腱索をslicingし，左室壁からのdelamination不全を剥離することで腱索の可動性を取り戻した．特にP2 medial，P3の腱索は低分化で厚みがあり幅が広かった（図d）．P2中央部の腱索支持が脆弱な印象があったので予防的に人工腱索再建を行っている．リングは32 mmを選択し，図eのようにきれいな接合ラインが得られた．

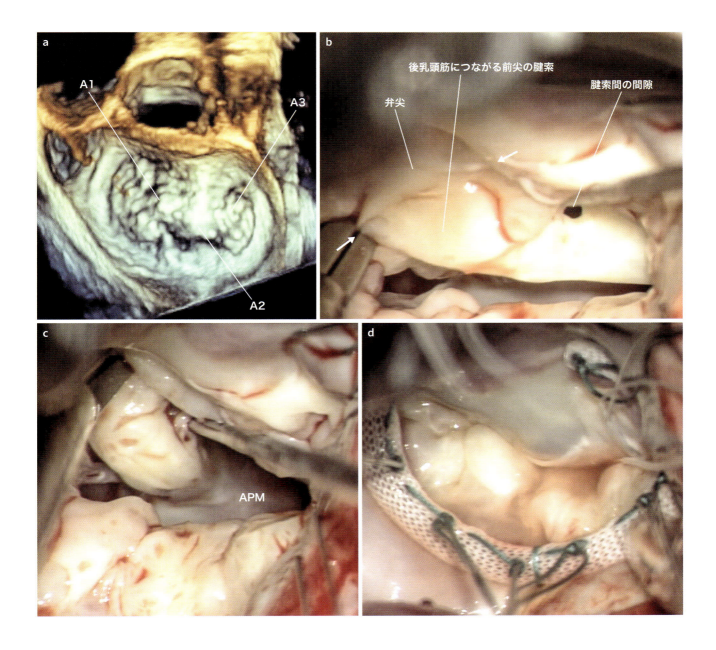

▶ VL9　未分化僧帽弁(6)〈音声解説付き〉

腱索が未分化でA2領域の弁尖の支持が不十分（図a）なため弁尖中央からの偏在性MRジェットがみられる症例．図bはmedial側の観察をしており，矢印は自由縁のラインを示している．未分化な腱索が弁尖に幅広くつながっていることがわかる．図cはlateral側でこちらもこん棒状の腱索が弁尖に直接つながっている．両側の乳頭筋からA2の中央を支える人工腱索をそれぞれ1対ずつ再建し弁輪形成を加えて逆流を制御した．図dの仕上がりでは2対の人工腱索はみえておらず，十分な接合面が得られていることがわかる．

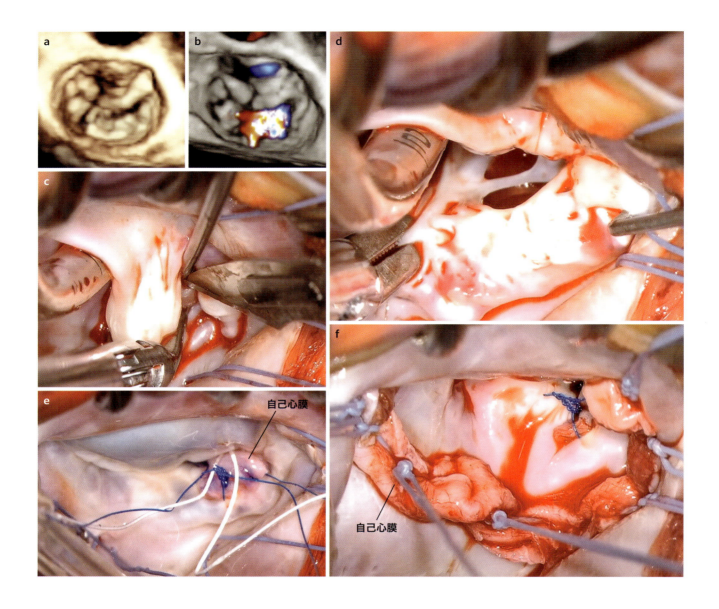

▶ VL10　未分化僧帽弁（7）〈音声解説付き〉

腱索および弁尖の先天異常による若年のMRの症例．両乳頭筋側ともに腱索は未分化で，特に後乳頭筋側では弁尖rough zoneの発達が不十分で接合不良となっている（図a，b）．図cは二次腱索が未分化で，A3の左室側に直接つながる乳頭筋を切離して弁尖の可動性を改善させようとしているところである．図dにはP2〜P3の未分化な腱索とrough zoneが観察される．まずは弁尖の可動性を妨げている腱索を切離してP2-P3の未分化のindentation部にplicationすることで接合を得ようと試みた．しかし，弁尖長が不足して十分な接合面が得られず，水試験でもleakがみられたため，indentation部を自己心膜で補填することとした．自己心膜には人工腱索を再建し（図e），自己弁輪は小さく既存のリングでは成長後の弁口が危惧されたので，柔軟性に富み自己の弁輪への追従性も期待して弁輪形成にも自己心膜を用いている（図f）．

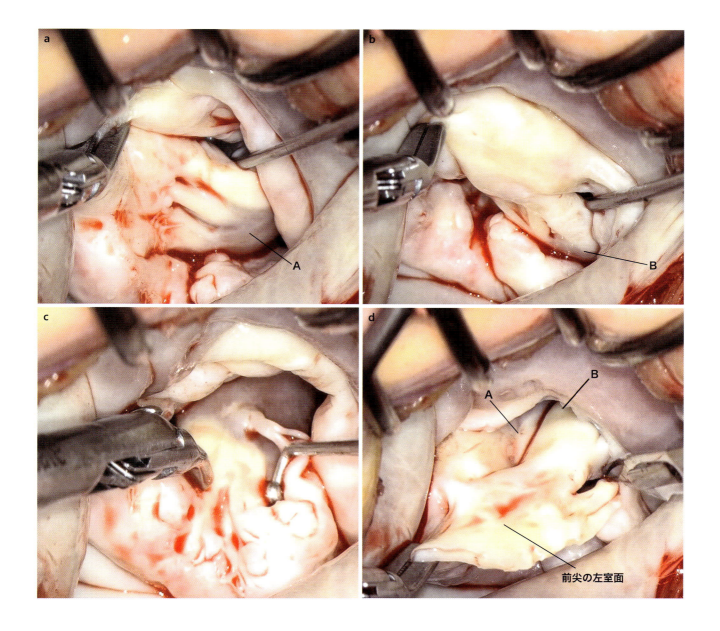

▶ VL11　未分化僧帽弁（8）〈音声解説付き〉

弁尖は肥厚しており交連は不明瞭でこん棒状の腱索を介して乳頭筋が直接弁尖につながっている．図aのAで示しているのは前尖のlateral側の乳頭筋，図bのBはmedial側である．図cは後尖のlateral側で一部chord状の腱索もみえている．図dは前弁輪を切開したところで，乳頭筋A，Bを上段の図の反対側から観察しており，乳頭筋と弁尖の連続性がよくわかる．未分化僧帽弁の中でも，その形態からmitral arcadeと称されるのかもしれない．僧帽弁については弁置換を選択した．videoでは非常に鮮明で良好な視野での僧帽弁置換術，さらに三尖弁の弁輪形成について詳細な解説を加えているので是非参考にしていただきたい．

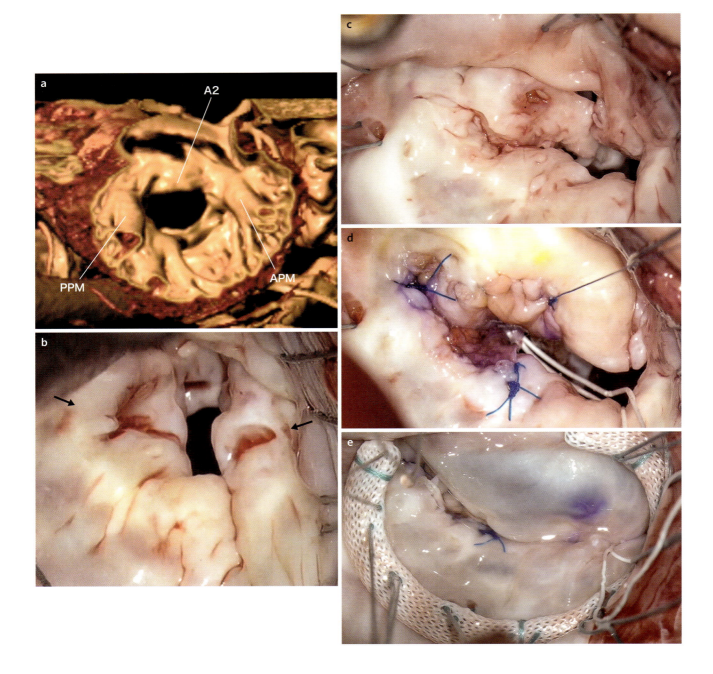

▶ VL12 未分化交連の折り紙パッチ形成〈音声解説付き〉

図aのCT画像は左室側から観察した僧帽弁である．両交連の分化異常がありそれに連続する腱索も未分化で前尖と後尖のヘッドが癒合して交連に直接つながっている．これにより弁尖の開放が制限されて僧帽弁狭窄を生じている．図bの矢印は両交連の位置を示す．まず両交連を切開し，乳頭筋を前尖ヘッドと後尖ヘッドに分離した．乳頭筋はslicingし，左室壁から剥離，不要な組織は切除して弁尖の可動性を取り戻した．図cは交連切開後で両交連ともに15 mmほどの切開を加えている．次に両交連弁尖の接合面を得るために自己心膜を用いてパッチ形成を行った．自己心膜には弁閉鎖時に折りたたまれて接合面として機能するように折線上に人工腱索を付けて引き下げた（図dは前交連側のパッチと人工腱索）．図eのように折り紙パッチ形成で逆流なくきれいな接合ラインが得られている．

〔Video Only〕

I-I-V01
未分化僧帽弁(9)

J リウマチ性僧帽弁狭窄症

〔Video Only〕

I-J-V01
交連切開・slicing　左房内血栓除去

I-J-V02
交連切開および癒合した腱索のslicing

I-J-V03
交連切開・石灰化組織切除

I-J-V04
交連切開・slicing　三尖弁形成

II章　大動脈弁疾患

A 大動脈弁形成術

総論

大動脈弁形成術の考え方

　大動脈弁は一見，僧帽弁と全く違った構造と思われるが，左室心尖部から僧帽弁をみるイメージを持つと，普遍的な心臓弁の基本構造に類似点を感じることができ，弁形成においても目指すべき根源的基本構造がみえてくる．もちろん大動脈弁には乳頭筋や腱索などの支持組織はないように思えるが，しかし大動脈弁においては大動脈側に持ち上がった3つの交連が弁尖を支持している．大きなfenestrationを持つ交連を時にみるが，こうなるとfenestrationの自由縁（free margin）が腱索と同じ支持機能を果たしていることがよく理解できる．またcompetentな僧帽弁ではrough zoneが心室側で深く接合し，相対するrough zoneには押し合うような方向に応力がかかり，しっかりと接合し，左房方向へ逸脱の誘因となる力は発生しない．逸脱へいざなうストレスは少ない．これは心尖部から大動脈弁へ向かう血流が僧帽弁前尖の裏側に沿って平行に流れることによって，流体力学的応力は弁尖に垂直に発生することによる．僧帽弁は左室の左房側の出口に蓋をしているのではなく，風神の持つ風袋の出口が大動脈弁とするならば，僧帽弁はこの風袋の滑らかな側面の一部に同化しているようにみえる（図1）．僧帽弁前尖の収縮期に生み出されるsaddle shapeはsub-aortic curtainや僧帽弁前尖とともにこの風袋の滑らかな側面の一部へ一瞬にして機能変化している．乱流を抑えエネルギーロスをなくす合理的な生体機能，構造である．

大動脈弁閉鎖不全症の機能分類と弁尖評価

　大動脈弁閉鎖不全症（大動脈弁逆流［AR］）に対する弁形成術は古くから行われていたが安定した結果は得られなかった．1996年のTirone DavidによるDavid手術によって，基部拡大によるARが基部全体のリモデリングによって矯正されるという事実は，ARの発生メカニズムのおおよその理解を進展はさせたものの，基部形成の詳細な戦略や，逸脱弁尖の術前，術中診断はおぼろげなもので，遺残逆流を認めてもその原因の理解も十分ではなかった．2009年のBrussels groupのARの機能分類によりARのメカニズムが整理され（図2），またSchäfers, H-Jらによる弁尖のeffective height (eH)とgeometric height (gH)の測定は，弁尖の逸脱やtetheringの精緻な評価を可能とし，矯正すべき形態異常や，目指すべき基本形態が明瞭となり，形成術の再現性が飛躍的に高まった．さらに心エコー図の進歩により術前eHとgHの測定も可能となり，またCTの解析ソフトの進歩も重なり信頼に足る正確な評価ができるようになった．術中でもeHが測定できる測定器のアイデアは形成術に大きく貢献している．

　しかしながら，僧帽弁逆流（MR）以上にARの形成が複雑で耐久性が不安定なことの要因は，1人の患者の

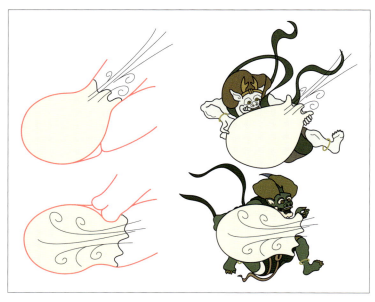

図1　大動脈弁，僧帽弁の動きは，風袋の吹き出し，取り込みの滑らかな流れを生み出している

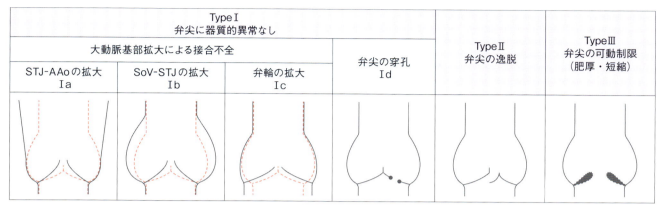

図2　ARの機能分類
AR発生のメカニズムに基づく分類であり，メカニズムが理解できれば形成のアプローチは明確になる．すなわち，大動脈弁形成のための分類といえる．しかしARの成因は単純ではなく，これらの要因が複数，さまざまな程度で関与していることがほとんどであるといって良い．　AAo：上行大動脈

(Boodhwani, M et al：Repair-oriented classification of aortic insufficiency：Impact on surgical techniques and clinical outcomes. J Thorac Cardiovasc Surg 137：286-294, 2009 より改変)

ARがBrussels groupの機能分類のすべてのファクターをさまざまな程度に有していることが多く，さらにバリエーションの多様な先天性二尖弁，先天性一尖弁の合併も少なくないことが挙げられる．つまり1人の患者のARを形成するためには①弁輪（＝virtual basal ring：VBR），Valsalva洞(SoV)，sino-tubular junction(STJ)を含めた基部形成，②弁尖の逸脱矯正，が必須となる．しかも基部形成と逸脱矯正は弁尖長の確保と接合長の確保を念頭に置きながら，tetheringの矯正がeHに与える影響とplicationによるeHの改善と自由縁の短縮による接合不全など相反する影響を常に加味しながら行わなければならない．さらに③二尖弁，一尖弁の場合は開放時の弁口面積をイメージ，確保しながら，逸脱と間隙をアイデアを凝らしながら矯正しなければならない．大動脈弁形成術のアプローチは①基部形成，②逸脱矯正さらに③二尖弁，一尖弁の形成に分けて考える必要がある．

術中の形成術の成否の判定はきわめて難解であるが，Brussels groupが述べているように，①遺残逆流がmild以下で，②弁尖先端が弁輪レベルより逸脱しておらず，③coaptation lengthが3〜4 mm確保されているとARの再発はほとんどなくcomplete competentと判断されるのは，僧帽弁形成術後の目指すべき形態と一致していると思う．

この形態に形成された後は，その形態が長期間維持されるための補強がdurabilityにとって重要になる．つまり①基部が再拡大しない，②自由縁が再延長しない，③縫合不全を起こさないような補強が重要である．

大動脈弁・基部構造の定量

ARのメカニズムを理解するために術前の画像診断は重要な役割を果たす．我々は心エコー図による評価に加え心臓CTによる基部の定量評価を行っている(図3)．routineの計測項目とその意義，正常値の参考値などを表にまとめた(表1)．

表1に示したeH，gH値は当科のAR症例の正常な弁尖（逸脱症例での非逸脱弁尖など）からみた経験値である．Izawaらは日本人の正常大動脈弁のeHは8.6±1.4 mm，gHは14.7±1.3 mmであったと報告している．

大動脈弁基部形成手技

大動脈弁形成術において何らかの基部形成術を追加することは，僧帽弁形成術において弁輪形成術が必須であることと同じように，遠隔期の再発を防ぐ意味で重要である．基部形成術を追加したグループと追加しなかったグループでの比較でも，追加したグループの予後が良好であると報告されている．2020年改訂版 弁膜症治療のガイドラインでは「重症の大動脈弁狭窄症または閉鎖不全症に対して大動脈弁手術を施行する際，基部の最大径≧45 mmで基部・上行大動脈置換術の併施を考慮する」が推奨クラスⅡaとなっており，45 mm未満の症例でどういう形で基部形成を行うかは議論の残るところである．冠動脈再建を伴う自己弁温存基部置換術（VSRR）は

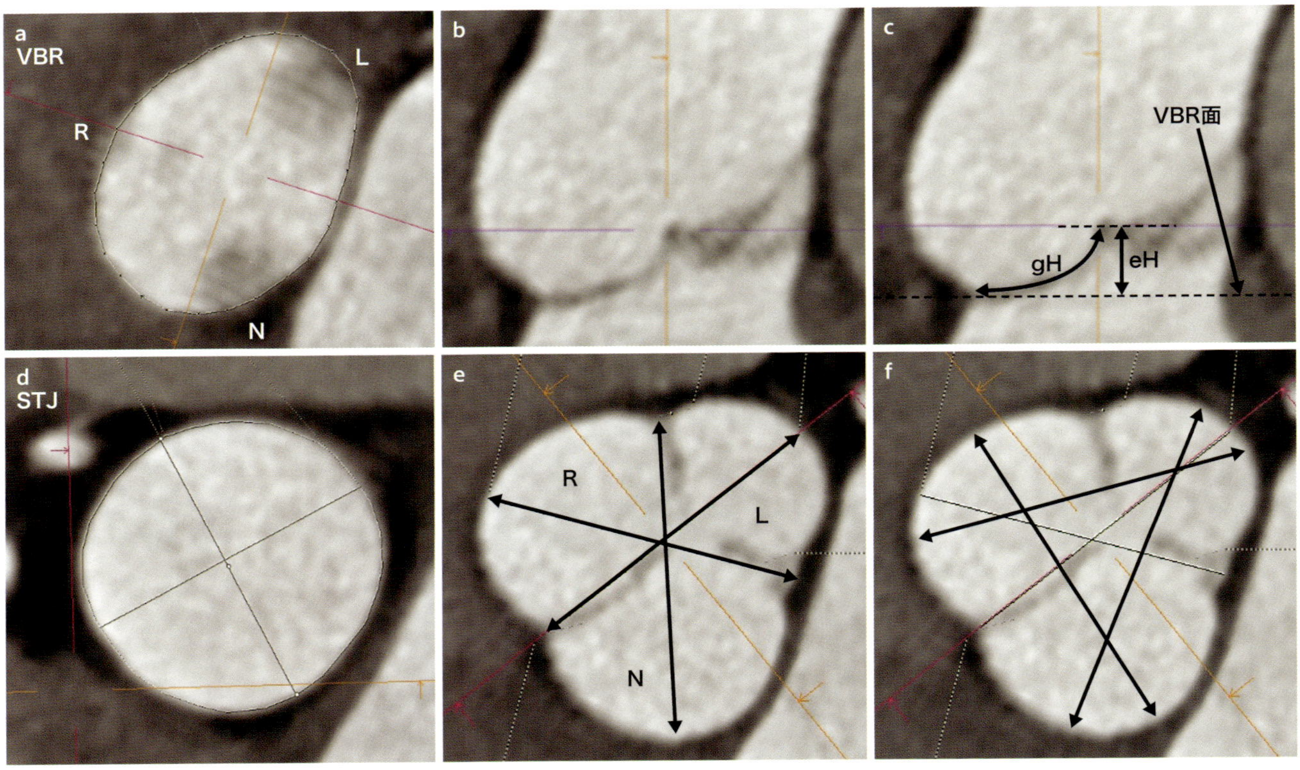

図3　CTを用いた大動脈基部の計測

virtual basal ring（VBR）は3尖の付着ラインのそれぞれの下極（nadir）を通る平面によって規定し、VBR、sino-tubular junction（STJ）ともに周囲長もしくは面積から算出する（a, d）。gHは弁尖付着部の下極から弁尖自由縁中央（Arantius結節）までの長さ、eHは弁尖閉鎖時のVBR面からArantius結節までの垂直距離としてそれぞれの弁尖について計測する（b, c）。Valsalva洞（SoV）の計測断面の定義は曖昧なところがあるが、拡大の有無を判断するために同一平面状のe, fの両矢印で示す距離の計測値を残している。計測は拡張期で行っているが、gHについては症例により収縮期でも計測している（いずれの周期でも弁尖がしっかり伸びないことがあり、gHを過小評価することがある）。

長い遮断時間を要し出血や冠動脈トラブルのリスクを伴う難易度の高い手術でありその適応には慎重な判断が求められる。我々はValsalva洞の拡大の程度により①STJに限局したannuloplasty、②弁輪とSTJに限局したdouble annuloplasty、③Valsalva洞を人工血管などで被うtotal root remodeling（TRR）、④Valsalva洞を人工血管で置換するVSRRを使い分けており、以下これらの手技について解説する。

1.　STJに限局したannuloplasty

上行大動脈瘤でSTJが拡大しているため弁尖tetheringが起こりARを発症する場合がある。上行大動脈の人工血管置換術に際しSTJを含めて形成することによりtetheringは解消しARが矯正できる。しかし、実際には人工血管吻合部を交連ぎりぎりで吻合することだけでSTJの十分なannuloplastyは難しい。人工血管を切除してリング状にし、大動脈中枢断端から交連の下の機能的

な交連部分まで被せてmattress縫合で数ヵ所固定する等の工夫が必要である（**図4右上図**参照）。この際左冠動脈主幹部（LMT）および右冠動脈（RCA）近位部を圧迫することがないよう十分注意する。その後に、末梢側の人工血管と中枢側大動脈断端を吻合する。

2.　弁輪とSTJに限局したdouble annuloplasty

Valsalva洞が30 mm以下で拡大を全く認めない場合でも、弁輪拡大を伴っている場合が多い。たとえ弁輪拡大を伴っていなくても可及的に弁輪形成とSTJ形成のdouble annuloplastyが望ましい。しかし、小児の先天性弁形態異常の場合は弁輪も大きくないし、成長につれて弁輪の成長も必要な場合には省略することになる。

弁輪形成は大きく大動脈の内側にbandあるいはringを付けるinternal band（ring）法と、大動脈の外側にbandを付けるexternal band法がある（**図4**）。

表1　大動脈弁・基部構造の観察計測項目

観察，計測項目	目的	参考値および備考
VBR 径	弁輪縫縮の必要性，グラフトのサイズ決定	正常値は拡張期周囲長から計算しておおよそ 22〜25 mm（参考値）
SoV 径	SoV の切除の必要性の決定	＞40〜43 mm が基部置換の目安
STJ 径	縫縮の必要性の決定	正常値は拡張期でおおよそ 25〜28 mm
effective height（eH）	弁尖の tethering，または prolapse の評価	正常値は 7〜8 mm 逸脱弁尖では 5 mm 以下
geometric height（gH）	弁形成適応の有無，グラフトサイズの決定	正常値は 15〜18 mm 前後．三尖だと 15 mm 以上あれば形成は可能．18 mm 以上あれば安心して形成できる
二尖弁接合の角度	形成手技の決定	角度が 180°である 2 sinus type に近いものと 120°に近い very asymmetric type では形成のアプローチが異なってくる
弁尖，交連，raphe の数，弁接合の状態	形態の把握	エコーでの観察に加えて CT の MPR，volume rendering 動画で観察する
弁尖の動き，逸脱	弁形成適応の有無の決定	硬化・肥厚により弁尖の動きが制限されているものは形成の適応とならないことが多い
fenestration	弁尖逸脱との関連性，閉鎖の必要性の確認	弁尖の片側に偏った逆流は fenestration strand の断裂を疑わせるが，病変を明瞭に描出し，術前に診断することは TEE，CT でも難しい
perforation	部位，大きさ	小さいものは CT ではわからない．術中観察でもわかりにくいことがある．カラードプラ法を用いた TEE が診断に有用
calcification	部位，形成の可否の判断	石灰化の強いものは形成に不適
基部の形態の全体像	基部形態の確認，冠動脈の起始部の位置，分岐，走行の確認	基部の 3D 画像を構築して多方面から観察することにより，冠動脈の位置も含めて各 Valsalva 洞の大きさや形状など基部の全体像を把握する．冠動脈血流については TEE のカラードプラ法を用いた観察も行う

MPR：multi planar reconstruction

a．internal band 法

　川副浩平先生が好んでやっておられた方法で，筆者も多数一緒に経験させていただいた．弁置換の everting mattress 縫合の方法で各弁輪に 3 対ずつスパゲッティ付き 4-0 ポリプロピレン縫合糸（プロリーン®）で糸を通し，ゴアテックスシートの 5 mm 幅の band を目標とする弁輪長（直径 22 mm であれば 22×3.14≒69 mm）で準備して弁下に縫着する．交連弁下が主に縫縮されるように針を配分することがポイントである．

b．external band 法

　この方法については，はじめ千葉大学の松宮護郎先生に教えていただいた．左右冠動脈の下にスペースを作って band を通すため，左右冠動脈周囲を安全に剥離する技術を要する．弁輪外側の剥離と band 固定の弁輪下部の糸掛けは external band 法も sleeve 法による TRR も同じであり，弁輪下部の糸掛けは David 手術とも共通であるので，ここで詳述する．

　我々は通常，人工心肺が回ったあと，電気メスの出力を落とし可及的に Valsalva 洞周囲を剥離する．主肺動脈にはテーピングしておき，肺動脈との間を剥離する．右冠動脈の天井部分も低出力（20 W）電気メスで軽く剥離し両側は超音波凝固切開装置（ハーモニック®）で剥離

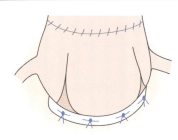
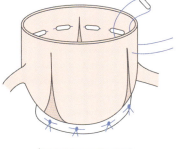
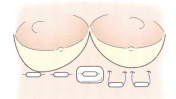
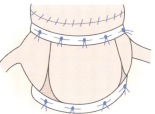
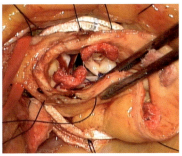
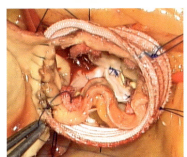

internal band	external band	double annuloplasty
写真の症例ではPTFEシートを5×72mmにトリミングしたもの（24mmのVBR径を想定）をbandとして用いた．	24mmの人工血管を5mm幅に切離し作ったbandを用いてVBRのplicationを行っている．	左のexternal bandの症例ではスライスした24mmの人工血管を用いてSTJのplicationも行った．

図4　弁輪とSTJに限局したAnnuloplasty

する．多くの症例で拍動下に右冠動脈のテーピングが行える．テーピングは細いゴムテープで行い，外科クリップで短く仮止めして3～4cmで切っておく．その後，心筋保護液を注入する際にはカニューレを挿入しテープを締めてさらに外科クリップで止めて留置しておくようにする．

その後，大動脈を遮断し，交連の5～10mm末梢側で大動脈を離断する．各交連の直上に小フェルト付き4-0ポリエステル縫合糸（タイクロン™）を内から外へ固定し針を付けたまま丸形スーチャーホルダーにモスキート鉗子でとめて固定し，大動脈弁を検索する．各弁尖のeH，gHを測定し，弁尖形成の可否を判断する．

(1) 弁輪外側の剥離

まず無冠尖（NCC）の両交連の糸を助手側に引いてNCCの弁輪部を展開し弁輪部を剥離する．NCC弁輪部の中央nadir付近は最も剥離が容易な箇所である．右冠尖（RCC）側に剥離を進め，N-Rの交連は膜様部があるので深くまでは剥離できない．右房が開いてしまったら，この時点で止血しておく．さらにRCC側で右冠動脈の下に剥離を進めていく．この辺りは超音波凝固切開装置（ハーモニック®）を使用すると比較的容易に右冠動脈の下にスペースが確保できる．その後，反対の左冠尖（LCC）側に剥離を進める．ここからLMTの下の剥離が最も慎重さを要するところである．必要に応じて時々LMT内に内側から長モスキート鉗子などを入れて走行を確認しながら，またハーモニック®を多用しながら剥離すると良い．short LMTでは回旋枝が比較的近くを走行するので術前の画像で走行を確認しておくべきである．回旋枝損傷のリスクは低くない．剥離が大動脈から離れないように注意することにより，回旋枝の損傷も予防でき，また弁輪部近くを確実に剥離できる．LMT下のスペースがある程度確保できたら，今度はLCCの両方の交連の

II章 大動脈弁疾患　A 大動脈弁形成術　総論　185

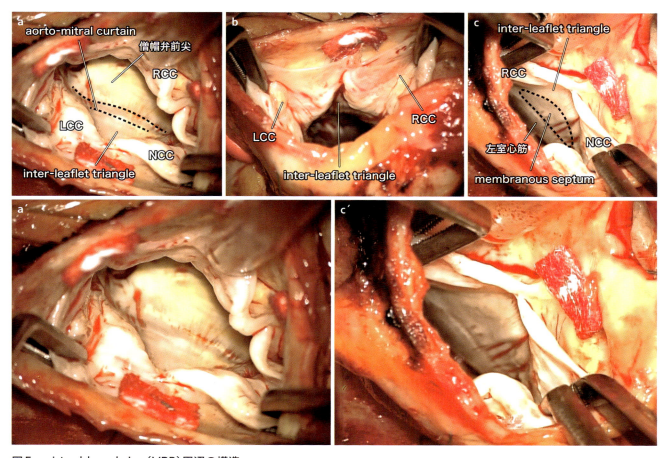

図5　virtual basal ring(VBR)周辺の構造
N-L交連(a)，L-R交連(b)，R-N交連(c)を示した．a'，c'はそれぞれa，cの拡大図である．

糸を尾側に引いてL-Rの交連を主体に展開する．LMTの左側を交連との間で，最初は低出力電気メス，その後はハーモニック®で剥離する．視野が良くない場合は先にL-Rの交連からRCC弁輪部を肺動脈をよけるように剥離しておくとLMT左側の裏側が深く剥離しやすい場合も多い．LMTにも細いゴムテープでテーピングを行い，外科クリップで短く仮止めして3～4cmで切っておく．band(3～5mm幅の人工血管の短冊)が楽に挿入できるスペースを確保する．その後，RCCの弁輪部に向けて剥離する．この部分は中隔心筋が弁輪からValsalva洞側へきつく付いていて解剖学的にも剥離が困難である．右室流出路が開かない程度に可及的に深く剥離する．LCC寄りでは気づかないうちに肺動脈を損傷している場合もあるので注意し，損傷している場合はこの時点で修復しておいたほうが良い．特にL-R交連のややRCC寄りに肺動脈弁との間にcentral ligamentと呼ばれる線維結合があるので，このligamentは切離してその奥まで剥離する．剥離を右冠動脈の裏へ進めて，その

奥で深く剥離しbandが楽に挿入できるスペースを確保する．これで弁輪が全周剥離されたことになる．
(2) Band固定の糸

Band固定の糸は弁尖の下でいわゆるVBRのレベルにmattress縫合で掛けていく(**図5**)．4-0ポリエステル縫合糸(タイクロン™)SH-1のスパゲッティ付きで弁尖に干渉しないように注意し，各交連に1対ずつ，その間に通常は2対ずつ，計9対のmattress縫合を置く．N-LとL-Rの交連にはmigrationを防ぐためフェルトも付けている．R-Nの交連は刺激伝導系を避けるためV-A junctionよりやや末梢側に寄り，弁尖に近いためフェルトは付けられない．まずN-Lの交連の下のinter-leaflet triangleを観察し，僧帽弁輪を検索する．ドット状の弁輪と思われるラインが確認できることが多い．

その少し手前(末梢)がVBRになるが，NCCとLCCの底辺中央(nadir)の位置も併せて観察し，nadirを含む平面をイメージして，このラインにbandが固定できるように掛ける．我々はまず，N-Lの交連に掛け，反時計

周りでNCC弁輪の交連間に2対掛ける．底辺中央(nadir)が中央になることを意識するとバランスよく掛けられる．

弁輪が大きくない場合，R-N交連で刺激伝導路を避けようとすると，底辺の交連側にmattress縫合の幅が小さくなりすぎる場合もあるので，NCCの弁輪部だけ1対としても良い．R-N交連はinter-leaflet triangleの膜様部とその心室側の筋性部の境界ラインを確認し，刺激伝導路はその筋性部側稜線を走行すると考えられるので，その上，末梢交連側に避けて掛ける．幅は小さくなる．房室ブロックを経験すると慎重にならざる得ない．術者によってはこの部分だけ外側から薄く掛けることもある．次にLCC弁輪部に移るので両側交連の糸を手前術者側と対面の助手側の両方向に牽引して，LCCの大動脈Valsalva洞壁が術者の視野に垂直になるように，可能な範囲で針の刺入点と出てくる点が同時に視認できるように視野を確保する．N-Lの交連の隣から時計回りに掛ける．LCC間の底辺はLMTの左右に1対ずつ出るようにする．L-Rの交連部は底辺中央(nadir)を通る平面を意識して中隔心筋の十分下の方から刺入する．手前奥の下から外側の上に運針する形になるので，持針器に対して針を上向きの鎌形に持って運針すると良い．助手は針が出てくる肺動脈との間の視野を確保することが役割である．RCC弁輪部の2対のmattress縫合は右冠動脈がややR-N交連側に変位していることが多く，2対とも右冠動脈の左側に出るか，R-N交連側の1対が右冠動脈を挟むように出ることが多い．RCC弁輪部には心室中隔がせりあがっていて通常の形ではbandを底辺中央(nadir)まで下ろして縫着することはできないことになる．術後のCTをみるとRCCの弁輪部では弁輪のやや上が絞まっていて理想的とはいえない場合が多い．弁輪底辺に着けるためには弁輪下部から刺入した針を上向きに心室中隔を斜め上方に入針して，大動脈Valsalva洞壁と右室流出路の境界部分に出すのではなく，心室中隔を真っ直ぐ横断して，右室流出路の内腔にいったん入れて，そのまま右室流出路の外に出すと，理論上心室中隔の外から大動脈弁輪を底辺中央(nadir)のレベルで縫着することが可能になる．この場合，右室流出路を一部縫縮することになることと，もう1つ人工血管内に心室中隔が入り込むことになるので，その厚さの分，実際の弁輪は小さくなることとなり，予想以上に大動脈弁口が小さくなってしまうことを考慮しておかなくてはならない．現実的には，斜め上方に入針して境界線より2～3mm右

室流出路の筋肉部分に針を出して，bandを縫着する際には，一部右室流出路を押しつぶすように縫着すると出来上がりをみてもRCC弁輪部も弁輪部分で絞まっていて，弁輪の上でいびつに縫縮されることはないようである．

external bandでは目的とする大動脈弁口直径のプラス4mmの人工血管を選択し，3～5mm幅のリングを切り出し，1ヵ所離断して短冊状とし，両端を左右冠動脈の下に向こう側すなわち左側から手前右側に通しNCC弁輪真ん中で再度合わせるように配置する．この場合もValsalvaグラフトの人工血管縦横の接合部(Valsalvaグラフトのスカートとカラーの連結部)の固い部分を利用して，糸もこの部分に接して通しておくと，比較的しっかりと結紮しても過度に縫縮されることがなくしっかりと弁輪レベルに縫着できる．普通のストレートグラフトを用いると，しっかり縫着しようと強く結紮すると，人工血管がつぶれて予想以上に弁口が狭くなってしまうことがあり，また人工血管をつぶさないように力を抜くと，術後の検査で人工血管が弁輪から浮いて上の方についてしまっていることもある．やや煩雑であるが，結紮する際にサイザーを入れておくと，しっかり結紮しても安心感がある．しかし，先天性二尖弁等ではサイザーが弁口を通過しないこともある．また術後の弁口がサイザー通りになっているかは今後検討が必要である．

3. Valsalva洞を人工血管などで被うTRR

Valsalva洞の拡大が軽度ないし45mm以下でMarfan症候群などの遺伝的血管異常のない場合，VSRRの併施は推奨されていないので，Valsalva洞を人工血管などで被うTRRを行うようにしている(図6)．2005年にフロリダ大学のHess, PJらによって報告されたFlorida sleeve法がよく知られているが，1996年の時点で川副浩平先生は岩手医大循環器医療センターでValsalva洞をウシ心膜で被覆するTRRを行っており，筆者も一緒に勉強させていただいた．2001年に"annuloaortic repair (corset repair)"として報告している．その論文でも取り上げているが1993年にはErgin, MA, Griepp, RBらがストレートグラフトをValsalva洞に被せる方法を既に報告している．ただ，Erginと川副の方法では弁尖付着部の上でグラフトを固定しており，弁下のVBRを固定するsleeve法と異なっている．この相違は同じVSRRでありながら弁輪の上でValsalva洞だけを置換するremodeling法(Yacoub手術)と，さらに深く被せて

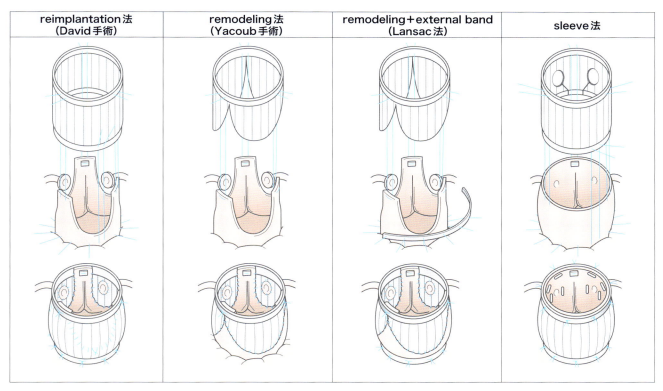

図6 基部形成の手術術式

VBRを固定するreimplantation法（David手術）との相違と同様である．

ここでは我々の行っているsleeve法について解説する．

a. sleeve法によるTRR

弁輪外側の剥離とグラフト固定の弁輪下部VBRの糸掛けはexternal band法もsleeve法によるTRRも同じで既に詳述した．用いるValsalvaグラフトは26 mmが多く，本来のValsalva洞の拡大に比しeHの高くない症例ではリモデリングが強すぎるとeHがさらに落ちることを考慮して大きめのグラフトを選択する．ちなみに26 mmグラフトのValsalva洞部分は＋8 mmで34 mmである．グラフトの左右冠動脈の位置に相当する場所にやや大きめの穴を開け，穴の下端とグラフトの中枢端をつなげて離断する．グラフトの中枢端の離断の場所はL-R交連から左右に交連間の1/3程度とし，グラフト断端の再縫合が冠動脈の真下ではなく，L-R交連の左右の視野が確保できる範囲で行えるように配慮している（図7）．

グラフトをトリミングした後，まずnativeの交連吊り上げに使っている糸をグラフトの中に通し，グラフトを十分弁輪近くまで下ろす．次にL-R交連のVBRの糸をグラフトの中枢側のジョイントラインのやや上に通し，RCC側，LCC側と通して，その後，視野をNCC側に移して，NCC側の糸を通す．R-N交連の弁下の糸はVBRより高めに掛けてあるためグラフトにも3～4 mm高めに通す．その後にすべての糸を結紮する．既に述べたように，Valsalvaグラフトの人工血管縦横の接合部ジョイントラインの固い部分近くに糸を通しておくと，比較的しっかりと結紮しても過度に縫縮されることがなくしっかりと弁輪レベルに縫着できる．その後に交連吊り上げの糸を交連が持ち上がるようにグラフトの末梢端のジョイントライン，あるいは，やや上に通して結紮する．通常L-R交連は低いのでジョイントラインへ，N-Lの交連は高いのでジョイントラインの2 mm程上につける．Valsalva洞拡大がそれほど強くない症例は，tetheringによるARの要因は強くなく，弁尖そのものに逸脱などのrepairを要する異常が存在するので，ほとんどの症例でこの後に弁尖のrepairを行う．そのためSTJの交連の間の3ヵ所にSTJを固定するようにスパゲッティ付き4-0ポリプロピレン縫合糸（プロリーン®）でmattress縫合を行い，糸を展開して固定し弁尖の視野を確保する．交連を高く配置するには，交連の糸を高めに，交連間の固定の糸はnativeのSTJの少し高め（末梢側）

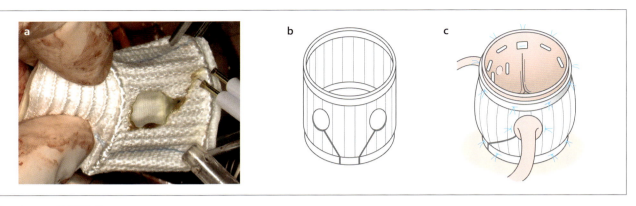

図7 sleeveのデザイン
冠動脈を通過させるためのスリットは再縫合がスムーズに行えるように斜めに入れる．cのように冠動脈の真下にスリットがくると縫合部の視野が不良となる．大動脈弁形成のVBR縫縮は重要な要素であり，再縫合は確実にしっかりと行う．

の場所にかけてグラフト側の若干低めに固定する．これにより相対的に交連が高くなるはずである．弁尖repairが終了したら左右冠動脈の左右をやはり4-0ポリプロピレン縫合糸（プロリーン®）でmattress縫合でグラフトに固定し，グラフトが移動して冠動脈を圧迫しないよう配慮する．最後に大動脈の断端同士を吻合して終了である．我々は断端吻合の出血予防のため末梢側にフェルト短冊を巻き補強し，大動脈遮断を解除して有意な出血がないことが確認できたら，Valsalvaグラフトの残りについている小口径人工血管をさらに巻いて仮固定し，プロタミンで中和し，完全な止血が確認できた後に小口径人工血管を外すようにしている．必要に応じて吻合部補強としてそのまま残しても良い．

4. 自己弁温存基部置換術（VSRR）

前述したように，2020年改訂版大動脈瘤・大動脈解離診療ガイドラインではValsalva洞径が45 mmを超えるとVSRRがクラスⅡaで推奨されており，我々もこの基準をおおむね採用している．

VSRRは3つのValsalva洞をそれぞれ舌状に切除し，弁輪の上でValsalva洞だけを相応するように舌状にトリミングした人工血管で置換するremodeling法と，Valsalva洞を同様に切除した後，筒状のグラフトをさらに深く被せてVBRを固定し，残った弁尖弁輪のremnantをグラフトの内側に再縫着するreimplantation法（David手術）がある．remodeling法ではinter-leaflet triangleが外から固定されていないので生理的動きを維持し血行動態的に有利であるとする一方，弁輪拡大が強い症例では弁輪remodelingが不十分で，別途external bandを追加する方法などの必要性が指摘されている．

ここでは我々が主に行っているreimplantation法について解説する．

a. reimplantation法（David手術）

人工心肺が回ったあと，可及的にValsalva洞周囲を剝離する．主肺動脈にはテーピングしておき，肺動脈との間を剝離する．external band法やsleeve法の時のように深く剝離する必要はなく，右冠動脈のテーピングも容易でなければ省略する．

大動脈を遮断し，交連の3～5 mm末梢側で大動脈を離断する．各交連の直上に小フェルト付き4-0ポリエステル縫合糸（タイクロン™）を内外で固定し針を付けたまま丸形スーチャーホルダーにモスキート鉗子でとめて固定し，大動脈弁を検索し，弁尖形成の可否を判断する．

まずNCCの左右の交連の糸を左側の助手側へ広く展開し，NCCの弁輪部の外側をある程度剝離し，引き続きメッツェンバームと電気メスを使って弁輪に4 mm程度のremnantを残してNCCのValsalva洞（NCS）を舌状に切除する．底部はやや多めに（5 mm），交連部はやや少なめ（3 mm）に残すと良い．その後，NCSの外側の底部をしっかり剝離して，グラフト内に十分なremnantが残るようにする．次に，LCCの両交連の糸を展開して交連付近の外の剝離を軽く行って，N-Lの交連側からLCCのValsalve洞（LCS）の下1/4程度まで切離し，L-R側からもLCSの下1/4程度まで切離し，完全に切除する前にLMTの裏を剝離しテーピングしておく．その後に電気メスで切離端をつなげてLCSを完全に切除する．それからLCSの外側の底部はやはりしっかりとremnantが残るように剝離する．最後にRCCのValsalva洞

（RCS）の切除を行うが，external band法/sleeve法の
VBR固定の糸の運針のところで述べたようにRCSでは
弁輪の上までmuscle barが伸びているので，muscle
barの先にさらに4mm程度のremnantを残すように，
高めで切除する．その後，RCSの外側の底部を右室流
出路との間で剥離する．その後，VBRの固定の糸を刺
入していくが，これはexternal band法/sleeve法の
VBR固定の糸の運針と全く同じであるので，ここでは
省略する．VSRRを必要とする症例の弁輪は拡大してい
る症例がほとんどであるから，やはり各交連に1対ずつ，
交連間に2対ずつの計9対が基本となる．VBR固定の糸
の運針が終わったら，下端を3mmほど残してトリミン
グしたValsalvaグラフトの中に3対の交連の糸を通して
からグラフトを弁輪近くに下ろし，1層目VBR固定の糸
をグラフトに通していく．既に述べたようにL-R交連か
らRCCまではValsalvaグラフトのジョイントラインの
1～2mm上で，R-N交連は3～4mm高い位置につける．
結紮の前にnativeの弁輪のremnantがしっかりグラフ
ト内に収まっていることを確認する．特にNCSは弁輪
が斜めになっている低い位置にあるのでremnantを確
認する．また右冠動脈の入口部をグラフトとRCSの
remnantの間に挟み込んでしまわないように注意する．
1層目の糸の結紮が終わったら，各交連の糸をグラフト
のジョイントラインの上に縫着する．グラフトを軽く伸
ばし，交連をしっかり引っ張り上げた状態で固定位置を
決定することになっているが，ジョイントラインの下に
固定するとSTJのリモデリングが不十分となるので必ず
ジョイントラインよりは上方で固定するようにする．
remnantをグラフト内に縫着する時は4-0 RB1を用い
てNCC，LCC，RCCの順で縫着している．グラフト内
から1針でremnantからグラフトをひろってグラフト
内に針を出して連続で縫うやり方は運針自体はやりやす
いが，グラフトをひろう幅が広くなりすぎて，終わって
みるとValsalva洞になるべき部分が縫縮されて形よく
膨らまないことが多い．我々は内側からremnant，グ
ラフトと貫通して，いったん外に針を出して，外側から
出てきた点と針を入れる点を確認して，外から内に戻す
やり方で縫合している．最底部でまず内側で結紮し，今
述べた方法で交連部に縫い上がっていく．外から内に入
れた糸がremnantをとらえるとremnantにとっては
mattress縫合の形になってしまうので，できればそう
ならないよう注意する．一部mattress縫合の形になっ
ても特に問題はないようである．VSRRを要する症例で

はtetheringによる接合不全が主体で弁尖自体に処置を
必要としない例もあるが，この時点で弁尖を検討し必要
に応じて弁尖repairを行う．すべてが終了したら冠動脈
口の再建に移る．我々は，冠動脈バイパス術で大伏在静
脈グラフト（SVG）の中枢端を大動脈へ吻合するイメー
ジで，グラフト側の穴は5mm程度とあまり大きくならな
いようにしている．また冠動脈側のremnantもあまり
大きく残さず，おおよそ2mm程度とし，グラフトに縫
着したときremnantが波打って隙間ができないように，
前述したSVGを吻合するような形で行っている．大動
脈とグラフトの末梢吻合はフェルトストリップで末梢大
動脈縫合ラインを補強している．

弁尖逸脱の基本手技

1. 三尖の逸脱弁尖の弁尖形成

三尖を有する大動脈弁がARを生じる原因は基部拡大
によるtetheringを除けば，多くは弁尖逸脱である．
RCCの逸脱が多いが，他の弁尖にも起こることがあり，
複数弁尖が逸脱している場合もある．自由縁が伸びるこ
とが逸脱の原因であるが，多くはArantius結節付近で
伸びているのかArantius結節が分離して，あたかもマ
ンタの目のようにみえる場合が多い（図8）．あるいは交
連近くのfenestrationの自由縁が伸びているようにみえ
る症例や，実際，fenestrationの自由縁の断裂によるも
のもある（図9）．

a. central plication

自由縁が延長した逸脱例では最も多く用いられている
（図10）．自由縁の真ん中でplicationするもので，相対
して接合する正常弁尖の自由縁にあわせる．それには正
常弁尖の中央をArantius結節を参考に決め5-0ポリプ
ロピレン縫合糸（プロリーン®）のreference sutureを置
き，逸脱弁尖をともに引いて伸ばした状態で逸脱弁尖に
同じ長さのポイントに先のreference sutureの片端を通
し，反対側にも同様にreference sutureを置く．逸脱弁
尖の両側にかかったreference sutureの間が延長した距
離になるのでこの幅でplicationを行う．まず外から内
側に向かって針を入れ，離れて内から外に向かって針を
出し，その間が外側にたわむように結紮する．補強の意
味も込めて2～3針その弁腹側に追加針を入れて結紮す
るが，plicationした自由縁の下が膨らんだまま残って
しまうことがあり，この部分も追加針を入れる際にpli-

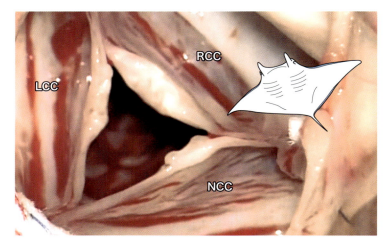

図8　devilfish sign
自由縁中央部があたかもマンタの目（実際は目とは異なる器官らしい）のように観察される弁尖をしばしばみかける．これは基部の拡大に起因する自由縁tetheringにより，Arantius結節が引き延ばされるようなストレスをうけて2つに分離したものと考えられる．この症例は三尖ともにdevilfish様であるが，ARジェットの影響もあり，三尖それぞれで形状が異なっている．それぞれの弁尖へのストレスのかかり方，その程度が異なっていたことがうかがえる．

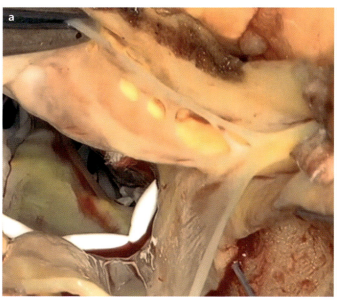
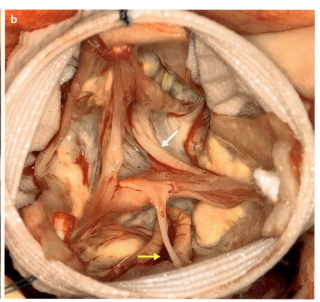

図9　fenestration
fenestrationは正常の弁尖にもみられる構造で，通常，弁尖の交連近くに観察される．aでは交連部自由縁付近に複数の開窓がみられるが逆流はない（Ⅱ-A-VL8参照）．bのRCC自由縁に連続してみられる紐状の構造物は断裂したfenestration strand（黄矢印）である．RCCにfolding line（白矢印）がありRCCは逸脱しているのがわかる．基部の拡大によって弁尖にストレスがかかりfenestration strandの断裂をきたしたのだろうと推測される（Ⅱ-A-VL15参照）．これらの画像をみると交連部自由縁は弁尖と交連をつなぎとめるのもであり，僧帽弁の一次腱索の役割とよく似ていることがわかる．

cationするのが理想である．しかし，自由縁側は比較的厚みがあり縫合に耐えうるが，弁腹側は菲薄化している場合が多く，不用意に薄い部分に糸が掛かると術後にlacerationなどで穴が開いてしまうことがあるので慎重に行うべきである．その後にeHを確認しながらさらに自由縁を短くする必要がある場合には先端にplicationを追加する．ただし，過度のplicationは自由縁が逆に短縮し，弁の可動性が低下してしまうことになる．また，自由縁が菲薄な場合にはcentral plicationだけでは遠隔期に再延長，再逸脱を起こす危惧があるので，我々は後述するfree margin reinforcementとneo-chord reconstructionを追加するようにしている．交連近くのfenestrationの自由縁が伸びたり，断裂している症例では，central plicationは適さない．

b．free margin reinforcement

逸脱弁尖をcentral plicationした後に，その後の自由縁の再延長を予防する目的で交連から反対の交連まで自由縁に沿ってCV7あるいはCV6でmattress縫合の連続

II章 大動脈弁疾患　A 大動脈弁形成術　総論　191

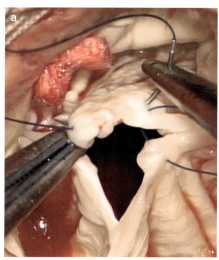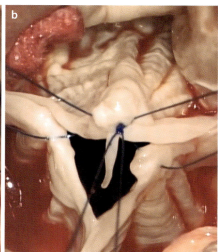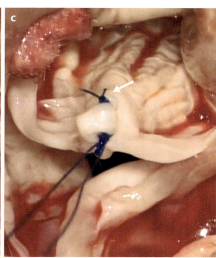

図10　central plication
RCC逸脱の症例．fenestrationの断裂がみられるものの自由縁の組織はしっかりとしておりcentral plicationの良い適応である．bのようにRCCの自由縁を寄せたあと，cの矢印のように余剰弁尖を三角切除するイメージで弁腹に1針掛けている．十分なeHが得られていない場合はaよりさらに外側から糸をかけてplicationを追加することもできるし，plicationが過度である場合は糸を外すこともできる．

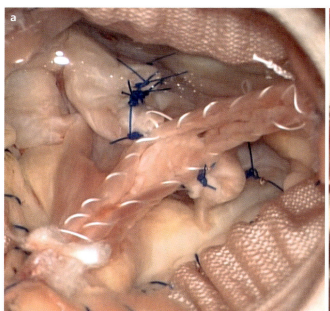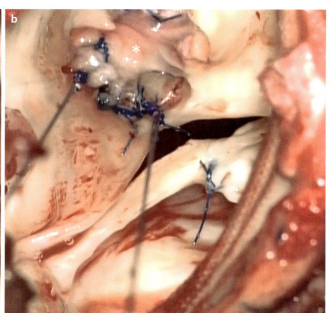

図11　free margin reinforcement（自由縁の補強）
videoはII-A-VL75（同一症例）参照．脆弱な自由縁の組織を補強する目的と，central plicationの補助として逸脱の矯正の目的で用いている．図は基部拡大を伴った二尖弁の症例で初回手術時に自由縁をCV7の糸で補強した．rapheを閉じた糸でlacerationを起こし10ヵ月後に再手術となった際をbに示している．CV7の糸は自己組織に覆われてみえなくなり，自由縁が適切な強度を得ていることがわかる．central plicationのlacerationの部分を心膜パッチ（＊）で形成した．

の運針で補強していく（図11）．交連近くにfenestrationがある場合などその部分の自由縁が伸びたり，断裂することを予防する効果も期待している．さらに，後述する

neo-chord reconstructionでCV5を付ける際，自由縁側でこのreinforcementの糸に回すことでneo-chordの自由縁部の強度を高めるのにも使用できる．術者の中

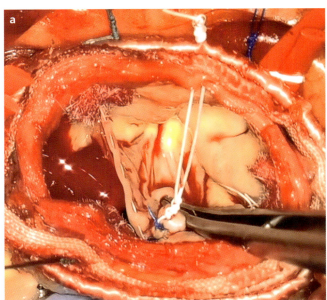
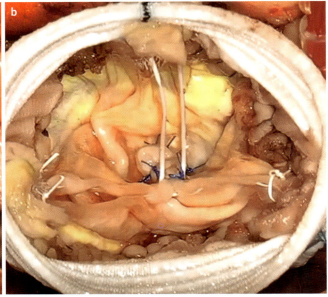
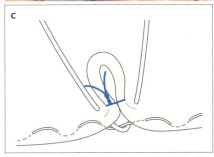

図12 neo-chord reconstruction
neo-chordは以前はaの症例のように弁尖部側も結紮していたが最近ではbの症例のようにreinforceの糸をひろってシンプルに掛けている(c). これに伴い, reinforceの糸についても以前はCV7を用いていたが最近ではneo-chordからのストレスも考慮してCV6を用いている.

にはcentral plicationを行わずに自由縁に掛けた糸自体で自由縁を全体的に短縮, 正常化する方法を用いる外科医もいる.

c. neo-chord reconstruction

central plicationで自由縁を正常と考える長さに矯正しただけでは逸脱矯正が十分でなかったり, さらなるplicationが弁尖の可動性を低下させてしまうことが危惧される場合, 自由縁の中央のplicationを行った場所にCV5でU字縫合を置き, sleeve法が行ってある場合は対側を弁輪側のValsalva洞壁の中央のSTJのレベルに出し, その外側のグラフトに通して外側に出して, 弁尖が張った状態で先端が少し持ち上がる程度にテンションを掛けて長さを決め結紮する(図12). David手術が行われている場合はグラフトのジョイントラインの硬いところに出すと固定が良い. 長さの決定に基準を示せないことが欠点であるが, 弁尖が張った状態をイメージできると, 比較的長さの調整に迷わなくなる. 自由縁を吊り上げることでeHを高く維持でき, 過度なplicationを回避できる. また将来の逸脱を予防する効果が期待でき耐久性の向上につながる.

2. 先天性大動脈二尖弁の形成手技

先天性大動脈二尖弁(BAV)によるARでもやはりさまざまな程度に大動脈基部拡大や癒合弁尖の弁尖逸脱, 硬化性病変が併存しているのが実際である. また二尖弁といってもさまざまな形態があり, 症例ごとに臨機応変に形成手技を考える必要がある. 従来, rapheが不明瞭で2つの弁尖がそれぞれ180°の角度で展開しているものをType 0, 明らかなrapheが1つあるものをType 1, 明らかなrapheが2つあるものをType 2(これは先天性大動脈一尖弁:UAVに分類される)に分類されてきた. 最近弁尖の癒合が軽度で小さなrapheがあるものをpartial fusion BAV (forme fruste), 弁尖先端まで癒合しているものをfused BAV, また全くrapheがなくValsalva洞がきれいに2つしかないものを2-sinus BAVと分類し, さらにnon-fusion cuspの弁尖の先端の角度の観点から180°の平行になったものをsymmetric fused BAV, 3つがほぼ均等になっている120°のものをvery asymmetric fused BAV, その中間の角度のものをasymmetric fused BAVとする分類が報告されている(図13).

partial fusion BAVの癒合弁尖の交連高は正常に近い．fused BAVの場合はvery asymmetric fused, asymmetric fused, symmetric fusedの順に癒合弁尖の交連高は低くなる(図14).

先天性二尖弁の大動脈弁形成において弁尖の接合を角度180°のsymmetricに形成するほうが遠隔予後が良いとする報告がなされ追随する外科医が多く，いろんな方法でasymmetric BAVをsymmetricに形成するという考えが普及している．我々は従来より，本来の二尖弁の時点での交連の位置で基部形成を行い，接合の角度をsymmetricにすることにはこだわっていない．

a. 先天性大動脈二尖弁の基部形成手技

前述したように先天性大動脈二尖弁によるARでもやはりさまざまな程度に大動脈基部拡大を認める．手術適応となる重症ARとなった時，基部拡大が50 mm以上となり大動脈弁輪拡張症（AAE）となっていれば多くの場合，tetheringによる接合不全が主体で癒合弁尖の逸脱は重度でない場合が多い．また弁尖も代償性に大きくなってgHも長いのが一般的でDavid手術による基部形成とcentral plicationなどの前述した逸脱基本手技でcompetentな接合が得られやすい．

基部拡大が45 mm以下の中等度から軽度の場合，ARの原因の主体は先天性大動脈二尖弁の形態異常と癒合弁尖の大きな逸脱，時に硬化短縮に起因するもので，弁尖形成がより重要で，また小さくなった弁尖を形成しなくてはならない場合が多く難易度が高くなる．同時に小さな弁尖を深く接合させるためには，十分な基部形成が必要となり，基部拡大が軽度であればあるほど，基部形成の重要度が増すと考えられる．我々は，こういった症例にsleeve法によるTRRで強固で耐久性のある十分な基部形成を行っている．asymmetric BAVをsymmetricに形成するために基部形成の際，交連の位置を180°に修正したり，あるいは拡大したValsalva洞を部分的に切除あるいはplicationして修正しようとする手技も行われている．結果的に生理的心拍動の下でasymmetricな接合がsymmetricな接合に矯正されているかは今後の課題である．

b. 先天性大動脈二尖弁の弁尖形成手技

前述したように，先天性大動脈二尖弁によるARでは，さまざまな程度に大動脈基部拡大や硬化性病変が併存しているが，ほとんどの症例で癒合弁尖の弁尖逸脱矯正が重要な手技となる．

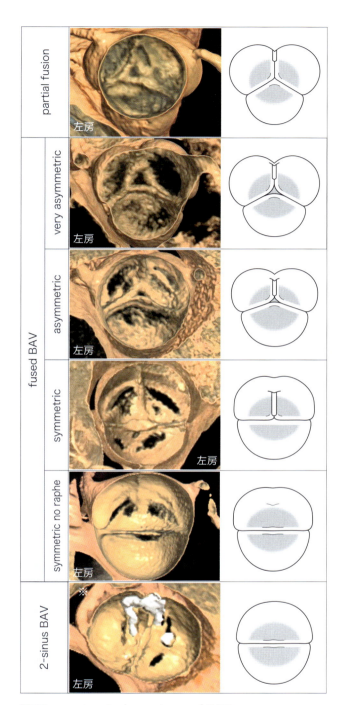

図13 anatomical spectrum of BAV
※のCT画像は厳密には右側弁尖が癒合弁尖のfused BAVかもしれない．さらにrapheには石灰化（図では白色部）を伴うことが多いことを考えると，前方（図上方）交連の石灰化はrapheで，後方の交連のみ正常の一尖弁の可能性もある．二尖弁から一尖弁へのスペクトラムが想像できる．

(1) partial fusion BAVの逸脱矯正

partial fusion BAV(図15)では弁尖の癒合はごく軽度で，術前エコーなどの画像診断で見落とされている場合も多い．CT画像ではrapheが付着する交連が低いため

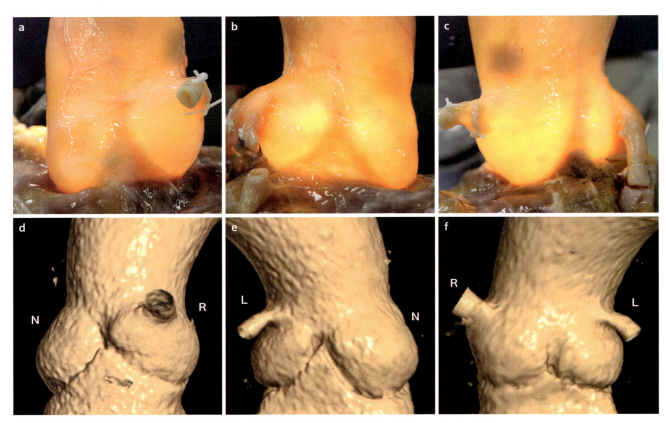

図14 健常三尖大動脈弁の剖検例（上段），L-R fusionの二尖弁のCT画像（下段）
癒合弁尖間の交連は低く，inter-leaflet triangleが不明瞭である．
（剖検写真は川副浩平先生のご厚意によりご提供いただいた）

に，Valsalva洞の外から観察されるinter-leaflet triangleの高さが低く不明瞭である所見が参考となるが，正常に近いものもあり判断が難しい（図14）．三尖弁の症例で二尖の逸脱が観察される場合はpartial fusion BAVを疑って，逸脱する二尖間の交連を詳細に観察する．明瞭な3D構築画像が得られれば弁尖開放時にrapheが観察され，診断できる．癒合弁尖が大きく逸脱する原因は，交連が低形成で，交連であるべきrapheの位置が低いことと，経時的に癒合弁尖の自由縁が延長することが考えられる．自由縁の延長が大きい場合，fused BAVと異なり，小さなrapheの先端を高い位置に持ち上げて新たな交連を作っても自由縁の短縮は軽度で，逆に延長した自由縁を交連の位置でplicationして引き上げる効果があり，三尖弁化の逸脱矯正が可能となり，開放の良い弁口が得られる（raphe suspension）．しかし自由縁の延長が大きくない場合にはrapheを持ち上げることで自由縁が短縮し接合不全となってしまう．rapheの大きさと，残された自由縁の長さの相対的関係に十分配慮する必要がある．rapheを直接Valsalva洞壁に縫着できない場合はrapheの先端にCV5を付け，対側の針をValsalva洞壁の中央のSTJのレベルに出しその外側のグラフトに通して外側に出し，弁尖が張った状態で先端が少し持ち上がる程度にテンションを掛けて長さを決め結紮するneo-chord reconstructionで三尖弁化に近い形成が可能な場合もある（neo-chord tricuspitization）．一般的にはcentral plicationを足してfused BAVとし，後述するfused BAVの矯正法でrepairすることとなる．弁尖の可動性や弁の開放の観点から考えるとやはり三尖弁化が有利である．

(2) fused BAVの逸脱矯正（central plicationによる弁狭窄の問題）

fused BAVの逸脱矯正手技は，symmetric, asymmetric, very asymmetricにかかわらず，三尖の逸脱弁尖の弁尖形成と同様で，central plication, free margin reinforcementおよびneo-chord reconstructionで行う．三尖の逸脱弁尖の弁尖形成と比べて，二尖弁のcentral plicationでは自由縁が短くなって可動性が低下すると，弁口面積が有意に小さくなり圧較差を生じ容易

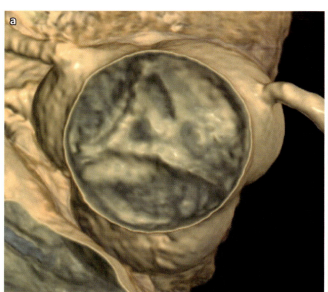
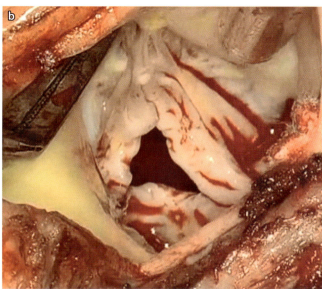

図15 partial fusion BAV
CT画像ではあたかも三尖のようにみえるが(a), L-R fusionの二尖弁であった. この症例の場合は自由縁が十分に長かったため, rapheを吊り上げて三尖に形成した.

に大動脈弁狭窄症を作ってしまう. plicationの数mmの違いがcriticalな圧較差につながるのでplicationの量はきわめて慎重に決める必要がある. 同じplicationでも交連が高くなると可動性が増す. 正確には自由縁の底辺(中央部)と交連の高さの違い, いい換えると"自由縁の垂れ込みの深さ"が深いほど可動性は高くなる. 一方fusion cuspの両方の交連間が狭くなる(大動脈基部の直径が小さくなる)と, "垂れ込みの深さ"が深くなり可動性は高くなる. 弁口面積を大きく確保するには①plicationは小さく②交連を高く③基部の直径を小さく, この3つの要素が重要となる. ただしneo-chord reconstructionで自由縁の底辺を引き上げてeHを高くすることは自由縁の長さは変わらず弁尖の可動性を低下させることにはならない. plicationを小さくとどめるためには前述のごとくneo-chordでeHを高くし, free margin reinforcementで耐久性を保証することが重要と考えられるのである. plicationの程度は相対して接合する正常弁尖の自由縁にあわせた時点でとどめ, あとは残った逸脱あるいはeHの調整はneo-chord reconstructionで行うのが合理的である. 大動脈弁口面積をAVA, 自由縁の長さをFML, 自由縁の垂れ込みの深さをFMD, 大動脈基部の直径をARDとすると, AVA＝FML×FMD/ARDの関係が想定される. もちろんARDが小さすぎてはならない.

(3) symmetric BAVの逸脱矯正

symmetric BAVはanatomical spectrumの中ではfused BAVで二尖が180°で接合しているグループで, rapheが明瞭なものと不明瞭なfused BAV symmetric no raphe, さらにrapheがないことに加えinter-leaflet triangleが2つだけでValsalva洞も2つの2-sinus BAVがある. これらのsymmetric BAVがARを起こしてくる原因は, やはり癒合弁尖の逸脱によるものがほとんどである. no rapheとしてもよく観察するとrapheのわずかな痕跡を認めるものが多く, どちらが癒合弁尖であるのかの判断は比較的容易である. 同様にcentral plication, free margin reinforcementおよびneo-chord reconstructionで弁形成を行う. plicationにより狭窄を起こすリスクに注意を払わねばならないことも同様である. ただし, 2-sinus BAVの中に一方の交連に, ごく小さなrapheが, 1つ, ないし2つ認めることがある. これは厳格には一尖弁に分類されるものであるが, このような形態の場合, partial fused BAVの逸脱矯正で述べたようにraphe suspensionを行うのが合理的である.

3. 先天性大動脈一尖弁の弁尖形成手技

きれいに開放する交連が1つだけ(unicommissural valve), あるいは1つもない場合(acommissural valve)は先天性大動脈一尖弁(UAV)と判断される. 通常N-Lの交連が機能している場合が多く(posterior commissure），他の2つの交連が癒合している．交連の癒合の強さを，交連近くが一部癒合しているpartial fusion commissure（partial FC）と，中央近くまで癒合したlong fusion commissure（long FC）に分けて形成術を解説する．2つとも大きく癒合していると超重症大動脈弁狭窄症（AS）となり幼少時期以前にaortic valvuloplastyが必要となる．多くの場合自己心膜パッチを使用することになるが，その場合パッチ自体の変性硬化，耐久性が新たな問題となることを認識しておく必要がある．

a. partial FCの交連形成

二尖弁の項で述べたようにraphe suspension（図16a）が有効な場合が多い．接合不全の原因は，交連であるべきrapheの位置が低いことと，自由縁の延長が考えられる．小さなrapheの先端を高い位置に持ち上げて新たな交連を作っても自由縁の短縮は軽度で，逆に延長した自由縁を交連の位置でplicationして引き上げる効果があり，交連の再建と逸脱矯正が可能となる．当然自由縁の延長が大きくない場合にはrapheを持ち上げることで自由縁が短縮し接合不全となってしまうことも懸念されるが，一尖弁の場合，自己心膜パッチを使用した再建をどこかの部分に必要とする場合がほとんどであるので，L-R交連の場合，RCCはパッチ再建を前提に，rapheをLCCの内側に寄せてsuspensionしたり，RCCの一部をLCCの一部として利用することでLCCをパッチなしで再建できる場合が多い．

b. long FCの交連形成

plicationを行わず，癒合部分を切開して広げ，心膜パッチで大きな両弁尖の交連を再建する方法が報告されている．しかし元々低い位置についている交連近くの弁尖を高い位置に移してパッチ形成を行う手技は自由縁の長さを調整しながらパッチの大きさを調整し，十分なgHを確保できるように再建するもので技術的に容易ではない．弁尖の中央近くまで弁尖の半分ほどの大きなパッチを必要としたり，gHの短い弁尖の自由縁の先に長いpatch extensionを必要とする場合がある．特にfusion commissureに挟まれたRCCではほとんどの部分をパッチが占めるようになる場合もある．このような

場合，partial FCで述べたように特にNCCあるいはLCCの自由縁の延長があれば，rapheをNCCあるいはLCCの内側に寄せてsuspensionしたり，RCCの弁尖の一部をNCCあるいはLCCの交連再建のパッチとして使いNCCないしLCCをパッチなしで再建できる場合もある．当然RCCはすべてパッチ再建，置換となる．

c. 2つのlong FCを有する症例

2つの交連が長い癒合を示す場合，Schäfersらの報告にあるようにL-R fusionの二尖弁にR-N fusionが加わったような形が多いようである．①plicationが小さくて済む交連をplicationし，大きなplicationが必要なほうの交連は，plicationを行わず，癒合部分を切開して広げ，心膜パッチで大きな交連を再建し，二尖弁化する方法が報告され受け入れられている．しかし前述したように技術的に必ずしも容易ではない．②RCCの弁尖の一部をパッチとして使いR-N交連を再建し，RCC側だけ大きく自己心膜パッチで交連形成し二尖弁化する方法，また③LCCとNCCの両方の交連を自己心膜を使わずに再建し，RCCだけを大きく自己心膜パッチで形成，置換し三尖弁化する方法（図16b）が考えられる．

d. long FCとpartial FCを有する症例

このような症例では可能な限りpartial FCをraphe suspensionで交連再建し，①long FCはplicationして二尖弁化する方法が合理的である．あるいは二尖弁化が難しい場合，②long FCも両側心膜パッチで大きく交連再建し，三尖弁化する方法（図16a），③long FCの片方の弁尖は心膜パッチなしで再建し，片方の弁尖を大きく自己心膜パッチで形成，置換し三尖弁化する方法が考えられる．

e. 2つのpartial FCを有する症例

まず，より小さなrapheのFCをsuspensionして交連を形成し，①もう1つのFCも自由縁が長く，可能であればやはりsuspensionして交連を形成し三尖弁化するのが理想的である．②自由縁が足りなくなる場合は，こちらのFCはplicationして二尖弁化することでパッチを使用しないで済む．

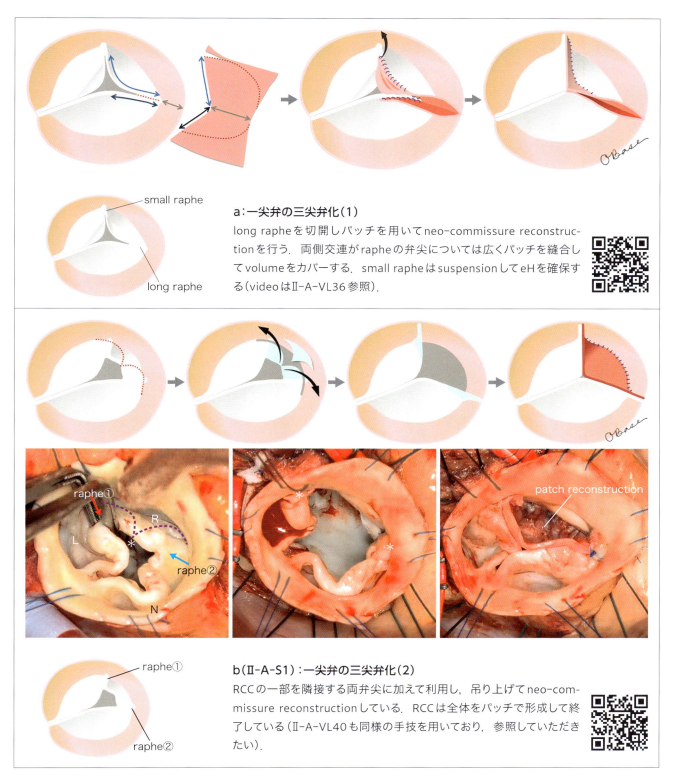

a：一尖弁の三尖弁化（1）
long rapheを切開しパッチを用いてneo-commissure reconstructionを行う．両側交連がrapheの弁尖については広くパッチを縫合してvolumeをカバーする．small rapheはsuspensionしてeHを確保する（videoはⅡ-A-VL36参照）．

b（Ⅱ-A-S1）：一尖弁の三尖弁化（2）
RCCの一部を隣接する両弁尖に加えて利用し，吊り上げてneo-commissure reconstructionしている．RCCは全体をパッチで形成して終了している（Ⅱ-A-VL40も同様の手技を用いており，参照していただきたい）．

図16　一尖弁の三尖弁化の例
三尖弁化はいかに弁尖のvolumeを確保し，いかに交連を形成するかがkeyとなる．一尖弁にはさまざまな形態があるが，弁尖のvolumeと自由縁長，raphe長，交連の位置を正確に理解して適切な手技を選択し，応用可能であれば形成できる症例は少なくはない．

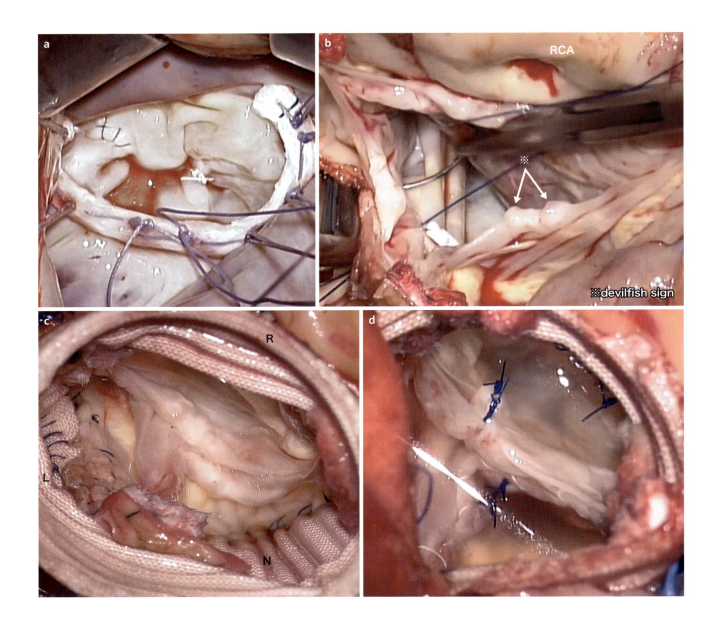

▶ **VL1　David手術（三尖弁）　devilfish sign（1）**

David手術に先立って僧帽弁を形成．A1の腱索断裂によるMRに対してA1-P1をedge to edgeで縫合，水試験でA2の逸脱がみられたためA2に人工腱索再建を行い，partial ringで形成した（図a）．ARは基部拡大に起因するもので，自由縁は延長し，Arantius結節が二分されている．図bに示すようにあたかもマンタの目のようである（devilfish sign）．ARはValsalvaグラフト26 mmを用い，基部置換のみで修復可能と思われた（図c）．しかし，心拍再開後にmoderateのARが観察されたため再度心停止として再形成を行った．RCC，NCCにcentral plicationを加えNCCはfenestrationを修復して自由縁をreinforceした．三尖のバランスを確認し，RCCのplicationを1針外して終了とした（図d）．術後7年でARの再発は認めていない．右表は形成前の弁尖，および基部の計測値を示す．eH，gHは術中計測もしくはCTによる術前計測，VBR，SoV，STJは直径を示しCTによる計測値である．表（図も同様）のR，L，NはそれぞれRCC，LCC，NCCを示す（以降の症例も同様．単位はmm）．

	R	L	N
eH	6	8	7
gH	18	16	22
VBR	23		
SoV	46		
STJ	35		

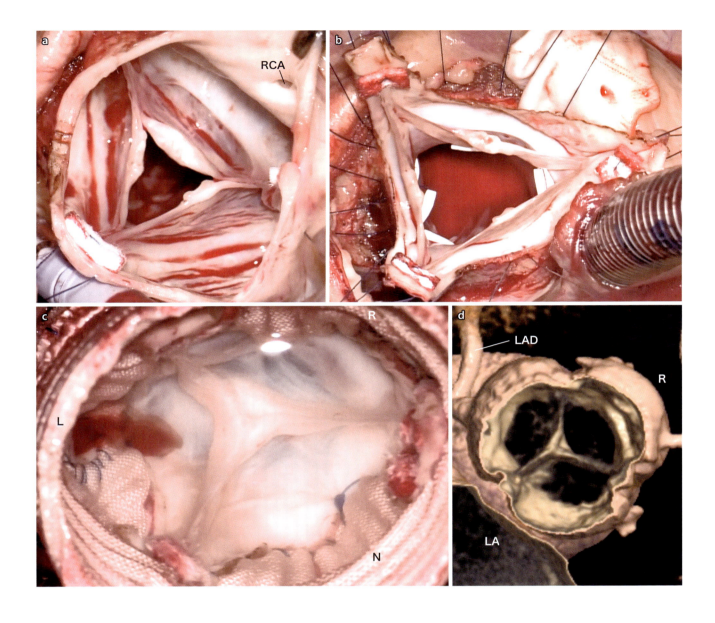

▶ VL2　David手術（三尖弁）　devilfish sign（2）

Ehlers-Danlos症候群の症例．基部の拡大がありDavid手術の適応となった．ARはmild to moderate．心臓CTデータからのVBR計測は23 mmで，gHは小さめであったがSTJ縫縮による過剰なeH低下を回避する目的でValsalvaグラフト26 mmを選択した．RCCとNCCのValsalva洞壁がかなり菲薄化しており，できるだけ壁を残さず弁輪近くに縫合することを心掛けた．グラフト縫着時の1層目，VBRの糸は20 mmのサイザーを置いて縫縮するように結紮した．弁尖には形成手技を加えず終了とした（図c）．videoに示すように術中のTEEではわずかにARが残った．中央からの弁輪面に垂直に観察されるジェットであり，問題はないと判断した．術後のeHはCT計測でR/L/N＝5/7/7 mmで，術後CTによる再構築画像（図d）でも他の二尖と比較するとRCCでeHが小さいことがわかるが接合面は保たれている．術後6年でARに変化はなくTTEではtrivial ARで経過している．

	R	L	N
eH	7	9	9
gH	14	15	16
VBR		23	
SoV		48	
STJ		34	

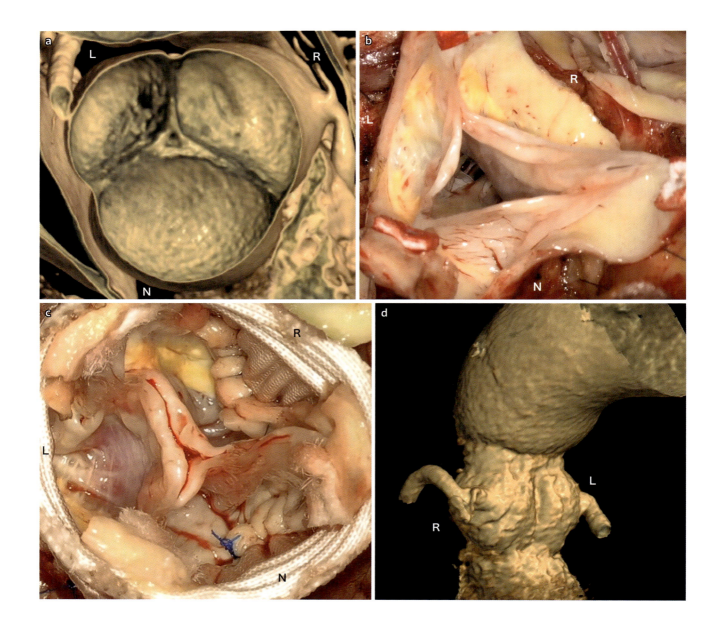

▶ VL3　David手術（三尖弁）　Valsalva動脈瘤によるType IbのAR

ARは中等度，弁尖に強い変性はなく，gHが十分にあるので比較的安心して取り組める症例といえる（右表）．gHから考えるとグラフトサイズは28 mmも選択肢に挙がるが，VBRの拡大がないことから26 mmを選択した．施設によってはN-L交連の高さ（Brussels heightと呼ばれる）を計測してグラフト選択の参考にするところもある．videoはDavid手術の1層目縫合，2層目縫合，冠動脈再建など基本手技がよくわかる映像になっている．順行性心筋保護液注入のためのコロナリーカテーテル（ファイコン®：外径2 mmバルーン径4 mm）を留置するのにLMTをテーピングしているが回旋枝を損傷しないよう注意が必要である．short LMTでは避けたほうが良いであろう．弁尖の形成は不要で三尖のeHがきれいに揃い（図c），ARは全く残っていない．図aは従前のCTによる大動脈弁のsurgeon's view，図dは術後の基部形態のCT画像である．

	R	L	N
eH	13	12	15
gH	18	18	23
VBR	24		
SoV	54		
STJ	41		

II章 大動脈弁疾患　A 大動脈弁形成術

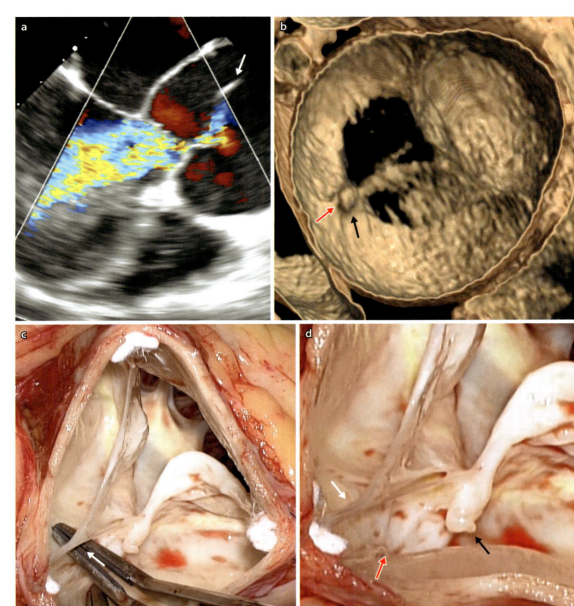

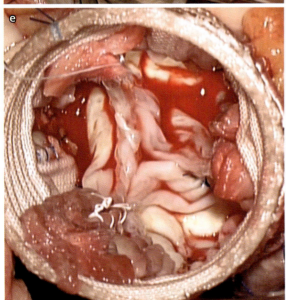

▶ VL4　David手術（三尖弁）　基部拡大に伴った無冠尖交連部の部分的脱離

基部拡大による高度ARの症例．N-L交連が部分的に脱離し，NCCが逸脱している．NCCは肥厚しており，長い経過で逸脱は存在したと考えられるもののtetheringが強いためかエコー所見上はARジェットの偏在性は顕著ではない．LCCは腱索様のfenestration strand（図a, c, d白矢印．CT画像では描出されない）でValsalva洞壁につながっていたため逸脱を免れている．図b, dの黒矢印は脱離した交連の先端．赤矢印が本来の機能的な交連だろう．26 mmのValsalvaグラフトを用いて基部を置換した後，脱離した交連を適切な位置に固定し，inter-leaflet triangleもグラフトに固定した．NCCは逸脱が残存したのでcentral plicationを加え，LCCのeHはfenestrationの修復もかねて自由縁長を縮縮することで調整を行った（図e）．術後7年だがARはない．

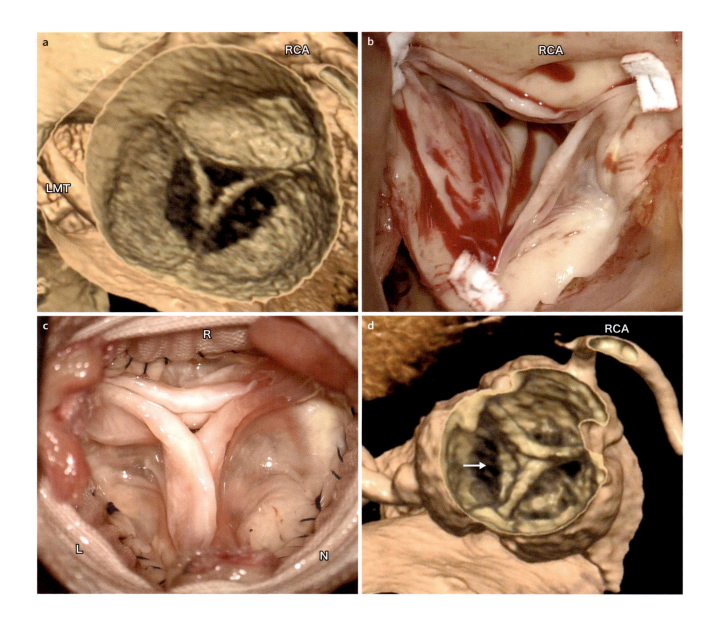

▶ VL5　David手術（三尖弁）　上行大動脈拡大によるType IaのAR

上行大動脈拡大による重症AR例．VBRの拡大はなく，Valsalva洞の拡大は軽度にとどまるがgHが小さく，ARが高度であることからSTJの縫縮のみでは制御困難と考えて上行大動脈置換術およびDavid手術の方針となった．弁尖自由縁の肥厚が強いのはARの重症度が関連するのだろう．グラフトはValsalvaグラフト24 mmを選択した．グラフト縫着後のeHはR/L/N＝4/6/5と十分ではなかったが接合は良好であったので弁尖形成は加えず終了とした（図c）．術後CTでのeH計測ではR/L/N＝8/4/6 mmで，術後のCTでは図dに示すようにLCCにfolding line（cusp bendingを示すライン）（矢印）がみられるものの接合面は十分であり，術後5年でARはtrivialのみで，術前LVEDD/LVESD＝73/58 mmは43/26 mmと改善している．図a，dにそれぞれ術前，術後のsurgeon's viewを示している．

	R	L	N
eH	12	11	12
gH	14	16	16
VBR	22		
SoV	38		
STJ	47		

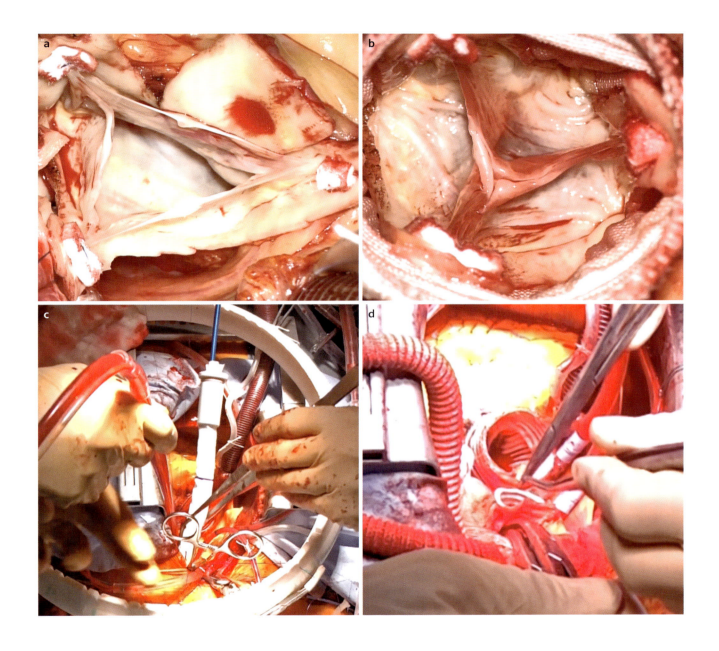

▶ VL6　David手術（三尖弁）　全弓部置換術およびfrozen elephant trunk留置

Marfan症候群で10年ほど前に腹部大動脈瘤に対する手術歴，その2年後にStanford B型の急性大動脈解離の既往歴がある症例．経過観察中に大動脈基部（45 mm）および遠位弓部大動脈径（50 mm）の拡大傾向があり，全弓部置換術（図d）およびfrozen elephant trunk（open stent，図c）留置と基部に対してはDavid手術（図a, b）の適応となった．videoはVBRの1層目の糸掛けがよくわかる映像で，N-L交連下のsub-aortic curtainならびに僧帽弁輪，またR-N交連下の膜様中隔と筋性中隔の境界から刺激伝導を避ける運針など参考になるのではないだろうか．術前ARはtrivial認めるのみで術後は消失している．

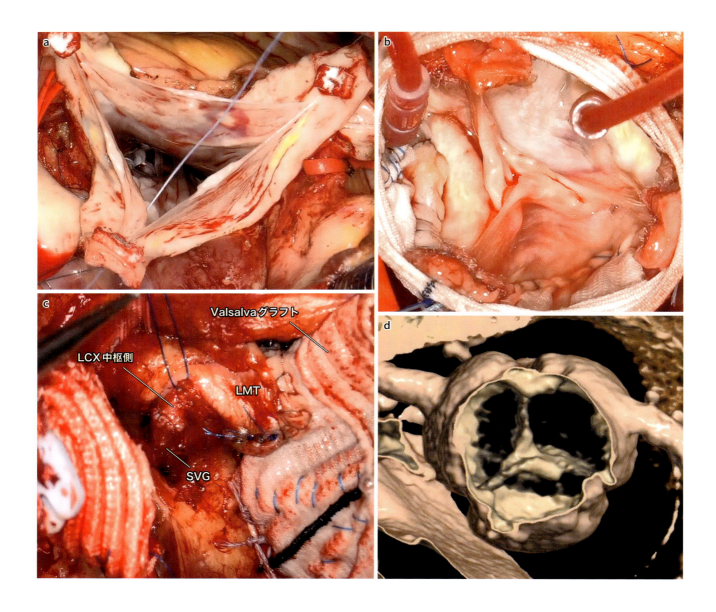

	R	L	N
eH	15	15	15
gH	18	19	20
VBR		25	
SoV		55	
STJ		35	

▶ VL7　David手術（三尖弁）　左回旋枝損傷に対し大伏在静脈を用いて修復を行った症例

Marfan症候群の症例．前症例（Ⅱ-A-VL3）と同様に中等度ARでgHも十分な大きさがある（右表）．Valsalvaグラフト26 mmを選択してDavid手術を行い（図a, b），続いて全弓部置換術を行った．心拍再開後左冠動脈起始部付近より出血があり，再度心停止として確認すると，左回旋枝を損傷しており，SVGを端端で繋いで（interposeして）修復した（図c）．LMTをテーピングする際に損傷したと思われる．Valsalva洞壁に沿って剥離することが重要と思われた．大動脈弁の接合は良好（図d）でARは消失した．

II章 大動脈弁疾患　A 大動脈弁形成術

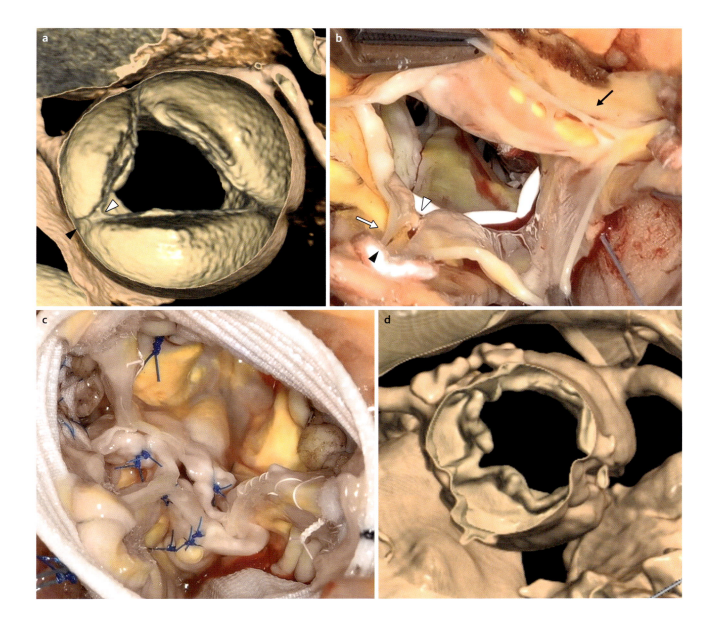

▶ **VL8　David手術（三尖弁）　多数のfenestrationが観察された症例**

この症例のCT画像は収縮期を示している．交連部近くの弁尖は薄く，CTでは描出されていないケースがあることを理解しておく．また，fenestrationなどの微細な組織もCTでの描出が難しい．例えば図bのN-L交連部の白矢印で示した自由縁は図aのCTではみえていない．図a，bの白矢頭が示しているのが接合に関与する交連で，本来の交連（黒矢頭）は接合には関与しないが弁尖との連続性を保つことで僧帽弁の腱索のように弁尖を保持し逸脱を防いでいる．26 mmのValsalvaグラフト縫着後のeHはR/L/N＝6/7/6 mmで，三尖ともにcentral plicationを加えた．N-L交連は白矢頭で示した機能的な交連高を延長するイメージで，不連続となったNCCとLCCを閉じつつValsalva洞壁に縫着した．図b黒矢印で示したRCCのfenestrationはCV7縫合糸で修復した．CTをみるとplicationした弁尖の可動性の低下は確認できるが（図d），三尖弁の場合は二尖弁と違って弁口面積は保たれ，domingも強くない．術後3年のエコーのARはmildで術直後と変化なく経過している．II-A 総論 図9aと同一症例．

	R	L	N
eH	11	13	14
gH	18	18	18
VBR	25		
SoV	49		
STJ	41		

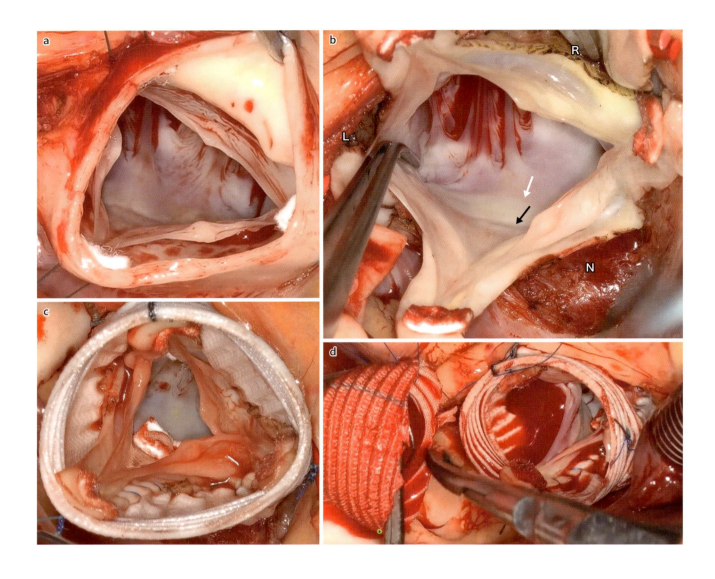

▶ VL9　David手術（三尖弁）　Marfan症候群に対する基部置換〈音声解説付き〉

Marfan症候群の10歳代の症例．大動脈基部が拡大傾向となり，家族歴も明らかであることからDavid手術に加えて大動脈弓部全置換術を行った．表に示すValsalva洞径は各sinusから交連方向の径を計測し，3つを平均したもので，隣り合うsinus方向で計測すると最大径は48 mm（Ⅱ-A 総論 図3e，f参照）．表の計測値はすべて術前のCTによる計測値である．VBRは大きく，STJの拡大もあって弁尖のtetheringがあるものの弁尖の接合は比較的良好であった．図bはValsalva洞を切除したところを示すが，N-Lのinter-leaflet triangle周辺の構造が明瞭に確認できる．白矢印は僧帽弁輪を示しており，黒矢印はVBRを示している．この間の帯状部分がsubaortic curtainで，LCCを押さえている曲がりの鑷子先端が示す窪んだ部分が左の線維三角である．David手術には26 mmのValsalvaグラフトを用いた（図c）．

	R	L	N
eH	11	11	11
gH	19	19	21
VBR	33		
SoV	45		
STJ	35		

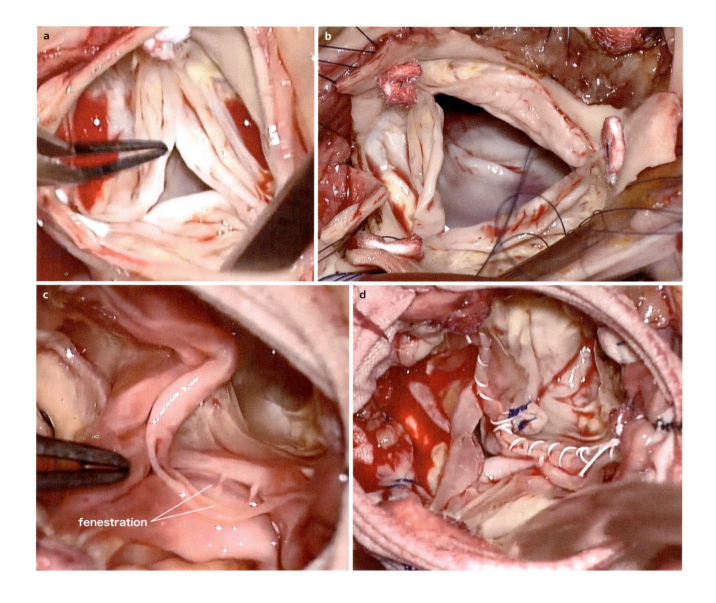

fenestration

▶ VL10　David手術（三尖弁）＋逸脱弁尖形成　中等度基部拡大と右冠尖の逸脱によるAR

10年程前に中等度ARを指摘された後，2年程の経過でARは高度となったが無症状であった．今回労作時に胸部圧迫感が出現し心エコー上もLVEDD/LVESD＝73/50 mmと拡大がみられ手術となったRCC逸脱の症例．Valsalva洞径は40 mmと軽度の拡大にとどまるものの，ARが高度であったため，基部の形成目的でDavid手術を選択した．gHは十分であったが弁輪拡大は軽度であったため24 mmのValsalvaグラフトを選択．グラフト縫着後，RCCに対してcentral plicationを加えて逸脱を矯正した．冠動脈口は自己心膜で補強して再建した．最後にRCCの自由縁をCV7縫合糸で補強し，NCC寄りにみられたfenestration（図c）は閉鎖するように修復した（図d）．退院時のTTEで軽度のcentralジェットが出現したが，術後9年で逆流ジェットは変わりなく，LVEDD/LVESD＝50/32 mmと経過良好である．

	R	L	N
eH	5	8	9
gH	21	18	21
VBR	25			
SoV	40			
STJ	35			

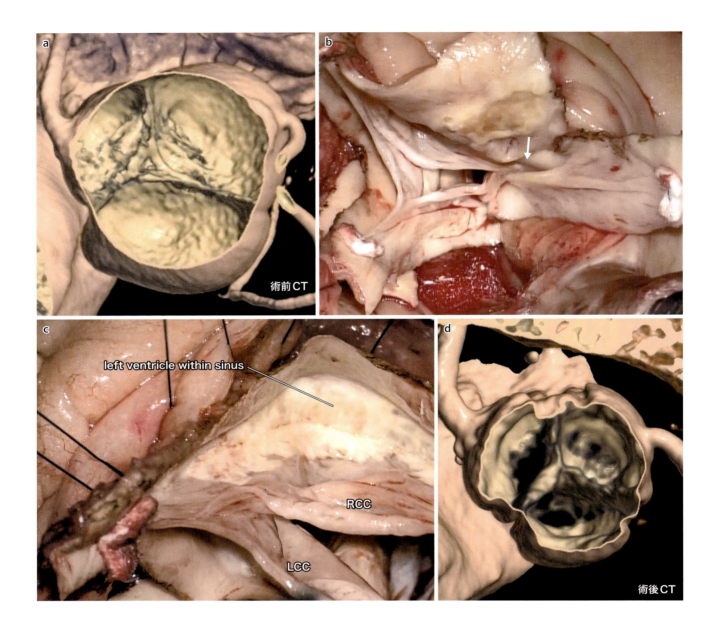

▶ VL11　David手術（三尖弁）＋逸脱弁尖形成　基部拡大と右冠尖の延長によるAR（1）

moderate-severe ARがあり，LVEDD/LVESD＝64/43 mmと拡大，Valsalva洞径の拡大がありDavid手術の適応となった．LCSに比較してRCS，NCSが大きくR-N交連が索状にSTJ方向に延びるように観察されたが，実際の交連は図b矢印で示す部分で，索状の部分はグラフト縫着後切除した．RCS切除後である図cに示す黄白色部はValsalva洞内に入り込む左室心筋（left ventricle within sinus）の部分である．グラフトはValsalvaグラフト26 mmを選択した．RCCは自由縁の延長があり，左室側に落ち込むため，central plicationを加え自由縁をCV7縫合糸で補強した．術後6年で，ARの再発なく，最終のTTEではLVEDD/LVESD＝40/25 mmと経過良好である．

	R	L	N
eH	12	15	22
gH	18	20	17
VBR		27	
SoV		54	
STJ		44	

II章 大動脈弁疾患　A 大動脈弁形成術　Video Library　209

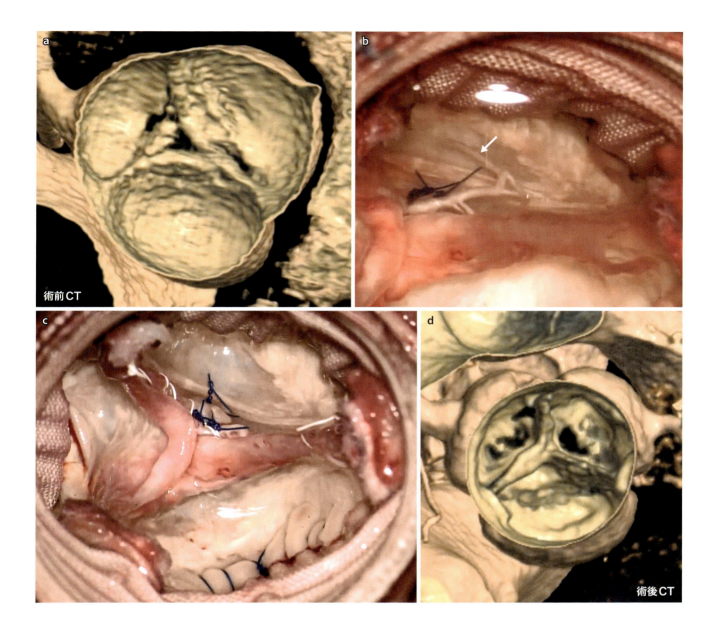

	R	L	N
eH	8	14	14
gH	18	17	19
VBR		24	
SoV		50	
STJ		45	

▶ VL12　David手術（三尖弁）＋逸脱弁尖形成　基部拡大と右冠尖の延長によるAR（2）

基部拡大による弁尖tetheringのため中央部の接合が不良で，RCCは自由縁の延長がみられeHが低下し，心エコーではeccentricなARジェットがみられた（右表参照）．ARはsevereであり，基部拡大もあるためDavid手術の適応となった．26 mmのValsalvaグラフトを選択し，右冠尖逸脱をcentral plicationで修復し，RCCのNCC寄りには幅の狭いfenestrationの自由縁の断裂（図b矢印）がみられRCC自由縁のreinforcementを行った（図c）．図dのCT画像に示すように良好な接合が得られている．

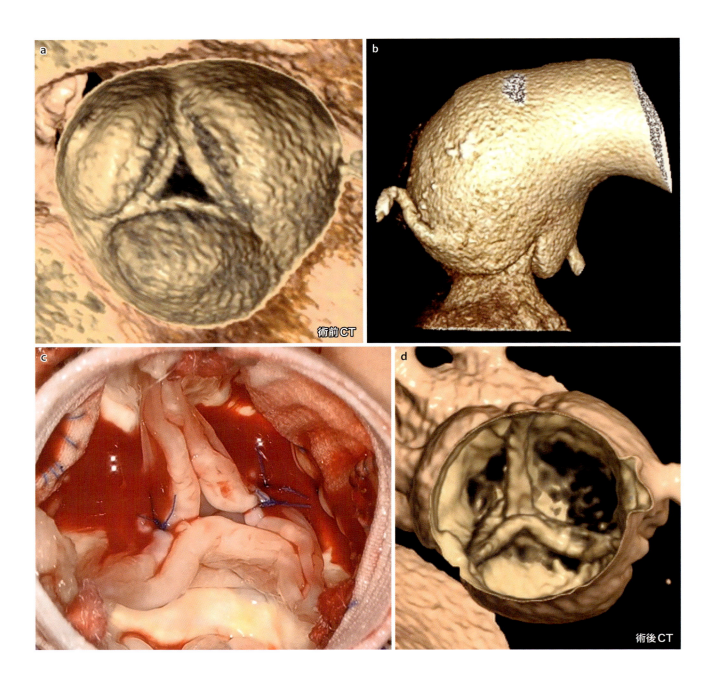

▶ VL13　David手術(三尖弁)＋逸脱弁尖形成　高度tetheringに右冠尖・左冠尖の延長を伴うAR

基部拡大による弁尖tetheringのため中央部の接合が不良となり，severe ARがみられる．収縮期の開放制限も著明である．TEE，CTではLCCとRCCの弁尖は自由縁に沿ってわずかに内側に折れ曲がるように観察され，tetheringのストレスによって自由縁が延長していると考えられる(図a)．さらに逆流ジェットのストレスもあり，三尖とも自由縁は肥厚している．図bはValsalva洞瘤のCT画像である．26 mmのValsalvaグラフトを用いて基部置換を行い，LCC，RCCにcentral plicationを加えて十分なeHを確保，良好な接合を得ることができた(図d)．術前のLVEDD/LVESD＝78/67 mmであったが，術後3年の時点で54/37 mmと徐々に改善してきている．

	R	L	N
eH	11	10	11
gH	17	15	18
VBR	28		
SoV	56		

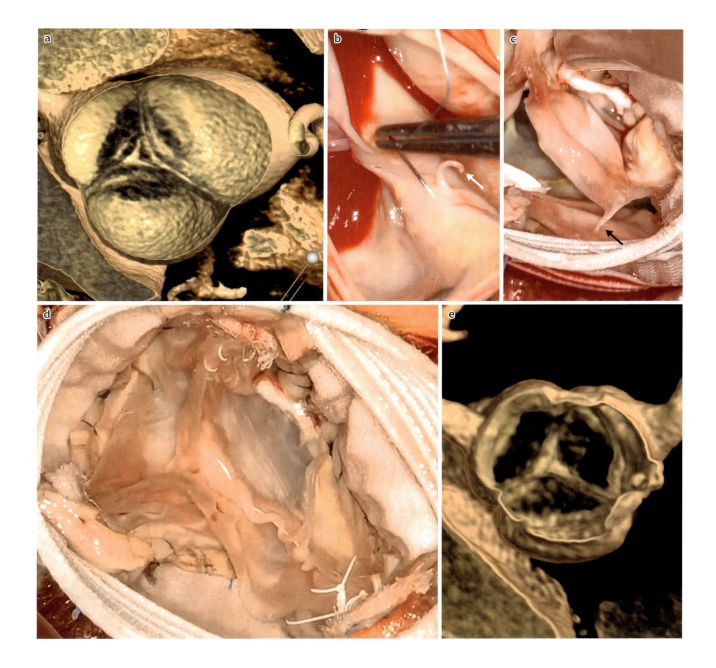

▶ VL14　David手術（三尖弁）＋逸脱弁尖形成　不均等なValsalva洞の拡大

他の2つのsinusに比較してRCSの拡大が強いが手技は大きく変わらない．RCCのNCCとの交連部ではfenestrationの断裂がみられた（図c黒矢印）．図bの白矢印はおそらく大動脈壁側の断端．三尖ともに自由縁は延長しており，LCCではdevilfish様にArantius結節が二分されたように観察される．グラフト縫着後のeHはR/L/Nで6/7/10となった．RCCの自由縁は，LCCとの交連部についてはfenestrationを束ねるようにCV7縫合糸を用いてover and over（かがり縫い）で補強したのち，波縫いでNCC交連まで自由縁をわずかに縫縮するように運針した．これによりRCCのeHは8 mmとなり良好な接合が得られた（図d）．videoでは術前術後のsurgeon's view（図aおよび図e）のみならず基部の形態もCT画像で示している．

	R	L	N
eH	10	14	14
gH	16	19	21
VBR	27			
SoV	60			
STJ	40			

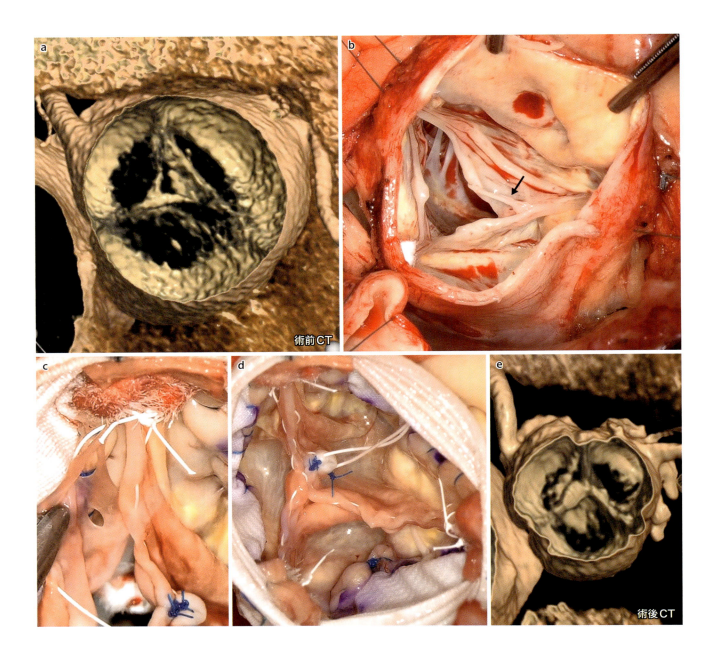

▶ VL15　David手術（三尖弁）＋逸脱弁尖形成　fenestration strandが明瞭な右冠尖逸脱

RCCの逸脱による高度ARの症例（Ⅱ-A 総論 図9bと同一症例）．RCSの拡大が強くValsalva洞の最大径は48 mmであり，David手術を選択した．図bにはNCCに基部拡大例に特徴的なdevilfish signがみられる．矢印はRCCにつながるfenestration strandである．比較的大きなstrandであり，術前のTEEでも描出可能であった．LCCにも大きなfenestrationがあり，小さな円形のものも観察された（図c）．これらは接合面に含まれてしまうため，逆流を起こすものではない．グラフト縫着後のeHはR/L/N＝2/9/9でRCCのplicationとneo-chord reconstructionを行った．術後のTEEではneo-chordがよくみえている．fenestration strandは切除し，自由縁のreinforcementはCV6の糸を用いてRCCとLCCに加えた（図d）．術後CTでみるとLCCの自由縁のplicationが効きすぎている印象であったが三尖の接合は深く保たれ，逆流はきれいに制御されている．LVEDD/LVESD＝68/54 mmと著明であった左室も術後2年では45/30 mmと改善している（図e）．

	R	L	N
eH	6	12	12
gH	18	17	18
VBR	29		
SoV	43		
STJ	33		

II章 大動脈弁疾患　A 大動脈弁形成術

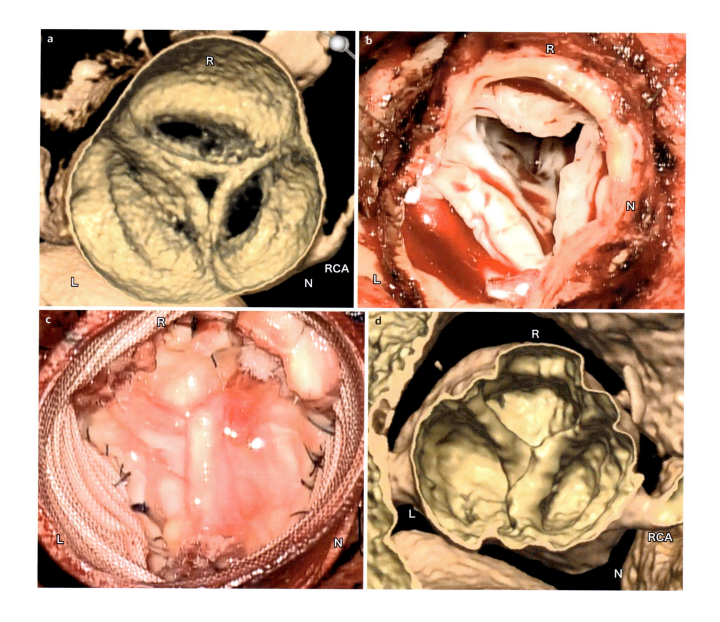

▶ VL16　David手術（三尖弁）・Ross-Konno手術後　基部拡大によるAR

乳児期に大動脈離断症，学童期に大動脈狭窄症に対する手術歴があり，10歳代前半にはRoss-Konno手術を施行された症例．術後10年余りで上行大動脈の拡大が進み，基部の拡大によるARの進行がみられ手術となった．Ross-Konno手術では弁輪よりも奥深く手術手技が加えられているため基部の剥離が不要なYacoub手術が有利であるが，弁輪の拡大がありgHも小さい本症例では弁輪の縫縮が必須でありDavid手術を選択せざるを得なかった．グラフトサイズは24 mmとしinter-leaflet triangle面を弁輪面に垂直に維持するためにストレートグラフトを選択した．右冠動脈はNCSに吻合されており（図a術前CT），同様にNCSに再建した（図d術後CT）．上行大動脈は離断症repairの末梢吻合部のさらに末梢側の太いところで24 mmのグラフトで置換し，人工血管同士を縫合して終了した．

	R	L	N
eH	9	6	9
gH	14	14	15
VBR	27		
SoV	46		
STJ	41		

▶ VL17　David手術（二尖弁）　2-sinus typeの二尖弁（1）

R-N fusionの二尖弁の症例．基部の拡大が進んできたためにDavid手術と上行大動脈置換術の適応となった．癒合弁尖と非癒合弁尖はsymmetricでほぼ直線のラインで接合し，形態は2-sinus BAVに近い．ARはL-R交連部よりtrivial認められるのみ．グラフトはValsalvaグラフトの28 mmを選択した．Valsalva洞を2-sinusとしてトリミングし，基部置換の2層目の糸はまず弁尖の下極を固定し，グラフトの縫合ラインに印をつけて下極から交連に向かってそれぞれ縫い上げた．この症例では2-sinusとしたこともあり視野が良好で，時間を短縮するために1針でremnantからグラフトをひろっているが，通常は予期せぬグラフトの縫縮をきたさないように，内側からremnant，グラフト，といったん針を外側に出して，また外から内に運針する．そのほうが新たなsinusの出来上がりの形もきれいである．非癒合弁尖であるLCCのeHが小さくなったためLCCに対してcentral plicationを加えた（図d）．図e，fの術後CTで示すように，図a，bの術前と比較しても弁尖の接合，開放ともに良好な結果が得られた．

	R	L	N
eH	6	6	6
gH	18	21	25
VBR	28		
SoV	48		
STJ	40		

II章 大動脈弁疾患　A 大動脈弁形成術

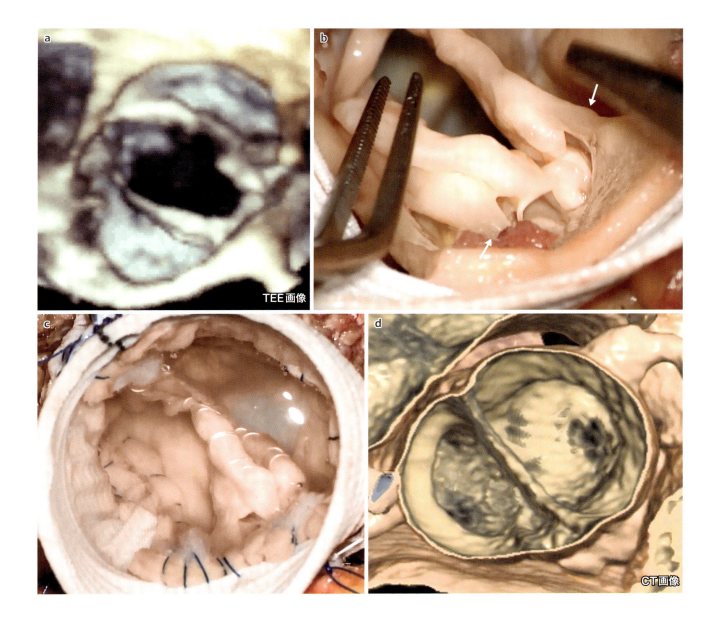

▶ VL18　David手術（二尖弁）　2-sinus typeの二尖弁（2）

2-sinus BAVのMarfan症候群例でValsalva洞径が49 mm，徐々に拡大傾向を示しDavid手術の適応となった．中等度のARもみられた．右後方の交連は十分に分化しておらず，交連近くの自由縁は両尖ともに小さな索状の組織（図b矢印）で血管壁とつながっていた．これをrapheと考えるとsymmetric fused BAVから2-sinus BAVへのspectrumが想起される．ARジェットはこの交連で顕著で，交連部の両尖の自由縁を合わせて吊り上げるように血管壁に縫合した．自由縁は両尖ともにCV7の糸で補強しつつ弁尖接合ラインの高さを調整した（図c）．切離した冠動脈口は自己心膜で補強をして冠動脈再建を行った．TEE（図a術前），CT（図d術後9年，ARなく経過）ともにsurgeon's viewで示している．

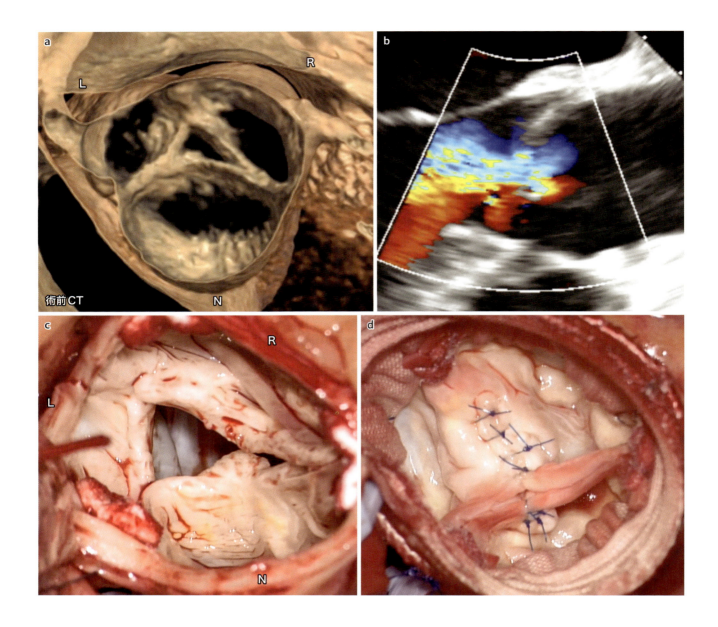

▶ VL19　David手術（二尖弁）　非癒合弁尖の逸脱も伴った高度AR

II-A-VL9でも触れたが，表に示すSoV径の計測値はII-A 総論 図3cの方向で計測した3つの平均を示している．この症例のValsalva洞の最大径は同図3dのようにRCS-NCS間を計測した40 mmであった．Valsalva洞の拡大は軽度であったがVBR径は31 mmと拡大，ARが高度で，癒合弁尖・非癒合弁尖ともにeHが低く，確実な接合を得るためにDavid手術を選択した．グラフトはValsalvaグラフトの28 mmを選択した．この症例ではValsalva洞切除に先立って弁尖形成を行っている．非癒合弁尖であるNCCも中央のArantius結節のところで自由縁が延長し，逸脱していたのでcentral plicationを加え，RCC-LCC間のrapheを閉じてplicationしeHを確保した（図d）．弁尖自由縁は肥厚しておりreinforcementは不要であった．術後5年時点でARはなく良好な経過である．

	R	L	N
eH	4	6	5
gH	17	18	20
VBR	31		
SoV	38		
STJ	33		

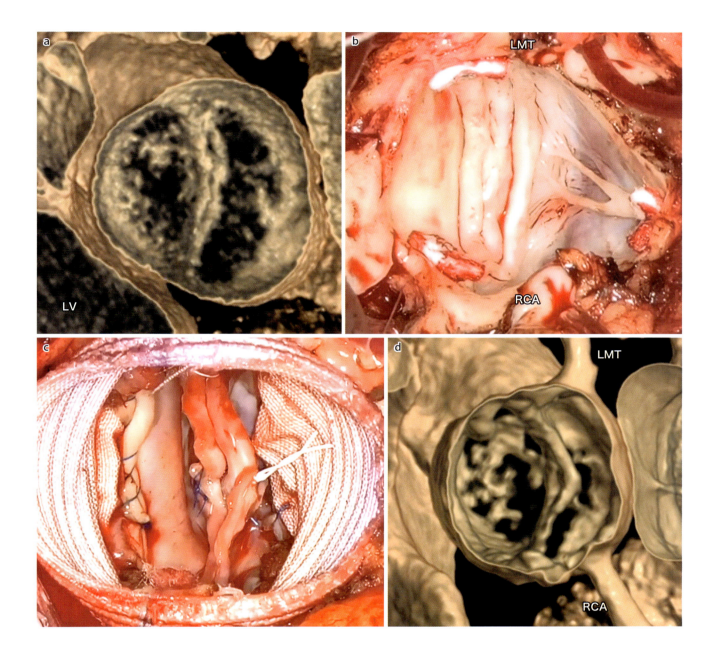

▶ VL20　David手術（二尖弁）　Jatene手術後の基部拡大によるAR

大血管転位症に対する大血管スイッチ手術（Jatene手術）後症例．大動脈弁は二尖弁で（図a：術前CT），大動脈基部拡大が進行し小学校高学年のころよりARが著明となり，中学生で手術となった．大動脈の正面の左右主肺動脈のテーピングをし，主肺動脈を離断してから大動脈を遮断した．大動脈弁輪の外側からの剝離は未経験であり穿孔を起こさないよう慎重に行った．交連間距離が小さくなりすぎることでeHの低下をきたし，弁尖のcentral plicationを多用することは弁尖のdomingおよび可動性の低下をきたすため避けたかった．よって，交連の高さに関係なく交連間の距離が確実に一定となるストレートグラフトを選択し，サイズは28 mmとした．癒合弁尖・非癒合弁尖ともにplicationを必要とし，ともにCV7縫合糸を用いて自由縁のreinforcementを加え，癒合弁尖に対してはneo-chord法を用いてeHを高くし過度なplicationを回避した．rapheの付いた癒合交連を残すか迷ったが，rapheの交連を支持する役割はないと考え，縫合ラインも短くなるよう2-sinusでValsalva洞を形成した（図c，d）．術後3年でARの再発は認めていない．

	LR	N
eH	0	4
gH	16	19
VBR	35	
SoV	41	
STJ	41	

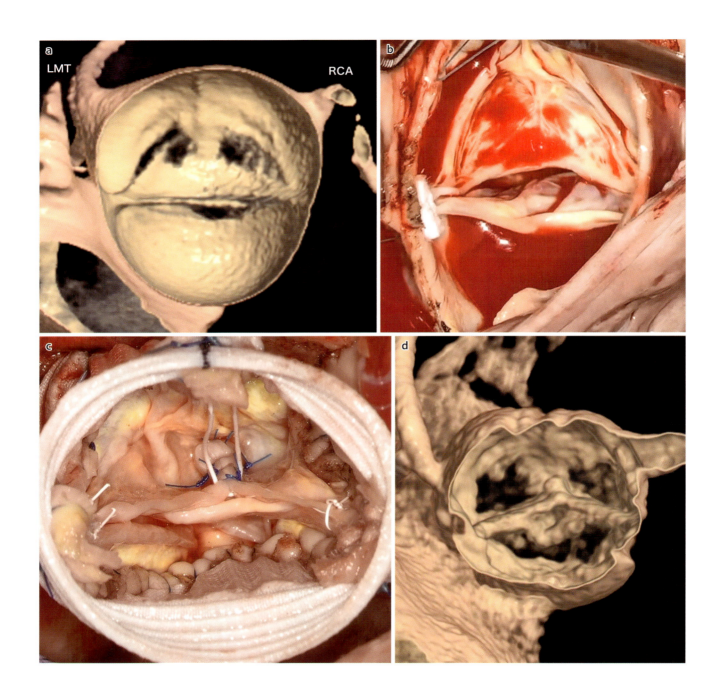

▶ VL21　David手術（二尖弁）　癒合弁尖の逸脱と非癒合弁尖のtethering

接合ラインはほぼ180°の症例（図a：術前CT）．eHの低い癒合弁尖に対し，非癒合弁尖は基部拡大によるtetheringのためeHが高く，eHの差は大きいがARは軽度であった．グラフトサイズは28 mmと迷うところであったが，より交連の位置を高くする効果を狙って26 mmを選択した（inter-leaflet triangleをより鋭角三角形にすることで交連高を高く設定できる）．グラフトの縫着が終了した時点でのeHの計測値はRCC，LCCともに0 mm，NCCが9 mmであった．癒合弁尖については大きな範囲のcentral plicationが必要であり，収縮期弁尖のbulging部分をexcludeするイメージで弁腹にも単結節縫合を加え，CV6縫合糸で自由縁を補強，neo-chordを用いた（図c）．術後CT（図d）ではNCCの自由縁中央が外側に反るようにみえるが，弁輪レベルでの接合は良好．術後4年の時点ARはない．

	R	L	N
eH	5	5	17
gH	18	18	21
VBR	28		
SoV	55		
STJ	49		

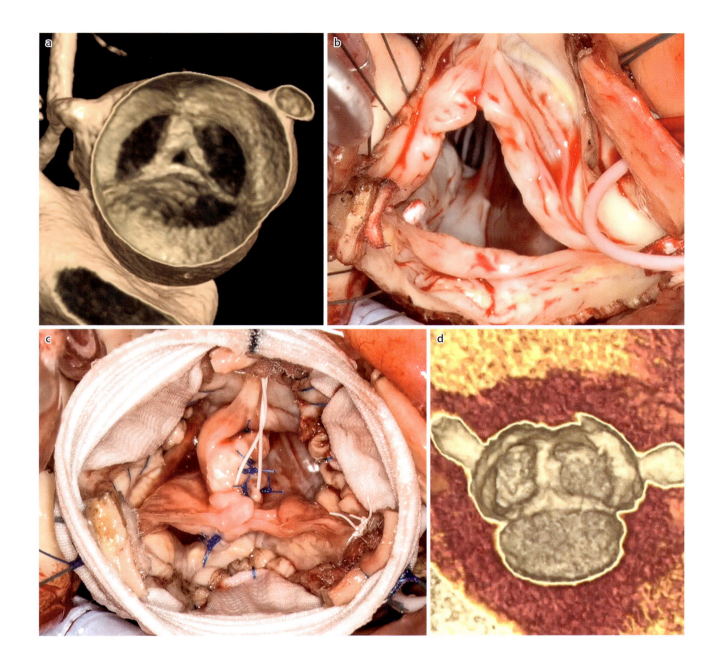

▶ VL22　David手術（二尖弁）　very asymmetric type〈音声解説付き〉

L-R fusionの二尖弁の症例．NCCの交連のなす角は120°に近く（図a：術前CT），very asymmetric typeに分類される症例である．高度ARがあり基部の最大径は53 mmで，David手術の適応となった．過度なSTJのplicationはiatrogenicな弁尖の逸脱を生じる可能性があるが，VBRの拡大のある症例ではVBRの縫縮によってinter-leaflet triangleの底辺長が短縮され三角の高さが高くなるため交連高が高くなる効果も期待できる．本症例では26 mmのValsalvaグラフトを選択した．弁尖については基部開大の強い症例では自由縁も二次的に延長していることが多く，癒合弁尖とNCCの両方にcentral plicationを加え，癒合弁尖の自由縁はCV6縫合糸で補強した（図c）．弁尖の可動性制限を生じやすいといわれるvery asymmetric fused BAVの形成であるが，交連の位置のデザインを変更することなく癒合弁尖のplicationを最小限に抑えてneo-chordを追加（図c）することで開放制限なくARは良好に制御できている（図d：術後CT）．

	R	L	N
eH	7	11	10
gH	15	16	21
VBR	36		
SoV	47		
STJ	45		

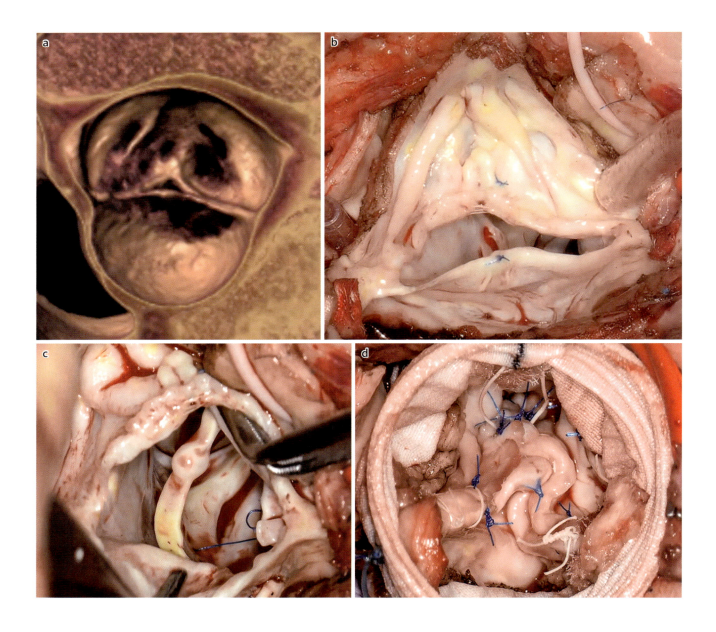

▶ VL23　David手術（二尖弁）・external band術後　再形成〈音声解説付き〉

十数年前にL-R fusionの二尖弁によるARに対して大動脈弁形成を行っている症例．初回手術では VBRに対するinternal bandを用いた弁輪形成と癒合弁尖のcentral plicationおよびCV7縫合糸を用い た自由縁のreinforcementを行っている．基部の拡大とARの進行があり，再手術となった．図aは再 手術前のCT surgeon's view．基部の最大径はLCS-NCS方向で計測して54 mmであり，David手術 を選択した．図bに示すように癒合弁尖のcentral plication部自由縁に間隙があり，CV7の糸がみえて いる．図cに示す帯状の構造物は初回手術のinternal bandであり，LCC, NCCの弁輪ではほとんど外 れていた．VBRの固定が不十分となって弁輪拡大が進行し，それによるストレスに弁尖が耐えられず， central plicationが解けてしまったのだと考える．初回手術からDavid手術を選択しておけばよかった のかもしれないが，基部拡大のない時点では過剰適応ともとらえられる．このような場合の選択肢として， 外側からsleeveを用いて基部を固定するTRRは有力な方法といえよう．videoの音声で解説しているが， 驚いたことに弁尖の大動脈基部側にあるはずのinternal bandを固定した糸のプレジェットが弁尖の左室 側にmigrationしていた．人体の不思議を感じさせる．

	R	L	N
eH	2	2	11
gH	19	21	19
VBR		35	
SoV		48	
STJ		46	

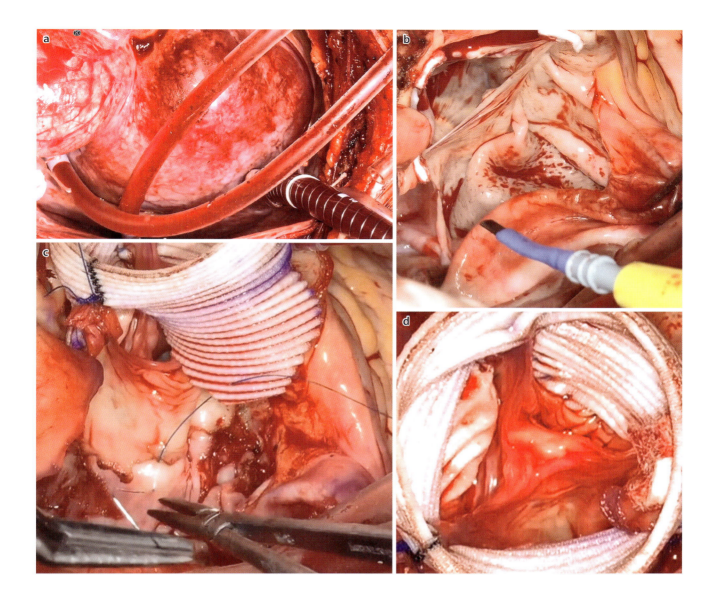

▶ VL24 Yacoub手術 巨大Valsalva洞瘤

Valsalva洞瘤の症例．NCSは60 mmに拡大し，mild to moderateのARを認めた．David手術を予定していたが，Valsalva洞壁の菲薄化が著しく，NCC弁輪の右房・左房からの剥離が困難であり，VBRの拡大がなかったことからYacoub手術の方針に切り替えた．24 mmのストレートグラフトを選択し，同じ大きさの3つの舌状のflapを作った．flapの先端は大動脈弁のremnantに縫合したが，NCSについては組織が脆弱であったため左房組織を含めて縫合している（図c）．良好な弁尖の接合を得ることができ（図d），確認のTEEでもARはみられなかった．術後3年であるが，ARなく経過良好である．

	R	L	N
eH	8	9	9
gH	14	16	18
VBR	24		
STJ	35		

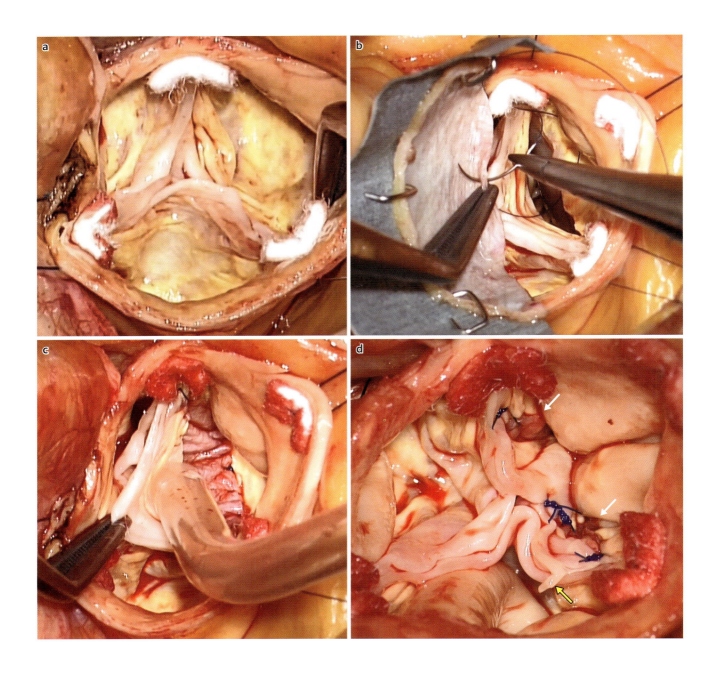

▶ VL25 external band(三尖弁)＋逸脱弁尖形成　自己心膜パッチを用いた右冠尖拡大術

大動脈弁形成に先立って左冠動脈前下行枝の狭窄に対して左内胸動脈を用いた冠動脈バイパス術を行っている．大動脈弁RCCが逸脱し，gHが他の2尖と比較して小さいことからRCCに対して自己心膜を用いたaugmentationを行った（図b）．gHを延長するには自由縁の先にパッチをあててextensionする方法が一般的だが，弁尖の接合に関与する部分のパッチ使用は耐久性に限界があると考えていたので，僧帽弁でいうところのclear zoneと考えて良い弁輪部分でaugmentationを行った．弁輪で弁を外して，交連ぎりぎりまで切開し，パッチ縫着はしわを寄せてふくらみを持たせた．弁尖側の縫合不全が危惧されるが，弁輪で外すことで，弁尖側も比較的しっかりとした組織に縫合することができた（図c）．augmentation後にRCC自由縁にcentral plicationを加え，この時点で計測したRCCのgHは25 mmであった．VBRに対しては24 mmの人工血管スライスを用いて縫縮を行った．図d白矢印で示す部分に自己心膜パッチがわずかにみえている．STJについても同じ24 mmの人工血管スライスで縫縮を加えdouble annuloplastyとした．現在であればsleeve法によるTRRとするところだと思う．術後7年，RCCの可動性は良好で，trivial-mild ARのみの良好な経過である．図d黄矢印はfenestration strand．

	R	L	N
eH	2	7	9
gH	15	18	20
VBR	25		
SoV	39		
STJ	28		

II章 大動脈弁疾患　A 大動脈弁形成術

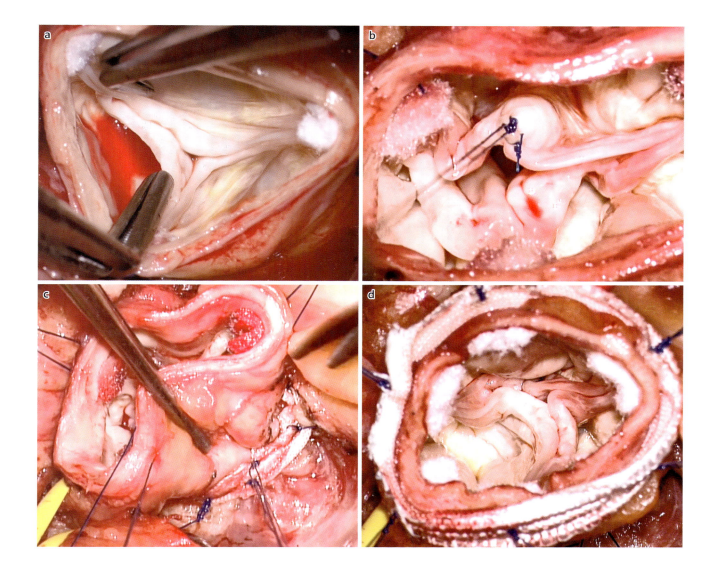

▶ VL26　external band（三尖弁）＋逸脱弁尖形成　double annuloplastyによる基部形成（逆流再発例）

術前のTEEでRCC自由縁にfolding lineが観察されるがARジェットの偏在性は強くない．術中の計測では三尖ともにgHが小さく弁尖自由縁の中央部は肥厚していた（図a）．STJの拡大があり，TEEでは弁尖のtetheringに加え，domingがみられ，ARの原因としてVBRの拡大の関与も大きいと考える．表に示した弁尖の計測値は術中，基部は2D TEEでの計測値である．CTでの術前評価を開始する以前の症例であり，術前の形態評価が不十分なところがある．eHの低かったRCCにはcentral plicationを最終的に2針加えた（図b）．VBR縫縮には24 mmの人工血管スライスを用い（図c），STJに対しても同じサイズを用いてdouble annuloplastyを行った（図d）．確認のTEEでは軽度の逆流を認めていた．術後1ヵ月のTTEで逆流の増加傾向があり，術後3年で残念ながら人工弁置換となった．弁置換術前CTのsurgeon's viewでは逆流弁口が確認できる（video），基部を観察したCT画像ではVBRの再拡大が疑われるが（video），surgeon's viewからは再度VBRを縫縮したとしても逆流弁口が小さくなるとは思えない．STJの縫縮は確実になされているが，確実に交連間の距離を短縮させるには，STJのさらに下のfunctional commissureまでしっかり縫縮しておく必要があった．あるいはexternal band annuloplastyの限界かもしれない．弁尖のgHが形成可能な最低ラインに近い症例でもあり，SoVは35 mmであるが，基部置換を選択し，確実に交連間距離を短縮しておくべきだったのかもしれない．

	R	L	N
eH	6	7	8
gH	16	15	15
VBR	26		
SoV	35		
STJ	29		

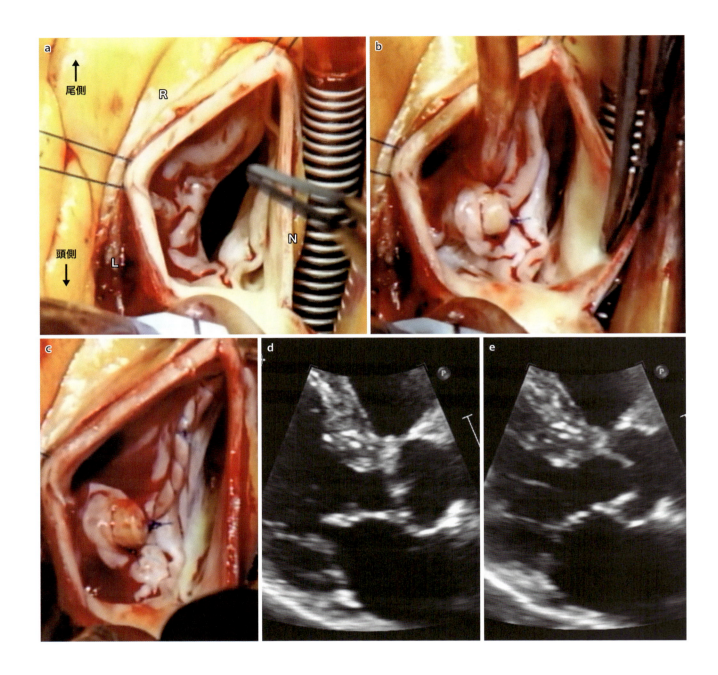

▶ VL27　弁尖形性（二尖弁）　20年前の形成例

20年前の症例．L-R fusionの二尖弁で，raphe部分に腱索様の組織がありこれを切除した．central plication（図b）は現在と違ってU字にmattress縫合の糸を掛けて結紮している．現在はgHが短くなることを危惧して用いていない．弁尖の接合をみながらplicationの深さを調整しているが，このようにcentral plicationはeHが足りなければ追加をし，過剰であれば糸を外して調節ができるという点でも便利な手法である．この症例では7-0（ポリプロピレン縫合糸（プロリーン®）を用いて癒合弁尖の自由縁の補強を行っている（図c）．現在ではPTFE糸を用いている．残存ARなく終了した．術直後より大動脈弁通過血流速は2.6 m/sと上昇していたが無症状で順調な経過である．術後20年時点で流速は3.0 m/sと緩徐に上昇がみられているものの，AR再発や左室機能低下はなく無症状で経過されている．videoに示した術後のエコー画像は術後20年のものである．

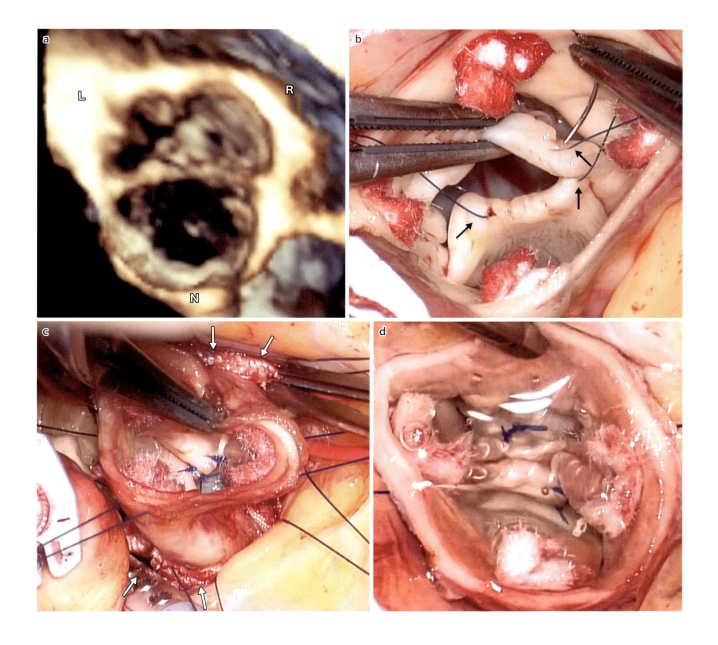

▶ VL28　external band（二尖弁）　symmetric fused type

L-R fusionの二尖弁（図aは3D TEEのsurgeon's view）でrapheがはっきりしているが接合はsymmetric typeに近い．referenceとすべきNCCにもdevilfish signを認め，中央での自由縁の延長が考えられたため，Arantius結節を合わせるように支持糸（図b黒矢印）を置き，余剰となる自由縁を縫合（central plication）して癒合弁尖の逸脱を矯正した．十分なeHを確保するため，非癒合弁尖（NCC）に対してもcentral plicationを加えた．癒合弁尖のchord状のrapheは弁尖の可動性をよくするために切離し，さらに両尖にcentral plicationを追加した．external bandには24 mmの人工血管をスライスしたもの（図c白矢印）を用いた．両尖ともに自由縁をCV7縫合糸で補強し終了とした（図d）．術後8年目でAR再発はない．やや弁の開放制限がみられるが大動脈弁の最大通過血流速は2.0 m/sと軽度の上昇にとどまっている．

	R	L	N
eH	2	2	7
gH	15	15	20
VBR		25	
SoV		32	
STJ		28	

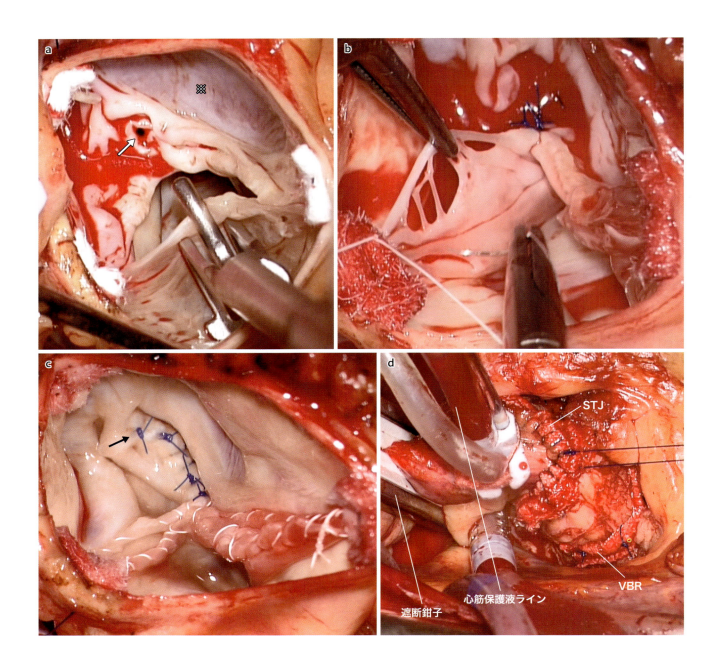

▶ VL29　external band（二尖弁）　rapheの不完全癒合例

癒合弁尖（L-R）の逸脱が著明で高度なARの症例．一部rapheの癒合が不完全で開窓していた（図a白矢印）．癒合弁尖のcentral plicationの後，この開窓部も閉鎖した（図c黒矢印）．chord状のrapheもあり，切除している．図a※部はValsalva洞内に入り込む左室心筋部分．自由縁にはfenestration（図b）が著明で両尖ともにreinforcementを加えた（図c）．28 mmの人工血管スライスを用いたexternal bandによるVBRの縫縮後，弁尖の接合を確認してcentral plicationを追加した．この症例ではVBR形成に先立って弁尖形成を行っているが，VBR形成後に弁尖形成を行うほうが運針の面でも有利かもしれない．STJも人工血管スライスを用いて縫縮を加えdouble annuloplastyとした．RCAは上行大動脈の高い位置からの起始異常であったため，いったん離断し，Valsalva洞へ再建して終了した．現在であればDavid手術あるいはsleeve法を選択したと思われるが，術後8年で，ARはmildで，左室径も正常範囲内である．

	R	L	N
eH	−4	−4	9
gH	20	23	25
VBR	28		
SoV	44		
STJ	29		

II章 大動脈弁疾患　A 大動脈弁形成術

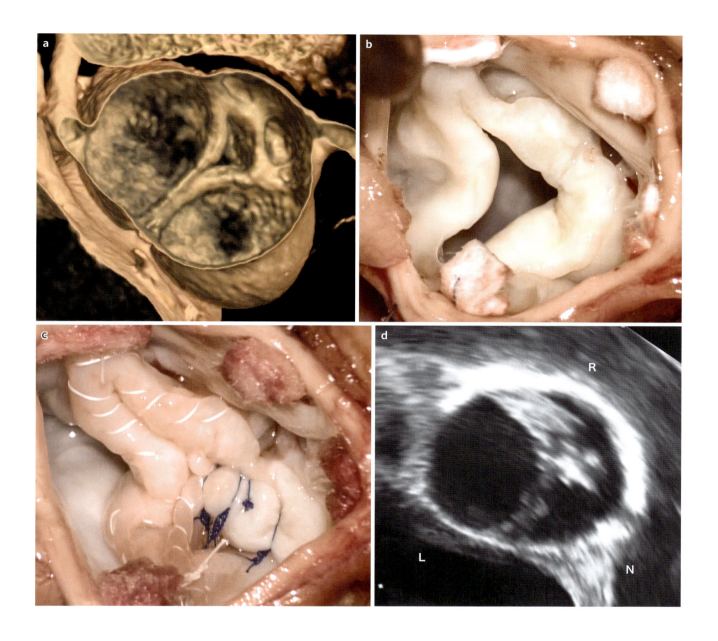

▶ VL30　external band（二尖弁）　一尖弁に近い二尖弁

R-N fusionの二尖弁であるが，L-R交連はやや低形成でrapheであるようにも観察される（図a，b）．N-L交連のみが正常の一尖弁に近い．2つのrapheがもう少し近づいてくると症例II-A-VL18の2-sinus BAVになってくると思われる．弁尖は通常の二尖弁と同様のアプローチで，接合線を合わせて余剰となる弁尖をplicationして形成した．RCC自由縁には小さなrapheのような索状の構造があり弁輪近くにつながっていた．弁尖の可動性をよくする目的でこれを切除した．弁輪はVBRにのみ26 mmの人工血管スライスを用いて縫縮を行った．最後に両尖ともに自由縁をreinforceしている（図c）．図dは術直後の2D TEE像．拡張期の弁尖閉鎖時をsurgeon's viewで示している．術後7年でARの再発はない．

	R	L	N
eH	0	9	7
gH	20	28	33
VBR	25		
SoV	33		
STJ	30		

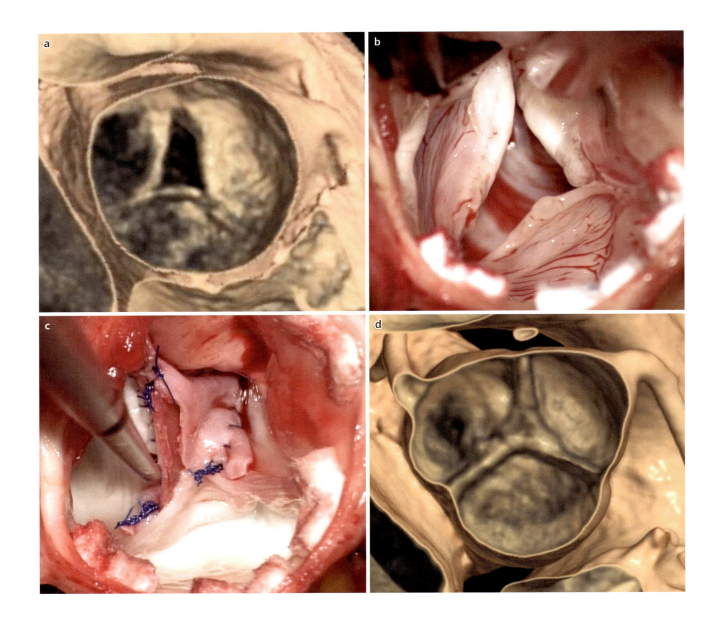

▶ VL31　external band（二尖弁）　自己心膜による交連再建

弁尖の数は3であり三尖弁といえるが，L-R交連ははっきりせず，正常な交連はN-L，R-Nの2つであるとすると二尖弁にも分類できる（図a）．L-R間にはrapheがなく間隙も大きく，かつ交連が低く二尖弁化では逸脱矯正のために長いcentral plicationが必要となり弁の開放制限出現が必至と考えられた．よって自己心膜パッチを用いて，L-R交連を高く再建し逸脱矯正しながら三尖弁化する方針とした．かもめの両方の翼状に自己心膜をトリミングし，合わせた翼が接合面として機能するように縫合した．最後にNCCをLCC・RCC方向に寄せて弁尖の接合をよくする目的でNCCの弁輪に対して部分的external band法を用いて縫縮を加えた．術中のTEEではtrivial ARが残った．図dは退院時のCT画像．自己心膜を用いた大動脈弁形成については耐久性が問題となるが，術後5年でARはtrivialにとどまっている．

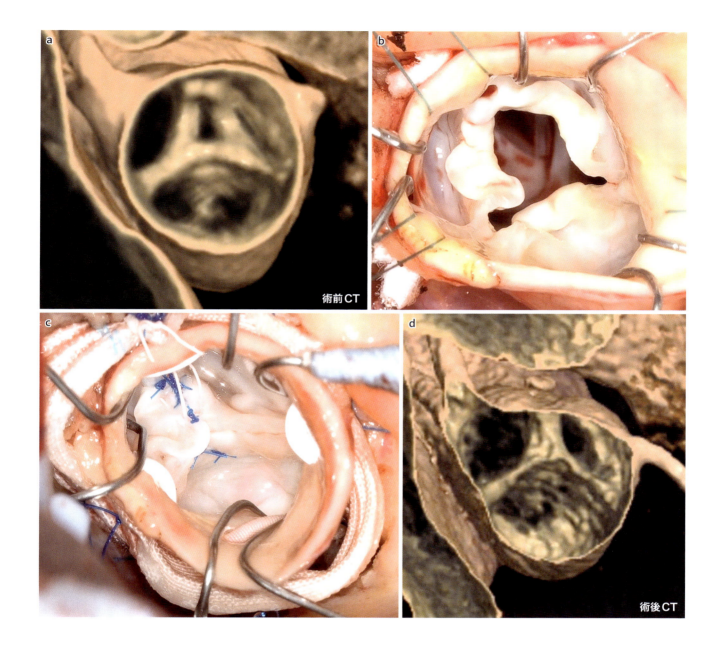

▶ VL32 external band（二尖弁）　新生児期経皮的バルーン拡大術後のAR

出生時に動脈管開存症および大動脈縮窄症に対する外科手術の既往があり，1歳時には大動脈弁狭窄症に対する経皮的バルーン拡大術を施行されている10歳代の症例（体重40 kg，身長160 cm）．弁尖の開放は良好である．徐々にARが進行し手術適応となった．術前の画像からはgHが不十分な可能性が考えられ，自己心膜による交連形成も考慮していたが，十分な弁尖量があり弁尖は柔軟で，癒合弁尖のcentral plicationが可能であった．plicationの後，CV6縫合糸を用いて癒合弁尖の交連の位置に外から内腔にU字の糸を掛け，それぞれをplication lineに沿って自由縁方向に運針して補強し，先端でいったん結紮した後，その1対2本の糸を用いてneo-chord法を加えている（図c）．術前計測ではVBR径，STJ径ともに21 mm，Valsalva洞径は最大で28 mm（平均25 mm）であったので基部に対しては比較的大きなNCCの弁輪のみを24 mmの人工血管5 mmスライス3分の1を用いて部分的に固定し，24 mmの人工血管スライスでSTJを固定した．NCCにはcentral plicationを加えてeHを保った（図c）．

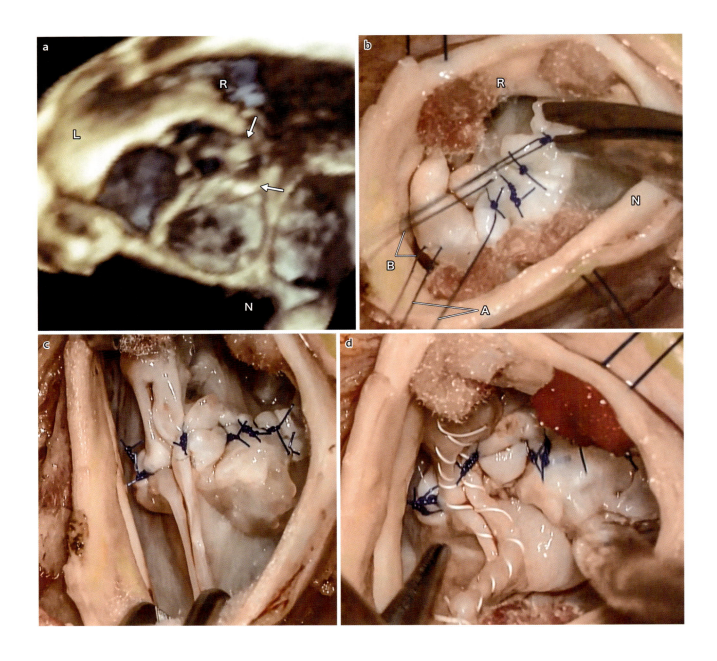

▶ VL33　external band（一尖弁）　二尖弁化（rapheの縫縮）

N–L交連が正常の一尖弁．L–R交連はpartial fusionで，R–N交連がより未分化であり，この交連を閉じてR–N fusionの二尖弁のようにして形成した．R–Nのrapheには2つのchord様の構造物（図a矢印）がありこれらは切除した．R–N交連のplicationの際はLCCの自由縁の中央点をreferenceポイントとして糸の片端を通しておき，N–L交連からLCC，NCCをそろえた時にこのreferenceポイントに重なるNCCの自由縁に糸のもう片端を通してreference sutureを置いた（図bのA）．RCCについても同様にreference sutureを置き（図bのB），RCC，NCCにそれぞれ置かれたsuture間の余剰となる弁尖にplicationを加えた．十分なeHを得るためにもう1針追加し，LCCにもcentral plicationを加えている（図c）．自由縁はCV7縫合糸で補強し，今後の弁尖延長を予防した（図d）．VBRに対しては5 mm幅75 mmのゴアテックスシートを用いてannuloplastyを行った．やはり現在であればsleeve法によるTRRを選択したと思う．L–R交連に対してはこの症例では積極的な手技は加えていないが，自由縁が十分にある症例では交連吊り上げ（raphe suspension）も選択肢の1つになるだろう．術後9年となるが最終のTTEでもmild ARのみで経過良好である．

	R	L	N
eH	5	8	5
VBR	31		
SoV	38		
STJ	25		

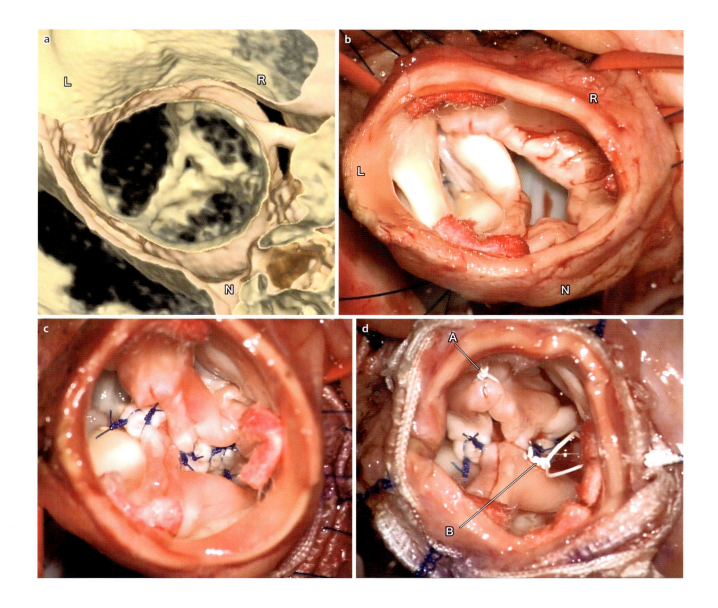

▶ VL34　external band（一尖弁）　二尖弁化（rapheの縫縮と交連の吊り上げ）

10歳代前半の小児例で，N-L交連が正常，R-N fusion，L-R partial fusionの一尖弁（図a：術前CT）．形態は前症例Ⅱ-A-VL33と類似しており，同様にR-N fusionをcentral plicationして，二尖弁の形に形成を行い，L-R partial fusion rapheは自由縁が短くなりすぎるのを懸念してPTFE糸を介在させて交連の高さだけを調整した（図dのA）．R-N fusion cuspはcentral plicationが過度になりすぎて狭窄にならないことと，遠隔期の再逸脱の予防も考えてneo-chord法でsuspensionした（図dのB）．LCCに対してもcentral plicationを行った．結果的にはL-Rのpartial fusion rapheは大動脈壁への直接のsuspensionでも良かったかもしれない（Ⅱ-A-VL36，50参照）．この症例も弁尖形成後に基部形成に移っている．VBRに対するannuloplastyは拡張期弁尖の深い接合ラインを得るために有用な手技であると同時に収縮期の弁尖に対するストレスを軽減させ，形成術の耐久性を高くするためにも重要な手技といえる．弁輪拡大のある症例では必須の手技であり，弁尖の縫縮を行う前にVBRに対するband固定の糸掛けを行っておくほうが糸掛け手技が容易である．26 mmの人工血管スライスをexternal bandとして用いVBRとSTJをそれぞれ固定した（double annuloplasty）（図d）．術後6年で遺残逆流はmildで，お元気にされている．

	R	L	N
eH	3	5	3
gH	13	20	17
VBR	28			
SoV	29			
STJ	24			

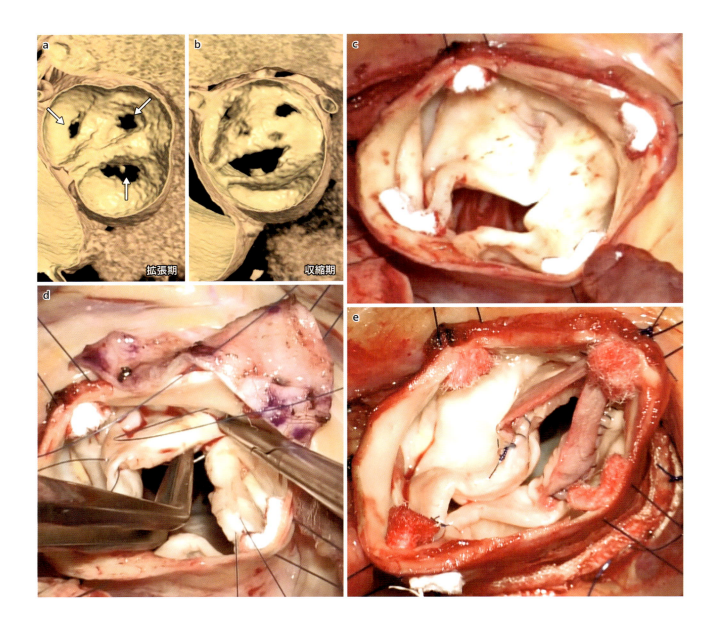

▶ VL35 external band（一尖弁） 二尖弁化（自己心膜による交連再建）

20歳代前半のN-L交連が正常の一尖弁．先の2症例（Ⅱ-A-VL33，34）と違ってL-R，R-N交連のrapheは不明瞭でcomplete fusionに近く，raphe部は弁尖の肥厚として観察される．CT画像（図a）に矢印で示した部分は弁尖が薄いために描出されない部分であり，正常に分化できなかった3つの弁尖の痕跡がうかがえる．上行大動脈の拡大が進行し50 mmを超えるようになったため手術適応となり，中等度のASについても形成を行った．ARは軽度であった．L-R fusionの二尖弁の形に形成する方針とし，自己心膜による交連再建を行った．まずR-Nのraphe部分を切開した．切開線の長さが15 mmであり，再建される交連の高さを10 mm，縫い代を2 mmとして，底辺の長さ（15+2）×2＝34 mm，高さが10 mmのかまぼこ型に自己心膜をトリミングした．かまぼこ型が2つに折れて接合面となるよう，底辺を切開線に縫合し，折り目の頂点を交連として血管壁に縫合した．ARはN-L交連からみられていたこともあり，N-L交連を寄せるように糸をかけ，加えて交連を高くする効果を狙って吊り上げるように血管壁に固定した．VBRは28 mmの人工血管スライスのbandを用いてannuloplastyを加えた（図e）．上行大動脈は24 mmの人工血管で置換した．術後より大動脈弁の通過血流速は2 m/s前後と軽度上昇があったが（術前は3.5 m/s），術後5年で変わりはなく，ARの出現もなく良好に経過している．

	R	L	N
eH	8	8	8
gH	21	21	16
VBR		28	
SoV		39	
STJ		35	

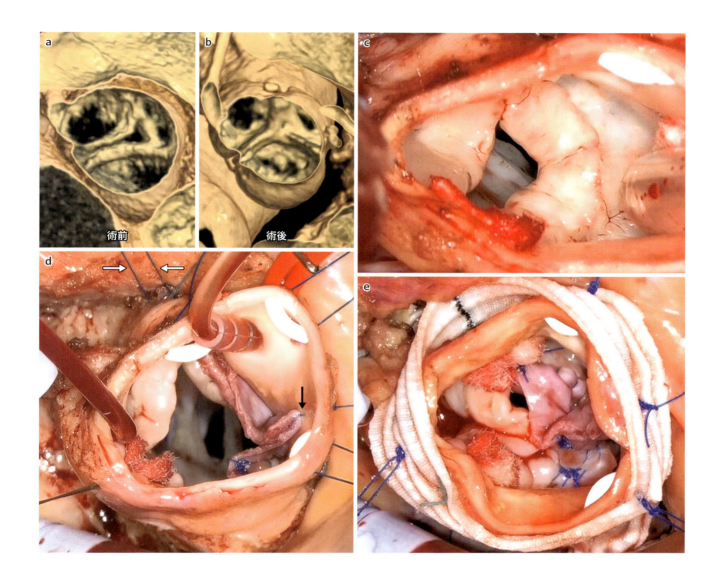

▶ VL36 external band(一尖弁) 三尖弁化(自己心膜による交連再建と吊り上げによる交連形成)

10歳代半ばのN-L交連が正常，L-R交連がpartial fusion，R-N交連がfusionの一尖弁(図a)．形態は症例Ⅱ-A-VL33，34と類似しているが，RCCが小さくそれらに比較すると弁の開放が不良である．術後の十分な弁口面積を得るためには交連のaugmentationは不可避と判断し，R-N交連を自己心膜で再建し，L-N交連はrapheを吊り上げることでdouble neo-commissure reconstructionし，三尖弁化(tricuspidizaton)を行った．R-N交連の再建はⅡ-A-VL35の方法に準じるが，自己心膜のデザインを蝶ネクタイ型にして，交連のラインとなる両翼の折り目が内側に傾かないようにした．L-R交連は内側に倒れているrapheを起き上がらせるようにして血管壁に縫合した(raphe suspension)．これにより交連を挟む弁尖のeHを高くすることができた(図d白矢印は交連を吊り上げている糸．黒矢印はneo-R-N commissure)．自己心膜の余剰分は適宜トリミングし，LCCにはcentral plicationを加えている．26 mmの人工血管スライスを用いてdouble annuloplastyを加えて終了とした(図e)．図bに術後のCT画像を示している．経過は良好であるが，交連部は多くストレスのかかる部位であり，また自己心膜の耐久性の問題もある．今後も経過観察が必要である．術後3年時点の遺残逆流はmildでお元気である．

	R	L	N
eH	−2	9	4
gH	8	20	19
VBR		29	
SoV		32	
STJ		27	

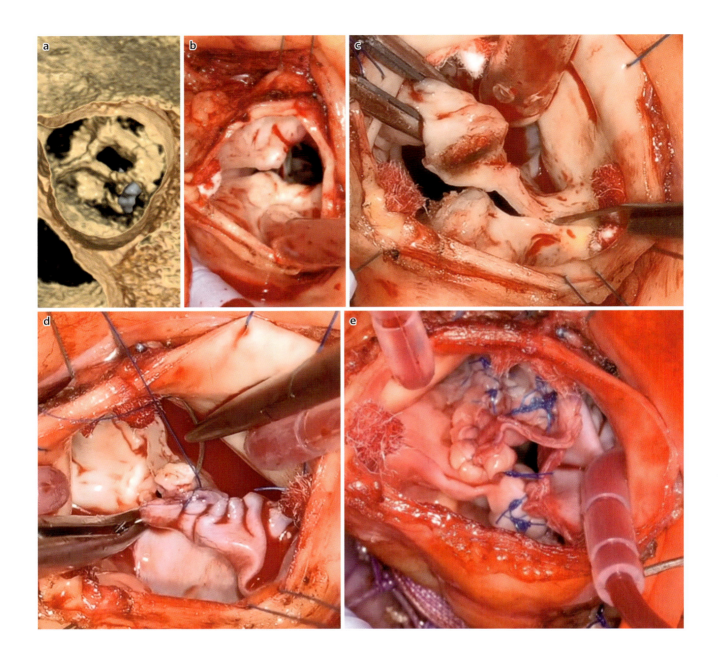

▶ VL37　external band（一尖弁）　三尖弁化（自己心膜による弁尖拡大と交連再建）

20歳代前半のN-L交連が正常の一尖弁．弁尖自由縁の肥厚が強くNCCの一部には石灰化がみられる（CT画像の灰色部分（図a））．gHが小さく形成には弁尖のaugmentationは不可避であった（図b）．R-N，L-R交連のrapheは切開し，弁尖の肥厚した自由縁は切除した（図c：R-N交連のrapheを弁輪部まで切開している）．RCCは弁基部を残し，残りの弁尖を自己心膜で交連を含め再建した．NCCについてはRCC側の石灰化の部分を切除しtear drop型の自己心膜で切除部分を補填しながらR-N交連部を形成した．ここで弁輪形成に移り，26 mmの人工血管スライスを用いてVBRの縫縮を行った．続いてLCCの形成に移り，RCC寄りの弁尖を切除し，NCCと同様に弁尖を補填しながらL-R交連を自己心膜で再建した（図e）．STJについても26 mmの人工血管スライスを用いてdouble annuloplastyとした．術中確認のTEEでは弁尖の動きは良好でARは全く観察されなかった．自己心膜を用いた大動脈弁形成は耐久性に問題があると報告されており，経過観察が必要である．術後3年の時点で，弁尖の動きに変化はなくARは弁尖中央からtrivial以下の小さなジェットを認めるのみである．長く耐久性が維持されることを期待したい．

	R	L	N
eH	4	6	4
gH	8	8	10
VBR	34		
SoV	36		
STJ	26		

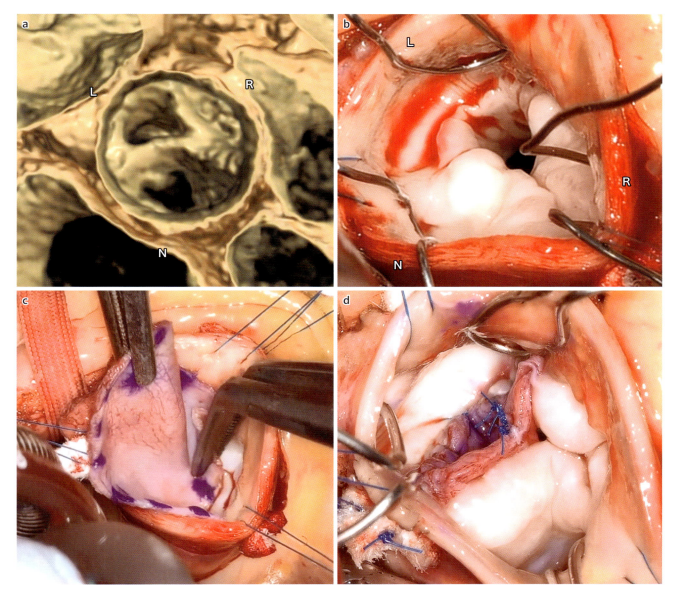

▶ VL38　新生児期バルーン拡大術後　一尖弁AR（1）

先天性のASに対して新生児期に経皮的バルーン拡大術を施行されている小児例（身長110 cm，体重19 kg）．ARが徐々に進行し左室拡大傾向，軽度の肺高血圧がみられるようになり手術となった．新生児期にバルーン拡大術を要する症例は一尖弁が多い．本症例もR-N交連は正常，N-L交連がfusion，L-R交連がpartial fusionの一尖弁（図a，b）で，小さなLCCがバルーン拡大術で損傷し，瘢痕化したと考えられる．よって，自己心膜によるLCC再建の方針とした．視野を確保するためにハンドメイドのリトラクターを用いている（図b, d）．まず，LCCの両交連を再建するためにNCCおよびRCCのLCC交連側を吊り上げて血管壁に固定した．これによりLCCの両交連のアウトラインを形成すると同時に弁接合に必要なNCC，RCCのeHを確保した．NCCおよびRCCは代償性に自由縁も延長していたかもしれない．neo LCCはグルタールアルデヒド処理を行った自己心膜を用いて再建した（図c）．弁尖接合部付近の基部の直径（＝自由縁長）を22 mm程度と設定し，gHを20 mmとしようと考えた．22 mm×20 mmに縫い代を加味し，特に自由縁側は後でトリミングすることを考えて長めのtear dropのパッチとした．まずnadirの所で縫合結紮し，弁輪を小さくパッチを大きめに縫合運針し，交連側に上るラインでも，わずかに自己心膜を寄せるように縫合して内側に凸の膨らみができるようにデザインした．縫着終了後，余剰な部分をトリミングし，自由縁にcentral plicationを加えてRCC，NCCとeHをそろえた（図d）．確認のTEEでは中央から長軸方向にtrivial-mild ARが残ったが許容範囲として終了した．小児であり，functional annulusの固定はできず，また自己心膜も用いていることもあって，終生とまではいえないが，弁置換ができるまでのbridgeとしての耐久性は維持できると期待する．術後3年時点でmild ARで経過良好である．

	R	N
eH	6	6
gH	9	13
VBR	16	
SoV	20	
STJ	16	

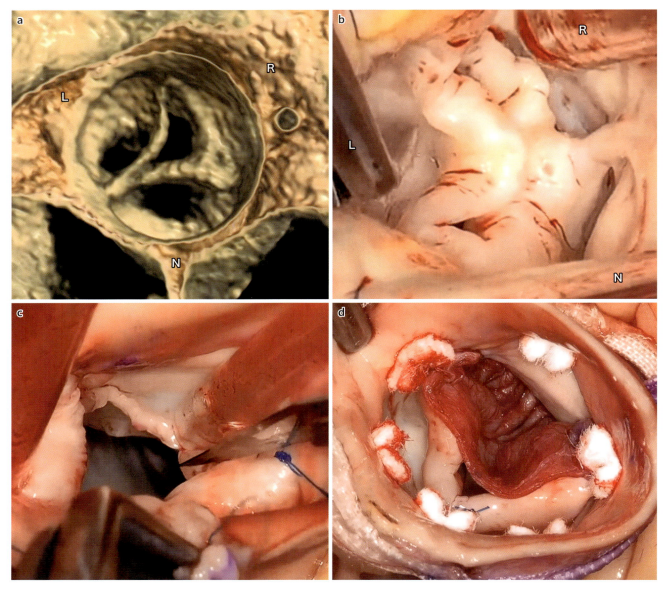

▶ VL39　新生児期バルーン拡大術後　一尖弁 AR（2）

前症例（Ⅱ-A-VL38）と同様に先天性のASに対して新生児期に経皮的バルーン拡大術を施行されている小児例（身長135 cm，体重26 kg）．R-N fusion，L-R partial fusionの一尖弁（図a）．N-L交連は正常に近いが交連部弁尖自由縁の肥厚がありdullである（図b）．RCCが低形成でgHが不十分であり，RCCはパッチ形成する方針とした．まずR-Nのrapheを切開し，NCCの切開線を吊り上げながら交連部血管壁の隆起部分に縫合することで自然な形にNCC交連を再建した．NCCの切離端が肥厚して硬化しているので大動脈壁から直角に再縫着されるように配慮した．L-R交連は一見正常のようにみえるが，交連が低く低形成の交連でpartial fusionと判断して良いと考える．この交連を吊り上げて血管壁に縫合し，functional commissureを再建した．RCC再建のための自己心膜は接合部付近の基部の直径を22 mmと考えるとこれが自由縁長に相当するので，gHを20 mmとしようと考えると22 mm×20 mmが必要になる．これに縫い代を加味し，特に自由縁側は後でトリミングすることを考えて長めのtear dropのパッチをデザインした．型紙を作って大きさを確認したのち，それにあわせて自己心膜をトリミングした．RCCを切除し（図c）nadirからR-N交連に向かって，同様にnadirからL-R交連に向かって弁輪側の運針を小さく，パッチ側を大きく（パッチを寄せるように）縫合し，余剰なパッチはトリミングした．dullであったN-L交連は一部の自由縁をcarvingした後，1針掛けて接合を強化した．VBRは21 mmであったので手技は加えなかった．STJについては接合部付近の直径を22 mm程度に再建するように24 mmの人工血管スライスを用いてSTJ annuloplastyを行った．確認のTEEでは中央からのtrivial-mildのジェットがみられたが接合は良好で終了とした．53/37 mmであったLVEDD/LVESDは37/23 mmに改善し，術後1年で経過良好である．

	R	L	N
eH	5	8	6
gH	6	12	15
VBR	21		
SoV	28		
STJ	27		

II章 大動脈弁疾患　A 大動脈弁形成術

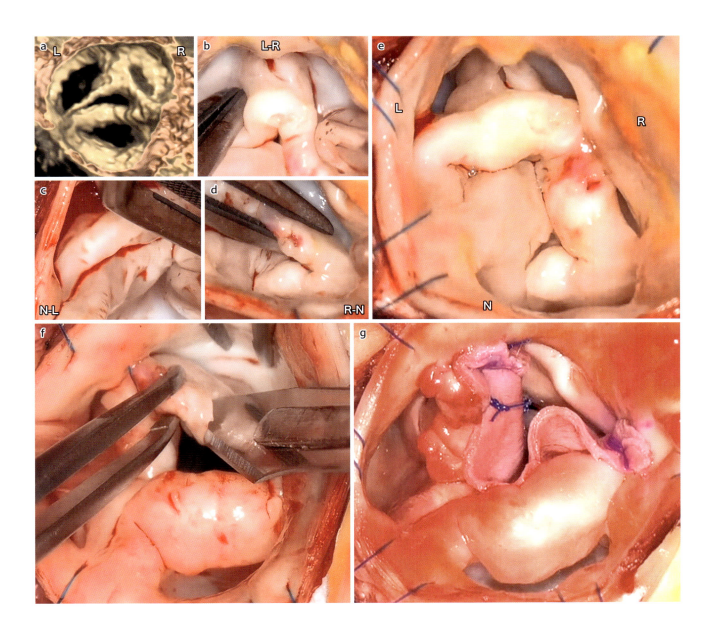

▶ VL40　新生児期バルーン拡大術後　一尖弁AR（3）

前症例（II-A-VL38, 39）と同様に先天性のASに対して新生児期に経皮的バルーン拡大術を施行されている身長116 cm，体重19 kgの小児例（図a）．L-R fusion（図b），R-N partial fusion（図d）の一尖弁．自由縁は肥厚しているが，N-L交連はほぼ正常（図c）．まずNCCのR-N交連部を吊り上げて血管壁に縫合した．L-R fusion cuspのraphe吊り上げのみでtricuspidization（三尖弁化）とするには弁尖の大きさ（特に自由縁の長さ）が不十分であり，LCCはRCCの一部を利用して再建し，RCCは自己心膜で再建する方針とした．L-R fusion cuspを本来のrapheラインよりRCC寄りの自由縁から切開してRCCを切除し，RCC弁尖の一部（図fで鑷子が把持している部分）をLCC化してLCCの弁尖量を確保した．拡張されたLCCの切開ラインは吊り上げるように血管壁交連部の隆起に縫合した．RCCは自己心膜で再建し，tricuspidizationとした（図g）．自己心膜のデザインは接合部付近の基部の直径（＝自由縁長）を20 mm程度，gHを15 mmとしようと考えた．20 mm×15 mmに縫い代を加味し，特に自由縁側は後でトリミングすることを考えて長めのtear dropのパッチとした．最終のeHはR/L/N＝7/6/6と，十分な高さが得られた．STJは19 mmで人工血管リングなどの固定は行わなかった．術後のTEEでは中央からtrivial ARがみられるのみである．術後1年では変わりなく順調に経過している．長期の耐久性を期待したい．

	R	L	N
eH	4	4	3
gH	12	10	13
VBR	17		
SoV	22		
STJ	19		

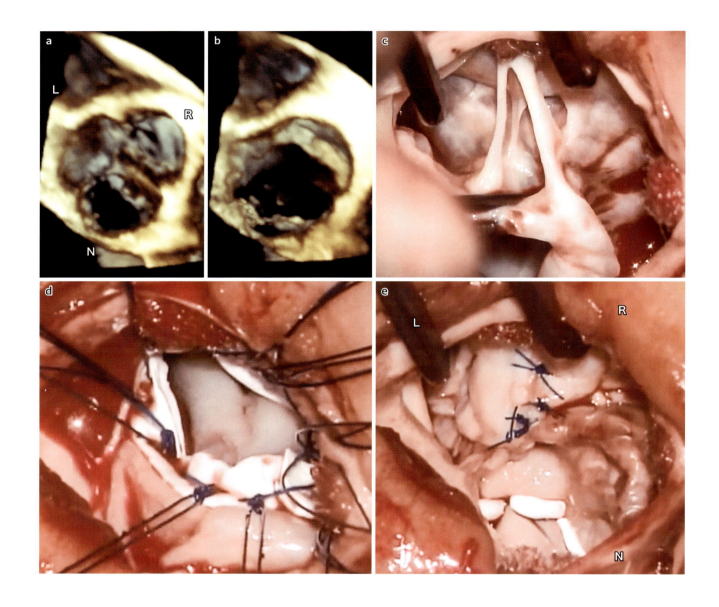

▶ VL41　internal band（二尖弁）　partial fusion type

L-R fusionの二尖弁の症例．rapheが交連部と癒合弁尖の自由縁の遺残腱索様の構造物として観察される（図c）．このため術前のエコーでは拡張期にあたかも三尖のように観察される（図a）．収縮期に注意深くL-R交連を観察すると，L-Rの自由縁が連続しておりテントのようにdomingすることから二尖弁であるとわかる（図b）．腱索様のrapheは弁尖の動きを制限する可能性を考え切除した．RCCが逆流の首座であったこともありRCCの自由縁は肥厚が強く，肥厚部をcarvingしてraphe部分のcentral plicationを行った．central plicationは最低限にとどめ，遠隔期の弁尖の延長を予防する目的で自由縁は癒合弁尖，非癒合弁尖ともにCV7の糸で補強を行った．VBRに対しては弁尖の大動脈側から左室側に弁置換の時のようにmattress縫合のスパゲッティ付きの糸を掛け（NCC 6針，fusion cusp 6針），ゴアテックスシート（厚さ0.6 mm，幅8 mm）をinternal bandとして弁輪径およそ19 mmにplicationした（図d）．術後の確認のTEEではARはtrivialのみ．A弁の通過血流速が3.0 m/sであったが弁尖の開放は良好で経過観察とした．術後10年時点で，ARは変わらずtrivialのみで左室拡大はなく収縮も良好．大動脈弁の通過血流速は1.9 m/sである．弁狭窄の評価について，心拍再開後のTEEでの血流速測定は有用であるが，人工呼吸器管理下で各種の循環作動薬が用いられており生理的循環動態と異なることも考慮し，実際の弁尖の動きを注意深く観察して総合的に判断することが必要である．

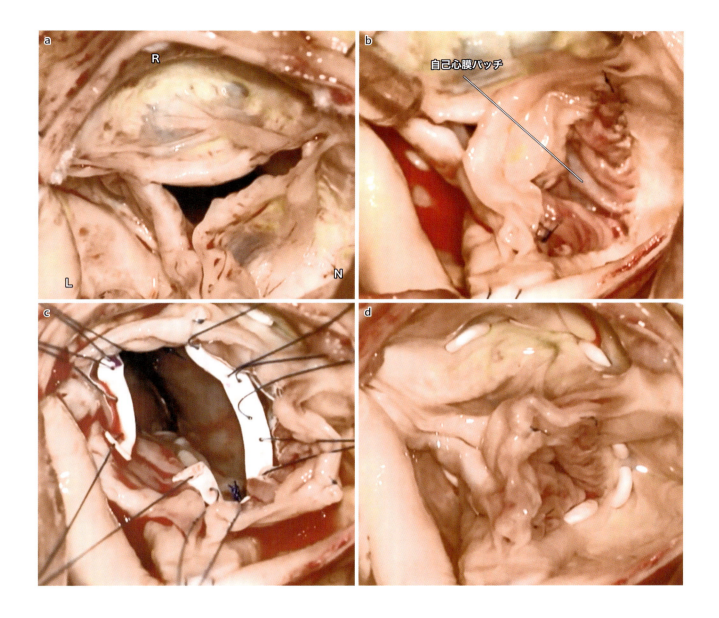

▶ VL42　internal band（三尖弁）＋逸脱弁尖形成　右冠尖のパッチ拡大例

TEEでは長軸像でRCCにcusp bendingがあるようにみえるがARジェットは長軸方向に観察される．弁尖の中央の接合点がVBR面と離れた位置にあり，短軸で観察される収縮期の弁尖自由縁は直線的であることからSTJの拡大による弁尖のtetheringがARの成因に関連していると考えられる．この症例では術中評価でNCCのgHが形成には不十分と判断し，症例Ⅱ-A-VL25と同様に弁尖の接合面として機能する部分を温存してaugmentationを行った（弁尖の接合に関与する部分のパッチ使用は耐久性に限界があると考えていたので，僧帽弁でいうところのclear zoneと考えて良い弁輪部分でaugmentationを行った）．弁輪で弁を外して，交連ぎりぎりまで切開し，パッチ縫着はしわを寄せてふくらみを持たせた．弁尖側の縫合不全が危惧されるが，弁輪で外すことで，弁尖側も比較的しっかりとした組織に縫合することができた（図b）．NCC，RCCにcentral plicationを加え，VBRには幅4 mmのゴアテックスシート（厚さ0.6 mm）をinternal bandとして用い，径が20 mmになるようにplicationを行った（図c）．STJは交連間をそれぞれつまむように縫合して縮縮を行った．確認のTEEではtrivial-mildのARジェットを認めたが，ジェットの偏在性はなく，十分な接合面が得られており終了とした．術後10年時点で，弁尖の中央からmoderateに近いARが観察されているが，症状はなくLVEDD/LVESD＝47/27 mmと左室拡大もみられていないため，引き続き経過観察を行っている．

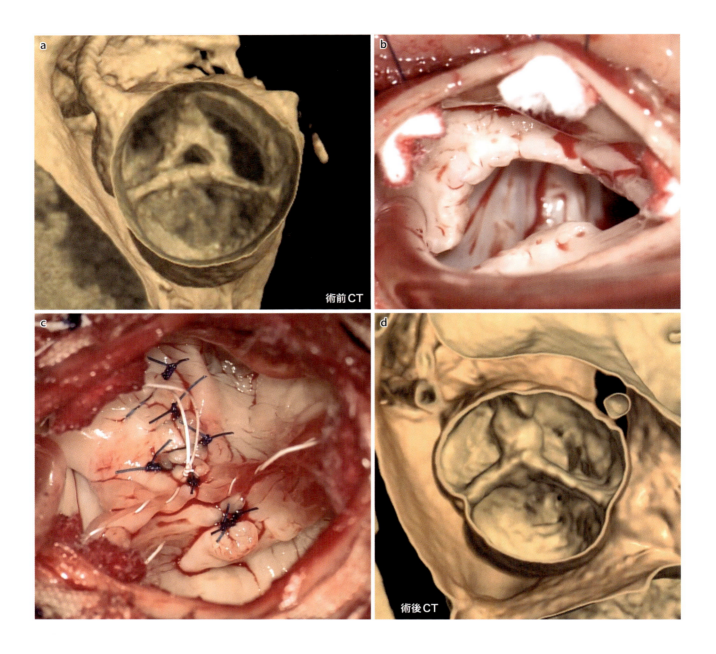

術前CT / 術後CT

▶ VL43　sleeve（二尖弁）　L-R fusion（1）

L-R fusionの二尖弁．二尖弁のARの原因は癒合弁尖の逸脱によるものが多いが，この症例はRCC-LCCの弁尖先端が不完全に癒合しており，その間隙からARを生じている（図a）．弁尖のgHは形成がぎりぎり可能な長さであり，適切な基部の形成が重要となる．VBRの縫縮は弁尖のストレスを軽減する目的で不可欠であり，交連間の距離を縮めることで弁尖の可動性を維持するSTJの縫縮も重要となる．Valsalva洞の拡大はなく，基部置換の必要はないが，Valsalva洞の円周方向の張り出しおよび遠隔期の拡大を防ぎ，さらにそれによって交連間三角（inter-leaflet triangle）の高さすなわち交連の高さを維持，また交連間三角とVBR面をできるだけ垂直に保つことで交連の高さを維持する目的でsleeve法によるTRRを行った（図c）．人工血管は26 mmのValsalvaグラフトを選択した．弁尖に対しては癒合弁尖，非癒合弁尖ともにcentral plicationを行った．弁輪近くの肥厚したrapheは切除した．縫縮後の癒合弁尖自由縁はCV7縫合糸で補強を行った．弁口面積を確保するために癒合弁尖の縫縮は控えめに行い不十分なeHを補うため，また癒合弁尖へのストレスを軽減して遠隔期の逸脱を予防するために癒合弁尖の吊り上げ（neo-chord法）を加えた（図c）．術後5年時点でARはゼロである．

	R	L	N
eH	5	6	5
gH	15	15	17
VBR	26		
SoV	30		
STJ	27		

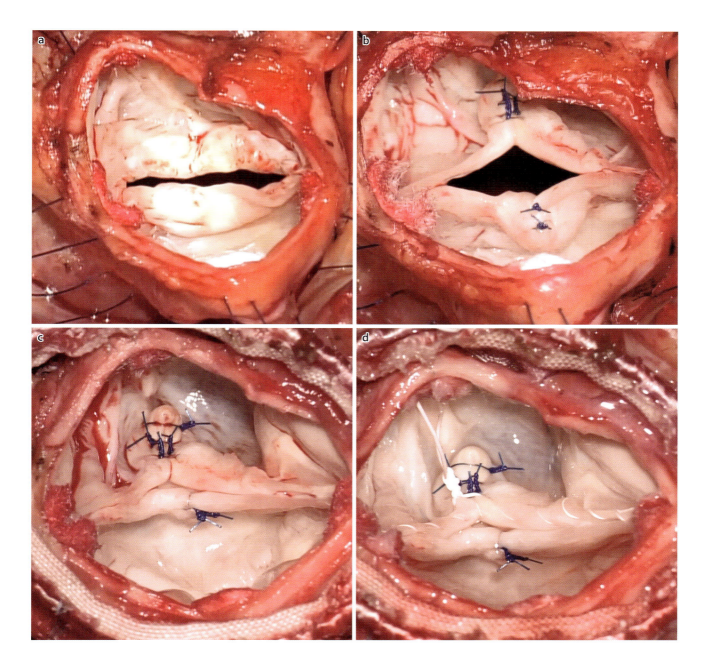

▶ VL44　sleeve（二尖弁）　L-R fusion（2）

L-R fusionのsymmetric BAV．弁尖はほぼ完全に癒合しており，rapheは交連近くにわずかに確認できるのみである（図a）．癒合弁尖自由縁はVBR面レベルを超えて逸脱し，ARジェットは僧帽弁前尖方向に偏在してみられる．心臓CTの3D画像を観察すると立体像が理解しやすい．癒合弁尖と非癒合弁尖のeHの違いがよくわかる．基部の剥離，弁輪の糸掛けが詳細に編集されている．弁尖のcentral plicationはreference sutureを置いて余剰な自由縁を確認して施行．癒合弁尖のみならず非癒合弁尖についても小さい範囲でplicationを加えてeHを確保した（図b）．基部形成は28 mmのValsalvaグラフトをsleeveとして用いてTRRを行った．図cはグラフト縫着後の画像である．図bの縫着前と比較するとeHが高くなって広い接合面が得られており，基部形成の効果がうかがえる．癒合弁尖の自由縁はCV7縫合糸で補強したうえで中央部をSTJ方向につなぎ（neo-chord法），弁尖へのストレス分散を図ると同時に弁口面積維持のために控えめに行った自由縁縫縮でのeH不足分をカバー（ほんのわずかではあるが）した．neo-chordはCV7縫合糸をひろうように掛けて，同部位の補強を図っている（図d）．さらに最近では強度を考えreinforcementの糸をCV7からCV6に変更している．術後ARは消失し十分な弁尖の開放が得られた．術後6年時点の最終のエコーでもARはみられず経過良好である．

	R	L	N
eH	−2	−1	5
gH	17	17	20
VBR	32		
SoV	37		
STJ	26		

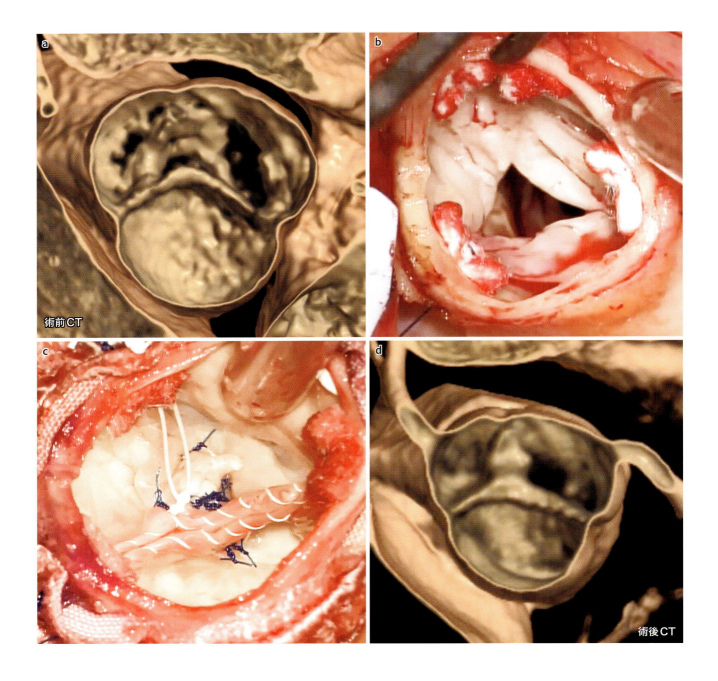

▶ VL45　sleeve（二尖弁）　L-R fusion（3）

L-R fusionの二尖弁．癒合弁尖は大きく逸脱している（右表）．VBRの拡大があるがValsalva洞は34 mmと軽度の拡大にとどまっており，sleeve法の良い適応と考え26 mmのValsalvaグラフトを用いてTRRを行った．グラフトでVBRを固定した後，弁尖の形成に移り，reference sutureを置いて癒合弁尖，非癒合弁尖ともにcentral plicationを加えている．術前のTEEで逸脱部の逆流弁口とは別に，rapheのライン上に小さな逆流がみられていたので確認すると，rapheの不完全な癒合によるfenestrationがあり，閉鎖した．癒合弁尖，非癒合弁尖ともに自由縁近くのfenestrationが目立ち，一部，辺縁自由縁が断裂しているものもみられた．よって両尖ともにCV7縫合糸を用いてfenestrationを閉じながら補強して，癒合弁尖の吊り上げ（neo-chord法）を行った（図c）．sleeve（TRR）後は，冠動脈口の両側でグラフトを血管壁に固定しておく必要がある．グラフトの冠動脈への干渉を回避するためである．術中確認のTEEで逆流は観察されなかった．very asymmetric typeに近い形態で術後の弁狭窄が危惧されたが，術後5年時点でARは観察されず，大動脈弁の通過血流最大速は1.9 m/sにとどまっており，経過は良好である．

	R	L	N
eH	−3	−2	6
gH	15	15	21
VBR	28		
SoV	34		
STJ	26		

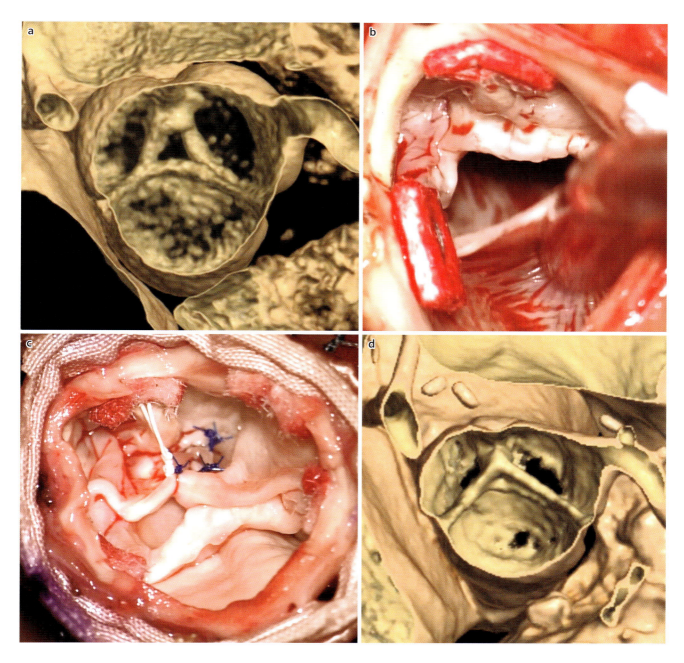

▶ VL46　sleeve（二尖弁）　L-R fusion（4）

L-R fusionの二尖弁．前項の症例Ⅱ-A-VL45と同様にvery asymmetric typeに近い形態である（図a 術前CT）．非癒合弁尖のeHも低く，逆流は症例Ⅱ-A-VL43と同様に不完全に癒合した弁尖の間隙からがメインでARジェットはややNCC方向に偏在して観察される．VBRの拡大が強く，STJの拡大もみられた．SoVは軽度の拡大にとどまり，sleeve法（TRR）の良い適応と考えた．asymmetric typeであることもあり，癒合弁尖のcentral plicationは最小限もしくは不完全にとどめた．NCCの自由縁はdevilfish eyes様でeHも低く，延長していたが，26 mmのsleeve縫着後のeHは9 mmと改善しており，sleeveによる交連高増高の効果が実感された．この時RCC，LCCのeHはそれぞれ7，8 mmであり不完全であったcentral plicationを補うようにCV5縫合糸を用いてわずかに吊り上げた（図c）．両弁尖ともに自由縁の組織は強固であり，補強は不要であった．吊り上げの効果が顕著で術後CT（図d）での計測ではRCC，LCC，NCCのeHはそれぞれ，9，10，8 mmであった．videoの3D CT画像からもわかるように弁尖の開放が症例Ⅱ-A-VL45と比較しても良好である．適切な基部形成のもとで，modest/minimal plication+neo-chordを組み合わせることによりvery asymmetricに近い症例でも弁口面積を確保することが可能と考えている．術後4年時点で，ARなく，経過良好である．

	R	L	N
eH	0	2	3
gH	16	16	20
VBR	32		
SoV	35		
STJ	29		

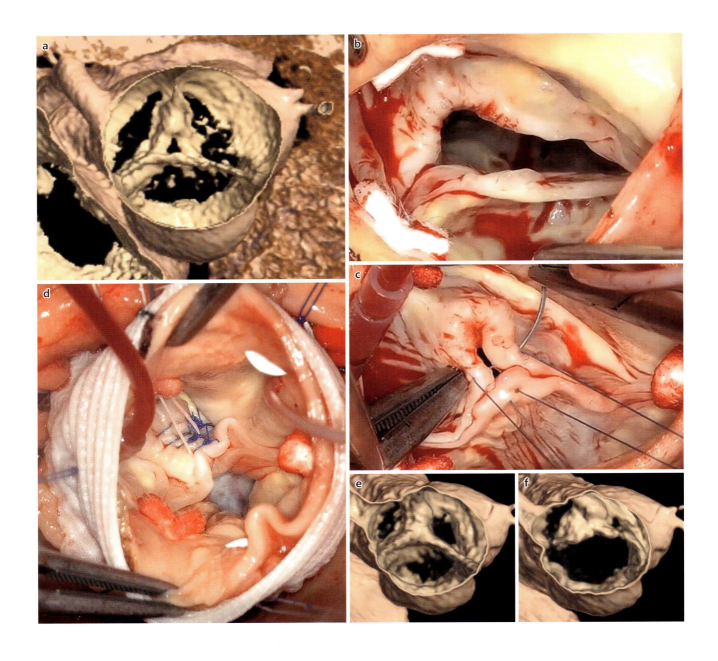

▶ VL47　sleeve（二尖弁）　L-R fusion（5）〈音声解説付き〉

LCC-RCCの癒合したasymmetric typeの二尖弁．癒合弁尖のgHは表に示すように小さいが，NCCは20 mmあることから形成は可能であると判断した．rapheを閉じつつ逸脱を矯正するためには（図c）に示すように広い範囲でのplicationが必要であり，これにより生じる癒合弁尖の開放制限は不可避ではあるがplicationは最小限にとどめneo-chord法を用いてeHを維持した．基部の形成には26 mmのValsalvaグラフトを用いたTRRを行った（図d）．基部の形成の効果によりNCCのeHは保持することができている．LCCの可動性は低下しているが，弁尖のdomingは目立たず，RCCの可動性は維持できている．逆流残存はなく，LVEDD/LVESD＝63/54 mmであった左室も術後2年現在では46/29 mmである．

	R	L	N
eH	5	6	9
gH	13	14	20
VBR	26		
SoV	34		
STJ	33		

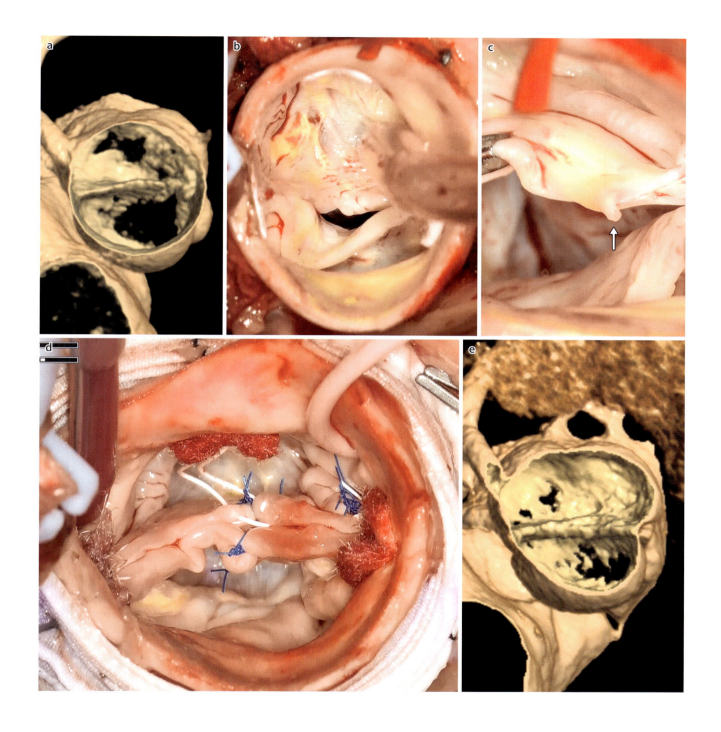

▶ VL48　sleeve（二尖弁）　L-R fusion（symmetric type）〈音声解説付き〉

symmetric typeのL-R fusionの二尖弁で癒合弁尖の逸脱がある．次の症例Ⅱ-A-VL49と同様にRCCのR-N交連部のfenestration strandの断裂（図c矢印）があり，RCCのNCC側の逸脱が大きい．図aの術前CT像では癒合弁尖自由縁はみえておらず逸脱はわかりにくいが，図bの写真でよくわかる．図cの矢印で示したfenestration strand断端は交連部に再縫合を行った．この操作のみでもeHは上がってくる．さらに癒合弁尖にcentral plicationに加えてeHを確保し，自由縁をCV6縫合糸で補強した．NCCのeHは6 mmと不十分と考え，非癒合弁尖にもcentral plicationを加えている．基部については28 mmのValsalvaグラフトを用いたsleeveによるTRRを行っている（図d）．図eに示す術後CTでは図aでは逸脱のため観察できなかった癒合弁尖の自由縁が確認できる．

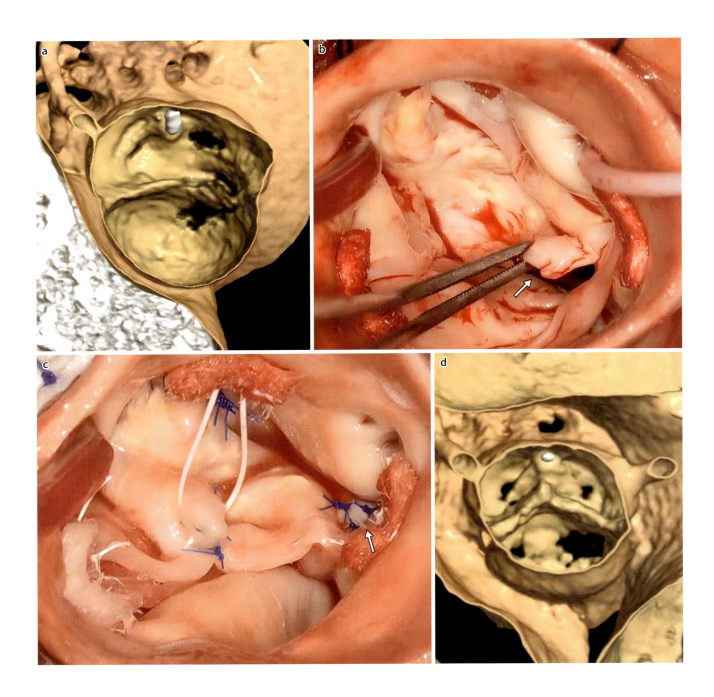

▶ VL49　sleeve（二尖弁）　L-R fusion（fenestration strandのrupture）〈音声解説付き〉

L-R fusionの二尖弁でNCCの交連角は180°に近く，symmetric typeの二尖弁である．図aの術前CT画像ではCT値の高い部分を白色で表している．左下の白色部分は左房内の造影剤を反映し，癒合弁尖のrapheにみられるのは石灰化である．CTの弁尖閉鎖時の弁形態をみると癒合弁尖の左冠尖側の交連自由縁は高さがあり，ある程度の接合面を保っているが右冠尖側では左室側に落ち込んで逸脱している．図b矢印に示すようにfenestration strandの断裂が逸脱の原因と思われたのでポリプロピレン縫合糸（プロリーン®）を4針置いて交連部に再縫合（図c矢印）した後，NCCの自由縁の長さに合うように癒合弁尖のcentral plicationを行った．基部については26 mmのValsalvaグラフトを用いてsleeveによるTRRを行っている．二尖弁のrapheの形態，性状はさまざまで，この症例の場合は弁尖の可動性を良くする目的で石灰化部分を切除したのち，弁尖の逸脱を予防する目的で切除断端を再縫合している．癒合弁尖の自由縁をCV6縫合糸で補強した後neo-chordを加えている．切除縫合したrapheは僧帽弁に例えると二次腱索，再建したneo-chordは一次腱索のようなイメージである．

	R	L	N
eH	0	0	9
gH	18	18	18
VBR	25		
SoV	31		
STJ	31		

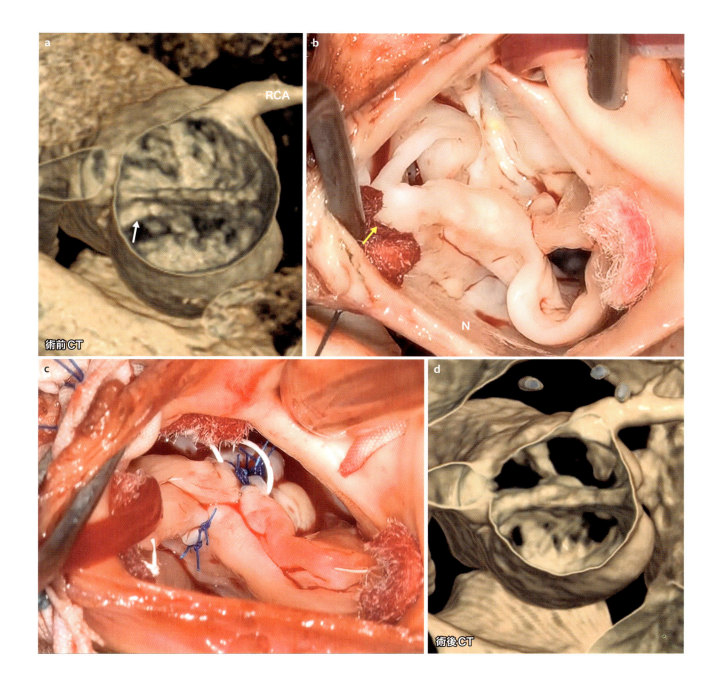

▶ VL50　sleeve（二尖弁）　L-R fusion(symmetric typeの二尖弁もしくは一尖弁)〈音声解説付き〉

NCCの交連のなす角はほぼ180°のsymmetric typeの二尖弁．図aの矢印で示すようにNCCのLCC側に部分的なfolding lineがあり，NCCはこの部位で逸脱傾向になっている．図bの黄色矢印で示すようにN-L交連は低形成で小さなrapheとなっており，正確には一尖弁とするべきだろう．術前の画像を見返すとNCCのLCC側が逸脱傾向であることからN-Lのpartial fusionを疑うことはできるかもしれないが術前には指摘できなかった．この小さなrapheは吊り上げを行い，癒合弁尖およびNCCにもcentral plicationを行ってeHを確保，癒合弁尖は自由縁を補強し，neo-chordを加えた（図c）．基部は26 mmのValsalvaグラフトsleeveを用いてTRRを行った．MRもMSもない症例であるが，前乳頭筋は未分化で腱索と連続していない．後乳頭筋がメインで弁尖を支持しており，lateral側の小さな範囲を通常であればP1もしくはP2を支持するような小さな乳頭筋が支えている．parachute mitral valveといって良いだろう．

	R	L	N
eH	0	0	7
gH	18	18	23
VBR	31		
SoV	32		
STJ	25		

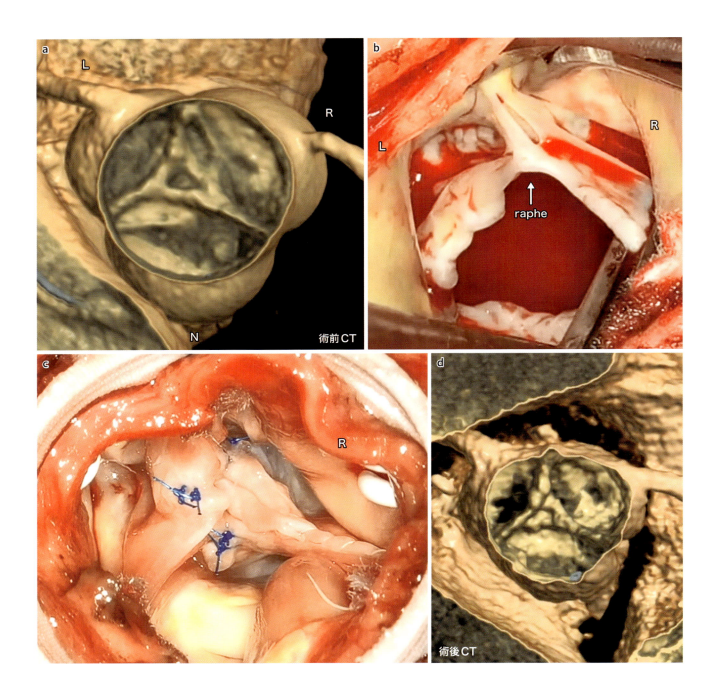

▶ VL51　sleeve（二尖弁）　L-R partial fusion

10年程前にMICSアプローチで僧帽弁形成術を受けている．術前の画像診断では大動脈弁は三尖と評価していたがpartial fusionの二尖弁であった．術前のCT画像を見直すと小さなrapheが確認できる（図a）．eHをみるとNCCと比較しRCC，LCCで小さい（右表）．このように二尖の逸脱所見がある場合の画像診断では二尖弁を疑って交連部をじっくり観察することが大切である．二尖弁形成のアプローチとしては，三尖に近い形態の二尖弁のrapheを縫縮して接合面を得ようとすると，自由縁長が短縮して，弁尖の可動性が低下し，有効な弁口が保てなくなることが危惧される．本症例のLCCは小さかったがRCCのgHは大きく，自由縁長が十分にあったことから，raphe（図b）を吊り上げることによりLCC，RCCのeHを高くし，本来の三尖の形状に近い形に形成することが可能であった．これにより十分な接合面が得られるばかりでなく，良好な弁開放も維持できた．基部形成には24 mmのValsalvaグラフトを用いた．さらに三尖ともにcentral plicationを加え，RCCは自由縁を波縫いで，fenestration部分はかがり縫い（over and over）で補強した（図c）．術後1年で，ARはmild to moderateとなったが，その後は変わりなく，58/36 mmであった術前のLVEDD/LVESDは49/32 mmと改善している．

	R	L	N
eH	3	4	6
gH	18	14	22
VBR	27		
SoV	37		
STJ	30		

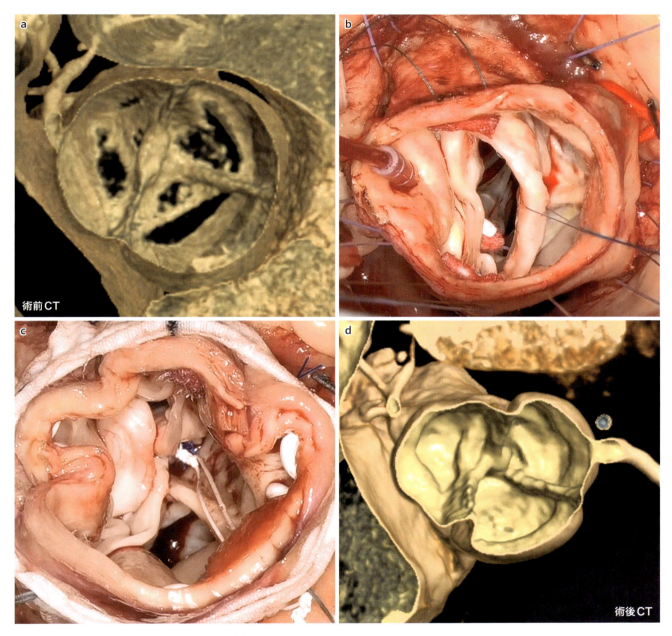

▶ VL52　sleeve（二尖弁）　R-N fusion（1）

R-N fusionの二尖弁．symmetric typeで，癒合弁尖の逸脱によるARがみられる．大動脈弁形成に先立って左冠動脈前下行枝の狭窄に対して左内胸動脈を用いた冠動脈バイパス術を行っている．二尖弁はL-R fusionが最も多く，R-Nは比較的少ない．N-Lは非常にまれである．通常のL-Rタイプと弁尖-VAJ（ventriculo-aortic junction）の位置関係が異なるのでVBRの糸掛けは慎重に行う必要がある．R-N交連が低形成で低くなっているためにinter-leaflet triangleが高さの低い三角形となっており，刺激伝導路が低い交連と近くなって，1層目のVBRの糸でブロックを作るリスクが高くなる．sleeveでVBRの固定を行い癒合弁尖のcentral plicationを行った．術後弁尖へのストレスとなるdomingを防ぐため，plicationの糸は自由縁のみではなく，三角切除をするイメージで弁腹にも糸を掛けている．重要な手技であるが，薄い弁尖組織に糸を掛けないように注意が必要である．両尖ともにeHは十分得ることができたが，弁口面積をより大きくするためにplicationの糸を1針外し，neo-chord法を用いて弁尖を吊り上げることでeHを確保した（図c）．symmetric BAVの場合，弁口を大きく確保するには，plicationを小さくすることに加えて，逆説的ではあるが，大きすぎないグラフトを選択することも大切である．交連を寄せることで弁尖の可動性が増し，弁尖が丸く開きやすくなる．同時にeHが低くなりiatrogenic prolapseを誘発する可能性もあるが，グラフトによりVBRも縫縮されるため交連三角の底辺は短縮し，交連を高くする効果がある．もちろんグラフト縫着時には交連を高く設定してiatrogenic prolapseを回避する．確認のTEEでARはtrivial以下であり，終了とした．

	R	L	N
eH	2	8	3
gH	17	18	17
VBR	28			
SoV	38			
STJ	35			

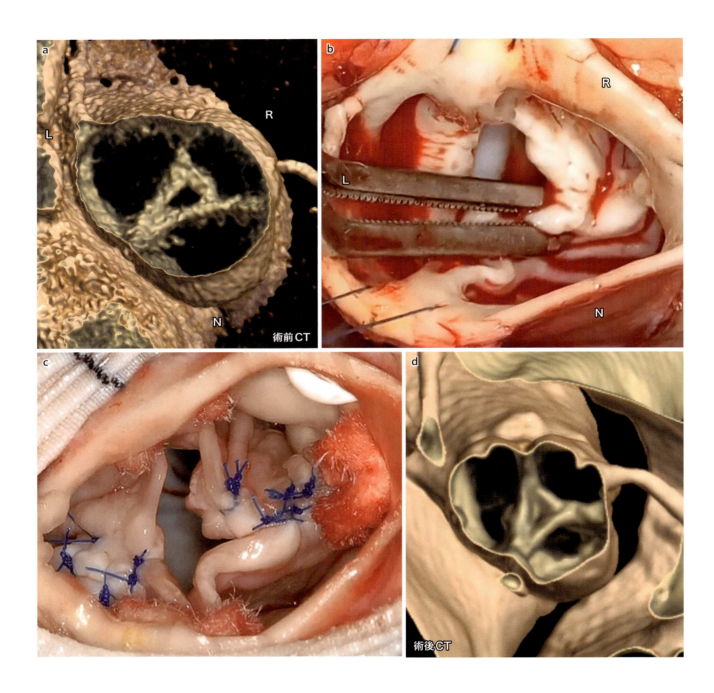

▶ VL53　sleeve（二尖弁）　R-N fusion（2）

R-N fusionの二尖弁（BSA 1.36 m²）．癒合弁尖，非癒合弁尖ともにeHが低い（右表）．術前の画像評価ではRCCのgHが小さい可能性があり，自己心膜を用いた弁尖拡大も視野に入れて臨んだが，癒合弁尖のそれぞれの正常交連側の自由縁が延長していたせいか自由縁の長さ，また弁尖の大きさも十分あり，raphe吊り上げによるR-N交連再建の方針とした．吊り上げたrapheを血管壁に縫着してLCCのcentral plicationを加えた後のeHはR/L/N＝7/6/9と増高が得られていた．基部の形成には24 mmのValsalvaグラフトを用いたsleeve法（TRR）を行った．neo-commissure部の弁尖自由縁はRCC，NCCともに肥厚しており，交連部接合不良の原因となる恐れがあったのでそれぞれの自由縁をcarvingして糸を掛け，接合を強化している（videoでは省略）．再度弁尖の高さを確認するとRCCの自由縁が低く観察されたため，LCCと合わせた際にわずかに余剰となる自由縁を縫縮して三尖のeHを合わせた．確認のTEEではtrivial ARが観察された．術後の心臓CTをみると自由縁中央部は外側に反っている格好となっているが，弁腹で接合しており，ARの制御はできている（図d）．術後1.5年時点ではtrivial ARで良好に経過している．

	R	L	N
eH	−2	1	1
gH	17	15	16
VBR	28		
SoV	33		
STJ	26		

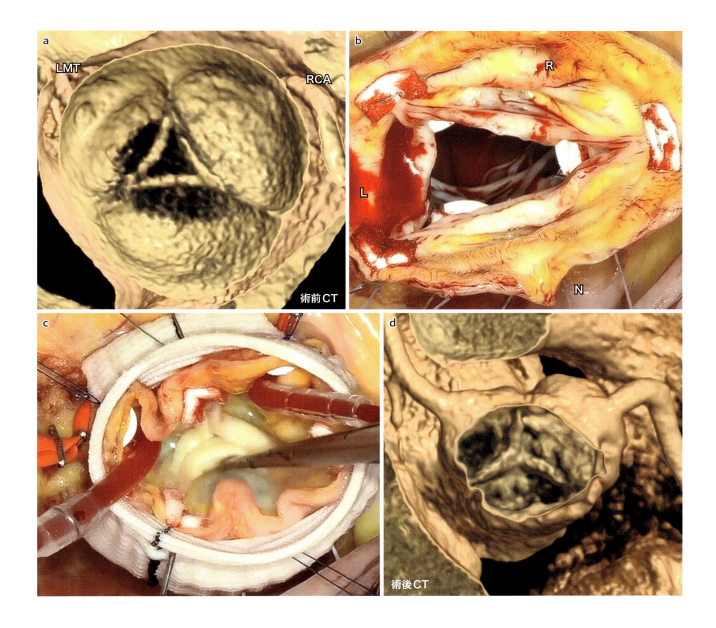

▶ VL54　sleeve(三尖弁)　Type IaのAR

健診で心雑音が指摘され受診したところ上行大動脈の拡大(80 mm)があり，高度ARがみられた．STJの縫縮のみでARの制御は可能かもしれないが，BSA 1.35 m²でVBR，SoVともに軽度から中等度の拡大があると判断し遠隔期の拡大の可能性を考えてTRRの方針とした．グラフトは26 mmを選択．plicationを加えることなく弁尖の良好な接合が得られ(図c)，hemiarch replacementを行って終了した．術後3年で軽度のARはみられるが，術前66/49 mmであったLVEDD/LVESDは40/25 mmと改善し経過良好である．このようにSTJだけの拡大と考えて，STJだけを締めようとすると，冠動脈口が近いために，実は交連のレベルが縫縮されずに，十分なtetheringの改善が得られない場合がある．David手術やTRRまで行わない場合でも，冠動脈口をよけて，交連の十分に深いところまで縫縮する必要がある．簡単そうにみえて，実は不十分な縫縮で遺残逆流を残しやすい形態である．

	R	L	N
eH	11	10	10
gH	15	16	18
VBR	24		
SoV	37		
STJ	46		

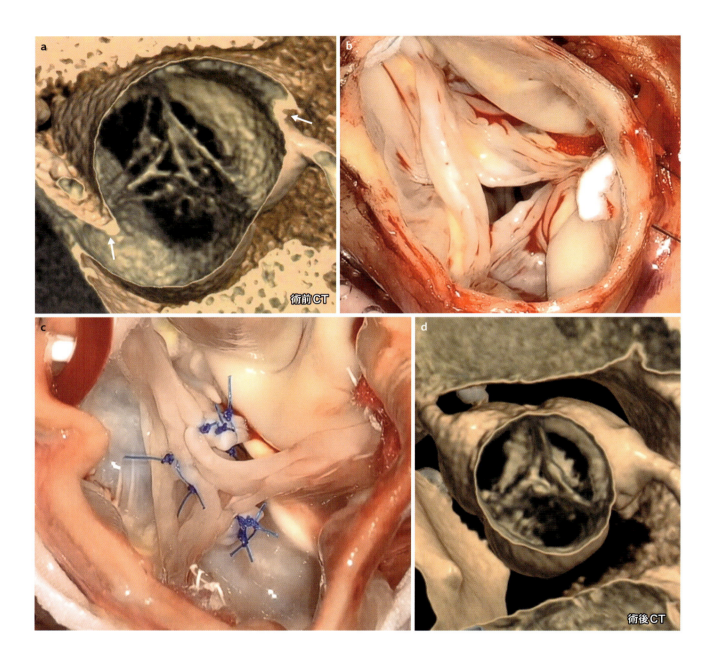

▶ VL55　sleeve（三尖弁）＋逸脱弁尖形成　三尖逸脱

大動脈弁形成に先立って僧帽弁形成を行っている（僧帽弁形成についての詳細はI-A-VL35参照）．大動脈弁は三尖ともに自由縁の延長があり，folding lineとeHの低下がみられた三尖の逸脱症例である．中等度以上のValsalva洞の拡大があり，基部については基部置換術の適応も選択肢として挙がるが，ARはmoderateであり，冠動脈再建が不要で簡便に基部のremodeling効果の得られるTRRを行った．Valsalvaグラフトは26 mmを選択した．三尖ともにcentral plicationを加え，NCCの自由縁はやや他の2尖と比較して延長が大きい印象があったので，CV7の糸を用いた波縫いでわずかに自由縁を縫縮するようにreinforcementを加えた（図c）．術後のAR残存は軽度．残存MRはない．図aに示す術前CT画像のSTJのラインが不連続（矢印）なのは心拍変動によるアーチファクトによる．

	R	L	N
eH	4	4	5
gH	16	17	18
VBR	27		
SoV	45		
STJ	37		

II章 大動脈弁疾患　A 大動脈弁形成術

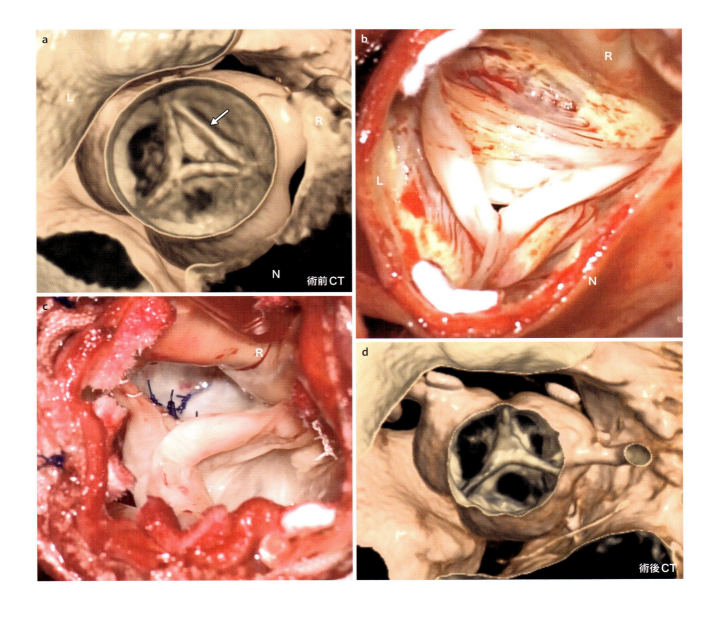

▶ VL56　sleeve（三尖弁）+逸脱弁尖形成　RCCの逸脱（1）

RCCの逸脱によるAR．術前の心臓CT（図a）で明瞭なfolding line（矢印）と逸脱した弁尖が描出されている．基部に対しては26 mmのValsalvaグラフトを用いたTRR，RCCに対してはcentral plicationを行っている．plicationの糸は自由縁のみに掛けており，また自由縁補強の糸による縫縮効果も相まって弁尖の外方への反り返りによる接合面の損失が危惧されたが，術後6年目でもtrivial ARで良好な経過である．現在では弁尖の反り返りを防ぎ生理的で有効な接合面を得るためにcentral plicationの糸は三角切除を行うイメージで弁腹に追加を行ったり，過度なplicationを避け，neo-chordで逸脱を予防するといった工夫を行っている．また，この症例でははじめに弁尖形成を行っているが，VBR縫縮の際の視野の確保や，基部形成後に弁尖形態が変わる可能性を考えて基部形成後に弁尖形成を行うことのほうが多い．

	R	L	N
eH	2	8	9
gH	20	17	20
VBR	24		
SoV	37		
STJ	32		

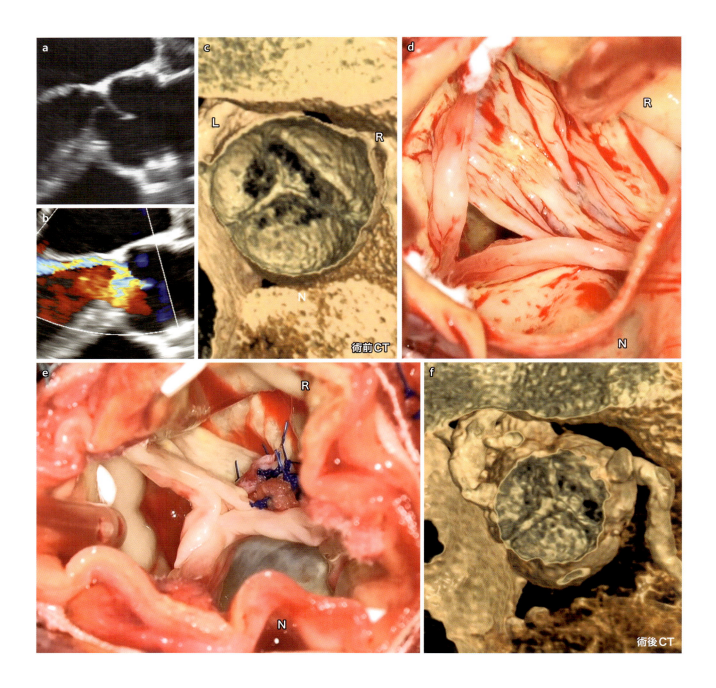

▶ VL57　sleeve（三尖弁）+逸脱弁尖形成　RCCの逸脱（2）

大動脈弁形成に先立って僧帽弁形成と左心耳閉鎖を行っている．大動脈基部に対しては26 mmのValsalvaグラフトを用い，TRRを行った．図a, bのTEE画像に示すようにRCCの逸脱は高度で，弁尖先端はVBR面レベルまで落ち込んでおり（図c, d），RCCの形成には多数の単結節の糸を掛けることが必要となった．自由縁の補強の糸は吊り上げの効果も考えてグラフトの外に結紮している．central plicationによる弁尖の損傷の予防のため自己心膜を用いて補強をしている．大動脈弁形成後，三尖弁形成も行った．術後5年が過ぎるが，ARは弁尖中央とL-R接合部からのtrivial-mild ARのみで良好に逆流は制御されている．

	R	L	N
eH	0	11	11
gH	18	17	21
VBR	25		
SoV	39		
STJ	39		

II章 大動脈弁疾患　A 大動脈弁形成術

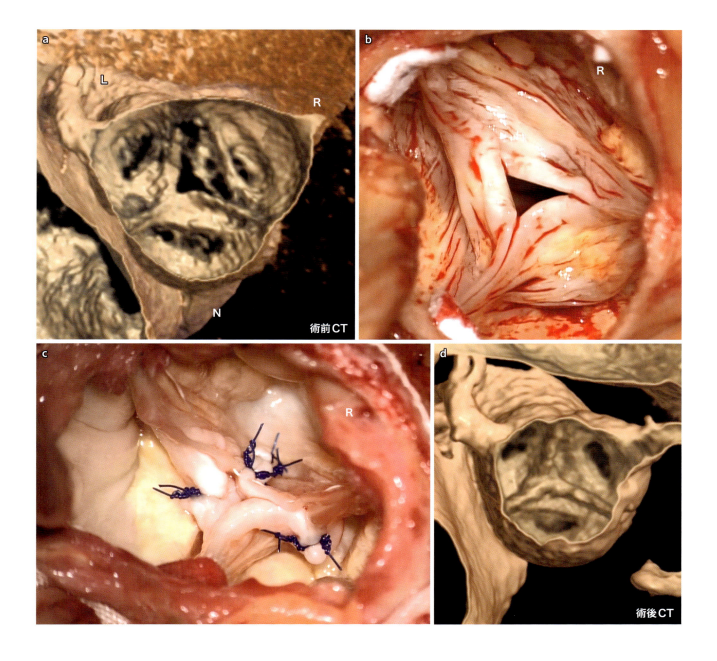

▶ VL58　sleeve（三尖弁）＋逸脱弁尖形成　RCCの逸脱（3）

大動脈弁形成に先立って，P3の逸脱に対し，交連側の弁尖を切除しPCと縫合，人工腱索を再建しpartial ringで形成している．大動脈基部に対しては26 mmのValsalvaグラフトを用い，TRRを行った．VBRの拡大が強くSTJも拡大しているため，弁尖はtetheringをうけLCC, NCCのeHは正常下限範囲の値となるが，実際は延長しfolding lineがみられる（図a）．RCCは延長が顕著で逸脱しており，結果として三尖ともにcentral plicationを加えた（図c）．RCCの自由縁はCV7の糸で補強をした．このあと三尖弁形成も行っている．術後5年時点で僧帽弁，大動脈弁ともに逆流は軽度みられるのみで，術前66/38 mmであったLVEDD/LVESDは50/31 mmと改善している．

	R	L	N
eH	1	6	7
gH	20	15	19
VBR	30		
SoV	36		
STJ	31		

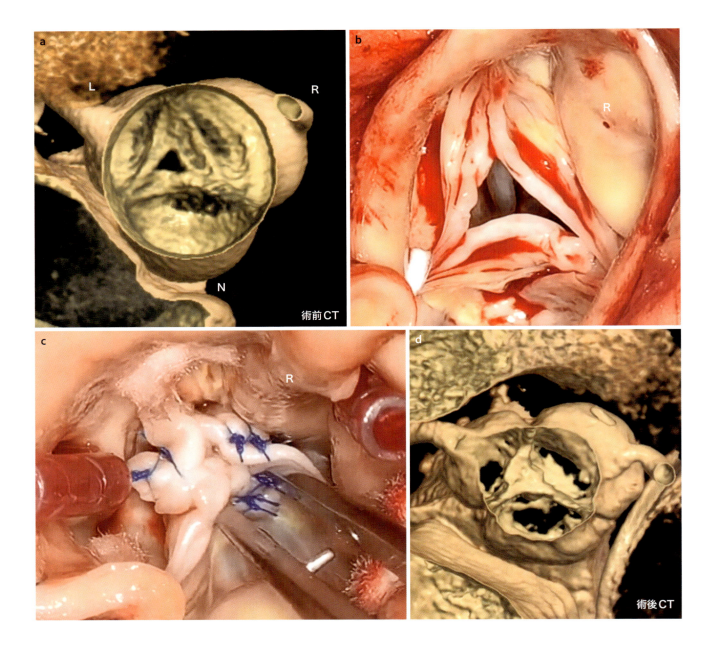

▶ VL59　sleeve（三尖弁）＋逸脱弁尖形成　RCCの逸脱（4）

術前CTでは三尖ともに自由縁の延長がありfolding lineが観察され，弁尖中央には接合がなく大きな逆流弁口がみられる（図a）．複数の弁尖の延長がみられることから，二尖弁の可能性も考えて術前画像は慎重に観察した．交連は正常であり三尖弁であった．VBRの拡大は強くはなく，LCCのgHが小さかったことから基部形成には24 mmのValsalvaグラフトを選択した．三尖ともにcentral plicationを加えてeHを確保した（図c）．三尖ともに自由縁の組織がしっかりしており，不安定なfenestrationもみられなかったため，自由縁の補強は不要であった．術後3年時点では，trivial ARのみで経過良好である．

	R	L	N
eH	4	5	4
gH	18	15	17
VBR	25		
SoV	38		
STJ	33		

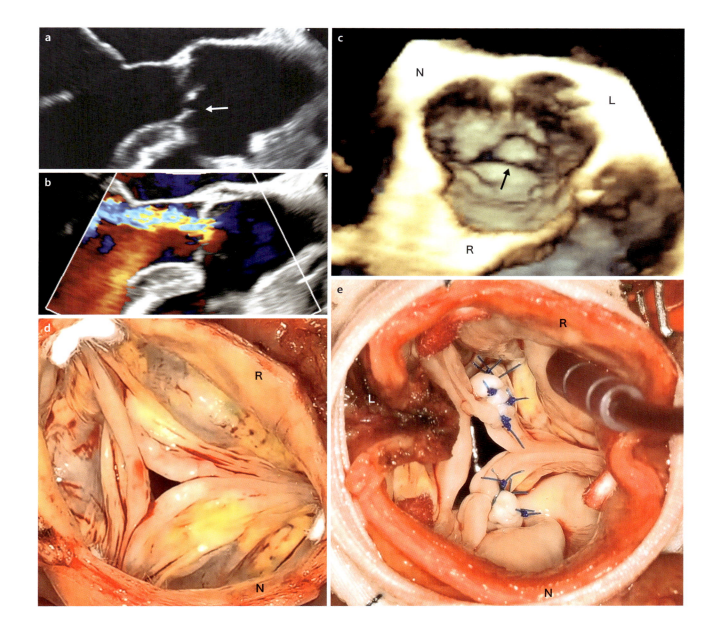

▶ VL60　sleeve（三尖弁）＋逸脱弁尖形成　RCCの逸脱（5）

大動脈弁形成に先立ってMRに対し，A2 medialの三角切除・縫合＋人工腱索再建，P2 medialの plication，32 mmのpartial ringで弁形成を行っている（僧帽弁形成の詳細はI-A-VL28参照）．大動脈弁はエコー上RCCにfolding lineを認める（2D TEE 白矢印（図a），3D TEE 黒矢印（図c））ものの，ARジェットはわずかに僧帽弁前尖方向に傾くのみでほぼ長軸方向に観察された（図b）．術中の観察ではLCCのeHは保たれていたが，NCC，RCCの自由縁の延長と逸脱がみられ（図d），RCC，NCCに対してcentral plicationを加えた（図e）．基部に対してはVBRが23 mmと小さかったこと，LCCのgHがやや小さかったことから24 mmのValsalvaグラフトを選択した．術後2年程で，ARはtrivialで経過している．

	R	L	N
eH	5	8	6
gH	18	16	21
VBR		23	
SoV		35	
STJ		30	

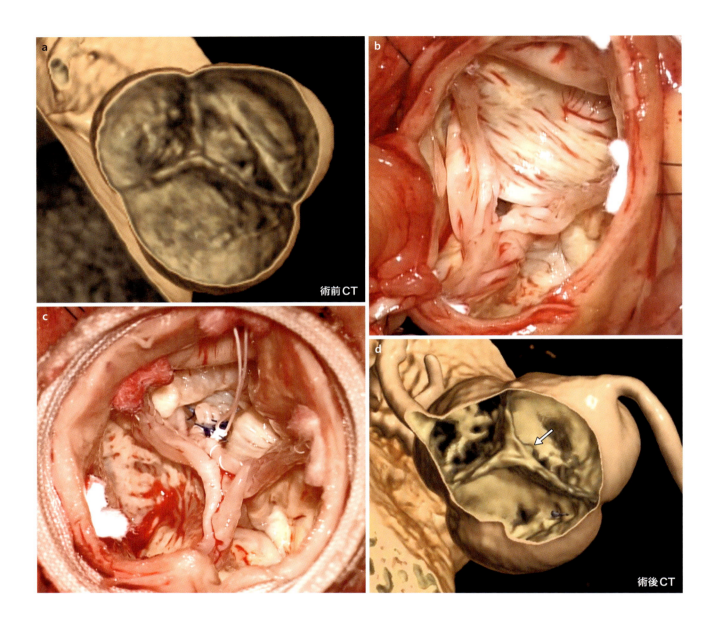

▶ VL61　sleeve（三尖弁）＋逸脱弁尖形成＋neo-chord　RCCの逸脱（1）

RCCの逸脱によるAR．画像では図aのようにfolding lineがみられるのが逸脱弁尖の特徴である．VBRとSTJの拡大は著明であるが，Valsalva洞径は中等度の拡大にとどまる（右表）．gHは十分な大きさがあったことから，28 mmのValsalvaグラフトを用いてTRRを行った．LCC，NCCのAlantius結節を注意深く観察すると，わずかなdevilfish sign（Ⅱ-A 総論 図8参照）がみられる．逸脱弁尖であるRCCの自由縁中央にはfenestration strandの断端がみられる．弁尖の逸脱症例では断裂したfenestration strandをみることが多く，その程度はさまざまである．本症例ではRCCにcentral plicationを加え，自由縁を補強するためにCV7縫合糸をover and overで掛けている（図c）．eHを確認してさらにもう1針plicationを追加した後，図cのようにneo-chordを用いて遠隔期の逸脱を防いだ．図dの術後のCTではRCCに加えられたcentral plication部（矢印）が確認できる．術後6年時点で軽度のcentral ARジェットのみで経過良好である．

	R	L	N
eH	4	10	10
gH	20	20	21
VBR	32		
SoV	39		
STJ	34		

II章 大動脈弁疾患　A 大動脈弁形成術

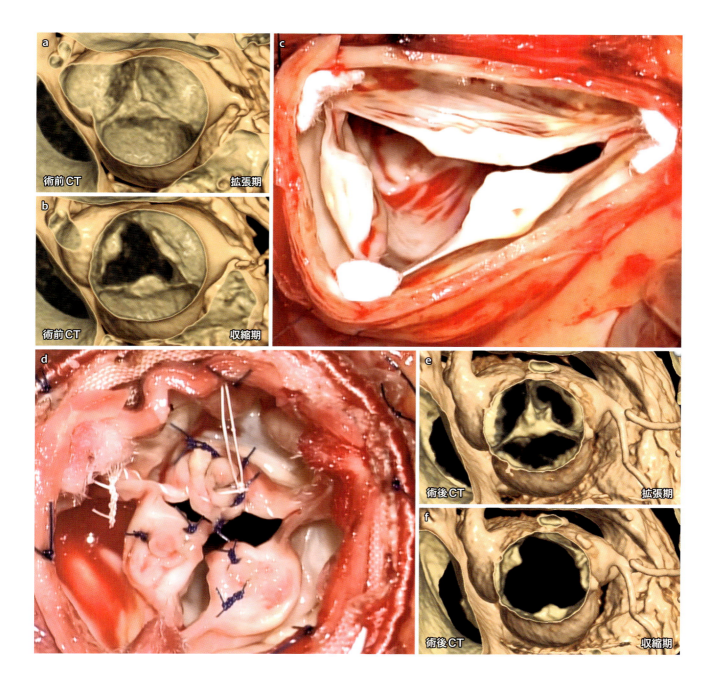

▶ VL62　sleeve（三尖弁）＋逸脱弁尖形成＋neo-chord　RCCの逸脱（2）

STJの拡大があり，弁尖は三尖ともにtetheringを受けている．RCC自由縁の延長が他の二尖よりも強く，相対的に逸脱しARの原因となっている．RCCはdevilfish eyes様であるがLCC，NCCはtetheringに加えてARジェットによるストレスのためか独特な形のAlantius結節の肥厚がみられる（図a〜c）．RCCのgHは術前の計測では小さく評価されていた（12 mm）が，術中計測では15 mmであり，26 mmのValsalvaグラフトを選択した．RCCにはcentral plicationを加え，LCC，NCCについては肥厚したAlantius結節を三角切除・縫合して有効な接合面が得られるようにした．RCCの自由縁を補強してneo-chordを加えている（図d）．術直後のARはほぼゼロになるまで制御されたが，術後1年程でmild ARがみられるようになり，やや進行している．術後5年ではARはmild to moderate程度にとどまって安定している．

	R	L	N
eH	7	12	12
gH	15	20	20
VBR	24		
SoV	40		
STJ	33		

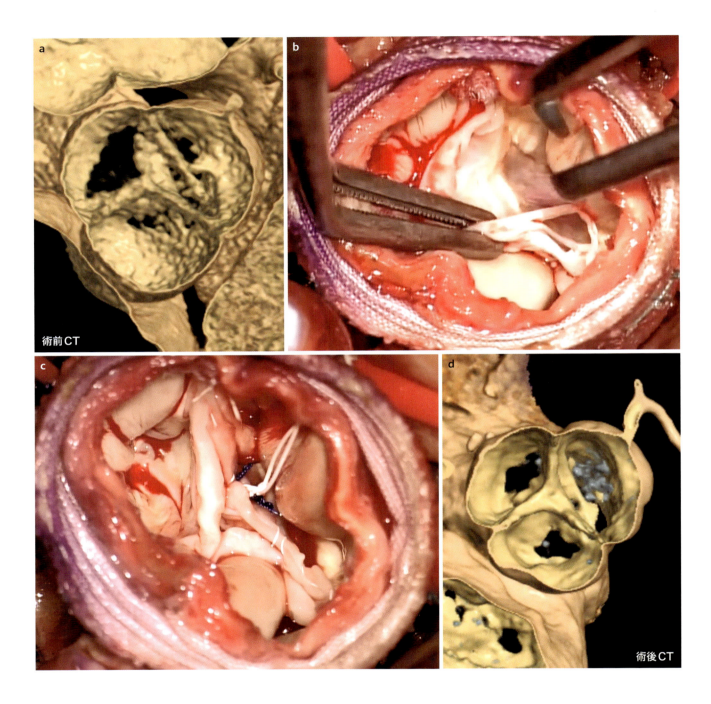

▶ VL63　sleeve（三尖弁）＋逸脱弁尖形成＋neo-chord　RCCの逸脱（3）

BSAは1.5 m²の男性であり，VBRの拡大はない．STJの拡大による弁尖のtetheringがあり，RCCに逸脱を伴っている（図a）．gHのみをみるとグラフトサイズは26 mmでも良さそうであるが，VBR径は23 mmと評価したことから，VBRの固定を考慮して24 mmのValsalvaグラフトを選択してsleeve法によるTRRを行った．RCCにcentral plicationを加え図bに示すfenestrationを修復しつつ自由縁を補強してneo-chordを加えている（図c）．STJの過度の縫縮は弁尖の逸脱の原因となり得るが，本症例の場合はeHが大きく比較的安全に縫縮可能と考えられた．術後のTEEをみても接合ラインはVBRの上方にみられ，弁腹の左室側への落ち込みもなく仕上がっている．術後5年時点でtrivial-mildのcentral ARジェットのみで経過良好．

	R	L	N
eH	4	13	13
gH	18	16	17
VBR	23		
SoV	33		
STJ	31		

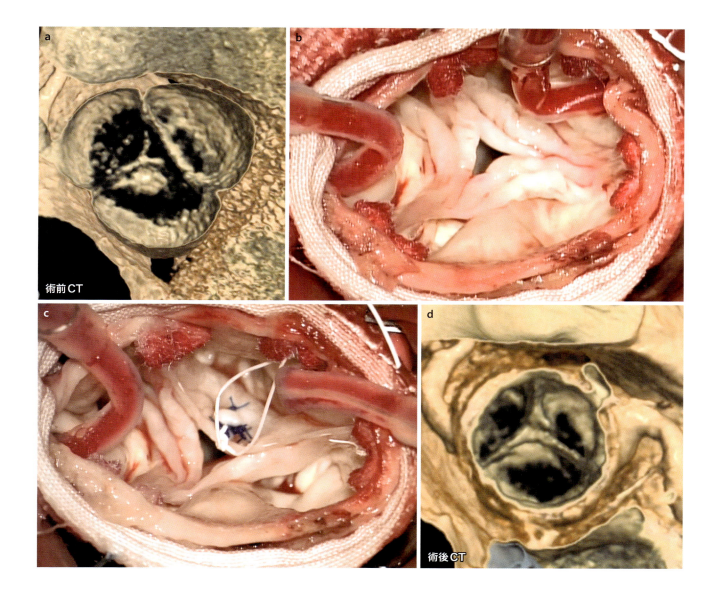

▶ VL64　sleeve（三尖弁）＋逸脱弁尖形成＋neo-chord　RCCの逸脱（4）

VBRとSTJの拡大が強いが，Valsalva洞の拡大は中等度であり，sleeve法によるTRRの良い適応である（右表）．gHは三尖ともに十分な長さがあり，28 mmのValsalvaグラフトを選択した．RCCはcentral plicationを加えて自由縁の補強をし，neo-chord法を加えている（図c）．2Dおよび3D TEEではneo-chordが描出されており，その働きが理解できる．ARの画像診断法として有用なCTであるがneo-chordの描出は難しく，術後のCTでも確認できない．術前のCTではRCCのfolding lineは明瞭に観察されるが（図a），弁尖先端は描出されていない．これに対し3D TEEでは逸脱弁尖のflutteringが明瞭に観察できる．このように画像診断法にはそれぞれの特性がありこれらを生かしたmulti-modality imagingが大切である．術後4年となるがARはtrivialのジェットがわずかに描出される程度で経過良好である．

	R	L	N
eH	4	11	10
gH	19	18	20
VBR	31		
SoV	39		
STJ	36		

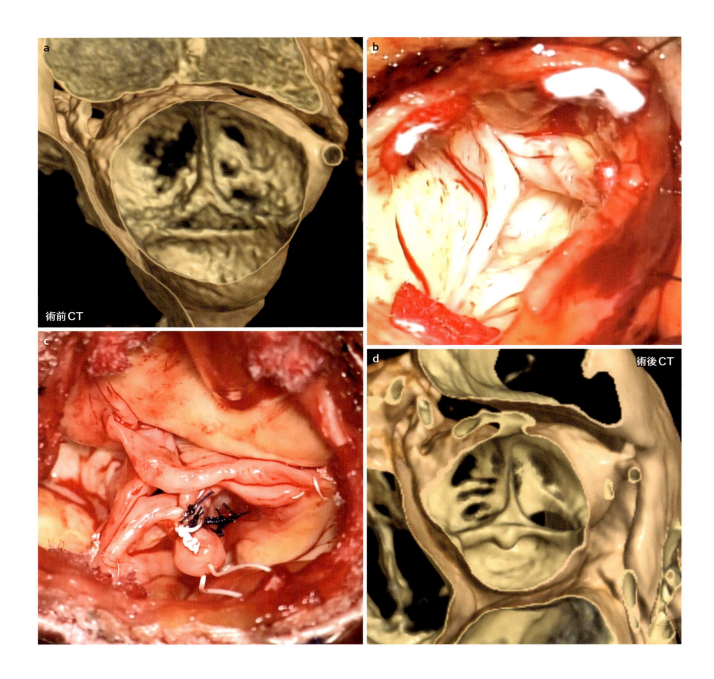

▶ VL65　sleeve（三尖弁）＋逸脱弁尖形成＋neo-chord　NCCの逸脱

大動脈三尖弁の逸脱のほとんどはRCCにみられる．この症例はNCCの逸脱であり，比較的まれな症例といえる（図a, b）．エコー診断では長軸断面で逸脱の観察が容易にできるRCCと違って細やかなプローブ操作が必要となる．この症例ではTEEの4腔像で逸脱弁尖が描出されている．基部形成はsleeve法を用いたTRRを行い，Valsalvaグラフトは26 mmを選択した．NCCにcentral plicationを加えて自由縁を補強している（図c）．N-L交連部のNCC弁尖はLCCと不連続で肥厚がみられるが，逸脱による物理的ストレスによる変化，あるいは以前にfenestrationのruptureがあったことが想像される．術後のCTをみるとplicationを加えたNCCの動きが不良でRCC，LCCに比較するとeHが高くなっていることがわかる．neo-chordが効きすぎているようにも思えるが，逆流は良好に制御されている．術後4年時点で軽度ARのみで順調に経過している．
（この症例では術中にinter-leaflet triangleを詳細に観察している．）

	R	L	N
eH	−2	7	7
gH	17	18	18
VBR	26		
SoV	33		
STJ	30		

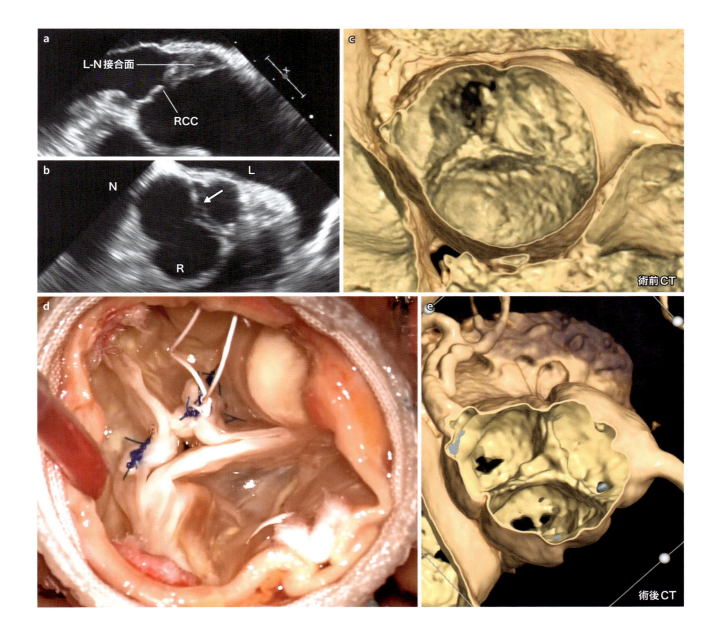

▶ VL66　sleeve（三尖弁）+逸脱弁尖形成+neo-chord　RCCの逸脱（5）

STJの拡大があり，eHは保たれているもののRCCは延長し他の二尖に対し相対的に逸脱している（右表）．図bのTEE短軸像の矢印に示すようにLCCにもfolding lineが観察され，LCCも延長が疑われる所見である．基部形成にはValsalvaグラフト26 mmを選択してsleeve法によるTRRを行った．この症例では交連を選択的に高くする目的で，交連の上だけ断端をトリミングしている．NCSは特に大きく拡大していたので折りたたむようにplicationしてグラフトに縫着した．逸脱したRCCにcentral plicationを加え自由縁をCV7縫合糸で補強（reinforcement）し，中央にCV5縫合糸でneo-chordによる吊り上げを行った後，弁尖を観察するとLCCのeHが不十分であったのでLCCもplicationしている（図d）．術後のTEEではRCCに対するneo-chordが描出されている．術後TTEではtrivial-mild ARで良好な経過である．

	R	L	N
eH	7	11	13
gH	19	16	20
VBR	24		
SoV	40		
STJ	34		

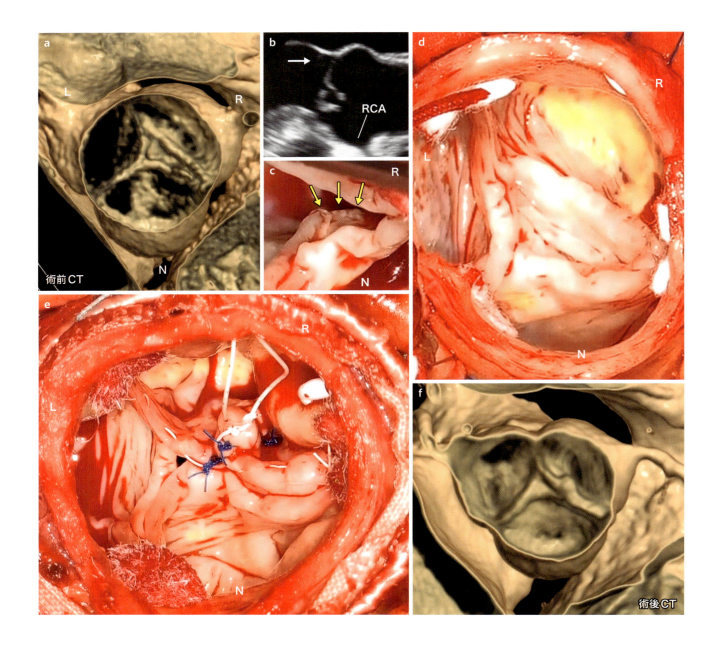

▶ VL67　sleeve（三尖弁）＋逸脱弁尖形成＋neo-chord　RCCの逸脱（6）

RCCの逸脱（図a，b，d）に対し26 mmのsleeveを用いたTRRとRCCのcentral plication，自由縁の補強（reinforcement），さらにneo-chord法を用いて形成した典型的な症例（図e）．術前のTEE長軸像で偏在するジェットがあたる部分の弁尖左室側にひらひらと動く小さなエコー（図b白矢印）が確認できる．術中画像を確認するとNCCの左室側がささくれたようになっており（図c黄矢印），ジェットの影響と考えられた．このような状態は感染性心内膜炎のリスクが高くなることが納得できる．TEE短軸像では左冠動脈主幹部が非常に短い（short LMTである）ことがわかる．右冠動脈（RCA）は長軸像でも観察されている．大動脈弁形成術，とくに基部形成が加えられる際のTEEでは逸脱や逆流の評価ばかりでなく，術前・術後の冠動脈の評価も重要である．術後TEEでの弁尖の詳細な評価はグラフトの影響で難しいことがあるが，この症例ではneo-chordも含めて弁尖の接合面も観察できており，深い接合が得られていることがわかる．

	R	L	N
eH	2	8	8
gH	18	17	19
VBR	26		
SoV	33		
STJ	27		

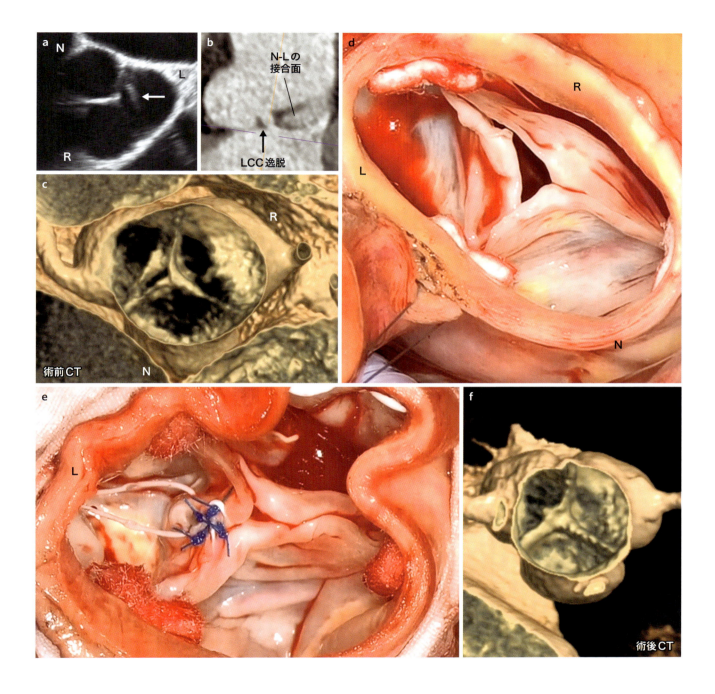

▶ VL68　sleeve（三尖弁）＋逸脱弁尖形成＋neo-chord　LCCの逸脱

大動脈三尖弁の逸脱はRCCが大多数であることはすでに述べたが，LCCの逸脱が最もまれといえる．この症例はその数少ないLCC逸脱症例である（図a〜d）．TEEの短軸像でfolding lineは描出されている（図a白矢印）．CTのMPR断面では逸脱したLCCが明瞭に確認できる（図b）．形成のアプローチはいずれの弁尖でも同様でこの症例では24 mmのValsalvaグラフトを用いてTRRを行い，LCCにcentral plication，自由縁の補強，neo-chordで弁尖の形成を行った．術後1年時点でARはtrivialのままで経過良好．術前のLVEDD/LVESDは60/45 mmであったが47/35 mmと改善している．

	R	L	N
eH	8	3	8
gH	17	15	18
VBR	24		
SoV	34		
STJ	29		

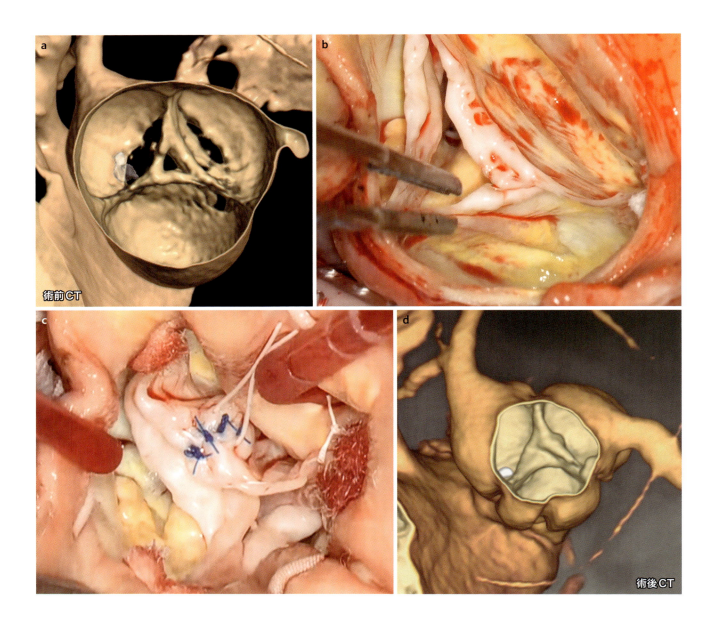

▶ VL69　sleeve(三尖弁)＋逸脱弁尖形成＋neo-chord　Type IaのAR〈音声解説付き〉

大動脈弁形成に先立って左前下行枝に対する内膜剥離と冠動脈バイパス術を行っている．表に示すeHは術前のCTによる計測値，gHは術中の計測値を示している（tetheringの強い症例ではCTでのgH計測は過小評価することがあり，術中のeH計測はCTと比較して小さく計測されることがある）．VBRの拡大はなく，ARの原因はSTJの拡大がメインで，変性したRCC自由縁が左室側に薄くお辞儀をするように折れ込んでいる（図b）．RCCのcentral plicationと自由縁のreinforcementを行いneo-chordを加えている（図c）．基部形成は26 mmのValsalvaグラフトsleeveでTRRを行った．術後評価の術中TEEでは中央からtrivial ARがみられたが，follow upのTTEでは消失した．

	R	L	N
eH	11	13	14
gH	18	18	20
VBR	23		
SoV	40		
STJ	40		

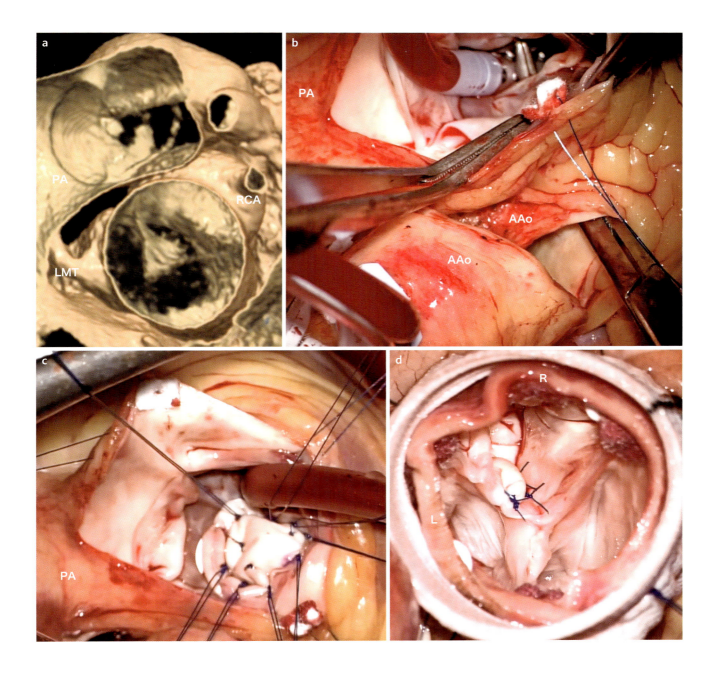

▶ VL70　sleeve（三尖弁）＋VSD閉鎖術　VSDに関連したAR（1）

肺動脈弁下の漏斗部心室中隔欠損症（VSD）の症例．図aは術前CTの大動脈弁surgeon's viewを示すが特徴的な弁尖の動きはvideoに示すTEE，CTの長軸像が理解しやすいだろう．図bは大動脈RCCの下方から右室漏斗部に交通があることを鑷子を用いて示している．肺動脈弁下のVSDでは欠損孔にRCCあるいはRCC弁輪が落ち込むようになることからRCCの接合不全を生じ，ARを伴うことが多い．欠損孔は図cのように肺動脈を縦切開して肺動脈弁越しにパッチ閉鎖を行った（詳細はⅥ-B，両大血管弁下型VSDの閉鎖法参照）．その後大動脈弁形成に移り，Valsalvaグラフト26 mmでsleeve法を用いて基部の形成を行った．RCCのcentral plicationを行って逸脱を矯正した（図d）．

	R	L	N
eH	7	11	11
gH	20	17	20
VBR	28	
SoV	37	
STJ	32	

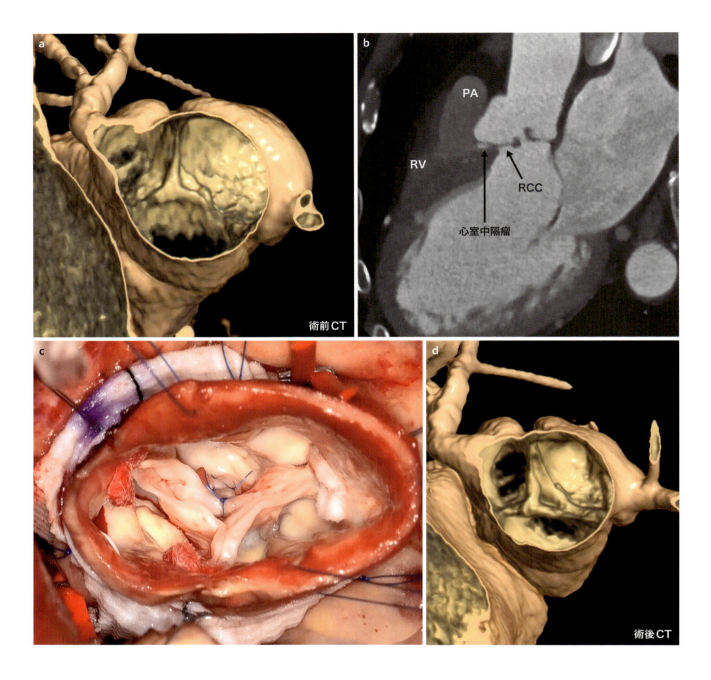

▶ VL71　sleeve（三尖弁）+VSD閉鎖術　VSDに関連したAR（2）〈音声解説付き〉

前の症例（Ⅱ-A-VL70）と同様に肺動脈弁下の漏斗部VSD．RCCのValsalva洞につながる漏斗部中隔に小さな瘤があり，右冠尖のValsalva洞が心室中隔に騎乗する形になっている（図b CT画像）．これによりRCCはRV方向に引き込まれ，接合に有効な高さを失っている．VSD閉鎖は肺動脈からアプローチし，右左の肺動脈半月弁の交連直下に展開の糸を掛けて視野を確保している．VSDの欠損孔は非常に小さく，ピンホール状であったが瘤全体をexcludeするようにパッチで閉鎖した．パッチ閉鎖の糸は一部肺動脈弁尖付着部の末梢から掛けている．mattress縫合の糸のスパゲッティが弁尖から透けてみえていることから半月弁の薄さが理解できる．大動脈弁形成は28 mmのValsalvaグラフトを用いてTRRとし，RCCのcentral plicationを行った．RCCの逸脱が強くRCC自由縁は外側へ反る形になったが，弁腹で接合面は確保されており，術後のTTEではtrivial-mild ARを残すのみで経過良好である．

	R	L	N
eH	2	10	10
gH	15	16	19
VBR		31	
SoV		37	
STJ		28	

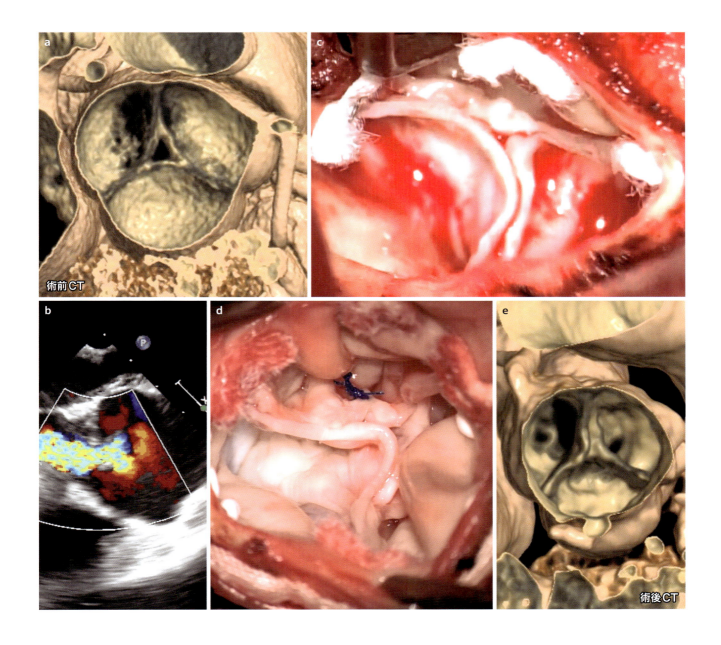

▶ VL72　sleeve（三尖弁）・VSD術後　術後の基部拡大

就学時にVSDに対してパッチ閉鎖，大動脈弁下狭窄に対し，左室流出路の心筋切除術を受けた10歳代後半の女性．BSAは1.37 m²．表に示す値からはBSAを考慮すると基部は拡大していると考えるが，高度AR（図b）の原因となるほどの拡大とはいい難い．RCCのgHが他の2尖と比較すると小さいこと，また大動脈基部が中隔にやや騎乗する形になっており，RCC，NCC交連部弁輪がVSDパッチの方向に変位していることも関連していると考える．24 mmのValsalvaグラフトを用いてsleeve法によるTRRを行った．再手術例であり，慎重に基部を剥離している．術中TEEの長軸像でかすかに観察できるが，NCC弁輪下の左室流出路に異常心筋が残っておりこれを切除してVBRの糸を掛けている．RCCにcentral plicationを加え（図d），逆流はきれいに制御された．術後早期からL-Rの接合ラインから軽度のARがみられるが，術後5年時点で変わりなく経過しお元気にされている．

	R	L	N
eH	14	18	16
gH	8	11	10
VBR	25		
SoV	36		
STJ	27		

Video Library　II章　大動脈弁疾患　A　大動脈弁形成術

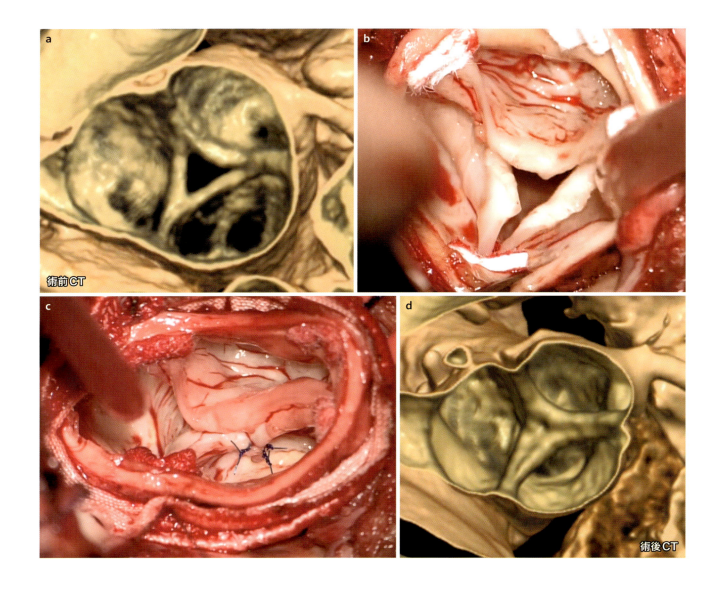

▶ VL73　sleeve（三尖弁）・Fallot四徴症修復後　術後の基部拡大

幼少時にFallot四徴症（TOF）に対する修復術を受けた10歳代半ばの症例．大動脈基部が徐々に拡大し，ARの進行がみられた．術前のLVEDD/LVESDは61/38 mmと左室は拡大していた．VBRは表に示すように著明に拡大していたが，Valsalva洞の拡大は中等度であり，sleeve法を用いたTRRの方針とした．心室中隔欠損に対するパッチ閉鎖を含む再手術症例であり，基部の剥離は慎重に行った．gHは十分な長さがあったので28 mmのValsalvaグラフトを選択し基部の形成を行った．弁尖に対してはNCCにcentral plicationを加えてeHをそろえた（図c）．術後5年半時点でのエコーでは軽度のARがみられるが，LVEDD/LVESD＝49/30 mmと経過良好である．TOFや大血管転位症といった先天性心疾患に対する手術成績が向上し，元気に成長できる症例が増えていることもあり，その過程で本症例のように基部拡大を生じてARを呈する症例も今後増えることも予想される．このような疾患群はVBR拡大主体で，Valsalva洞拡大は中等度にとどまることが多く，sleeve法を用いたTRRは良い適応となる．

	R	L	N
eH	9	7	6
gH	20	19	17
VBR	38		
SoV	39		
STJ	32		

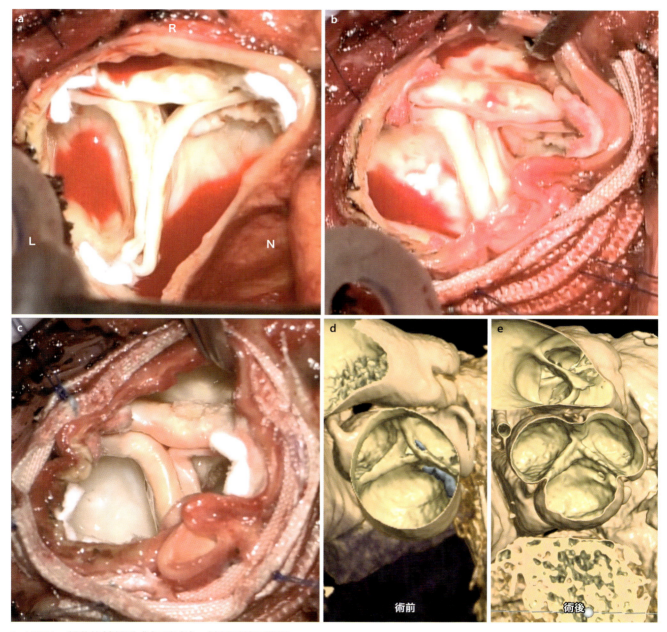

▶ VL74　部分的基部形成（三尖弁）　基部剝離困難例

50歳代後半の症例．40年程前にVSDに対しパッチ閉鎖術の既往がある症例．大動脈基部が心室中隔に騎乗しているため，ARジェットがVSDパッチにあたり変則なジェットとしてとらえられるが，弁尖に逸脱はない．RCCは他の二尖に比較して小さい（図a, d）．術前のCT画像でもNCSの拡大が目立っており，鑷子でNCC弁輪部を中央に寄せてみると弁接合が良好となることから，ARの原因としてNCC部の大動脈基部拡大の関与が大きいと考えられた．VSDの術後であることも考慮して基部全体の剝離を避け，NCC部の基部をターゲットとしてpartial root remodelingを行う方針とした．VSDの残存シャントがR-N交連部近くにあり，これを閉じたあと，LCCのnadirからNCC弁輪，R-N交連部弁輪までの基部を剝離し，David手術の1層目の糸を掛けた（5針）．これに対応するように24 mmのストレートグラフトをカットして（3分の1周分をNCC弁輪として，LCC側はその半分，RCC側はそのまた半分）縫着し，NCSのSTJをグラフトの3分の1周分に縫縮した（図b）．NCC，RCCにみられた石灰化（CT画像でも灰色で表示されている）を取り除いたあと，24 mmの人工血管スライスを用いて全周のSTJの縫縮を行った（図c）．確認のTEEではtrivialジェットがみられるのみであった．術後6年でARはmild，左室拡大なく良好に経過されている．VSD術後遠隔期のARは散見されるが，弁輪拡大が1つの大きな要因のように思える．この症例以前は，基部拡大が高度でなければdouble annuloplastyを行ってきたが，この症例をきっかけにKawazoeらのコルセット法も参考に，TRRへと発展した．TRRの手技はValsalva動脈瘤に対するsleeve法と同じではあるものの，その適応は弁形成に対する効果をねらったものであり，本来のsleeve法とは考え方の異なる手法である．

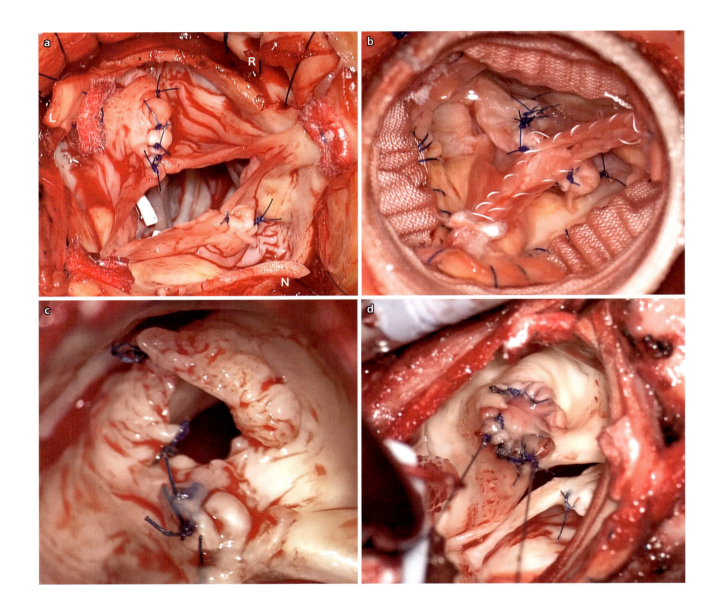

▶ VL75　raphe縫合部裂開の修復（二尖弁）・David手術後　再形成

再手術症例．初回手術は二尖弁による重症ARに対してDavid手術を行った．逆流は良好に制御され，外来にて経過観察中であった．無症状であったが，術後10ヵ月の心エコーでARの再発を指摘された．左室の拡大傾向もみられたため再手術となった．図a, bに初回手術，図c, dに再手術の術中画像を示す．逆流の原因は癒合弁尖のcentral plicationのlaceration（裂開）であった．弁輪側から2番目に掛けている縫合糸がRCCから外れていることがわかる（図c）．弁尖の接合は良好．逆流口の周囲は比較的しっかりとした組織があり，ARジェットによるストレスで逆流口周囲は肥厚した可能性もあるが，もともと肥厚のみられた癒合弁尖の自由縁にあたる場所でもあり，糸を掛けることが可能であったため，自己心膜パッチを用いて逆流口を閉鎖した（図d）．初回手術で補強を行った自由縁のCV7縫合糸は弁尖組織に覆われてみえなくなっていた．脆弱で遠隔期には延長しそうにみえていた自由縁は適切な強度を得ており，CV7縫合糸による補強の効果が確認できた症例でもある．再手術から6年となる．LVEDD/LVESD＝46/32 mmでARはなく経過良好である．

〔Video Only〕

Ⅱ-A-VO1
L-R fusion二尖弁に対するsleeve（1）〈音声解説付き〉

Ⅱ-A-VO2
L-R fusion二尖弁に対するsleeve（2）〈音声解説付き〉

Ⅱ-A-VO3
R-N fusion二尖弁に対するsleeve

Ⅱ-A-VO4
右冠尖の逸脱形成と僧帽弁，三尖弁形成

Ⅱ-A-VO5
R-N fusionの二尖弁・VSDに関連した三尖弁のIE

Ⅱ-A-VO6
sleeveとneo-chord法を用いた逸脱の形成

B 大動脈弁置換術

総論

人工心肺の確立

1. 送血管

上行大動脈の送血管を挿入する位置は，中枢側に寄り過ぎないよう注意する．小柄な患者だとその中枢側で大動脈遮断を行い，心筋保護カニューレを挿入するとaortotomy（大動脈切開）までの距離が近くなってしまう．aortotomy，心筋保護カニューレ，大動脈遮断の位置をイメージして，送血管の位置を決める．術前CTで上行大動脈の石灰化の程度と範囲をよく検討して，指で確認して石灰化のない場所を選択する．必要に応じて直接エコーで確認することも有用である．適切な場所がない場合は，大腿動脈送血，あるいは，逆行性塞栓症が危惧される場合は鎖骨下動脈送血の併用を選択肢として検討する．いずれも挿入時の動脈解離には十分に注意が必要である．上行大動脈への送血管の挿入は心臓外科医への第一歩であるが初めての挫折を経験する場面でもある．送血管先端の太さを確認し，タバコ縫合はやや大きめとして運針は浅すぎないように注意する．出血が多くて運針に困る場合はしばらくガーゼで圧迫しておくと出血はかなり落ち着き，気持ちを落ち着かせることにもなる．外膜が被っていないことを確認し必要に応じてメッツェンバームできれいに剥離しておく．メスで切開する際は，送血管先端の太さとメスの幅とを比較したイメージを頭にとどめておく．慣れるまでは血圧が高すぎないことを確認し，メスを持たないほうの手（右利きであれば左）の指で軽く押しながらメスをやや傾けて視野を確保しながらゆっくりと入れて，送血管の太さを投影して切開長が足りているか確認し，短いようであればメスをさらに深く，あるいは刃のあるほうへ動かして延長する．メスを入れると当然多少なりとも出血するが，不十分な切開のまま決して慌てて抜かないことが大切である．指導医に「これくらいでしょうか？」と確認できると安心である．添えた指で切開孔を閉じるほうへ軽く押してメスを抜き出血をコントロールしながら，送血管を切開孔そのものへ落ち着いて正確に押して挿入する．当然，添えた指は送血管の動きと連動して完全に緩めなければならない．容易に挿入できない場合は力を緩め，もう一度押して挿入を試みる．やはり入らない場合は，送血管は戻し指導医に確認し，交代するか，もう一度行う場合は入れる場所，角度，添えた指の緩めるタイミングをシミュレーションして，入れてみる．やはり入らない場合は，指導医と相談して交代するか，モスキート鉗子を入れ切開孔を少し広げて，もう一度挿入してみる．うまく挿入できなければ，部分的に動脈解離を起こす危険が高くなるので，その後は指導医に交代するのが安全である．次のチャンスは必ずあるのだから．

2. 脱血管

大動脈弁置換術（AVR）の場合は通常右房からの1本脱血が多い．右心耳の先端を少し左側に越えて運針をはじめ，反時計回りに手前右側に大きめにタバコ縫合を掛ける．運針でひろう組織の幅はやや小さく，歩みをやや大きめにしたほうが心房組織ごと締める距離が長くなり漏れが少なくなる．メスで大きめに切開し，余裕があればそのままメスの刃を自分のお腹の方へ向けながら少し深く入れて中のtrabeculaeも切開しておくと脱血管が入りやすい．切開後，ケーリー鉗子で大きく広げる．深く入れすぎると切開孔で広がる距離は短くなる．深い所で広げた後は，浅くしてから，もう一度広げて切開孔が広がるのを確認する．脱血管はやや頭側から手前尾側に向けて挿入する．十分な切開孔がありながら抵抗があって入らない場合は心耳周囲のtrabeculaeが障害になっていることが多いので，メッツェンバームを入れて，視認はできないが心房内のtrabeculaeを切離する．ある程度挿入できたら下大静脈に誘導して先端から7〜10 cmで固定する．深く入れすぎると脱血不良の原因となる．下大静脈になかなか挿入できない場合は横隔膜側から右中指を下大静脈の左側から裏側に回してカニューレを誘導する．右室に入れないよう注意する．

3. 心筋保護カニューレ

心筋保護カニューレのタバコ縫合も浅くなりすぎないように注意し，カニューレも丁寧にしっかりと挿入する．タバコ縫合の外に挿入されていたり，タバコ縫合の糸がカニューレの先端の針に絡んでいたりすると出血が多かったり根本まで挿入できない原因となる．根本まで挿入できない場合，力が入りすぎて深く押してしまうと大動脈の反対の背中側の壁まで刺して出血や部分解離の原因となることもある．挿入部分の出血が多かったり，血

腫が広がって解離が疑われる場合はいったん抜いて結紮し，フェルト付きmattress縫合で内膜までしっかりひろって止血修復しておく．

4．左房ベント

AVRでは通常右上肺静脈からベントチューブを挿入する．右上肺静脈の左房入口部を少し剥離し，左房側へ十分に剥離を進め，タバコ縫合は左房近くに置くように心がける．ベントチューブは大動脈遮断後に挿入するのが空気塞栓のリスクを避ける意味で良いと思うが，先に入れる先生方もおられるようである．大動脈遮断後にメスで切開し長いモスキート鉗子で確実に左房内に入っていることを確認して広げる．ベントチューブは内筒が入った状態で先端を緩くカーブさせて心尖部に向けて挿入し，5cm程度入ったら内筒は固定し，チューブだけをさらに3cm程度挿入する．チューブ自体は7〜8cm程度を目安に入れて固定する．不注意に深く入れすぎると高齢者や低栄養の患者では左室を損傷してしまうことも危惧される．途中で奥に進まない場合は左の肺静脈の方へ向いていることも考えられるので，少し引いて向きを変えてみる．なかなか入らない場合は右手を横隔膜側から左室の裏側にはわせ，中指を僧帽弁輪から左房壁にはわせてベントチューブを僧帽弁に誘導することも有効な時がある．タバコ縫合が右上肺静脈の末梢側にあると左房に入りづらいことが多い．また剥離が不十分であると肺静脈や左房の壁内に迷入していることもあるので注意する．

5．大動脈遮断

成人では大動脈遮断鉗子はスポンジのついたソフトクランプが望ましい．幅の狭い細くて硬い血管鉗子で遮断を行うことは大動脈解離の危険を伴う．術中は何事もなくても遠隔期の解離のリスクになる可能性も否定できないので避けたほうが良い．正中切開でも右主肺動脈の頭側で遮断できると大動脈弁との距離が長くとれ，基部の操作を必要とするような際には有利であり，その場合，右主肺動脈の頭側で大動脈をテーピングしておけば安心である．通常はやや手前右側から少し斜めに大動脈の裏側に入って左主肺動脈の一部とともに遮断できる．ポンプ側と声を掛け合い，流量を十分に下げてゆっくりと遮断する．硬い石灰化が存在することがわかっていても遮断が必要な場合は板状の石灰化を面として遮断するような配慮をして遮断鉗子の向きを調整したほうが良い．透

析患者にみられる石灰化は容易には遊離しない板状のしっかりした石灰化であることが多いので，丁寧に遮断し手術操作を行うと合併症を起こすリスクは比較的少ない．一方，CTで粥状硬化が疑われる場合は低体温で心室細動としてポンプ流量を一時的にゼロ近くにして大動脈を切開して，浅く吸引を効かせて遮断部位の粥腫を郭清してから遮断を行う方法もある．あるいは，同じく心室細動としてポンプ流量を一時的に低流量として遮断を行い，引き続き大動脈切開を行い，周囲の粥腫を郭清し，一瞬だけ遮断を解除して鉗子の末梢側の粥腫を噴出させてから再遮断を行うこともある．

6．大動脈切開と展開

大動脈弁狭窄症(AS)ではSTJ(sino-tubular junction)の上の高い位置での横切開では視野が十分でない場合も多い．前面から左側の右冠尖側は比較的STJと平行の横切開に近くても，手前の無冠尖側ではSTJに切り込んで背側の無冠尖弁輪に向かう斜切開のほうが，良好な視野が得やすいことと，大きめの人工弁が挿入しやすいという点から有利である．左冠動脈入口部に向かわないよう注意が必要である．切開線の末梢側の上縁にスパゲッティ付きmattress縫合で頭側へ展開の糸を掛ける．次に切開線の中枢側端を2ヵ所，同じくスパゲッティ付きmattress縫合で左側の心膜と右側の心膜に中枢側切開線が広く展開できるような角度で固定する．

7．大動脈弁切除

弁の切除はやりやすいところから始めると良い．通常我々は無冠尖(NCC)のN-R交連側から切開をはじめ，底辺中央nadirに向かって切開する．N-L交連近くはそのまま弁尖を引っ張りながら切除すると弁輪，大動脈壁に近くなりすぎるので，いったん切開の向きを逆のN-L交連に移して，こちらの交連からnadirに向かい切除する．右冠尖(RCC)はN-R交連からはじめnadirまで行ったら，やはりR-L交連からへと変更して両側から底辺で切開線を合わせて切除する．RCC弁輪は心室中隔の筋性弁輪があり弁輪に近づいても問題になることは少ない．左冠尖(LCC)はどちらの交連からでも良いがやはり両交連側から底辺に向かって切除するのが良い．ある程度メッツェンバームで切除したら，左室内へ小さなガーゼを挿入して砕けた石灰化の屑が左室の奥に迷入しないよう配慮する．石灰化が強い場合はメッツェンバームを切開するというより石灰を砕くように使って弁尖を切除

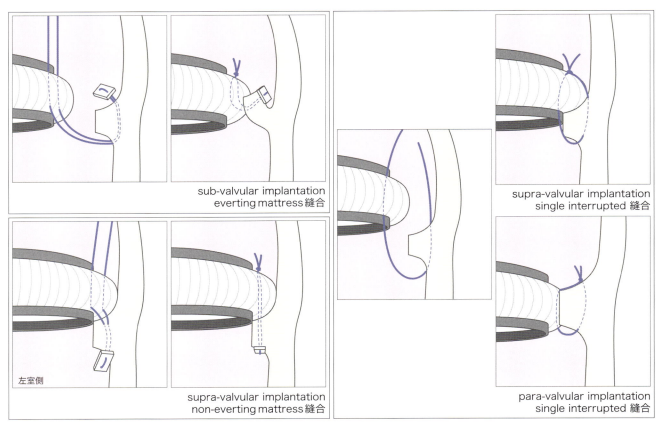

図1 大動脈弁人工弁置換術の人工弁の縫着術式

する．残った石灰化は超音波手術器(CUSA®)を使って粉砕，除去する．弁輪からValsalva洞壁に進展した石灰は，無理に全層除去しようとすると出血のリスクとなるので突出した部分だけを粉砕して削り落とすように除去する．人工弁縫着の糸を運針する場所も針が通る程度に除去すれば良い．いったんスポイトの水をかけて石灰の屑を洗浄し，左室内に入れたガーゼを取り出してから，もう一度左室内までスポイト水を入れて洗浄する．人工弁のサイザーを入れてみて目的とするサイズが確保されているか確認し，不十分な場合は残った弁尖組織を再度確認し，弁輪がみえるまで主にCUSA®を使ってきれいにそぎ落としていく．

縫着術式

ASに対する人工弁置換術では人工弁を挿入する弁口が狭い場合も多く，必要に応じて大きな人工弁を植え込むための術式の工夫がなされる．弁輪と人工弁が縫着される部分の位置関係から，sub-valvular implantation，para-valvular implantation，supra-valvular implantationなどの縫着方法がある(図1)．

1. sub-valvular implantation

大動脈側から弁輪の左心室側にU字(mattress縫合)で縫合針を抜く方法で，人工弁は弁輪の下に縫着される(everting mattress縫合)．術者が縫合糸を確認しやすいというメリットがある一方，弁口に対してやや小さめの人工弁を選択せざるを得ないというデメリットがある．

2. para-valvular implantation

人工弁が弁輪上下に自由度を持って縫着される方法で，縫合糸を1本ずつ弁輪の上下に通し，心室側に出た針を人工弁輪の下から上に通して結紮する(single interrupted suture：単結節縫合)．理論的に人工弁は弁輪と同じ高さに縫着されるが，やや大きめの弁を選択した場合には弁輪の上(supra-valvular position)に縫着することができる．結紮の本数が多いのがデメリットである．

3. supra-valvular implantation

奥の左心室側から弁輪の大動脈側にU字(mattress縫

合)で縫合針を抜く方法で，人工弁が弁輪の上へ縫着される（non-everting mattress縫合）ため，大きめの弁を選択することができる．しかし，縫着された人工弁の左室側に自己弁輪組織の一部が張り出すことを懸念する報告もあり，この場合には実際の有効弁口面積（effective orifice area：EOA）が予測されたものよりも小さくなる可能性がある．

人工弁サイズの計測

使用する人工弁のサイズを決める際には，当然であるが用いる人工弁専用のサイザーを使う．通常サイザーには，1つのサイズの人工弁の内側の硬いフレーム部分の大きさに合わせた形状の(内筒に近い意味での)サイザーと，それより大きい縫着用カフの大きさに合わせたサイザーの2種類のサイザーがついている．縫着用カフの大きさに合わせた大きいほうのサイザーがすっぽり弁輪を通過すれば，そのサイズの人工弁がすっぽり入るという意味で，sub-valvular positionで使用できる．当然，para-valvularでもsupra-valvularでも使用できるが，最近の狭小弁輪用に縫着用カフが小さくなった人工弁では余裕のある小さめの人工弁を用いて単結節縫合を用いてpara-valvular positionに縫着すると人工弁周囲逆流(PVL)の原因になりかねないので，この場合は，everting mattress縫合によるsub-valvular positionが合理的である．non-everting mattress縫合によるsupra-valvular positionも可能である．

一方，縫着用カフの大きさに合わせた大きいほうのサイザーは弁輪を通過しないが，人工弁の内側の硬いフレーム部分の大きさに合わせた形状の(内筒に近い意味での)サイザーは弁輪を通過する場合，sub-valvular positionには使用できないが，単結節縫合を用いてpara-valvular positionあるいはsupra-valvular positionには縫着できるということを意味する．縫着用カフが弁輪組織の上にしっかりと乗って縫着されれば隙間がなくPVLのリスクも少なくなる．この場合non-everting mattress縫合によるsupra-valvular positionも可能であるが，この場合既述のように弁下部で挟まれた自己弁輪組織が人工弁の内側へ突出して実際の弁口が小さくなるリスクがあると指摘する考えもあるので注意する必要がある．ASでは弁輪径が小さい場合が多く，できるだけ大きいサイズの弁を入れるという意味では，より大きい人工弁の2種類のサイザーのうち，内側の硬いフレーム部分の大きさに合わせた形状の小さいほうのサイザーに合わせて人工弁のサイズを決定して単結節縫合のpara-valvular positionあるいはsupra-valvular positionに縫着するのが望ましい．

縫合糸の掛け方

大動脈弁の人工弁置換術では本来の弁尖が付着しているラインは3つの交連で15 mm程度盛り上がった頂点を有する王冠の形態をしているのに対し，縫着する人工弁はほぼ水平のリング状であるという点を理解しておく必要がある．つまり人工弁は弁尖が付着していた弁輪に沿って縫着してしまうと歪みが生じるので，人工弁はあくまでも3つの弁尖の中央の低い部分のnadirを含む水平面に縫着していく必要がある．この水平面はvirtual basal ring(VBR)と呼ばれる．またR-N交連のVBRと弁尖付着部に挟まれたinter-leaflet triangleには膜様中隔がありその下の筋性中隔の稜線をHis束に近い刺激伝導系が下りてゆくので，VBRに沿った糸掛けをしていくと，この刺激伝導系を損傷し完全房室ブロックを生じてしまう危険性が高い．この部分では交連寄りの膜様部側に避けなければならない．またN-L交連部の下のinter-leaflet triangleの底辺のVBRの心室側にはsub-aortic curtainがあり，そのさらに奥，VBRから5 mm程度離れて僧帽弁弁輪が存在する．つまりNCC nadirからLCC nadirまでのtrigone間ではVBRの5 mm程度奥の左室側に運針が可能であるということである．

単結節縫合

我々は通常LCCのNCC寄りの交連側から掛けていく．交連側の針は逆針に持って，交連とVBRの中間点ぐらいの高さを目安にして刺入し，inter-leaflet triangleの底辺の中央近くに出す．どうしても浅く掛けがちなので，しっかり深く運針して遠くinter-leaflet triangleの底辺まで届くように出す．交連のところで間隔が空かないように中央近くに出す．スーチャーホルダーを利用して，弁下に抜いた糸を時計方向にして隣り合わせで別々に固定しておく．最初の交連側の糸はモスキート鉗子でとめてわかるようにしておく．ASの場合，通常弁輪は大きくないので3つの弁輪に，それぞれ5〜7針を目安にすると良い(**図2**)．19〜21 mmの人工弁であ

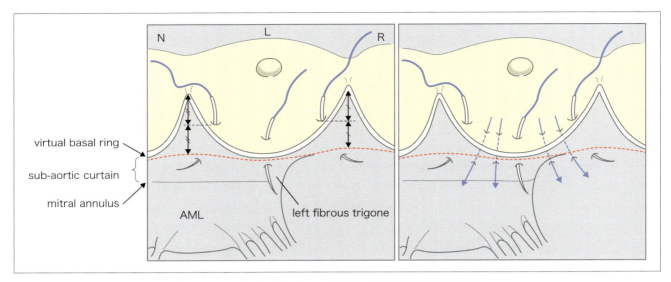

図2　para-annular position（=para-valvular implantation）への単結節縫合の運針
各弁尖弁輪部に5〜7針が運針の数の目安となる．左図にはLCC弁輪の目安となる3つの運針を示している．19〜21 mm人工弁では5針で良いと思われるが，十分な組織をひろって，均等に掛ける必要がある．人工弁はあくまでも3つの弁尖の中央の低い部分のnadirを含む水平面（virtual basal ring：VBR）に縫着していく必要がある．最も交連寄りの針は，交連とVBRの中間点ぐらいの高さを目安にして刺入し，しっかり深く運針して遠くinter-leaflet triangleの底辺まで届くように出す．交連のところで間隔が空かないように中央近くに出す．中央の針も浅くならないように注意する．L-R交連側の針は，下には既に僧帽弁輪はなく，中隔の筋肉組織であるから十分心室内のVBRに出すようにする．これら3つの針の間に，1本ずつ入れると5針，2本ずつ入れると7針（右図）となる．AML：僧帽弁前尖

れば5針が妥当であるが，弁輪組織をどれくらい多く（弁輪からどれくらい離れて）ひろうかで異なってくるであろう．我々は大きく（弁輪から約4 mm）ひろうようにしているので通常5針を目安にしている．5針だと両交連と底辺中央のnadirに1針ずつ入れて，その間に1針ずつ入れて5針となる**（図3）**．7針の場合は交連とnadirの間に2針入れることになる．運針のバランスに不安がある場合は，nadirにペンでマーキングしておくと良い．通常は交連の糸から時計回りに掛けていく．2番目の糸は，次の3番目がnadirになることを意識しながらバランスを考えて掛ける．3番目のnadirを越えると弁下は心室中隔となる．4番目の針が出る場所は少し針先が次の交連側に近くなる気持ちで掛ける．通常5番目の交連側の運針は順手にもって，背中を患者の尾側に振って掛けると良い．やはり交連とVBRの中間点ぐらいの高さを目安にして刺入し，L-R交連のinter-leaflet triangleは筋性であるが，やはり底辺の中央近くに深く出す．

　RCC弁輪は術者からみると天井を向いていて，Valsalva洞壁が被ってくるので運針が難しい．まず針は順手でかなりオープン（針先が遠くになるように寝かせて持針器と針の角度が120°ぐらい）に持って，前の糸を2本とも一緒に鑷子で把持して手前のやや下に引き下げて運針する弁輪を引き出すようにし，持針器と針の大弯側でValsalva洞壁を向こう側（左側）に押しのけて針を入れる視野を確保する．RCCは筋性中隔が幅を持って弁輪のValsalva洞側に乗っている．ASで弁を切除した後本来の弁が付着していた弁輪が不明瞭となり，筋性中隔が途切れる高いところを弁輪と誤認することがあるので注意する．出血や人工弁が本来の弁輪の位置に下りていかない原因になる．RCCの1針目は，やはり交連とVBRの中間点ぐらいの高さを目安に刺入し，inter-leaflet triangleの底辺の中央，前の糸から離れないように近くに深く出す．この糸もモスキート鉗子でとめておく．2番目，3番目の糸からは，同じように前の糸を引いて展開し，針はかぎ型に近く持って弁輪の上の筋性中隔が途切れる手前あたりを目安に針を刺入してVBRの下に出す．弁輪を薄くひろうことがないようしっかりと深く奥に出す．針を抜くときは，いったん心室内腔に抜き出してから，持針器の力を弱めて針が回転できるようにして針を引くと大弯側が上を向いて針先が下を向き，狭い弁口から引き出す時に，引っ掛からずに抜きやすい．4番目の糸は刺激伝導系に近くなるので入れる位置は筋性

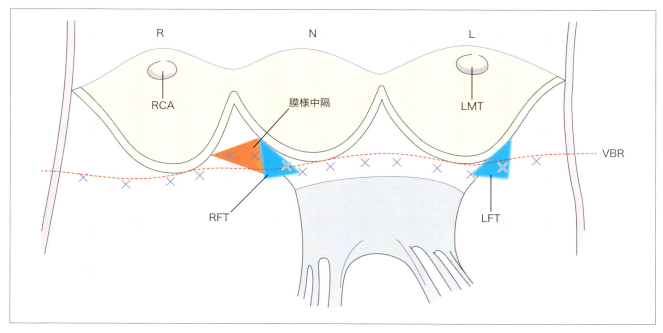

図3　para-annular positionへの単結節縫合の運針
各弁輪部に5針の場合の刺出点を×で示している．N-R交連の下の膜様中隔の稜線を刺激伝導系が下りてゆくので，この部分では交連寄りの膜様部側に避けなければならない．またN-L交連部の下のVBRの心室側にはsub-aortic curtainがあり，そのさらに奥，VBRから5 mm程度離れて僧帽弁弁輪が存在する．つまり無冠尖nadirから左冠尖nadirまでのtrigone間ではVBRの5 mm程度奥の左室側に運針が可能であるということである．
RCA：右冠動脈，VBR：virtual basal ring，RFT：右線維三角，LFT：左線維三角，LMT：左主幹部

中隔が途切れる手前あたりを目安にするがあまり深く奥には出さずに弁輪の下1 mm程度に出す．最後の交連側の糸は，やはり交連とVBRの中間点ぐらいの高さを目安に刺入し，inter-leaflet triangleの膜様中隔の底辺直上の膜様部そのものに出す．NCCの運針は視野も良く楽である．糸は引かずに中央nadirの弁輪remnantを鑷子で把持し反対側（左側）に引き出して視野を確保する．交連側の1針目は注意が必要で中ほどの高さから刺入し，やはり膜様中隔の底辺直上の膜様部そのものに出す．これもremnantを持った鑷子は離さずに，2針目も刺激伝導系に近いのであまり深く出さない．3針目からは大きくひろって弁輪下2～3 mm下に出す．4針目，5針目も大きくひろい，1番最初の糸の隣に出す．これもモスキート鉗子でとめておく．これですべての糸掛けが終了したことになる．

人工弁に糸を通すときは左室側に出た糸（ペアーの糸の時計方向側）をソーイングカフの下から上に抜く．針が人工弁のフレームをこするくらいカフを大きく内側をひろうのがPVLを防ぐコツである．まずRCCのLCC側の交連のモスキート鉗子でとめた糸の針を人工弁のステントポストの下の中央やや右に掛ける．その後，NCCのRCC側の交連のモスキート鉗子でとめた糸の針を時計方向の次のステントポストの下の中央やや右に掛ける．人工弁に通した糸はスーチャーホルダーのペアーの糸と同じ溝に固定しておくと，人工弁に通した糸であることがわかりやすい．その間にRCCの残りの4本の糸を均等に掛けていく．次はLCCのNCC寄りの交連のモスキート鉗子でとめた糸の針をもう1つのステントポストの下の中央やや右に掛ける．NCCの残りの4本の糸をLCC側から間に均等に掛けてゆく．最後にLCCの残りの糸をNCC側から均等に掛けてゆく．人工弁を下ろした後は冠動脈口がみえづらく心筋保護液の注入が難しいので，この時点で心筋保護液のタイミングを確認し，問題なければこのタイミングで入れておくのが良い．選択的に心筋保護液挿入用カニューレを冠動脈口に入れる場合，硬くて細いカニューレを不用意に奥まで強く入れると冠動脈の損傷が起きやすいので，先端が大きめの蕾型のカニューレを，入口部を塞ぐように入れるのが安全である．

人工弁を下ろす際はまずSTJの上まで下ろし，糸のたるみを取って，その後に，人工弁を大きく斜めに倒して人工弁のRCC側を下からはめ込むように入れる．その

後LCC側，NCC側とそれぞれ大きく斜めにして入れるのが良い．糸を強く引き上げて入れるより，糸のテンションを保ちながら人工弁を押し付けるようにして押し込むほうが良い．人工弁がSTJを越えて奥に入り込んでいることをまず確認し，次に両冠動脈口の下に人工弁が下りていることが確認できれば安心である．結紮を始める前に各弁輪中央（nadir）で人工弁がしっかりと沈んでいて，弁輪の上に出ている糸の刺入点を確認するようにする．これで人工弁と弁輪の間を隙間なく結紮できることになる．手で結紮する場合は人工弁のホルダー自体は残して人工弁弁尖を保護した状態で結紮する．ノットプッシャーで結紮する場合はホルダーも外して，結紮の前に人工弁の間から中を覗いて，緩んだ糸がないか，人工弁が浮いていないかを確認することができる．結紮の順序はLCC中央，RCC中央，NCC中央とし，その後はそのまま時計回りに結紮してゆく．狭小弁輪，狭小Valsalva洞の患者では結紮の指を入れるスペースがきわめて狭く視野も悪い．ノットプッシャーでの結紮に習熟していると，こういった場合指を入れる必要がなく，助手と確認しながら結紮できるので大変有利である．ただし2回目の結紮で緩んでいた場合は，3回目では締めきれないことが多いので，マイクロ持針器を用いてほどいてから，やり直すのが良い．結紮する2本の糸の水平面上の高いほうの糸を利き腕でないほう（右利きであれば左手）に持ち，もう一方を助手に持ってもらい自身で持った糸を支持糸としてまず反対側に絡めて，支持糸にテンションを掛けながらプッシャーで相手の糸を下ろして1，2，3と声を掛けながら締めるタイミングを合わせて結紮する．相手が糸のテンションを緩める前にプッシャーを緩めるとノットの部分が浮き上がって緩むことになるので，3の掛け声の後，相手の糸のテンションが緩んでから，自身の糸のテンションは軽く維持したままプッシャーを引き上げるのが良い．結紮が終了したらノット部分から3mm程度のところで糸を切ってゆく．

最後に人工弁周囲をスポイトの水で洗浄してaortotomyを閉じる．人工弁が思いのほか大きくて大動脈切開を直接閉鎖すると冠動脈口の血流を干渉するリスクがある場合はtear drop状の人工血管パッチをあてて拡大パッチ閉鎖したほうが安全である．

人工弁患者不適合と弁輪拡大術

人工弁のサイズは，使用する人工弁のEOAを体表面積（BSA）で除したEOA index（EOAI）をもとに決定する．EOAIが$0.85 \, cm^2/m^2$未満のものは人工弁患者不適合（PPM）と定義され，選択した人工弁のEOAが体格に比して不十分な可能性がある．人工弁患者不適合が発生すると十分な後負荷の軽減が得られず，冠血流予備能が低下し，運動時の不整脈や反復性心不全の原因となる可能性がある．現在広く使用されている第三世代ステント生体弁（ウシ心膜弁）の場合には，BSA $1.6 \, m^2$未満の症例で19mm以上，$1.6 \, m^2$以上$1.8 \, m^2$未満で21mm以上，$1.8 \, m^2$以上で23mm以上のサイズの人工弁が望ましい．しかし十分なサイズの人工弁縫着が困難な狭小弁輪，狭小Valsalva洞の症例に対してはパッチ拡大術が考慮される．パッチ拡大術では大動脈切開線をNCCのSTJを越えて無冠尖弁輪近くまで延長する．あらかじめ切り込んだ部分を人工血管のパッチである程度拡大縫合しておいてから人工弁置換術を終えるほうが，パッチ底部の縫合が容易で出血のリスクが少なくなる．どうしても最低限の大きさの人工弁が入らない場合，大動脈弁のNCC弁輪を越えて切開を延長しても良いが僧帽弁弁輪を越えての拡大は僧帽弁逆流の発生が強く危惧されるので慎重になるべきである．大動脈弁輪を越えてパッチ形成した場合，拡大したNCC部分では人工弁を縫着するラインを高くして人工血管の外からmattress縫合で固定するのが良い．

AVR合併症

1. 弁輪破裂

AVRが順調に終わった後，大動脈閉鎖ラインとは別に弁輪部分の外に血腫ができ，心外膜がはじけて出血することがまれに起こる．出血点をピンポイントで同定できることは少ない．原因が不明な場合がほとんどである．しかし経カテーテル的大動脈弁留置術（TAVI）の合併症として弁輪破裂が認知されるようになり，外科的AVRでもほぼ同じメカニズムでまれに発生する．例えばeverting mattress縫合で糸を掛けていき，その糸を人工弁に均等に通していく場合，弁輪に掛けた糸の間隔が少しずつずれて，ある部分で細かく（狭い間隔で），ある部分で広く掛かっていたとすると，これらを均等に人工弁に通すと，幅広く掛かったところは人工弁に狭く寄せられて問題ないが，狭い間隔で掛かった弁輪の糸は人工弁側では広く掛けられることになり，その部分では狭い

弁輪に大きな弁輪を入れてしまった状態になる．強い力で糸を結紮しているので弁輪は強く引き伸ばされることになり部分的に弁輪破裂が起きると考えられる．最も重要なことは弁輪側と，人工弁側を均等に糸を掛けることである．弁輪の糸を掛け終わって人工弁輪に通す前に，人工弁を下ろして相対する糸の位置を確認すると良いかもしれない．現実的な方法は三尖の大動脈弁であれば交連の位置を人工弁の交連の位置に合わせておく方法である．最初に3点の交連の糸を人工弁の交連の相対する場所に通してから残りの糸を通していくのが良い．あるいは，各弁尖に掛ける糸の数を決めておくのも良い方法である．二尖弁などの各交連のバランスが大きく異なる場合は，やはり人工弁輪に通す前に，人工弁を下ろして相対する糸の位置を確認する必要がある．

弁輪破裂と思われる出血が起きた場合，外からフェルト付きmattress縫合で止血することが考えられるが多くの場合，困難である．心停止として，大動脈を切開し，大きめのフェルト付きのSH-1くらいの大きな針で弁輪の外から弁輪の下を運針して左室側の人工弁の下に出して，いったん弁口内から外に出し，その針で人工弁輪のカフを左室側から大動脈側に出して結紮するのが効果的である．落ち着いて上級指導医とともに丁寧に可能性のある出血のメカニズムを理解して運針する必要がある．

2．冠動脈入口部の人工弁の干渉

狭小弁輪用の小さなソーイングカフが出始めたころ多く発生したと思われる．ソーイングカフが小さいということは大きな弁が入れられるが，反面，弁輪やValsalva洞，STJなど大動脈基部組織との間の隙間が小さくなる．結紮の際の視野も悪くなるし，STJを越えづらくなる．冠動脈口の確認も難しくなる．AVRの手技の項でも述べたが，人工弁の弁輪がSTJをしっかり越えていることをまず確認する必要がある．また，LCC，RCCの弁輪中央部の底辺のところまで人工弁輪が下りていることを確認することが次に必要である．弁輪に出ている糸の刺出点が視認できればその糸より下に人工弁輪が結紮固定

されることになるので安全である．人工弁の縫着が終わった後，冠動脈入口部が確認できれば安心であるが，難しい場合も多い．STJと人工弁の弁輪縫着部との間にスペースが確認できればまず大丈夫と考えて良い．特にValsalva洞が小さくてSTJが低い場合は人工弁輪が本来の弁輪に縫合されていてもステントポストがSTJを越えていないこともある．こういう場合も大動脈切開を閉じる際にパッチ閉鎖でSTJを拡大しておくと安心である．心拍再開後に壁運動低下，心電図異常などで冠動脈血流障害が疑われる．よく検討して，大伏在静脈グラフト（SVG）で右冠動脈（RCA）あるいは左前下行枝（LAD）へバイパスをするのが安全である．

3．人工弁周囲逆流（PVL）

人工弁が狭小弁輪用の小さなカフとなってから，術中TEEを熱心にやっているところでは小さなPVLを指摘される機会が増えた．ほとんどの場合mild以下で溶血などもみられず臨床的に問題となることはほとんどない．しかし，術中moderateに近いPVLがみられた場合は修復が必要となる．再遮断する前に短軸エコーでステントポストの位置などを参考にPVLのポイントをある程度確認しておかなければならない．心停止とし，ゾンデを入れて間隙が確認できたら，人工弁縫着用の糸針で，まず大動脈側の人工弁弁輪の外側の自己弁輪から深く人工弁弁輪の下の組織をしっかりひろって，左室内の人工弁弁輪の下に刺出し，いったん左室内に抜く．その針で人工弁弁輪のソーイングカフを左室側から大動脈側に抜いて結紮する，人工弁の弁口内での操作でやや難しいが，カストロの持針器を持ち針先がleafletを損傷しないよう注意して，丁寧に根気よく運針すると良い．単結節でなくmattress縫合で閉鎖しても良い．機械弁であっても弁葉の方向を調整して視野を確保し，同様の運針ができることもある．NCC弁輪側の冠動脈の干渉しないところでは，大動脈壁の外からmattress縫合で深めに掛けて人工弁弁輪ソーイングカフに抜いて閉鎖するほうが容易なこともある．

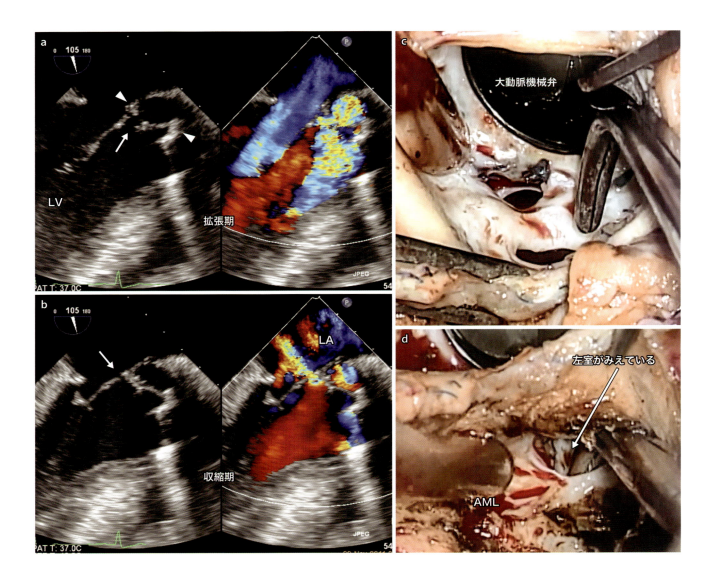

▶ VL1 　AVR後仮性瘤形成例に対する再弁置換

感染性心内膜炎（IE）の既往があり，4年前に大動脈弁置換と基部のパッチ形成を施行されている症例．TEEに矢頭で示したパッチの下端と大動脈弁輪は本来接しているべきであったが，これらの間に仮性瘤を形成し，図aの矢印に示すように大動脈基部−左室間に交通孔がみられ，拡張期に大きなシャント血流がみられる．図cに示すように交通孔は2つみられた．収縮期にはsub-aortic curtainにシャント血流が観察され（図b矢印），図dに示すようにこちらにも穴が空いていた．前回のパッチ部分と仮性瘤部分を取り除き人工血管のパッチを用いてsub-aortic curtainの交通孔を閉鎖し，大動脈基部を再建した．

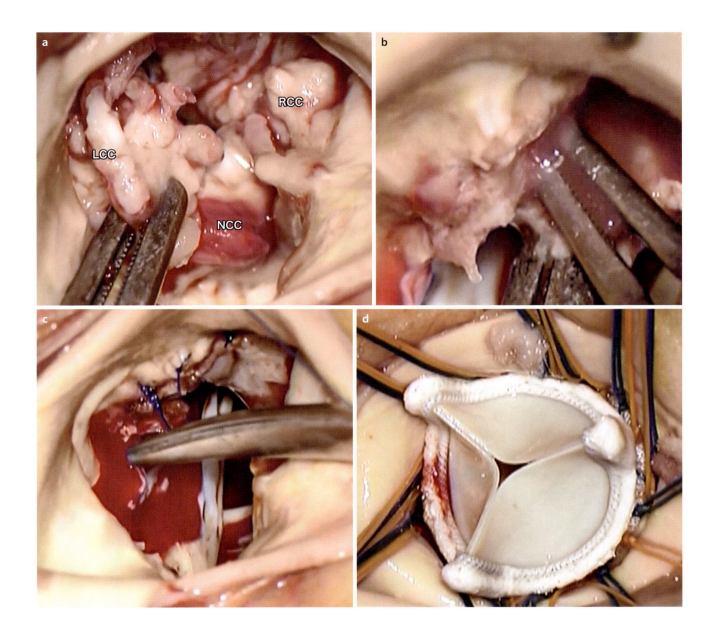

▶ VL2　IEによる弁輪部膿瘍

大動脈弁の三尖ともに疣腫の付着がみられる．図aで把持しているのは切除されたLCCである．弁尖を切除してdebridementを進めるとL-R交連近くのRCSにつながる膿瘍腔があり，膿汁の排出がみられた（図b）．膿瘍腔を開放し電気メスでの焼灼とdebridementを行いこの腔を図cのように閉鎖した．残念ながら術前のTEEでは膿瘍腔の描出はできていなかった．大動脈弁のIEでは弁輪周囲に膿瘍を形成することがあり，術前のTEEではそれを疑って注意深く観察することが大切である．

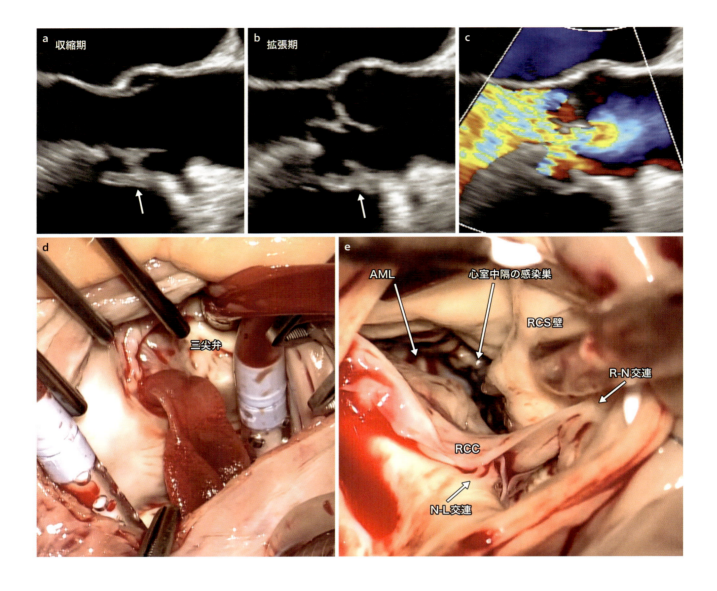

▶ VL3　VSDに関連して右冠尖,三尖弁輪に病変がみられたIE

胆嚢炎の加療中に脳梗塞を発症し塞栓源の精査で発見されたIE症例.心エコーでは右房内中隔尖弁輪直上medi-al側に付着する可動性の高い疣腫がみられた.RCC直下に小さな心室中隔瘤があり一部の中隔壁を伴ってRCCが血管壁から脱離,穿孔し高度なARを生じていた.TEE画像に示した矢印は大動脈弁輪の位置を示している.またRCC弁輪に隣接する右室流出路にも疣腫を認めた.図dは右房からの観察である.三尖弁輪近くの疣腫は3cmほどの長さがあり,先端は双葉のように2つに分かれていた.この部位の弁下にも疣腫があったので除去した.RCC下極側は血管壁から外れており,図eのようにRCCとRCS壁で形作られるポケットの底が抜けて左室がみえている.心室中隔に病巣があり,これを除去する際に生じた心室中隔穿孔を閉じてAVRを行った.右室流出路の病変も除去,焼灼し,補強をした.術前に心室中隔欠損症(VSD)は指摘できず,感染波及の過程は明らかではないが膜様部中隔に起因すると考えると納得できる病変であった.自己脈で心拍再開し洞調律でブロックもみられなかった.

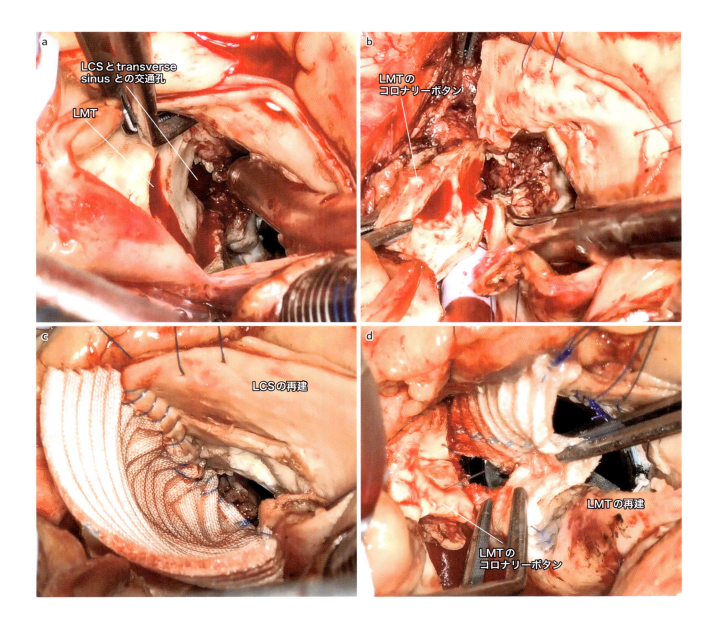

▶ VL4　LCSの再建を伴うAVR〈音声解説付き〉

術前の心エコーではLCC付着部下極からその下方左室心筋に疣腫の付着が観察された．さらにLCSに欠損を認めた．弁を切除すると図aに示すようにLCSには欠損がありtransverse sinusおよび大動脈弁輪部に感染が及んでいたため，LMTのコロナリーボタンを作ってLCSを切除し，debridementを行った．LCSの再建には28 mmのストレートグラフトを舌状にトリミングしたものを用いた（図c）．RCC, NCCへの弁輪には通常通りのeverting mattress縫合，再建したLCCの弁輪にはグラフト外側からスパゲッティ付きでmattress縫合の糸を置き，SJMリージェント人工心臓弁21 mmをintra-annular positionでimplantして，LMTの再建を行った（図d）．

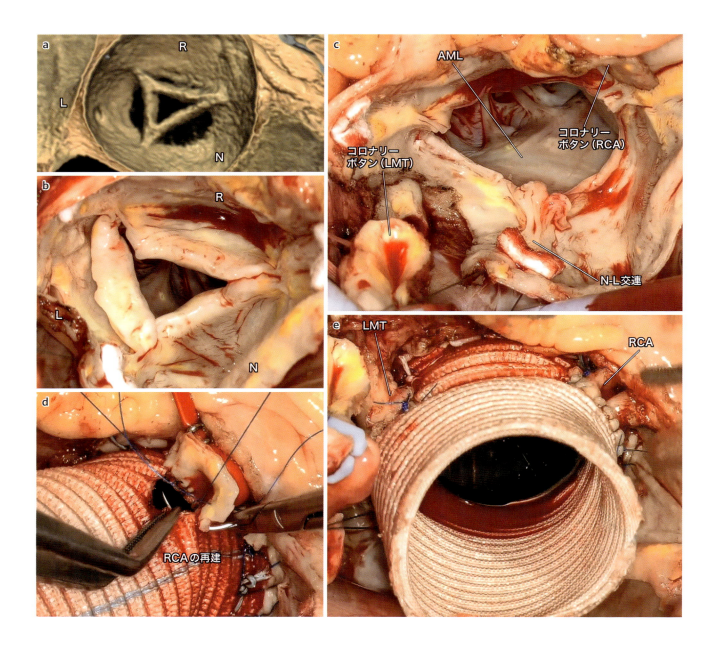

	R	L	N
eH	9	8	8
gH	11	12	13
VBR	23		
SoV	48		

▶ VL5　Bentall手術（1）

大動脈炎症候群の症例で基部の拡大によって高度ARを生じている．弁尖は肥厚，短縮しており（図a，b），原疾患による今後の弁尖変性も考慮しても弁形成は不適当であり，21 mmSJMリージェント人工心臓弁と24 mm J Graftのコンポジットグラフトを用いてBentall手術を施行した（図c〜e）．

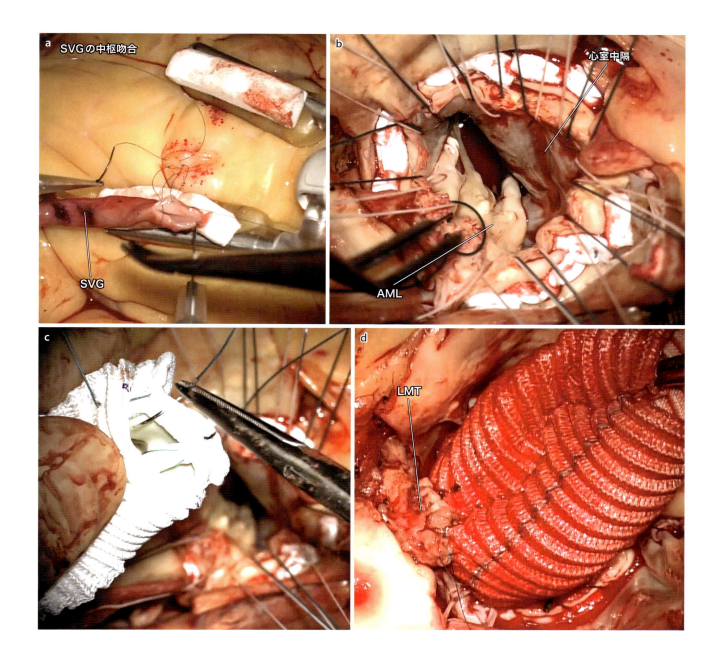

▶ VL6　生体弁 Bentall 手術

中等度から高度のARを伴ったValsalva洞拡大（54 mm）がみられた80歳代半ばの症例．冠動脈造影にて左冠動脈前下行枝#6に有意狭窄を認めたため大伏在静脈グラフト（SVG）を用いた冠動脈バイパス術（CABG）も行っている（図a）．生体弁を用いたBentall手術を行った（図b〜d）．

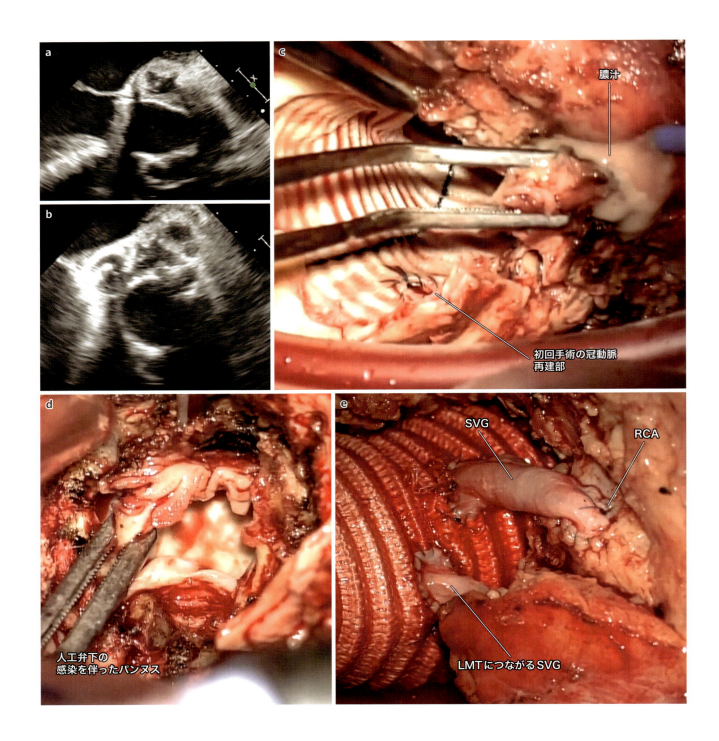

▶ VL7 再Bentall手術〈音声解説付き〉

10年程前に基部拡大とARに対してBentall手術を受けた症例．冠動脈はLMTとRCAを人工血管でつなぎ，基部の人工血管と吻合されていた（Cabrol法）．不明熱の精査で人工血管および人工弁周囲に膿瘍形成を指摘され，紹介となった．図aは大動脈弁基部のTEE長軸像，図bは単軸像を示す．Cabrol法の人工血管も含め，すべての人工血管，人工弁，プレジェット類を除去しdebridementを行ってBentall手術を施行．LMT，RCAはSVGを用いてinterposeし人工血管に吻合した（図e）．

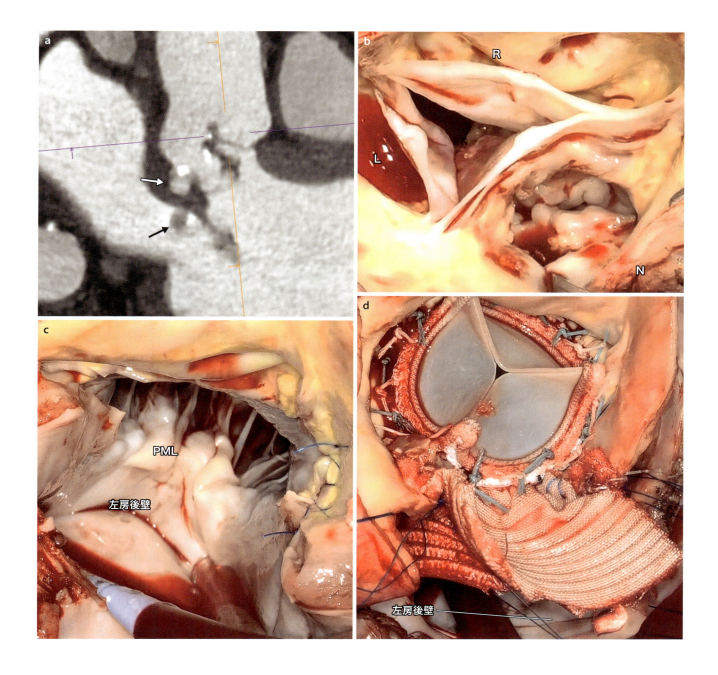

▶ VL8 Manouguian法を応用した二弁置換術（1）〈音声解説付き〉

acute IEの症例で心エコーでは左房内medial側のsubaortic curtainに可動のある疣腫を認め，対応する位置にあるNCCの穿孔を認めた．NCS壁は肥厚し一部管腔様に観察されるところがあり，弁輪部膿瘍も疑われた．CTでみるとNCCの弁輪部に，破綻した膿瘍腔と思われる掘れこみ（図a白矢印，図bは同部位を大動脈側から観察したもの）があり，これに対応するように左房側に疣腫（図a黒矢印）がつながっている．図cは感染部を除去し，大動脈弁-僧帽弁の連結部を取り除いたところである．右端にみえるポリプロピレン縫合糸（プロリーン®）の青色の糸は膿瘍腔を縫い閉じた部分．Manouguian法を応用し二弁置換術を行った（図d）．

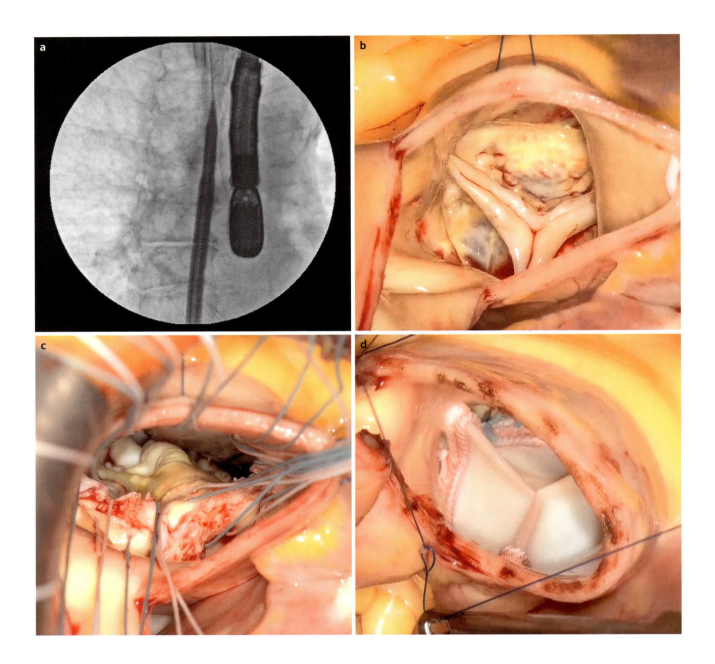

▶ VL9　MICSアプローチの大動脈弁置換術（低侵襲大動脈弁置換術）〈音声解説付き〉

人工心肺確立のためのカニュレーションは透視（図a）とTEEを用いて確認を行っている．高齢者では大動脈弁の位置が下方に下がり，第3肋間より第4肋間のほうが視野が良い場合が多い．この患者は第4肋間で前腋窩線を越えて側方開胸で行った．側方にずれることで同じ肋間でも2〜3 cm頭側になる．高齢であるため通常の下行大動脈に加え右上腕からも送血を行っている．低侵襲心臓手術（MICS）ではあるが，4K3D手術用顕微鏡システム（ORB-EYE）を用いており，正中切開時と同様な良好な術野が得られている．ビデオでは手技の詳細について，ちょっとしたコツなども含めて解説を加えている．

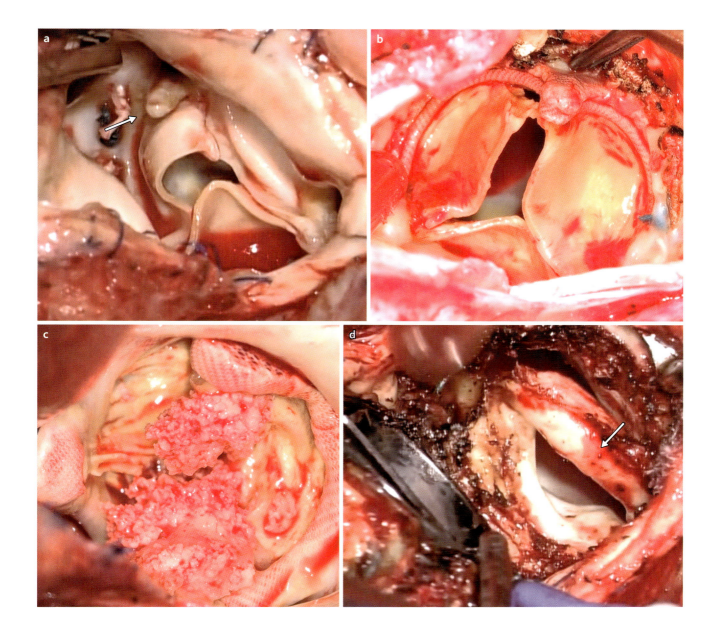

▶ VL10　再大動脈弁置換術

図a（①）は70歳代の女性で外巻き弁の人工弁機能不全（SVD）である．外巻き弁であるから弁尖は本来ならば矢印で示すステントポストの外側にあるはずである．LCC位・RCC位の弁尖はあたかもL-R fusionの二尖弁のように逸脱しARを引き起こし，さらにrapheにあたる部分が裂けていた．図b（②）は70歳代半ばの術後9年のSVD症例．LCC位弁尖は両交連部で裂けていた．図c（③）は40歳代の症例であるが，サンゴ状の石灰化があり，弁尖の裂開もみられた．術後12年で無症状であったが経過観察中にARが増悪した症例であった．図d（④）は弁下のパンヌス形成により流出路の圧較差を生じた症例．5 mmほどの幅で弁下をぐるりと一周するリング状のパンヌスがみられた（矢印）．

① ② ③ ④

〔Video Only〕

II-B-VO1
Bentall手術(2)

II-B-VO2
everting mattres suture (1)

II-B-VO3
everting mattres suture (2)

II-B-VO4
single interrupted suture (1)〈音声解説付き〉

II-B-VO5
single interrupted suture (2)

II-B-VO6
single interrupted suture (3)

II-B-VO7
single interrupted suture (4)

II-B-VO8
single interrupted suture (5)

II-B-VO9
single interrupted suture (6)

II-B-VO10
single interrupted suture (7)

II-B-VO11
single interrupted suture (8)

II-B-VO12
single interrupted suture (9)〈音声解説付き〉

II-B-VO13
Manouguian法を応用した二弁置換術(2)

II-B-VO14
porcelain aorta (1)〈音声解説付き〉

II-B-V015
porcelain aorta（2）

II-B-V016
弁周囲逆流の修復

II-B-V017
人工弁の脱離

II-B-V018
弁下石灰化によるstuck valve

II-B-V019
生体弁IE

Ⅲ章　三尖弁疾患

III章 三尖弁疾患

総論

　三尖弁閉鎖不全症（三尖弁逆流：TR）は出現してから無症状の期間が長く，また，むくみなどが出現した後も利尿薬によく反応し，比較的内科的コントロールが容易なために，その経過は十年以上にわたることも少なくない．しかし，その間，実は安静を保つ時間が増え，徐々に活動範囲が落ち，右房拡大，右室拡大，右室心機能低下，肺高血圧，さらに腎機能，肝機能障害が忍び寄ってきている．そのため，臓器機能障害などが顕在化した末の手術が多く，TRに対する手術成績は不良であると受け止められてきた．確かに，臓器不全などが顕在化した末の手術はリスクが高くなるが，著明な右室心機能低下や臓器不全のない，早期に行われる三尖弁手術は安全な手術である．術後予後不良の病因は肝機能不全に代表される多臓器不全であり，三尖弁手術の危険因子として明らかなものとして術前の肝予備能を反映したMELD (model of endstage liver disease) スコアがある．さらに最近では，高度TRの自然予後が非常に悪いことが報告され，心房細動，左心系疾患，肺高血圧とは独立した予後不良因子であることが注目されるようになった．また早期の手術で予後が大きく改善することが示され，従来の弁膜症治療のガイドラインで「内科治療抵抗性」になってから進められていた手術治療が，2020年改訂版では「右心不全を繰り返す」と判断された時点での早期の手術が推奨されることとなった．臨床経過のうえでは，利尿薬の増量が必要になった時点で手術の必要性が検討されるべきである．安静指導が必要となったり，右房拡大，右室拡大が進行したり，右心機能低下が明らかになれば手術が必要である．少なくとも総ビリルビン値が上昇してくる前に，手術ができればリスクは少なくて済む．

　TRの病因の多くは二次性TRであり，三尖弁輪が後尖・前尖を中心に外側に拡大することが主な病態である．また三尖弁輪の三次元的な構造が平坦化することも指摘されている．さらに右室拡大が進行すると三尖弁tetheringが発生し，形成術がさらに困難になることが知られている．したがって，初期の症例では三尖弁輪縫縮術だけでも有効と考えられるが，後尖弁輪だけを縫縮するKay法や前尖，後尖弁輪のDe Vega法を中心とした縫合糸で弁輪を縫縮するだけのsuture annuloplastyは再発率が高かった．その後，三次元的弁輪形成用リングが登場してからはTRの再発が大幅に減少し，より重症例に対しても弁輪形成が可能となった（図1）．右室拡大が強く，tetheringを起こしている場合でも，弁尖をパッチ拡大することで弁接合を改善させるleaflet augmentationや，3つの弁尖端の中央を縫合することで三弁口化するclover technique（図2），さらにtetheringの改善を目的とした弁下組織に対する追加手術手技として後述のspiral suspension法などの有用性も報告されている．

　三尖弁の変性や破壊の強い症例や，形成術が不成功となった症例では三尖弁置換術（TVR）が必要となる．TVRでは形成術と比較して術後の右室機能の低下が顕著で，手術成績が不良と考えられているが，術前状態の違いもあり未だ議論が残っている．しかしながら機械弁では血栓弁と抗凝固療法による出血リスクがあり，特に三尖弁位では血栓弁の頻度がかなり高いと考えられている．生体弁では長期耐久性が問題となるが，遺残弁尖の人工弁心室側への癒着などにより早期の機能不全の報告も多いものの，一般的には低圧系であり左心系よりも耐久性は良好と考えられている．わが国では生体弁が選択

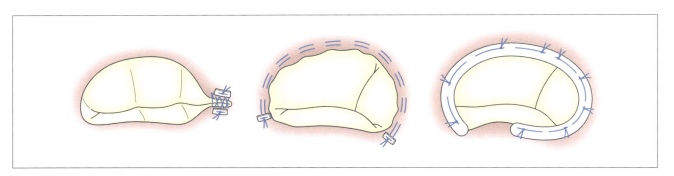

図1　三尖弁の弁輪形成手技
左からbicuspidalization（Kay法），suture annuloplasty（De Vega法），ring annuloplasty

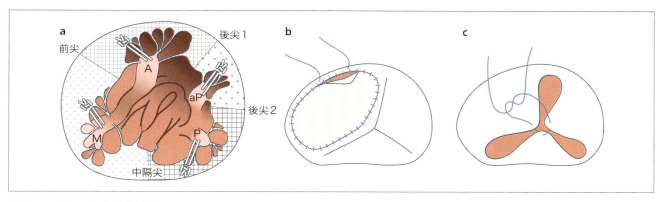

図2 三尖弁の弁尖形成手技
人工腱索再建(a)を行う際は弁尖の乳頭筋による支持領域を理解しておく(**図6参照**).逸脱部位に対応する適切な乳頭筋を選択し人工腱索を再建する.b, cはそれぞれleaflet augmentation, clover technique (本文参照).
A:前乳頭筋,aP:副後乳頭筋,P:後乳頭筋,M:内側乳頭筋

される傾向にあり,2016年の統計では弁置換例の約9割に生体弁が用いられている.

三尖弁形成術

1. リング形成術(図1)

近年では1971年にCarpentierらが報告したリング形成術が広く用いられている.His束のある膜様部を避けるための一部分が開放したリングを膜様部および,その中隔尖寄りのHis束に近い弁輪を避けて,前尖から後尖,中隔尖の後尖側半分ほどに,5〜10 mm幅の弁輪に沿った運針で10〜12本程度で縫着する.しっかりと弁輪組織に縫着され,弁輪の形態が安定し遠隔期の耐久性が向上した.リングのサイズの決め方は,中隔尖弁輪が心室中隔心筋と連続しており,比較的拡大が少ないことから,サイザーの中隔尖弁輪の長さに合わせて決めるのが一般的である.この方法では中隔尖弁輪も拡大している可能性もあることから,やや大きめが選択される危険があることを念頭に置くべきである.実際,我々の経験では一般的体型の女性で26 mm,男性で28 mmを選択することが多い.三尖弁狭窄を生じた経験はなく参考にしていただきたい.リングはその材質の性状でいくつかのリングに分類される.

a.フレキシブルバンド

リング自体が軟らかくバンド状で,三尖弁輪の生理的な構造と心周期に応じた弁輪の動きへの追従性が保持され,より生理的とされる.また弁輪縫着部でのストレスが小さく組織損傷や人工リングの脱離などの合併症が少ない.一方,拡張,弛緩し,本来の生理的弁輪構造が失われた三尖弁ではそのremodeling効果が少なく,リジッドリングに比べて遠隔期のTR再発率がやや高いとする報告もある.

b.リジッドリング

リング自体の形状が固定しており,本来の収縮期の生理的三尖弁輪の形に矯正することができ,耐久性が高く再発が少ないといわれている.特に中隔尖が心室側に沈み,前尖弁輪の膜様部側が持ち上がっている(大動脈基部に押されるように接している)収縮期立体構造にも合致させた3Dリジッドリング(**図3,4**)は,本来の収縮期の生理的三尖弁輪の立体構造に矯正し,安定させる効果が高く,最も信頼されているといえる.しかし,リングが硬いために縫着弁輪の組織損傷のリスクがあり,特に中隔尖側のリング断端部分にはストレスが集中し,組織損傷やリング脱離が起きやすい.またリング縫着のバランスが悪いと時計方向に回転した形となり,中隔尖側のリング端が弁輪内側に飛び出すようになり,術後エコーで内側に飛び出したリング断端のために,リングの縫合不全と診断されることも少なくないので注意を要する.特に中隔尖と後尖の交連部をリングのそれと合わせるように縫着するとバランスが崩れることが少ない.

2. 弁尖形成術(図2)

僧帽弁疾患や心房細動に合併した二次性TR以外にも,弁尖逸脱による一次性TRも従来考えられているより,多いことが予想される.なぜなら三尖弁輪あるいは右心室は僧帽弁輪や左心室と異なり,容量負荷により拡大しやすく,元来は弁尖逸脱による一次性TRでも三尖

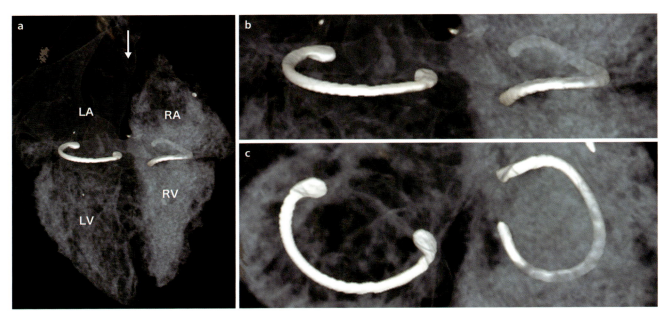

図3　僧帽弁および三尖弁リング形成後のCT画像
aは4腔像で右側に右心を描出している．bは房室弁部分をフォーカスして示している．cはaに示した矢印の方向から観察した短軸像である．フラットな僧帽弁のpartial ringに対比してみると三尖弁の3Dリジッドリングの立体的な構造がよくわかる．図4に大動脈基部を含めて描出された画像を示す．LA：左房，LV：左室，RA：右房，RV：右室

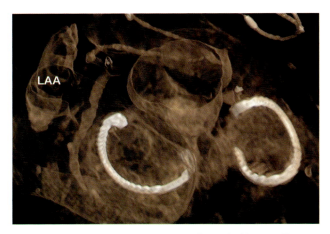

図4　僧帽弁および三尖弁リング形成後の短軸CT画像
図3と同一症例．大動脈基部と両房室弁形成後のリングの位置関係がわかる．LAA：左心耳

弁輪拡大，右室拡大による二次性の要因が顕在化しやすく，時としてtetheringにより弁尖逸脱が不顕化してしまうことも多いと考えられる．また二次性TRの進行の過程で腱索断裂などが生じたと考えられた症例も少なくないと思われる．高齢者の罹病期間が長期にわたり，代償性の弁尖拡大が強い場合は，逸脱弁尖のplicationや弁尖の乳頭筋への直接縫着などで比較的容易に矯正できる場合が多い．しかし，若年から中年の患者では適切な人工腱索を用いた逸脱矯正が必要となる．術前エコー検査で，tetheringの影響で弁輪を越えて右房側に大きく逸脱する定型的な所見がなくても，比較的若く，二次性の要因が考えにくい場合は，前述したように腱索断裂や乳頭筋欠損症の可能性も考慮し，相対的な弁尖逸脱の所見も見逃さないように，慎重な術前評価が重要である．術中に逸脱部位が同定された場合は，僧帽弁の場合と同様に，近位の乳頭筋にCV5のPTFE縫合糸にて人工腱索再建を行う(**図2**)．乳頭筋側の結紮は必要なく，U字縫合で良い．弁尖側は縫合不全を起こさないよう脆弱な部位は避ける．僧帽弁の場合よりも，さらに十分引き下げるほうが逆流のコントロールは良いようである．また，逸脱がない場合でも，弁輪形成後の水試験で明らかに交連やindentationの隙間から逆流を認める場合は，僧帽弁形成の場合と異なり，積極的にfixationを行うほうが良いようである．三尖弁の弁尖は薄く連続縫合だと，容易に変形したり短縮するので，隙間が残っても単結節縫合が望ましい．隙間を閉鎖するというよりも，結節縫合でその部分の接合を強化するという考え方が良い．特に前尖と中隔尖の間は，逆流が残りやすい部位であるから，逆流が疑わしければ積極的にfixationを追加しておくほうが良い．

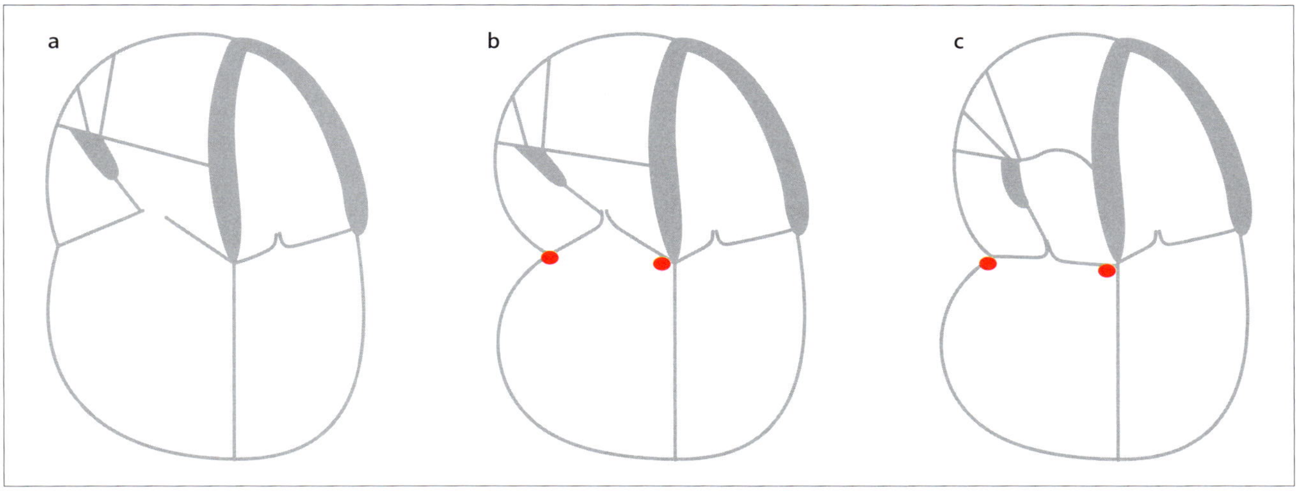

図5　spiral suspension法の考え方

aに模式的に示すような弁輪拡大に加え，右室拡大による弁尖tetheringがみられる症例に対してbのように積極的な弁輪縫縮を行うと弁尖は接合できたとしてもtetheringは残存し，その接合面はTRを制御するには十分とはいえない．よって循環動態の変化やさらなる右室拡大によって容易にTRは増悪する．これは，形成は弁輪のみになされ，三尖弁複合体としての乳頭筋の位置が修正されていないことに起因する．ここで乳頭筋の位置を中隔尖弁輪中央方向に向かって寄せ，さらに弁輪方向に吊り上げることでtetheringは消失し十分な接合面が得られる(c)．

a.　leaflet augmentation

leaflet augmentation(**図2**)は弁輪拡大が強く，相対的に弁尖の大きさが不足している場合に，前尖をパッチで拡大し，弁口を覆うように形成する術式である．tetheringが関与している場合でも有用とされている．パッチに用いる材料や，拡大のために切開する場所，あるいは範囲など細かな点に配慮する必要がある．国内の最近の報告では，自己心膜では変性硬化の危険があるため薄いゴアテックスを用い，前尖弁輪に沿って広く切開し，用いるリングの内腔と同じサイズに合わせた大きさのパッチにすることで良好な結果が得られたとする発表が注目されている．

b.　clover technique

clover technique(**図2**)は僧帽弁におけるAlfieri法(中央でのedge to edge suture)と同様に，三尖弁の3つの弁尖の先端を一緒に縫合して固定する手技である．クローバーのような形状で開放することから，この名前が付けられている．弁輪拡大やtetheringの強い症例ではその効果は議論が残る．また後尖が複数のscallopに分かれている場合も少なくないので注意が必要である．

3.　三尖弁下の手術

右室拡大やtetheringが高度な症例に対して，人工リング縫着に併用して，tetheringの改善を目的として右室乳頭筋や弁下組織に対する追加手術手技としてspiral suspension法(**図5**)や乳頭筋接合術などの有用性も報告されている．しかしながら，いずれの術式も，その長期成績や耐久性についてはいまだ不明である．

tetheringの改善を目的とした spiral suspension法

ここではspiral suspension法について詳述する．適応となる病態とエコー所見について解説した後，術式を理解するうえで必要な三尖弁下構造から述べ，術式の詳細を解説する．

1.　spiral suspension法の適応となる病態

a.　末期的重症TR

重症TRが長期間にわたり，右房拡大，弁輪拡大，右室拡大が進行してくると，tetheringが強くなり右心不全が顕著になる．このように進行したTRでは通常の弁輪形成では不十分であり遺残逆流や再発の頻度が高くなり，tetheringを改善するspiral suspensionなどの追加手技が必要となる．多くはうっ血性肝機能障害による，総ビリルビン値の上昇や，血小板減少などが認められる．

b.　三尖弁のエコー評価

(1)三尖弁構造

エコーでの三尖弁構造の詳細な観察は一般的には難し

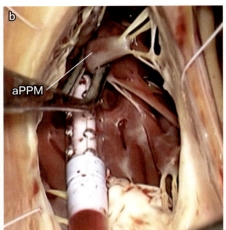
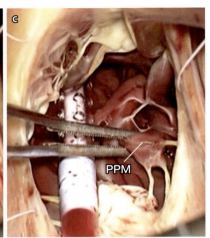

図6 三尖弁弁下の基本的な構造
前乳頭筋（APM）は前尖（ATL）と後尖（PTL）の交連を支持している．APMを境として前胸壁に近いほうがATL，前胸壁から離れているほうがPTLということである．APMの根部はmoderator bandにつながっている．通常三尖弁下の乳頭筋のなかで最も大きい乳頭筋である．副後乳頭筋（aPPM）は後尖のみを支持する．後尖は2つ以上に分葉していることが多く，通常aPPMはそのindentation部にありそれぞれのscallopを支持している．後乳頭筋（PPM）は後室間溝近くの心室中隔から起始し中隔尖（STL）とPTLの交連を支持する．起始部近くから分岐し複数にみえることも多い．この症例は形態がシンプルで構造を理解しやすい．三尖弁の弁下はバリエーションが多く複雑にみえることも多い．しかし落ち着いて観察するとこの症例のような形が基本になっていることがわかる．

いようである．経胸壁心エコー（TTE）の四腔断面で，右室内で中部中隔側から自由壁側にやや心尖部方向に向かうようにつながる筋束がmoderator bandでそこから連続する乳頭筋が前乳頭筋（APM）である．三尖弁の短軸断面を心尖部方向にスキャンできれば自由壁側の乳頭筋をAPMとして認識できる．通常最も大きな乳頭筋でmoderator bandとの連続性もわかることが多い．APMは前尖と後尖の交連の位置の目安となる．中隔壁の後室間溝近くには後乳頭筋（PPM）が認められる．よって後室間溝は中隔尖と後尖の交連の位置の目安となる．中隔尖と前尖の交連は大動脈弁のRCC-NCC交連の位置が参考になる．これらにより，前尖，後尖，中隔尖を区別して認識できる．逆流ジェットの位置の参考になる．APMとPPMの間に乳頭筋がみえる場合は，副後乳頭筋（accessory PPM：aPPM）である．PPMよりも大きく，目立つことも多い．

(2) spiral suspension法の適応

三尖弁形成術後のTRの再発の危険因子としてtethering height（TH）が取り上げられることが多い．術後早期の再発に関してはTHが7 mm以上がcut off値とされているが，遠隔期について調べた研究ではTHが5 mm以上がcut off値として挙げられている．三浦らの多施設研究においてもspiral suspension法の適応の参考値として5 mm以上を挙げている．ただし，右室は短軸方向の拡大を示すことが多く，短軸方向のtetheringも配慮する必要があり，必ずしもTHだけがtetheringの程度を反映するとは限らない．図5にspiral suspension法の考え方を示した．長軸方向のtetheringがみられなかったとしても高度な弁輪拡大に対する弁輪縫縮は弁輪に対する乳頭筋のdislocationをきたすことが理解できる．右室拡大も伴っているのであればより高度なdislocationの原因となり，弁尖のtetheringを引き起こす．そのため，通常の三尖弁輪形成術だけでは再発の危険が高いと判断されるtetheringの形態があればspiral suspension法の適応となるものと考えている．

2. 正常の三尖弁構造

三尖弁の構造については取り上げられる機会が少なく，広く周知されているとはいいがたいが，Silver, MDらの報告が理解しやすい．

三尖からなるが後尖は2～3個のscallopからなる場合が多い．三尖弁は中隔尖，前尖，後尖の三尖で構成されているが，術中所見や，エコーでも時として4尖あるいは，それ以上に観察されることに気づく．これは，僧帽弁の後尖が3つのscallopに分かれているのと同様である．中隔尖と前尖が複数存在することは基本的にはない．

前尖と後尖の交連は調節帯（moderator band）から起始するAPMに支えられている（図6a）．三尖弁のAPM

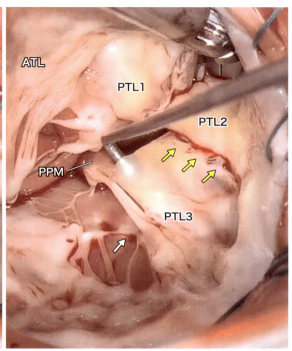

図7（Ⅲ-S1） 後尖scallop間の副後乳頭筋がはっきりしない例〈音声解説付き〉
Ⅲ-VL15と同一症例．先述したように三尖弁の弁下には多彩なバリエーションがみられるが，基本は先に示した症例の形態であり，spiral suspension法を適応する場合には落ち着いて観察し，構造を理解することが大切である．この症例では後尖（PTL）が3つのscallopに分かれている．前乳頭筋（APM）から副後乳頭筋（aPPM）方向につながる肉柱（*）がみられる．これは逆流機転には関与するものではない．APMは前尖（ATL）とPTL1の交連にあってこの両弁尖に腱索を介してつながっている．PTL1の後室間溝側はaPPMからの腱索とつながり，同時にaPPMは腱索を介してPTL2も支持する．このようにaPPMは通常scallop間（indentation部）にみられるが，この症例ではPTL2-PTL3間のaPPMがはっきりしない．PTL3のPTL2側の腱索（黄色矢印）は確認できる．この症例の後乳頭筋（PPM）はシンプルな形態にみえるかもしれない．しかし弁尖からの連続性を考慮すると白矢印で示した中隔尖（STL）-PTL交連部の腱索とつながる小さな隆起もPPMの1つのヘッドとしてとらえるべきであろう．

は中隔縁柱（trabeculo-septo-marginalis：TSM）が自由壁に向かうmoderator bandから起始しているので識別しやすい．まずmoderator bandが確認できれば，その自由壁側から出ている乳頭筋がAPMである．APMの先端から分岐する腱索は前尖，後尖の交連を支持しているので，APMの頭側が前尖で，そこから尾側は中隔尖に至るまで後尖である．この間に分葉が認められればscallopに分かれているということであり，その場合はscallop間（indentation部）にaPPMが存在することが多い（図6b）．

中隔尖と後尖の交連は心室中隔の尾側から起始するPPMに支えられている（図6c）．中隔尖の尾側の交連が後尖との交連で，そこを支持している乳頭筋がPPMである．APMとPPMの間に存在する弁尖はすべて後尖である．PPMの基部は右室の中隔組織から起始している

ことが重要である．つまり中隔尖，中隔尖弁輪およびPPMは心室中隔の一部であり，しっかりと支持されており右室のみの拡大では変位することが少ない．PPMは先端が複数に分岐して，さらに分岐が根部から始まると，複数の乳頭筋のように観察されるが，これらは1つのPPMの分岐でPPM群ととらえ，根部が中隔壁にあると考えると良い（三尖弁弁下構造のバリエーションについては図7，8も参照）．

乳頭筋はtrabecular networkから起始する．左室の乳頭筋と異なり，右室の乳頭筋は心室壁からではなくtrabecular networkから起始している．また心室内の血圧も左室よりかなり低値であるため，乳頭筋へのストレスが少なく引き上げが比較的容易である．

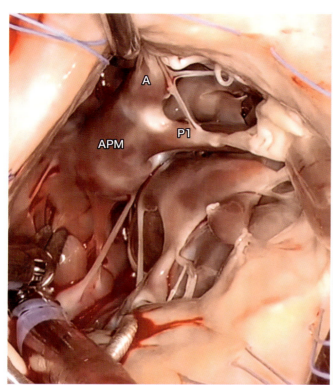
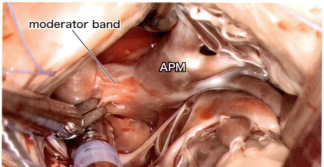
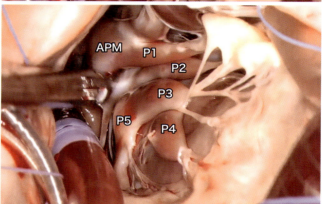

図8（Ⅲ-S2） 副後乳頭筋がないと考えられる例
Ⅲ-VL11と同一症例．この症例では前乳頭筋（APM）の先端が2つに分岐（A, P1）し，それぞれが前尖（ATL），後尖（PTL）を支持している．右下のP1〜P4はPTLを支持する乳頭筋である．P2は二次腱索とつながっており，自由縁を支持する乳頭筋ではない．P3の腱索はPTLのindentationらしい部分を支持しているが，P5と起始部で連続している．P5は中隔尖（STL）とつながり，P4はPTL，STLの交連部を支持している．これからP3を副後乳頭筋（aPPM），P4とP5を後乳頭筋（PPM）群と考えることもできるし，P3〜P5をPPM群と考えてaPPMがないと考えることもできる．spiral suspension法の場合は後者の考え方でP3，P5の根部から糸を掛け，P4もまとめてrelocateすることになる．P3〜P5をPPM群と記載したが，P3〜P5は基部が大きく広がるPPMのヘッドと考えるのが正確かもしれない．この症例ではP2も糸を掛けて吊り上げを行った．またSTLにペースメーカーリードが癒着しており，STLの形成も行っている．

3. spiral suspension法の実際（図9）

右室拡大の強い症例では前尖，後尖を支持するAPMは前下方へ変位しており，弁尖はtetheringを受けている．tetheringに関与する乳頭筋はAPM，aPPM，PPMであり，spiral suspension法はこれらの乳頭筋の位置を矯正する手技である．

a. 基本的手技

moderator bandからAPMが起始する根部にプレジェット付きのゴアテックス糸CV3のU字縫合を置き，それぞれの糸でaPPM，PPM群の根部に連続して糸を掛けていく．PPMから刺出した後，心室中隔を弁輪方向に2回拾って，中隔尖弁輪の中央から糸を右房に抜く．原則として右室自由壁は拾わないよう注意する．APM根部は弁輪から遠く心尖部方向に変位し，PPM根部は弁輪から離れずに位置するため，高低差があり，奥のほうから時計回りに手前方向へと"らせん（spiral）"状の糸掛けとなる．形成用リングを下ろしたあと，リングにspiral suspensionのCV3の糸を通し，糸を引き上げると乳頭筋群が寄せられ，乳頭筋の先端は弁輪方向に上昇しtetheringが解消される．

人工弁輪は中隔尖の交連間距離を参考に選択するが，通常28 mm前後で，やや小さめを選択するのが良い．弁輪形成後，水試験で弁尖を接合させ，張った状態でspiral suspensionの糸を引くと弁尖が持ち上がってくる（図10）．水試験の前に，CV3の糸が乳頭筋の間でたるんでいないことを確認し，また各乳頭筋の間に何mm程度の間隔があって，水試験の際に，何mmぐらい引き上げるとすべての乳頭筋が接合するのかを，前もって予想しておくと良い．場合によってはそれ以上引き上げ

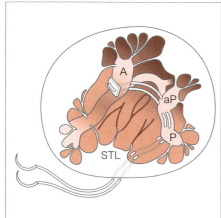
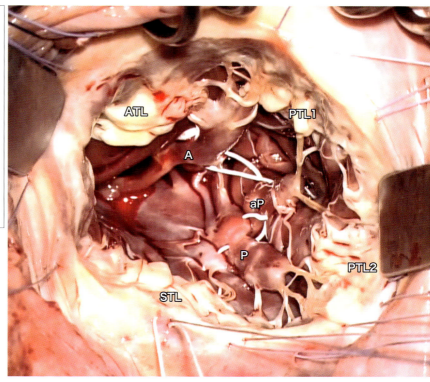

図9　spiral suspensionの運針
図10，Ⅲ-VL14と同一症例．ATL：前尖，PTL：後尖，STL：中隔尖，A：前乳頭筋，P：後乳頭筋，aP：副後乳頭筋

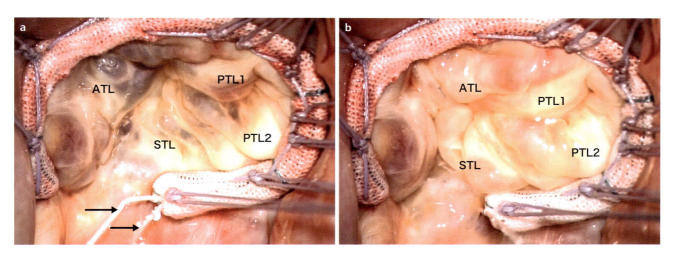

図10　spiral suspensionによるtethering矯正
図9，Ⅲ-VL14と同一症例．水試験下に乳頭筋の吊り上げを行う．矢印は中隔尖弁輪中央の位置から人工弁輪端を通された1対の吊り上げの糸を示している．左が吊り上げ前．右の吊り上げ後では弁尖接合ラインが弁輪面レベルまで引き上げられ，tetheringがなくなっていることがわかる．

る必要があることもある．水試験の際には，助手にガーゼで肺動脈を圧迫してもらうことを忘れないようにする．弁接合ラインが弁輪面の高さになる位置を目安として十分に引き上げて糸を結紮する．結紮の前に，一度，右室内腔を観察して挙上の状態を確認してみると良い．

心拍動が再開して安定して経食道心エコー（TEE）で検討すると，水試験の際に観察したほど，挙上されていないことが多い．心拍動下でspiral suspensionの糸を調節したい場合は，右房が開いた状態で大動脈遮断を解除して心拍動を再開し，肺動脈を圧迫しておくと次第に右室が充満し，三尖弁が閉鎖した状態が維持できるようになる．あるいは拍動した状態で水試験が可能となる．

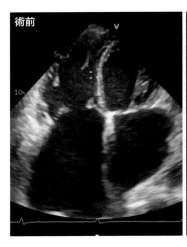
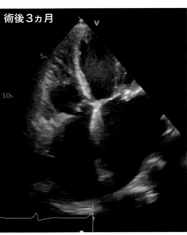

図11　spiral suspensionの効果
術前，術後3ヵ月の拡張末期の画像を示している．右室中部の拡張末期径は47→29 mm，右室拡張末期面積は30→17 cm^{2}と著明に縮小している．右房の縮小も明らかである．自由壁も乳頭筋からつながるtrabeculaeで引き寄せられ，バランスよく右室が形成され，縮小している．

TEEで中隔尖と前尖の接合状態を長軸面で描出し，確認しながらspiral suspensionの糸を引き上げて最終調整するのも良い方法である．

　spiral suspensionの糸を調整する前の水試験の段階で，逆流があって評価できない場合もまれにある．多くの場合は前尖と後尖の交連部，後尖と中隔尖の交連部，中隔尖と前尖の交連部あるいは後尖の各indentationから漏れていることが多い．この場合，TRの病歴が長く，各交連あるいはindentation周囲の自由縁が変性して延長し，この部分が開いてしまっていることが原因であるので，その部位を2ヵ所ほどedge to edgeの方法で固定して逆流を制御してからspiral suspensionの糸を調整するようにする．あるいは術前から右室拡大およびtetheringが著明である場合，初めの水試験の段階から弁尖接合が得られずに中央から逆流がみられることもある．この場合は，逆流がある状態で，少しsuspensionの糸を引いてみて，逆流を制御し，そこから改めて，弁接合ラインが弁輪面の高さになる位置までしっかりと引き上げるようにする．また中隔尖と前尖の交連部はsuspensionの効果が得られにくい部位であるので，多少でも逆流が残存する場合には積極的にedge to edgeの方法で固定しておくほうが良い．

4. 右室形成術としてのspiral suspension法（図11）

　spiral suspension法を行った症例では右室拡大の改善が著明でright ventricular end-diastric area（RVEDA）の縮小効果が明確である．TRの消失による容量負荷の軽減が1つの要因であるが，それ以上の右室縮小効果が認められる．これはspiral suspension法では乳頭筋のみでなく，そこにtrabeculaeで広範に連続した右室自由壁が全体的に均等に引き寄せられることが要因と考えられる．術後のエコーなどの画像をみると理想的な形で右室が縮小されており，その意味で右室形成術との評価もなされている．

ペースメーカーリードによる接合不全（図12）

　ペースメーカー植え込み後数年してTRが顕在化し，心不全の原因となることがある．多くの場合慢性心房細動で三尖弁輪を含めた右心系拡大を伴っている．リードが弁尖に埋没し硬化して，一見，剥離が困難にみえるが，メスで弁尖をリードに沿って縦に切開すると鞘が剥けるように遊離させることができる．そのまま弁尖切開を弁輪まで延長しリードを弁輪に縫着固定した後に切開した弁尖を再縫合し，リングで弁輪形成すると良い．

感染性心内膜炎（IE）に対する三尖弁形成術

　欧米では古くは麻薬の静脈内注射による三尖弁位のIEが多かったようである．日本では比較的まれで，ペースメーカーリード感染や心室中隔欠損症（VSD）やValsalva洞瘤のシャント血流に起因したものや，大動脈弁輪部膿瘍の進展したものなどがある．ペースメーカーリード感染では人工心肺，心停止下にリード周囲を覆う内膜の鞘をリードに沿って縦に開くように切開すると切除しやすい．右室内から抜去し，感染組織を郭清する．右房内から上大静脈まで可及的に切開し，リードを遊離させて挿入部からすべて抜去することが望ましいが，どうしても遠位側で一部残ってしまう場合もある．

　VSDに関連したIEでは大きな中隔瘤を形成している

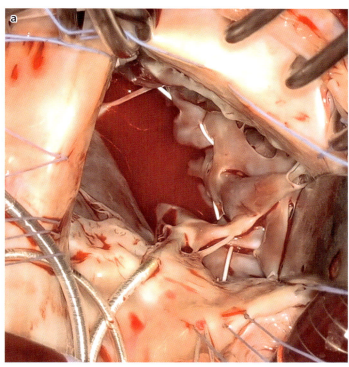
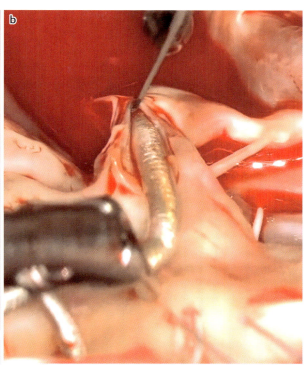

図12　ペースメーカーリードによる接合不全
図8と同一症例．リードが中隔尖の組織に埋まりこんでいる．強い癒着のようにみえるが，ｂのように弁尖を切開することできれいに分離可能であった．

場合も多いので弁尖を切除する前に，瘤壁を縫い代を残して切除，郭清してVSDを閉鎖し，その後に弁尖の郭清を行うと，弁尖切除を小さくして直接縫合閉鎖できることも多い．そのほか，中心線維体の広範な感染でも必要最小限の切除で郭清を行ってから，よく観察すると形成が可能となる場合が多い．

Ebstein奇形によるTR

　Ebstein奇形は胎児心における弁膜形成の過程で，潜在的弁膜が心内膜からの遊離 (delamination)が不十分であったために，弁輪から心室側にかけて部分的に心内膜と一体のままで残存した未分化の異常と考えられる．このため，多くの場合，中隔尖から後尖の一部にかけて機能的弁尖が右室に付着した機能的弁輪が，本来の弁輪から心尖部側に移動した形態となり，機能的弁輪と本来の弁輪との間で弁膜が遊離せず，心内膜と一体化したまま，右房化右室と呼ばれる拡張した形態を示す．中隔尖では潜在的弁膜が全く遊離せず，心内膜と同化したままの場合がほとんどである．しかし，後尖弁尖では潜在的弁膜と心内膜との遊離が行われているものの不完全で

trabeculae様の異形な筋性組織や線維組織で弁膜と右室が比較的広い範囲で疎につながったままで，弁膜の可動制限を起こしている (plastering)．弁膜のdelamination不全は，中隔尖から後尖，場合によっては前尖までさまざまな程度に進展し，スペクトラムで理解する必要がある．このスペクトラムの進展度に合わせて右房化右室の領域が大きくなり，機能的右室内腔は小さくなり，TRは重度を増し，右室の機能は低下していく．このスペクトラムに応じてType A，B，C，Dの4Typeに分類されている(図13)．

　2007年にda Silva, JPらによって報告されたcone手術は機能的弁輪で前尖から後尖，可能なら中隔尖を外し，弁尖裏側の未分化な弁下組織も切除して十分な可動性を確保したのち，右房化し拡大した右室部分を縦方向に縫縮し，弁輪も形成し，確保した弁膜組織をcone状に形成して，本来の弁輪に再縫着する方法である．十分な弁膜組織が確保されると適切な大きさにリモデリングされた弁輪とともに十分な弁機能が確保できる優れた術式であり，現在標準的手術として用いられることの多い手術である．ただ心内膜と同一化した機能的弁輪までの領域（右房化右室の領域）が広い場合，確保される弁膜組織が

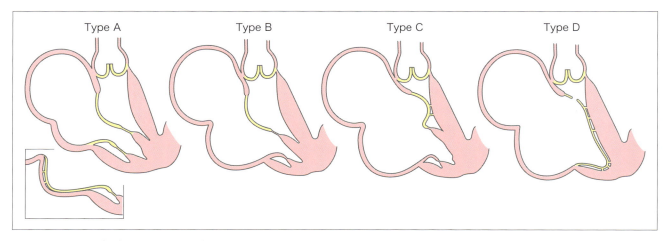

図13　Ebstein奇形のCarpentier分類
Type A→Dの順で外科手術の難易度が高くなる．
A：中隔尖と後尖の下方への変位は中等度で弁尖は可動性あり．前尖は良好に発達．右房化右室は小さく収縮能あり．右室の容量は十分．
B：中隔尖と後尖の下方への変位がAよりも高度で中隔尖は低形成．右房化右室は大きく，壁が薄く収縮不良．右室容量は小さいものの収縮能は保たれている．前尖は大きく，可動性良好．
C：中隔尖と後尖は高度に心室壁に貼りつき，弁尖は低形成．右房化右室は非常に大きく，壁は薄く無収縮．右室は非常に小さく高度に収縮が低下．前尖は線維性もしくは筋性組織で心筋とつながり動きが制限されている．
D：前尖のほうまで弁尖が心筋に貼りつき，弁尖が袋のようになっている（tricuspid sacと呼ばれる）．右室壁は薄く収縮は低下している．
（Morgan, LB et al：Ebstein's Anomaly, Chapter 130, Thoracic key, 2016より）

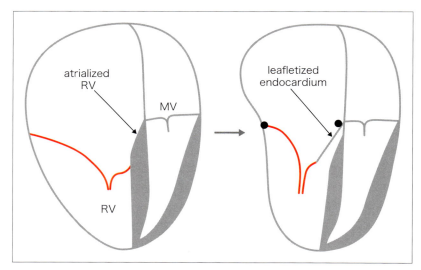

図14　Ebstein奇形に対するleafletization
右房化右室の弁尖化（leafletization）を模式的に示した．Ebstein奇形の形成は切離した前尖と後尖の一部を時計方向に回転して再縫着するCarpentier法（一尖弁化とも称される）が基本であった．cone手術はCarpentier法を発展させ，delaminationが不十分であった後尖，中隔尖も切離して形成に用いる．leafletization法はさらに発展させて右房化した中隔も弁尖化して用いる方法である．図13にCarpentier分類を示したが，術式の発展に伴って今後はさらにdelamination failureの程度やその広がりなども加味した分類が必要になるだろう．

不十分で小さな弁輪形成を余儀なくされたり，一部弁尖欠損部分を残したり，あるいは補填物を用いて弁膜組織を補充する必要がある．弁輪の過度な縫縮や弁尖のねじれを伴った移動により開放制限が懸念される場合もある．
　一方，右房化右室部分の心内膜と同一化した潜在的弁膜組織をメスで薄く丁寧に剝離し，弁膜組織として機能を持たせる「右房化右室の弁尖化」が2021年に"Leafletization" of atrialized ventricular septum endocardium in Ebstein anomalyとしてKemmochi, Rらによって報告された（図14，15）．この方法は本来の面積の十分な弁膜組織を確保でき，本来の弁輪に再縫着することにより，十分な可動性を持った十分な弁口が確保でき理想的な術式といえる．Ebstein奇形が弁膜組織のdelamination不全に起因した疾患であることを考えると，未分

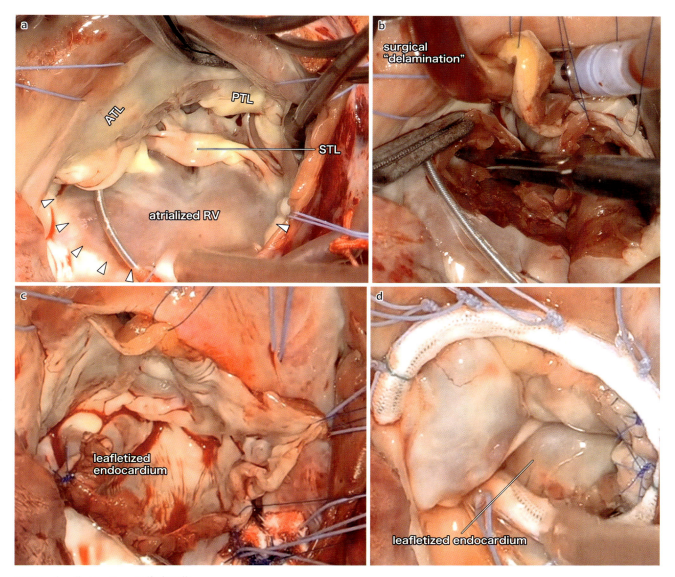

図15　leafletizationの術中画像
aの矢頭はtrue annulusを示している．ATL：前尖，PTL：後尖，STL：中隔尖

化の弁膜を遊離し，新たな弁膜として新生させ，本来の弁輪に再縫着することは正常の三尖弁構造により近い形に再構築され，本来の三尖弁機能が復元されることになる．

しかし，Ebstein奇形のスペクトラムは広く，本法の適応は当然制限される．また右房化右室の壁厚が非常に薄い場合には剥離が困難となる場合もあるであろう．さらにHis束に近づき過ぎると房室ブロックの危険があり，膜様部付近では本来の弁輪より数mm心室側から剥離するなどの注意点もある．

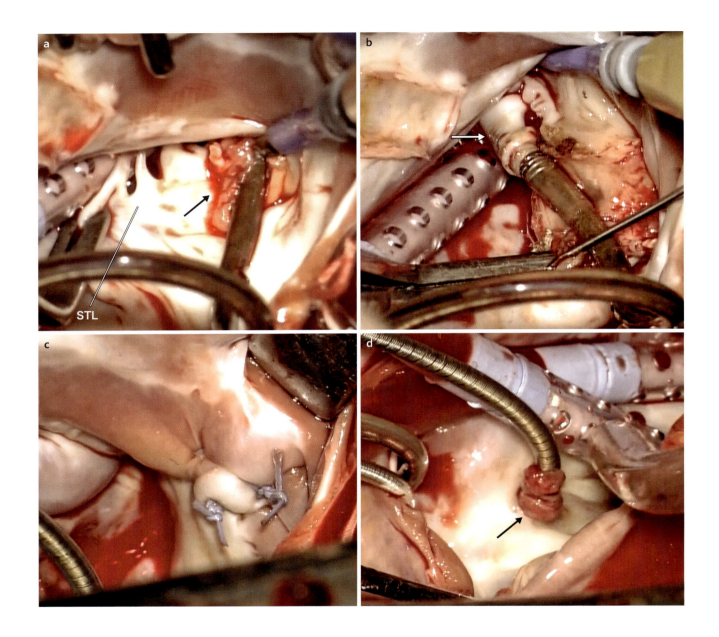

▶ **VL1　spiral suspension　ペースメーカーリード感染**

拡張型心筋症（DCM）の症例で，数年前に両室ペーシング機能付き植込み型除細動器（CRT-D）の植込みがされていた．2ヵ月ほど前より発熱が持続し，リード感染の診断となった．右室リードはPTLに癒着しており図aのように疣腫の付着（矢印）がみられた．疣腫を除去しリードを分離していくとリードの先は肉柱間に埋没して周囲の組織と一体化していた（図b矢印）．癒着剥離，疣腫除去で欠損したPTLを縫合し，弁輪形成にはリングを用いず，図cのように弁輪縫縮を行った．図dは心房中隔に埋没して瘢痕組織に覆われた心房リードで，疣腫（矢印）が付着している．これも抜去した．術後のTTEではtrivial-mildのTRを認めるのみである．

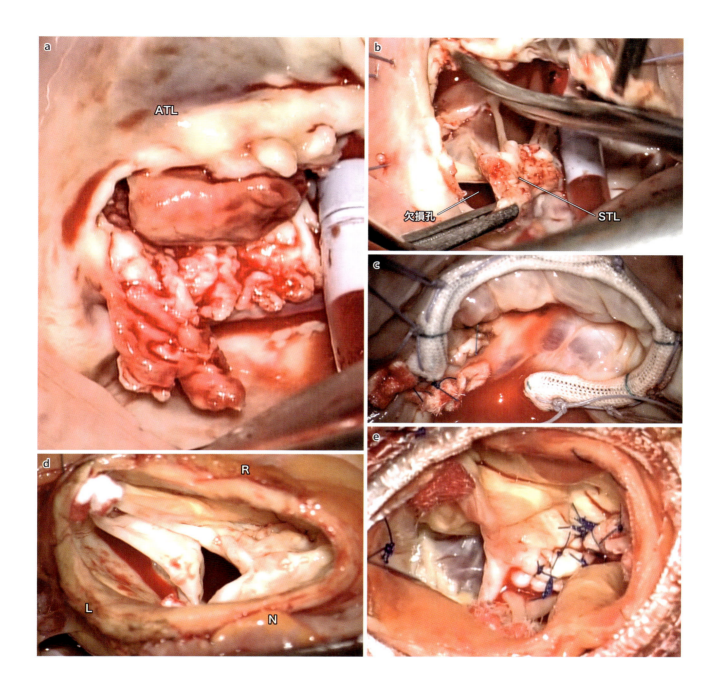

▶ VL2　spiral suspension　VSDに関連した三尖弁のIE

心室中隔欠損症（VSD）について経過観察中に38℃前後の発熱が持続するようになった．半年ほど前に歯科治療を受けていた．抗菌薬治療下で疣腫の増大があり，肺塞栓もみられることから外科治療が選択された．STLおよびATLに疣腫の付着があり（図a，b）できるだけ弁尖を残すように病変を取り除いた．図bにVSDの欠損孔を示している．VSDに対してはウシ心膜パッチで修復を行っている．欠損孔周囲に掛けた糸のうち3針は右房側から刺入しており図cのリングの左端付近にプレジェットがみえている．三尖弁はSTLとATLの交連付近を閉じるように縫合した．大動脈弁はR-N fusionの二尖弁（図d）でTEEではrapheの輝度上昇を認め，明らかな疣腫の付着は認めなかったが中等度の大動脈弁逆流（AR）がみられた．大動脈弁には明らかな感染所見はみられなかったが，rapheの石灰化を可及的に除去しrapheを縫縮した．基部については26 mmのValsalvaグラフトを用いてtotal root remodeling（TRR）を行っている（図e）．これにより十分な接合面が得られた．TR，ARともに良好に制御されて終了している．

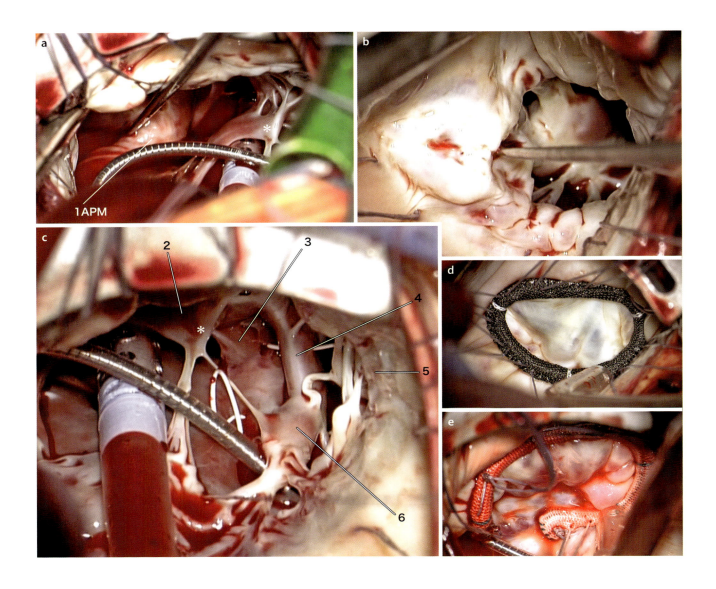

▶ VL3　spiral suspension　乳頭筋と腱索の形状・配列が通常とやや異なる症例

心房中隔欠損症（ASD）術後の再手術症例．まず僧帽弁から右小切開アプローチ（低侵襲心臓手術：MICS）している．術前のエコーでは交連がはっきりしない．図bに示すように前交連側の交連に分化異常があり，前乳頭筋からの腱索は太く未分化であった．A1とP1を閉じるように縫合し弁輪形成を行った．開放制限を残すことなく逆流は制御できた（図d）．三尖弁の弁下も通常とはやや異なっており，APMの右室内腔側に幅の広い乳頭筋があり，先端（図a，c＊）はSTLの腱索がつながっており，右室自由壁へも仮性腱索でつながっている．本来右室壁の一部となるべき心筋が分化の過程で剥がれて乳頭筋になったかのようにもみえる．spiral suspensionの糸はAPMに掛けたあと＊で示した乳頭筋の基部2に掛け，4のaPPMに掛ける前に運針が自然な流れを作るように2と連続した乳頭筋の裾にあたる肉柱3をひろっている．4に続いて上の写真にはみえていないが5の位置にあるaPPMをひろい6のPPMの基部を広くひろったのち中隔を通している．図eは水試験下に弁尖の高さを調節しているところ．リングサイズは28 mm．逆流は良好に制御された．この症例の大動脈弁は逆流も狭窄もない2 sinus typeの二尖弁であった．このように先天異常が複数の弁尖にみられる症例は少なくない．

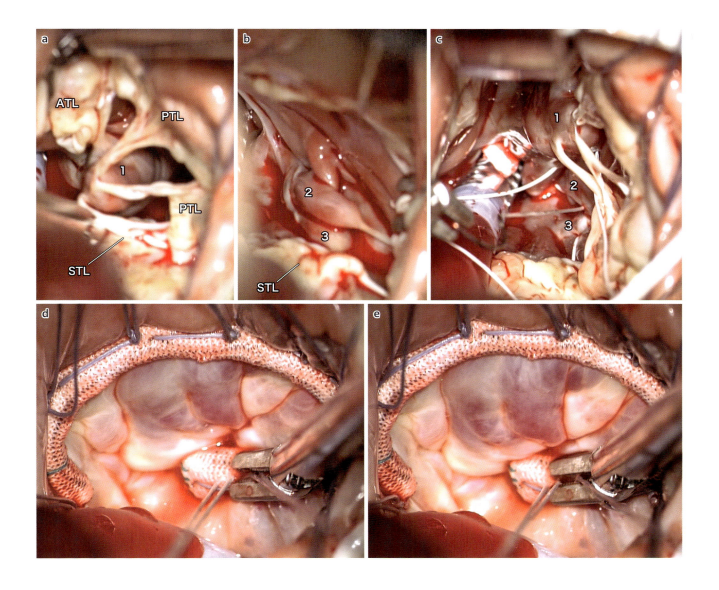

▶ VL4　spiral suspension　ASD症例の右室拡大によるTR

MICSだと右室内の視野の確保が難しい場合がある．ビデオ後半，ATL弁輪に小さな鉤を入れて視野が良くなっている．この症例はAPMによるPTLの支持範囲が大きい．APM（1）の基部から時計回りの方向につながる肉柱をたどっていくとaPPM（2）とPPM（3）がみえる（図a〜c）．リング（28 mmサイズ）を通して右房側に抜いたspiral suspensionの糸を引き上げると弁尖が浮き上がってくるのがわかる（図d, e）．弁形成後は冷凍凝固による肺静脈隔離（PV isolation）を行っている．

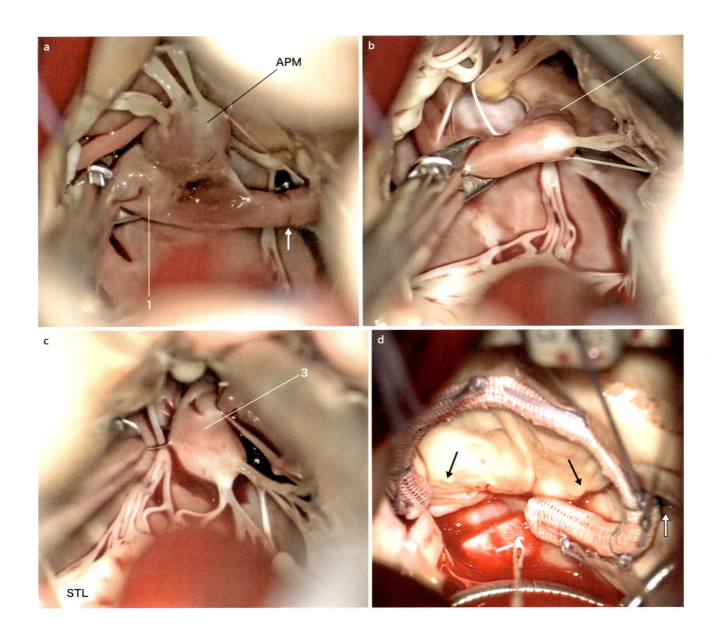

▶ VL5　spiral suspension　ペースメーカーリードのある症例〈音声解説付き〉

MICSアプローチで施行．やはりAPMの根部から時計回り方向に肉柱（図a矢印）がありaPPM（図b2）に連続している．APMの基部1（図a）に糸を掛け，続いてaPPMの基部2（図b），PPMの基部3（図c）と糸を掛けて中隔の心筋をひろった後，STL弁輪の中央より右房に抜いている．リングサイズは26 mmを選択している．この症例では吊り上げの糸はリングと離れてしまったのでリングを通していない．ペースメーカーリードは後尖のindentation部に絡まっており，図d白矢印に示す位置でリングの外に通している．術前TEEの三尖弁の短軸像（ビデオ）でもリードが後尖のindentation部にあることがよくわかる．水試験で漏れ（図d黒矢印で示す2ヵ所）が，みられたためSTL-ATLに1針，PTLのリードの通るindentation部に2針置いて縫合した．三尖弁は問題なく経過したが，術前は軽度であった僧帽弁逆流（MR）が術後より進行した．高度なTRが制御されることにより右室からの駆出が増加するとともに左心への血流は増加し容量負荷となる．僧帽弁輪の拡大の強い症例や逸脱傾向のあるような弁接合の浅い僧帽弁の場合はTRの制御と同時に僧帽弁への介入も検討するべきである．この症例は初回手術の5年後に僧帽弁形成（弁輪縫縮）を行った．

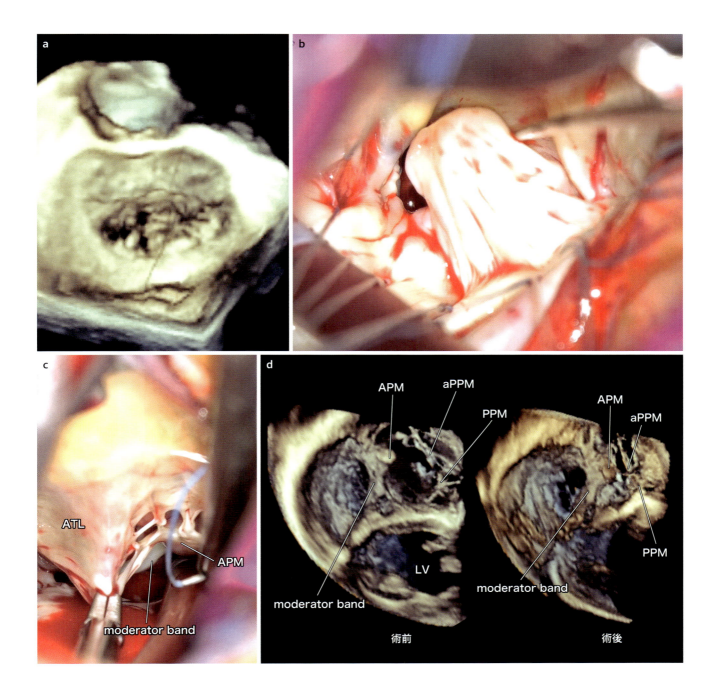

▶ VL6　spiral suspension　術視野が不良であった症例

MICSアプローチで施行．僧帽弁後尖のbillowingがあり，P2が逸脱している（図a，b）．P2の三角切除を行い人工腱索再建，弁輪形成を行った後三尖弁の形成に移っている．図cのように視野が限られておりビデオでも解剖がわかりにくいかもしれない．弁輪形成のリングは26 mmを選択している．3D TEE画像でみると乳頭筋はapproximationされており，中隔方向にrelocateされているのがわかる（図d）．術後のTTEではややtetheringが残っているが逆流は軽度でコントロールされている．MICSだと右室内の視野の確保が難しい場合がある．MICSのラーニングカーブにあるうちは正中アプローチが良さそうである．三尖弁輪の展開のために前尖側の右房壁に2～3ヵ所リトラクションスーチャーを置き，上方の挙上した心膜に通して引くと，より良好な視野が得られることが多い．

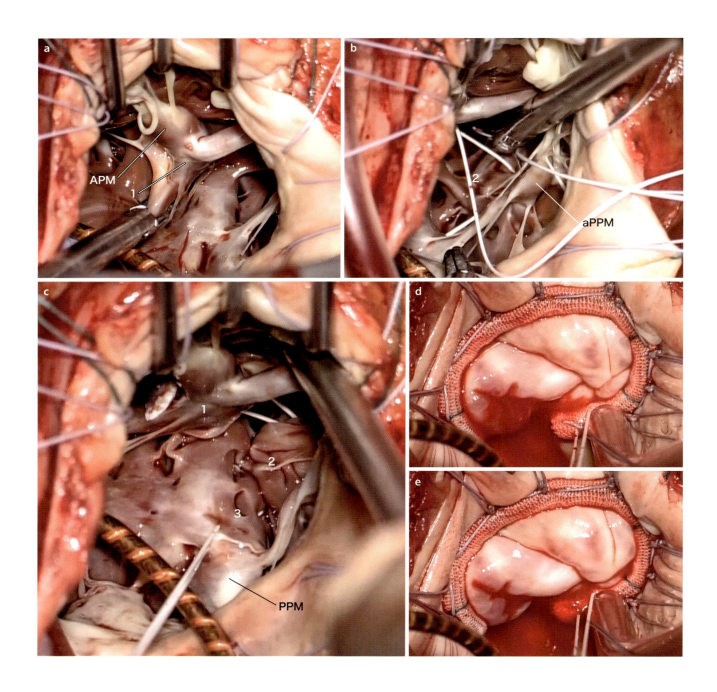

▶ VL7　spiral suspension　MVRの遠隔期に進行したTR

15年程前に僧帽弁狭窄症（MS）に対して僧帽弁置換術（MVR）が施行され，10年程の経過でTRが進行した症例．心不全を繰り返すようになり手術適応となった．安定した状態にコントロールはされていたが循環作動薬に依存する心不全の状態であったため胸骨正中切開でアプローチした．spiral suspensionの糸は1→2→3と掛けて中隔心筋をひろって心室中隔尖弁輪から右房に抜いている（図a〜c）．図cは後PPMまで糸を掛け終わったところで全体像がよくわかる．リング（28 mmを選択）を下ろす前にspiral suspensionの糸がたるんでいないこと確認しておくことが大切で，その時点でのAPMの寄り具合をイメージにとどめながら，最後の長さの調整を行うと良い（図d→e）．図eではかなり弁尖が右房側に浮いてみえるが，術後のエコーで分かるように逸脱は全くなく理想的な接合が得られている．弁輪を越えて弁尖が浮いてくるまで十分引き上げるほうが良い．

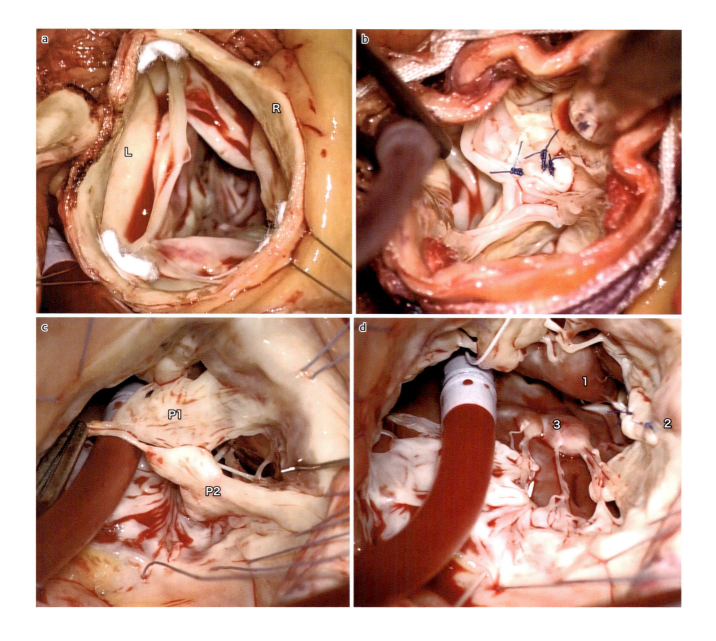

▶ VL8　spiral suspension　後尖の腱索断裂がみられた症例

僧帽弁，大動脈弁，三尖弁に対してそれぞれ形成を行っている．MRの主因は弁輪拡大であり，前尖の延長もみられたため，A2に対して人工腱索再建と弁輪形成を行った．大動脈弁は右冠尖が逸脱しており（図a），central plicationにて弁尖の逸脱を修復し，double annuloplastyを行っている（図b）．三尖弁はPTLの腱索断裂を認めた．図cの鑷子で把持している部分が断裂腱索の断端で，本来はPTLの2つのscallop（P1，P2）を支えるaPPMにつながる腱索である．P1のATL側，P2のSTL側は正常な腱索に支持されていたことから，P1-P2間のindentationを閉じるように縫合した．spiral suspensionの糸は1のAPM，縫合した弁尖2の下方にあるaPPM，3のPPMそれぞれの基部に掛けている．弁輪形成のリングは28 mmを選択した．腱索断裂がTRの一次性の原因か，慢性TRの末期に二次的に発生したものかは不明であるが，弁輪形成後の弁輪と乳頭筋の位置の変化によるPTL腱索へのストレスを考慮すると，spiral suspensionにより乳頭筋の位置を正しておくことは耐久性を得るための重要な一手であるように思う．

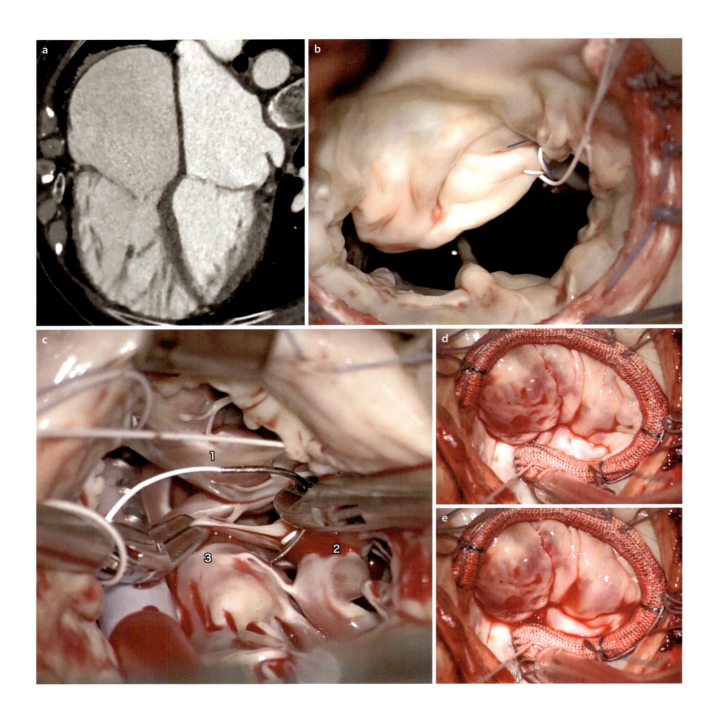

▶ VL9 spiral suspension Fallot四徴症修復術後

中学生時にFallot四徴症に対する修復術を受けている60歳代の症例（図a：CTの四腔像）．TR，肺動脈弁逆流（PR）の進行があり手術となった．MRは軽度であったが，30年来の慢性心房細動であり，僧帽弁輪の拡大もあることから僧帽弁に対しても形成を行った．術前の評価ではわからなかったがA3自由縁の延長があり，4-0ポリプロピレン縫合糸（プロリーン®）を用いてplicationした後人工腱索を再建している（図b）．僧帽弁輪形成の後，肺動脈弁置換術（PVR）を施行し，三尖弁に対するspiral suspensionと弁輪形成を行った．図cの1，2，3はそれぞれAPM，aPPM，PPMである．図dは吊り上げの糸を引く前，図eは引き上げたところである．三尖弁の弁輪形成には26 mmのリングを用いている．

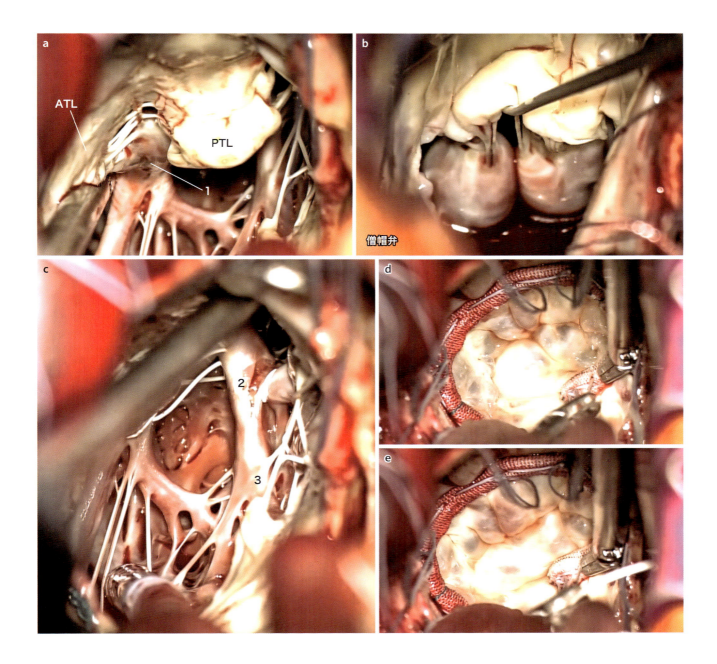

▶ VL10　spiral suspension　ASD術後の右室拡大

30歳代にASD閉鎖術を受けている70歳代の症例．15年程前より発作性心房細動がみられ，5年程前より右室拡大，TRが高度となり，中等度のMRもみられるようになった．MRは弁輪拡大に加え前尖がやや延長しているように思われたが，肥大した乳頭筋（図b）から前尖につながる腱索は短かく，弁輪形成のみとした．水試験では接合ラインが後尖弁輪寄りに観察されるが，結果として良好な接合が得られている．三尖弁形成に移り，弁下をみると右室中部短軸方向に回旋する肉柱リング構造が明瞭で乳頭筋の起始部はこのリングと連続していた（図a，c）．乳頭筋と腱索のつながりも独特で特に図a 1のAPMからATLとPTLを支持する腱索はもみの木の枝のようである．2はaPPMの根部，3はPPMの根部（図c）．弁下の構造は指紋のようにさまざまであるが，弁尖と乳頭筋のつながりを実際に拍動下に右室が張った状態をイメージしながら観察すると，糸を掛ける位置が理解しやすい．図dは吊り上げの糸を引き上げる前，図eは引き上げ後である．弁輪形成には28 mmのリングを用いている．

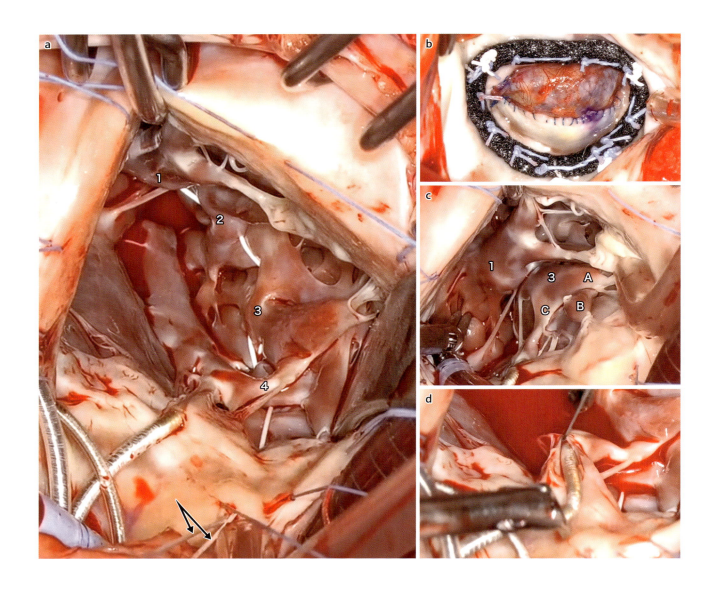

▶ VL11　spiral suspension　副後乳頭筋のない症例

Ⅲ章 総論 図8と同一症例．低心機能症例で僧帽弁については機能性僧帽弁逆流に対するtriple repair（図b）を行った後，三尖弁に対してspiral suspensionを行った．まず右室自由壁をひろわないようにAPM 1に糸を掛ける．乳頭筋の根部はmoderator bandから連続したらせん状の筋束でつながっていることが多い．通常は一次腱索に関連する乳頭筋に糸を掛けていく．2でひろった乳頭筋は二次腱索のみとつながっているが，らせん状の筋束上からAPMと並んで起始しているので同様に根部に糸を掛けてsuspensionに含めた．3のPPMは複雑にみえるが，PPMは心室中隔から起始し，交連を支持する乳頭筋であるという原則に則って観察すると，図cに示すA，B，Cの3つのヘッドを持つ乳頭筋であると考えることができる．PPMの根部は中隔壁であるので，中隔壁そのものに運針すると良い．4で示した心室中隔を通したのち中隔尖弁輪のほぼ中央から右房に糸（矢印）を出している（図a）．糸にたわみがないかどうか糸を引いて確認をする．多くの症例で後尖には2つ以上のscallopがありaPPMが存在するがこの症例ははっきりしたaPPMがない．ペースメーカーリードが中隔尖に癒着しており，リードの表面は弁尖組織で覆われていた．図dのようにリードを弁尖から分離した後，PTL-STL交連の位置で人工弁輪の外側に通して固定した．人工弁輪のリングサイズは28 mmを選択している．

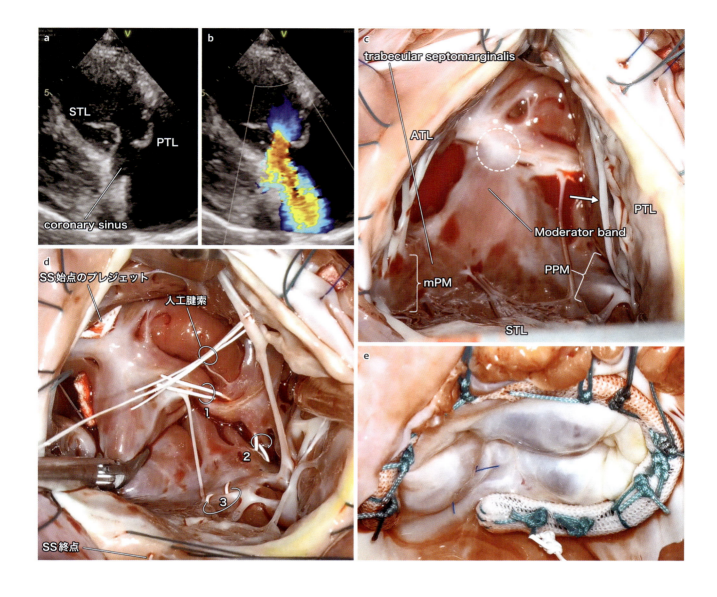

▶ VL12　spiral suspension　前乳頭筋欠損による高度TR〈音声解説付き〉

先天的なAPMの欠損による高度TRの症例．エコー図からはATL，PTLともに延長し逸脱しており，STLのtethering（右室拡大によるAPMのdislocationによると考える）と弁輪拡大による弁尖の接合不良もあり，高度TRを生じている（図a，b）．術中の観察では，ATLのmedial側は内側乳頭筋（mPM）によって支持されているが，ATLとPTLの交連はPPM群と1本の腱索（図c矢印）がつながっているのみであった．点線で囲んだ部分（moderator bandの遠位部）に本来であればAPMが観察される．そこでまず，この部位に前尖後尖交連部を支持する人工腱索を再建した．その後，これよりも深い位置からspiral suspensionの糸を掛け始めた．aPPMはみられなかったので右室壁のtrabecular muscle（図d 1-2間）をひろったのちPPM群（2-3間）をひろっている．追加の人工腱索が必要になった場合，弁輪縫着後であると視野が不良となるため，リングサイズ30 mmの手製のシミュレーションデバイスを用いて弁尖接合を観察し，ATL medial側の弁尖が逸脱することを確認して同部に人工腱索を1対追加，30 mmの弁輪縫着，STLとATL交連部にedge to edge縫合を追加して弁接合を完成させた（図e）．術後のTRは半年後もtrivialを維持しており，右室基部の拡張末期径は術前の64 mmから44 mmと縮小，良好な経過である．

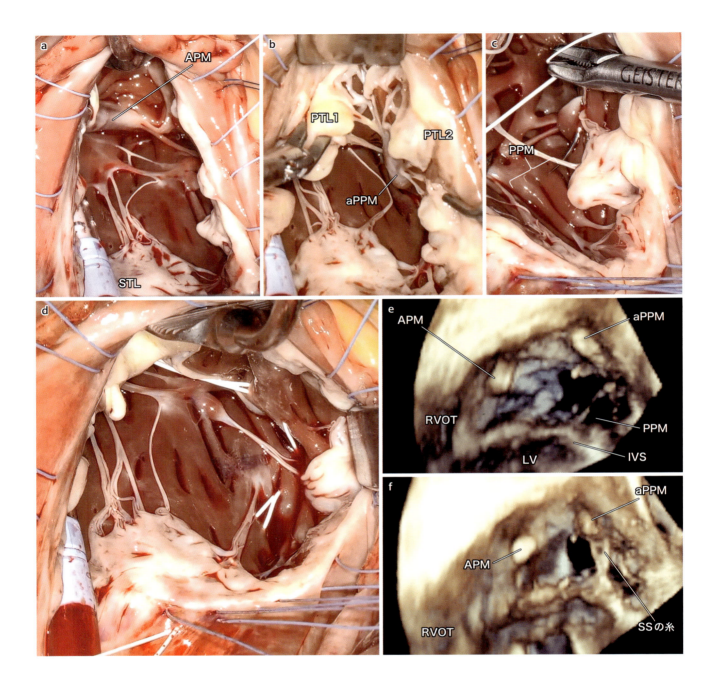

▶ VL13　spiral suspension　乳頭筋位置の適正化〈音声解説付き〉
弁輪拡大が主因のTRの症例．弁尖のtetheringは強くはないが弁尖の中央は軽度のtetheringがみられた．弁輪拡大によって弁尖は接合面を消失しており，有効な接合面を得るためには高度な弁輪サイズダウンが必要であったので，弁輪縫縮によって生じる弁輪に対する乳頭筋のdislocationを防止する目的でspiral suspension法を用いた．すなわち積極的な乳頭筋の吊り上げは不要で，弁輪形成後に乳頭筋群が大きく弁輪の外側に位置しないようrelocationを行った．水試験で後尖のindentation部からのleakがみられたため最終的に2針掛けて固定し，良好な接合を得た．弁輪形成には26 mmのリングを用いた．右下には術前（図e）術後（図f）の3D TEEを示している．APM，aPPMが中隔方向にrelocateされているのがわかる．

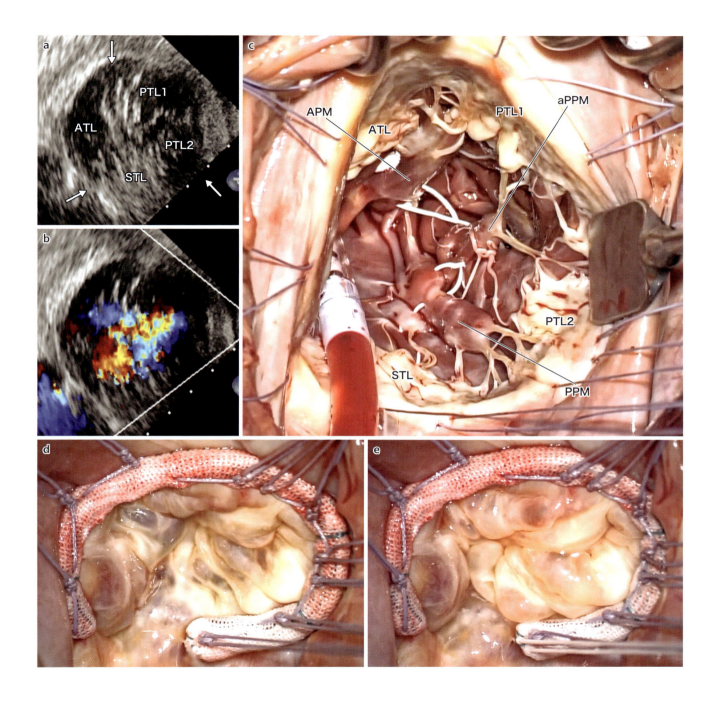

▶ VL14　spiral suspension 法(1)〈音声解説付き〉

Ⅲ章 総論 図 9, 10 と同一症例. 弁輪拡大も強く弁尖の tethering もみられる症例. 図 a, b の TEE 画像は三尖弁の短軸像で, 図 a の矢印は交連の位置を示す. 後尖の 2 つの scallop を図 a のように PTL1, PTL2 とすると PTL1-PTL2 間の indentation は B mode でみると離開しており, この位置に対応して逆流がみられるのがわかる. 逆流弁口は ATL と STL の交連までつながって, 細長くみられる (図 b). このビデオには弁輪の糸の掛け方も含めた音声解説が付けられているので参考にしていただきたい. 下段の弁輪形成後の写真は図 d が spiral suspension の糸を引き上げる前, 図 e が引き上げた後である (リングサイズは 28 mm). 逆流はきれいに制御された.

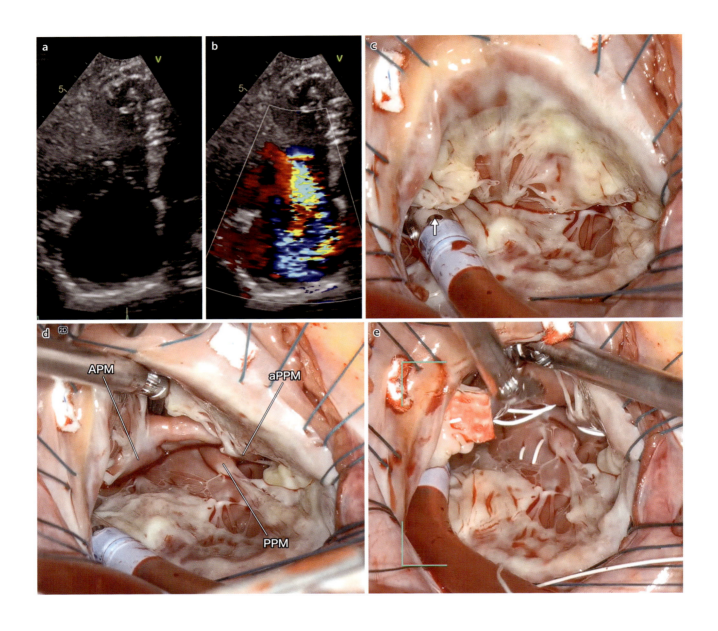

▶ VL15　spiral suspension　前尖の逸脱に対する人工腱索再建〈音声解説付き〉

Ⅲ章 総論 図7と同一症例．右室拡大による弁尖 tethering があり，高度 TR がある（図a，b）．10歳代の若年例で，術前にシャント疾患などを含めて器質的な異常は指摘することはできなかったが，術中にmPM支配のATLの逸脱が指摘された（図c矢印）．この他は器質的異常は認められず，弁尖逸脱に伴うTRによる容量負荷から右室拡大，弁尖のtetheringをきたしたものと考えられた．tetheringに起因するTRの形成として図eのようにspiral suspension法を適応したのち逸脱弁尖に対して人工腱索再建を行った．弁輪形成には28 mmのリングを用いている．TRなく終了し術後のエコーでは右室は縮小し収縮も良好である．長軸方向および円周方向のtetheringにより逸脱が不顕性化され，術前に診断することができなかったが，術前の画像を見直すと，高度なtetheringがあるにもかかわらず，ATLとPTL弁輪を描出した断面（大動脈弁の短軸が含まれる断面）ではそれが目立たない．このことから逸脱を疑って注意深く観察を進めることが必要であった．

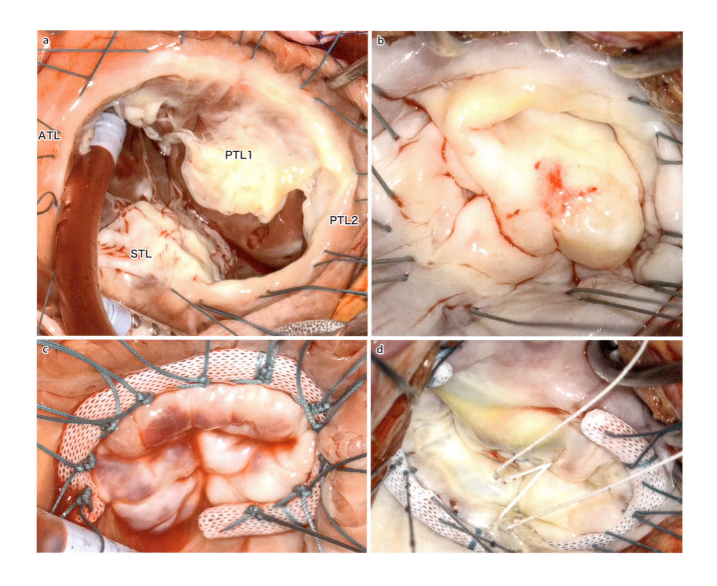

▶ VL16　三尖弁のBarlow valve〈音声解説付き〉

僧帽弁（図b），三尖弁（図a）ともにBarlow valveの症例．僧帽弁についてはA2のmedial側からA3のlateral側を三角切除・縫合した後に人工腱索を再建し，32 mmのリングを用いて形成している（図d）．術前のエコーで三尖弁は図aのPTL1の逸脱と診断していたが，術中にはATLの逸脱も確認され，ATL，PTL1への人工腱索再建を行った．さらに28 mmのリングで弁輪形成を行った後の水試験でPTL2の逸脱がわかり，PTL1とPTL2のindentationを縫合，PTL1への人工腱索を縫合したindentation部に移動させて2つのscallopを支持した（図c）．逆流は良好に制御されている．

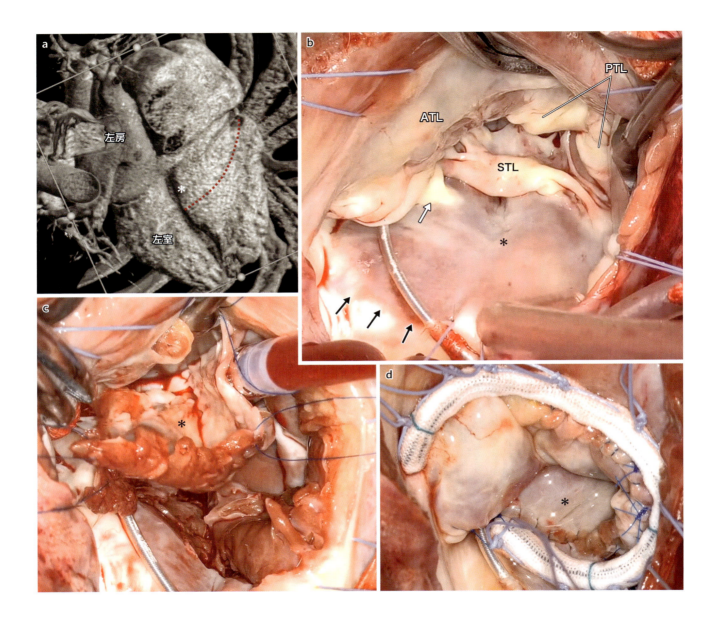

▶ VL17　Ebstein奇形に対するleafletization

図aのCT上の赤の点線は三尖弁の付着部位を示している．図b黒矢印は本来あるべき弁輪の位置．図a，bの＊の部分は弁尖がまったくdelaminationしていない右房化右室部分を示す．PTLおよび中隔尖の異常な右室筋束と連続したdelaminate不全部分を剥離し，右房化右室下壁部分を縫縮することはcone手術と同様であるが，この症例では弁尖を切離する際に図bの＊で示した右房化右室の心内膜を弁尖と連続するように薄く剥離し弁尖化（leafletize）することで本来の三尖弁を取り戻す（neo-leaflet）手法を用いている．図bと図cを比較してみるとneo-leafletの大きさがわかりやすい．弁輪は前尖にも少し切り込んでおり，おおよそ12時～4もしくは5時の位置が後尖，5時付近を縫縮している．4時～9時の広い範囲でleafletizationしているのがわかると思う．図b白矢印の部分は連続してleafletizeできなかったので白矢印部分をexcludeしてneo-leafletを縫合した．弁輪形成には30 mmのリングを用いている．図の＊はすべてほぼ同じところを示している．詳細はⅢ章 総論 本文参照．

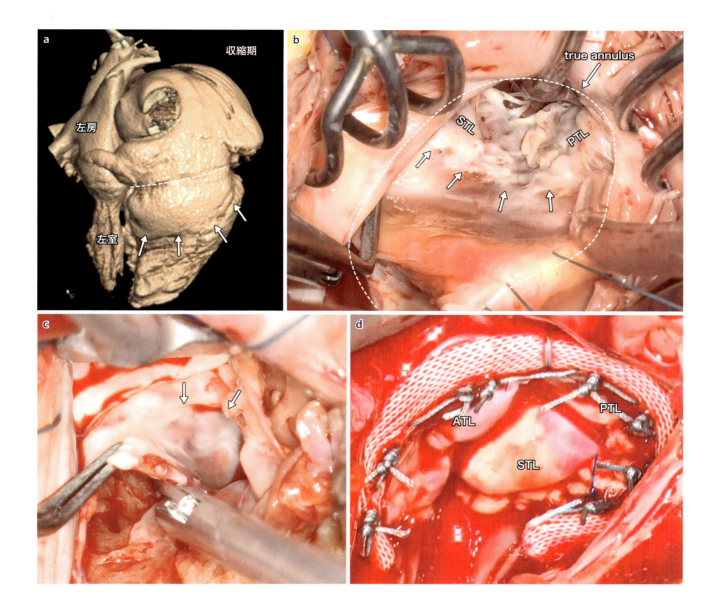

▶ VL18 Ebstein奇形に対するextended leafletization〈音声解説付き〉

先に示したleafletizationの症例と比較して三尖弁弁尖のdelamination不全が高度であり，外科的にdelaminationする範囲は後尖も含めて大きい．図a，bの点線は本来あるべき三尖弁輪（true annulus）で，矢印は右室側に落ち込んだ弁尖の付着部を示している．先に示したleafletization症例は心室中隔に十分な厚さがあったのに対し，本症例の右房化している心室中隔は薄く右室下壁も広く瘤化していたため心筋壁の穿孔も危惧されたが，心内膜を弁尖として薄く剥離することは慎重を要したものの，十分に可能であった．図cで剥離した弁尖の下に広げた鋏の刃が透けてみえている（矢印はそれぞれ鋏の先端）．剥離した弁尖の薄さがわかっていただけるだろう．leafletizationの後，右室下壁を縫縮し，得られたneo-leafletをtrue annulusに縫着してリング形成を行った（図d）．瘤化した右房化右室内膜からも広くneo-leafletを得たextended leafletizationといえる．

(Video Only)

Ⅲ-VO1
弁輪形成（1）

Ⅲ-VO2
弁輪形成（2）

Ⅲ-VO3
弁輪形成・乳頭筋吊り上げと逸脱形成

Ⅲ-VO4
DeVega術後のTR再発に対する再形成

Ⅲ-VO5
spiral suspension法（2）

IV章　肺動脈弁疾患

IV章 | 肺動脈弁疾患

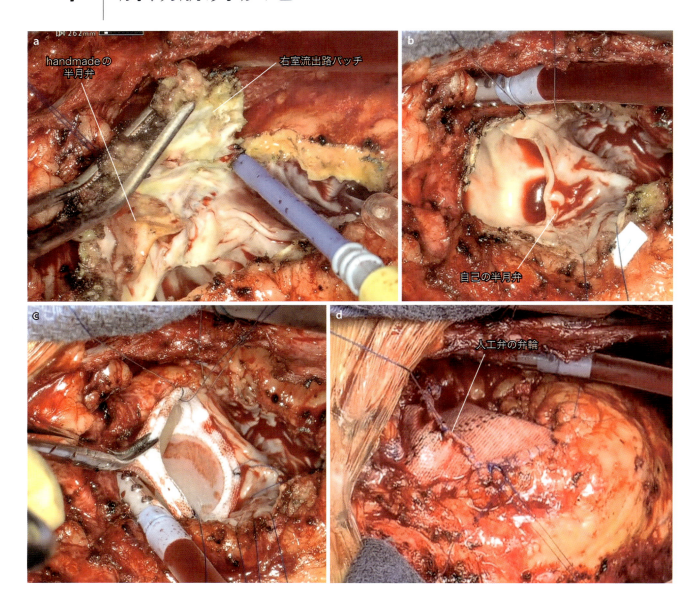

▶ VL1　Fallot四徴症修復術後の再手術〈音声解説付き〉

VI-C-S1と同一症例．幼少時にFallot四徴症に対して修復術を受けたが，今回肺動脈弁狭窄・逆流が進行し肺動脈弁置換術の適応となった．右室流出路のパッチはできるだけ自己組織が残るように外しアプローチした．図aには初回手術のhandmadeの半月弁がみえている．自己の半月弁（図b）は切除した．肺動脈弁の縫着の際には開放面が流出路パッチの方を向いて血流が妨げられることのないようにやや背側を向くように常に配慮し，人工弁ホルダーは外して右室側，人工弁の流入側から連続で縫合を行った（図c）．縫合の際も，人工弁の流出路が肺動脈血流に沿うようやや背側を向くよう注意が必要である．木の葉状のパッチを用いて肺動脈基部から右室流出路を再建している．パッチと人工弁カフとの縫合は，完全に外側からの縫合となる．図dではパッチと人工弁弁輪との縫着ラインがわかる．

Ⅴ章　弁膜症の再手術

V章 弁膜症の再手術

総論

弁膜症の再手術の問題点として，再開胸時の心臓損傷，癒着剥離，アプローチの方法，開存グラフトの処理などが挙げられる．これらに加えて，再弁置換術の手技および再形成術のコツについて解説する．

再開胸時の心臓損傷

再開胸時の心臓損傷を避けるには開胸前に，大腿動脈，静脈で体外循環を開始しておくことが最も有効である．胸骨切開を行う前に中心静脈圧(CVP)がマイナスになるまで十分に脱血して扇形開胸鋸(ストライカー)で切開を行う．必要に応じて送血流量を数分間落としてでも十分に脱血することが重要である．ストライカーを用いる場合，胸骨切痕と胸骨柄に二双鈎を掛けて持ち上げておくと良い．その際，胸骨の裏には絶対に指を入れないことも大切である．再手術では胸骨柄の下には心膜が存在せず，心外膜と胸骨がしっかりと癒着しているので，指の入る軟らかいところは心外膜下の心臓表面の脂肪組織，あるいは右室の薄い心筋内であり，出血，心臓損傷につながる．胸骨を切開した後，すぐに開胸器を掛けようとすると，癒着している右室心筋が左右方向に引き裂かれる形で損傷してしまう．二双鈎で片方の胸骨を上に持ち上げ，胸骨の裏を十分に奥まで剥離することが必要である．心膜ではなく胸骨の裏を，まずは開胸器の柄が入るまで，さらに内胸動脈の奥まで，左右とも剥離しておくと余裕を持って開胸器を掛け，心膜剥離のための断端を探しやすくなる．

胸骨下で広く剥離すると開胸になることが多いが，開胸は最小限にとどめたほうが，血液の胸腔への垂れ込みでボリュームロスになることが防げる．剥離が不十分な状態で開胸器を掛けたり，広げたりすることは禁忌である．心臓を心膜ごと触ることなく，心膜と心外膜の本来の癒着剥離を開始するための空間を胸骨の下に確保するイメージが大切である．体外循環を先に回しておくと，その後の癒着剥離も容易となり，出血も少なく，最後の止血時間の短縮につながり再手術の難しさが半減し，若手の先生にも任せられるようになる．

癒着剥離

心膜と心外膜の癒着を剥離するには，まず心膜の断端を探す必要がある．右心室の途中まで心膜が閉じてある場合は正中に閉じられた心膜をみつけることができる．あるいは，心臓が十分に虚脱できていると左右に開いたままの心膜の断端を容易に指で感知できることも多い．右室前面で心膜が探し出せない場合は，上方の大動脈の上を観察し，ほとんどの場合，大動脈の上の心膜は閉じられているので，ここから慎重に心膜切開を試みても良い．また，心臓が虚脱していると，意外と横隔膜面の心膜断端も指で感知しやすく，心膜を同定するきっかけにできる場合が多い．

心膜との癒着が強固な場合，時間がかかるように感じるが，心膜と心外膜の層を辛抱強く剥離していくと，出血もなく，またどこかの時点で左右の癒着の軽微なスペースにたどり着いて，きれいに比較的短時間で剥離できる．弁膜症の再手術では左側は奥まで剥がす必要はなく，癒着により心筋温の上昇が危惧されるなら30℃程度の中等度低体温にしておくと，例えば内胸動脈グラフトなど開存している場合でも心筋保護効果に問題はなさそうである．

特に癒着の強固な場所は右心耳脱血管刺入部，右房下大静脈脱血管刺入部，右房縫合線などである．これらの箇所は後回しにするか，あるいは一部心膜を付けたまま周りを剥離するなど配慮が必要である．逆に癒着が軽微なところとして，上行大動脈と上大静脈(SVC)の間，そこから連続したSVCの右側から右房背側，心房間溝で，また横隔膜面，下大静脈(IVC)から右房下縁，また肺動脈前面なども癒着は軽度である．もう1つ重要なことは，「必要のないところは剥離をしない」ということである(図1)．

アプローチの方法

右小切開低侵襲心臓手術(MICS)に慣れてくると，再手術のアプローチとしてMICSが有利な場合も多い．正中切開心臓手術後の僧帽弁，三尖弁手術はMICSでアプローチすると癒着剥離が少なく，良好な視野が得られる場合が多い．また，左前下行枝(LAD)へ吻合した右内胸動脈(RITA)グラフトが大動脈の上を通っている場合はMICSアプローチがグラフト損傷を避ける意味で有利である．正中切開心臓手術後には右肺の癒着も少なくないが，これらの癒着は肺の縦隔寄りに起きているのがほ

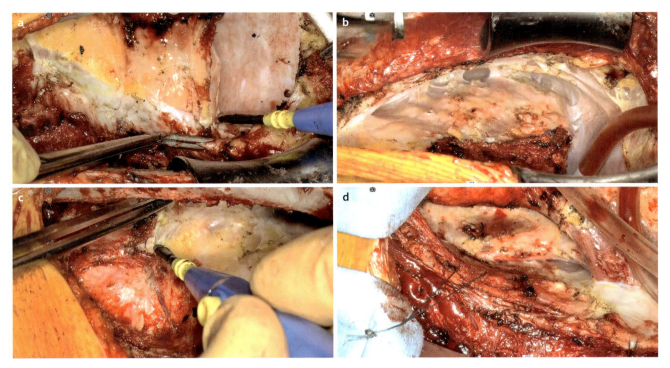

図1（V-S1） 正中切開から大動脈弁へのアプローチ〈音声解説付き〉
左が頭側，右が横隔膜側，上が左側，下が右側．
a：横隔膜面の心膜断端も指で感知しやすく，同定しやすい．癒着の線維組織を心膜側で落としていくときれいに剥離できることが多い．そこから右側の心膜断端を同定し右室前面から右側に剥離を進める．ポンプが回っていると右房尾側も下大静脈脱血管跡近くまでは比較的容易に剥離できる．
b：横隔膜面の心膜断端を心尖部側に追ってゆき，左側の心膜断端を同定し右室前面から左室側に剥離を進める．心臓側の心外膜と心膜の間の癒着の線維組織がよくみえる．癒着の線維組織を必ず心膜側で落としていくのがポイントである．中央やや下の粗な暗赤色の部分は心膜のなかった部分．
c：大動脈の左側奥の肺動脈，右室流出路の上端を剥離している．よく脱血されていると肺動脈が虚脱して剥離しやすいが，黄色の脂肪組織も心臓側の組織であるから必ずその外側の心膜側で，心外膜側のセロファンを脂肪組織とともに心臓側に残して剥離する必要がある．
d：SVCの右側から右房裏側の左房天井へ剥離を進めている．画面上方向に上行大動脈が半分みえている．画面右（横隔膜側）には癒着した右心耳がみえている．大動脈正面から心膜を左右に剥離できることが望ましいが，難しい場合は，大動脈とSVCの間が癒着が少なく，剥離しやすい．その後，右側の心膜を同定して，SVCの右側との間を剥離する．SVCの右側から左房天井側はほとんどの場合癒着が軽微で指で剥離が可能な数少ない部位である．右房の癒着は強い場合が多いので，SVCの右側から左房天井，右房背側を先に剥離し，癒着の強固な右房は一部心膜を付けて剥離したほうが良い場合も多い．

とんどである．また大動脈遮断のため上行大動脈周囲の視野も必要となることから，第4肋骨を前方（縦隔寄り）で離断し，通常のMICSよりも前方の肋間を広げ，肺の癒着と上行大動脈周囲の癒着を剥離しやすくしたほうが良い．開胸し，換気を止めた後も肺が下に下がってこないのは縦隔寄りで癒着しているためで，まず肺の前方縦隔寄りの端を見当を付けて剥離し，肺と縦隔組織の境が認識できれば，そこを頭側，尾側へと展開していく．肺尖部の癒着が取れると肺がだいぶ下がってくる．横隔膜側も癒着はあるが軽度であるので同様に丁寧に剥離を進めると比較的容易に剥離が完了する．すべての癒着を剥離する必要はなく，横隔膜神経に平行な心膜切開ラインがみえ，wound protectorが入るスペースが確保できれば良い．上行大動脈の遮断のための剥離は遮断鉗子が入るだけのスペースを剥離する（図2a）．まず，SVCとの間は癒着が軽度であるから，このスペースを剥離し，大動脈の裏側に進み，右肺動脈を確認して可能であれば横洞を剥離していく．この部分の癒着が前回手術の影響で

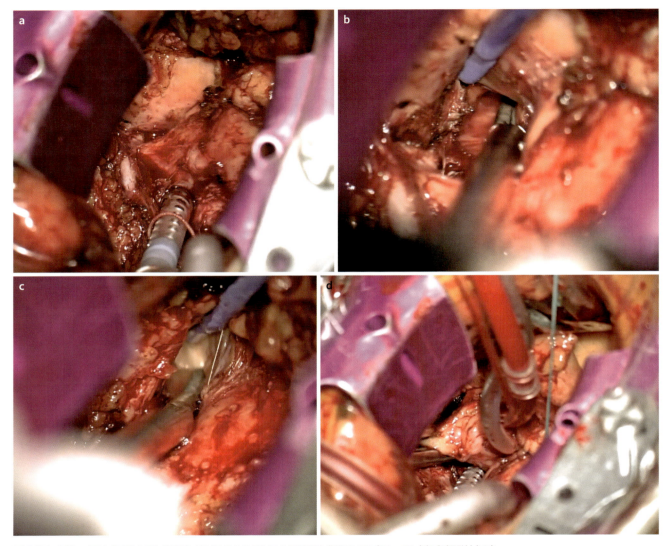

図2（V-S2）　正中切開の形成術後13年のMICSによる再形成術のアプローチ〈音声解説付き〉
左が頭側，右が横隔膜側，上が左側，下が右側．
a：上行大動脈とSVCの間で心膜を切開し，横隔膜側へ切開を延長し，心膜吊り糸を掛けた後にwound protectorを掛けている．中央からやや上の滑らかなピンク色の部分が上行大動脈．その下で吸引チューブまでがSVC．右側横隔膜側に右房がみえる．
b：上行大動脈とSVCの間を右肺動脈の上で真っすぐに剥離を進めている．電気メスの上が上行大動脈で鑷子の右が右肺動脈．チットウッド鉗子が入っていく部分だけを剥離すれば良い．
c：上行大動脈の上側（前壁側）を心膜の上で剥離すると癒着はなく容易に剥離できる．鑷子の下側が心膜を被った大動脈で鑷子は心膜の外側を剥離している．同様にチットウッド鉗子が入っていく部分だけを剥離すれば良い．
d：上行大動脈の上下を剥離したところに，丁寧にチットウッド鉗子を進めて深さを確認して遮断する．

強固な場合は，右肺動脈の頭側のスペースで遮断をする．できるだけ肺動脈から離れて頭側で真っ直ぐトンネルを掘るように遮断鉗子の幅だけ剥離していく（図2b）．大動脈の前方胸骨側は心膜断端を確認し，心膜の下で大動脈を剥離した場合は，その奥では心膜側に近く剥離を進め，黄色の肺動脈がしっかりと下に落ち，肺動脈自体を損傷しないように剥離を進めることが大切である（図2c）．我々は，狙いを定めたミサイルが真っ直ぐな軌跡を描くように剥離することからlock on approachと呼んでいる．心筋保護液注入カニューレを刺入する場所は，心耳に隠れている場合が多いのでSVCとの間でSVCを大動脈から剥離し，そのまま心耳を剥がすように大動脈を剥離する（図2d）．

　MICS手術後の同じ切開からの再手術では，切開する

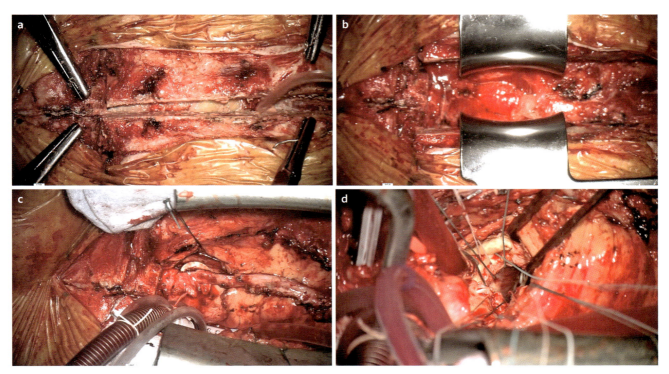

図3（V-S3） 冠動脈バイパス術（RITA-LAD, LITA-PL, RA-4PD）術後15年のAVR〈音声解説付き〉
porelaine aortaで経カテーテル的大動脈弁留置術（TAVI）は適応外と判断された症例．左が頭側，右が横隔膜側，上が左側，下が右側．
a：第2肋間で横断後，胸骨をT字切開．
b：左右の胸骨の裏側を十分に剥離したのちに，癒着したままの心外膜が損傷しないように丁寧に開胸器を広げる．
c：横隔膜面から剥離を始め心膜を左右に剥離し，橈骨動脈グラフトを丁寧に剥離する．
d：橈骨動脈グラフトの上方，大動脈末梢側でクランプし，グラフトの下で大動脈切開しAVRを施行．上行大動脈の上下を剥離したところに，丁寧にチットウッド鉗子を進めて深さを確認して遮断し，弁を切除後に単結節の縫合糸を掛けている．LITA-PL：左内胸動脈−後側壁枝，RA-4PD：橈骨動脈−後下行枝

肋間の下で強固に肺が癒着している場合が多いが，前述したように第4肋骨を前方で離断し，その第4肋骨を持ち上げ，その裏側から剥離を始めると良い．第4肋間周囲の剥離が終わるとそれ以外は通常は索状の癒着であることが多いので根気強く剥離していくと癒着の少ないスペースが出てくることが多い．その後は前述したように肺の前方，縦隔寄りから下方，背側に向かって剥離していくと良い．

開存グラフトの処理

前回，バイパスが行われている場合，開存グラフトの扱いには議論がある．中等度低体温にしておくとグラフトの血流はそのままでも，心筋保護効果は変わらないと考えており，グラフトはできるだけ触らない剥離を心掛けている．大動脈弁置換術（AVR）など上行大動脈の操作が必要な場合，大伏在静脈グラフト（SVG）は剥離する必要がある場合も少なくないが，この場合にも内胸動脈グラフトには近づかないアプローチを考えたほうが良い．

RITAが上行大動脈の上を通る場合，胸骨を第2肋間で横断してその下で胸骨をT字切開することで右内胸動脈に近づかずに大動脈にアプローチできる（図3）．

再弁置換術の手技

再弁置換術では弁輪の自己組織をきれいに残すためにも，前回の縫合糸はすべて切離除去することが理想である．人工弁のカフと新生内膜の間で剥がすと自己弁輪組織がきれいに温存できるわけだが，簡単ではない．特に僧帽弁位生体弁ではステント部分が心筋に食い込んでいる場合も少なくないので，内側からステントの場所を確認し，この部分は特段の注意を払って丁寧にカフ側で剥

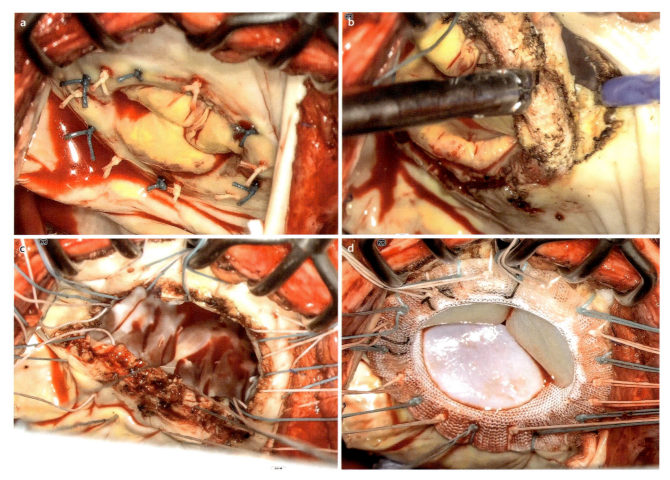

図4（V-S4） 生体弁僧帽弁置換術後12年の生体弁機能不全に対する再僧帽弁置換術〈音声解説付き〉
左が頭側，右が横隔膜側，上が左側，下が右側．
a：正中切開でのアプローチ．前回の結紮糸が明瞭にみえる．
b：すべての結紮糸をきれいに外し，弁輪を損傷しないよう電気メスでカフ側で丁寧に外していく．特にステント部ではステントはそぎ落とすように心内膜を損傷しないように剥離摘出する．
c：摘出した人工弁輪の痕跡の轍に新たな人工弁輪が入るように単結節縫合で縫着する．
d：ややsupra-valvularの位置で縫着されている．

離する必要がある(図4a，b)．人工弁を切除した後の弁輪部が硬く轍のようになっている場合は，新しい人工弁カフが，この轍にはまるようにmattress縫合ではなく単結節縫合で縫着するのも有用である(図4c，d)．人工弁周囲逆流(PVL)も懸念されるが，弁輪組織と人工弁カフを大きく取って運針することでPVLは経験していない．別の方法として，人工弁カフを弁輪に残して，いったん人工弁の内側の構造だけを切除する方法もある．その後，残ったメッシュ状のカフを少しずつ取り除くと，確かに自己弁組織が温存しやすい．ただ，前回と同じかそれ以上のサイズの弁を入れようと思うと，この方法では十分な弁輪の大きさを確保しにくい場合もあると考えられる．前述したように弁を切除する際に弁輪組織や，連続した弁化組織が弁輪に沿って欠損してしまうことがまれにある．幅が狭く範囲も狭い場合は欠損部分を閉じるように縫合閉鎖をしてから再弁置換を行う．この際mattress縫合や連続縫合では弁輪が縫縮してしまい目的とするサイズの弁が入らなくなることがあるので注意する．単結節縫合が望ましい．弁を外した後，明らかに弁輪組織が完全に欠損し外の脂肪組織がみえているような場合は異種心膜パッチで補填してから再弁置換を行う．

再手術はやり方次第で患者への侵襲度が大きく違ってくるので，侵襲が少なく有効性の高いアプローチをよく検討するとともに，再手術の基本手技をしっかりと身に着けておくべきである．きれいな再手術は患者への恩恵が大きい．外科医の本当の優劣は再手術にある．

VI章　成人先天性心疾患

A 心房中隔欠損症

総論

　二次孔欠損による心房中隔欠損症(ASD)は多くは卵円窩部の欠損であり，時として上大静脈の静脈洞に進展していたり，卵円窩と離れて単独に上部静脈洞が欠損している場合がある(上部静脈洞欠損)．またごくまれに下大静脈の静脈洞に進展していたり，単独に下部静脈洞が欠損している場合もある(下部静脈洞欠損)．

卵円窩部欠損によるASD(図1)

　卵円窩部の欠損の場合，卵円窩部の辺縁は健常な二次中隔組織であり刺激伝導路も存在せず，比較的容易に閉鎖できると考えられる．しかしいくつかの注意点がある．

　1番目の注意点は直接閉鎖を行うか，パッチ閉鎖にするかである．直接閉鎖の場合，前縁と後縁を合わせて横長の(水平)縫合ラインとなるが，この間隔が10〜15 mmを超えて大きい場合，あるいは縫合組織が脆弱と考えられる場合はパッチ閉鎖が安全である．直接閉鎖の場合は常に縫合ラインが広がる方向のストレスを考慮しておく必要があり，無理に直接閉鎖した場合，早期に縫合不全を起こす危険がある．

　2番目は，卵円窩の下縁(尾側)から前縁，後縁に比較的広く卵円窩組織が残っている場合，この遺残した卵円窩組織を用いると閉鎖する欠損孔が小さく直接閉鎖が容易に思える場合もある．しかし一方，遺残した卵円窩組織が薄くて脆弱なことも多く，小さなストレスで縫合不全を起こす危険も高い．遺残した卵円窩組織を用いて直接閉鎖する場合には組織の脆弱性に配慮すべきである．フェルト付きmattress縫合による補強も考慮したほうが良い．

　3番目の注意点は卵円窩の下縁(尾側)の一番尾側の縫合に関してである．下縁には卵円窩の遺残した膜性下縁組織と，卵円窩辺縁の筋性下縁組織が二重に存在する．この筋性の下縁組織は下大静脈に向かうにつれ不明瞭となる場合が多い．ASD閉鎖の下端の糸が卵円窩の前縁と後縁を合わせるような縫合になってしまうと当然ながらその奥に間隙が生じる．あるいは卵円窩の前縁をひろい，その下の卵円窩の遺残した膜性下縁組織をひろって，

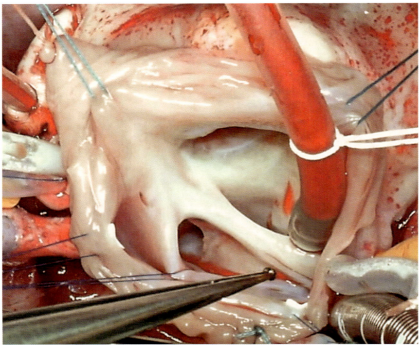
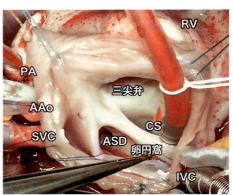

図1　卵円窩部欠損によるASD
総肺静脈還流異常症を合併し肺静脈が冠静脈洞(CS)に還流しているためCSは拡張している．PA：肺動脈，AAo：上行大動脈，SVC：上大静脈，IVC：下大静脈，RV：右室
(写真は山岸正明先生のご厚意でご提供頂いた)

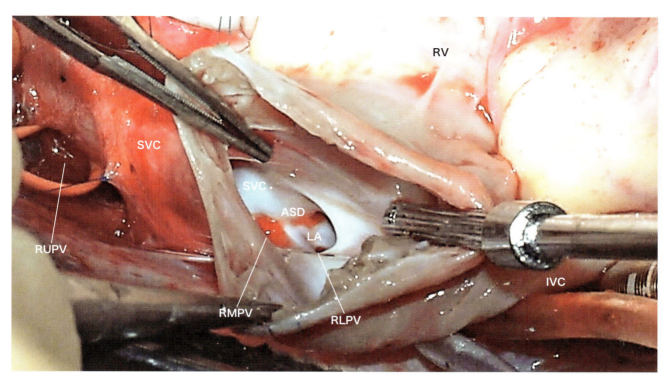

図2　上部静脈洞型ASD
部分肺静脈還流異常症を合併しており，上大静脈（SVC）に右上肺静脈（RUPV）が開口している．欠損孔からは右中肺静脈（RMPV）と右下肺静脈（RLPV）の開口部がみえている．部分肺静脈還流異常症に対するRUPVの左房へのreroutingについてはⅥ-A-VL1を参照して頂きたい．LA：左房，RV：右室，IVC：下大静脈
（写真は山岸正明先生のご厚意でご提供頂いた）

後縁をひろっても，まだ隙間が残る可能性がある．ASD閉鎖の下縁は卵円窩の遺残した膜性下縁組織と卵円窩辺縁の筋性下縁組織の2層を意識して，この2層を一塊としてひろって縫合し，隙間のない下縁を形成しなければならない（下縁形成）．欠損孔の下方の卵円窩の前縁に刺入した針はそのまま卵円窩遺残膜性組織の下をくぐって欠損孔の左房側に出し，いったん抜いてから，左房内で卵円窩遺残膜性組織の下をくぐって奥の卵円窩辺縁筋性後縁組織の下方に出して結紮すると良い．あるいは両端針のそれぞれを左房内から下方に向かって卵円窩遺残膜性組織の下をくぐって奥の卵円窩辺縁筋性前縁組織，また後縁組織に出して結紮すれば確実である．いずれの場合も左房内で下縁組織を1針ひろっておくとより確実である．

最後の注意点は卵円窩上縁前縁方向の大動脈弁を損傷しないことである．パッチ閉鎖の場合は四点に支持糸を置いてパッチを当てるほうが形よく縫合できる．

閉鎖が終わったら左心を張らせてリークを確認しておくのが安全である．

上部静脈洞型ASD（図2）

上部静脈洞型ASDの場合，最も大きな特徴は右上肺静脈入口部との位置関係である．右上肺静脈入口部が正常の位置にあっても欠損孔の後縁に接しているし，高い頻度で右上肺静脈入口部が上大静脈に直接開口していることである．

この場合でも，多くは心房との接合部に近接しているので，右上肺静脈入口部の上縁から上部静脈洞欠損孔を含めて広くパッチを当てることにより右上肺静脈入口部を左房内に誘導できる．洞結節を避けて右房切開を置き，右上肺静脈入口部の上縁を覆うパッチがあまり膨らまないように当てて，上大静脈自体の入口部が狭窄にならないよう注意する．

時として右上肺静脈入口部が上大静脈の奇静脈近くのかなり高い部位に開口している場合もある（Ⅵ-A-VL1）．右房切開を上大静脈に伸ばすと，上大静脈心房接合部の外側にある洞結節そのものを損傷する危険もあるし，それをよけて切開しても洞結節動脈を離断する危

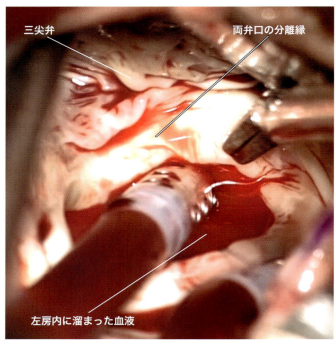
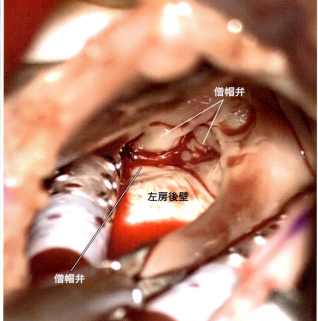

図3（Ⅵ-A-S1） 不完全型心内膜床欠損症〈音声解説付き〉
症例の解説はⅥ-A-VL2参照．

険が高い．右上肺静脈の還流により上大静脈が太くなっている場合，右房切開とは別に，上大静脈そのものを縦切開し，細め（10 mm前後）の人工血管を斜めにトリミングし右上肺静脈入口部に吻合し，上大静脈の中から右房内に誘導し盲端をやはり斜めにトリミングして静脈洞欠損孔に吻合することも可能である（rerouting）．やはり上大静脈自体が狭窄にならないよう注意する必要がある．

不完全型心内膜床欠損症（incomplete endo-cardial cushion defect）（図3）

心内膜床の一次性心房中隔の欠損で「一次孔型心房中隔欠損症」あるいは「分離した弁口を有する房室中隔欠損症」とも呼ばれる．外科的閉鎖術においては左右弁口の分離縁へのパッチ縫合と，刺激伝導路を回避したパッチ縫合が重要となる．左右弁口の分離縁の上縁，中央および下縁に深くならないように支持糸を置き，さらに欠損孔後縁の上縁側と下縁側にも支持糸を置き，弁口の分離縁の3点をパッチに通し結紮した後，丁寧に連続縫合を行う．弁口分離縁の下縁から手前後縁に向かってのラインが房室結節に近くなるので，大きな運針にならないよう注意が必要である．辺縁が脆弱な場合や，冠静脈洞が欠損孔辺縁に近接して房室結節が避けきれない場合は，冠静脈洞を左房側に残し，パッチを右房側へ迂回して縫合する必要がある．

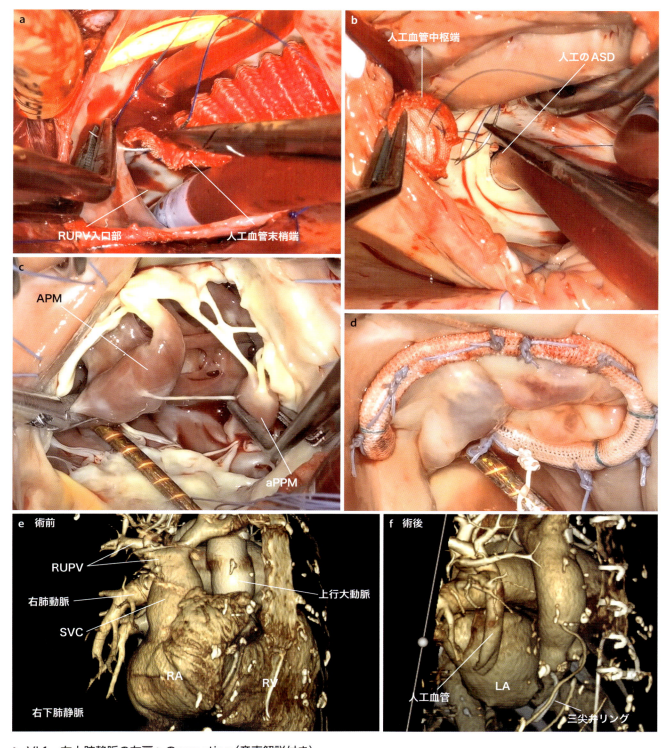

▶ VL1　右上肺静脈の左房へのrerouting〈音声解説付き〉

数年前より高度三尖弁逆流(TR)を指摘され内服加療されていたが心不全症状が出現し手術適応となった高齢の症例．術前検査にて部分肺静脈還流異常(PAPVR，RUPVがSVCに還流)を指摘された(図e)．容量負荷をなくすため人工血管末梢端をRUPV入口部に吻合し(図a：SVCを縦切開している．黄色はスワンガンツカテーテル)，SVCから右房内にくぐらせて，中枢端を人工的に作ったASDに吻合(図b)してRUPVの左房へのreroutingを行った(図f：右房・右室を除いた画像)．右室拡大，弁尖のtetheringもみられたのでspiral suspensionも加えて三尖弁形成を行った．前乳頭筋の腱索は未分化で，通常APMの支持範囲であるATL-PTL交連部のPTLはaPPMの腱索によって支持されていた．図cの乳頭筋は通常の位置であり，spiral suspension法の糸は通常通りの掛け方で問題なく施行可能．人工弁輪のサイズは28 mmが選択され，逆流は制御された(図d)．また右冠動脈に対する冠動脈バイパス術も同時に行っている．

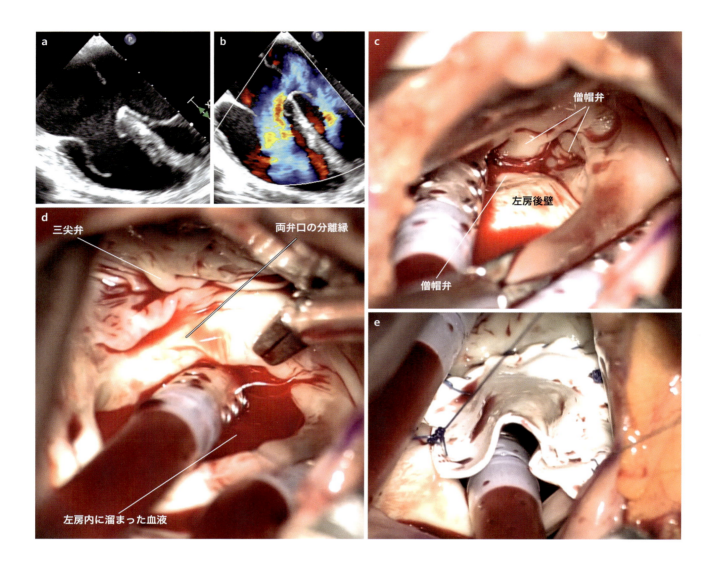

▶ VL2　不完全型心内膜床欠損症〈音声解説付き〉

VI-A 総論 図3と同一症例．10年前の出産後の健診で一次孔欠損型ASDを指摘され経過観察されていた．経時的にQp/Qs（肺体血流比）は上昇し，労作時の息切れを自覚するようになったため手術となった．図a，bのTEEで示すように左→右シャントを認め，右室・右房の拡大はあるが有意なTRはなく，右心カテーテル検査でも肺高血圧は認めなかった．Qp/Qsは4.3であった．TEEでの欠損孔のサイズは15×30 mmで両弁口の分離縁方向が長径となる楕円を呈していた．ビデオで示しているTEEの3D画像では両房室弁口と欠損孔の位置関係をわかりやすく描出している．図dの鑷子が示した両弁口の分離縁下縁から欠損孔の後縁に向かうライン（図では下方に向かうライン）が洞結節に近くなる．詳細はVI章 A 総論本文を参照．術後のTTE画像は術後3年のものである．

B 孤立性心室中隔欠損症

総論

孤立性心室中隔欠損症の分類

1980年にSoto, Bらによって報告された心室中隔欠損症(VSD)の分類はVSDの部位(位置)を基本とし,外科的アプローチや,弁尖や刺激伝導系との位置関係を反映したもので,きわめて重要な概念である.膜性部周辺のperimembranous defectと筋性中隔に位置するmuscular defect,および両大血管弁下のsubarterial infundibular defectに大きく分類される.perimembranous defectは欠損孔の進展する方向からinlet type, trabecular type, outlet typeに分類される.inlet typeは三尖弁中隔尖下部に欠損孔が進展しており,outlet typeでは三尖弁の前尖下部に進展している.muscular defectの場合,膜性中隔と欠損孔の間に筋性中隔が存在することになる.subarterial infundibular defectは漏斗部中隔が欠損し肺動脈弁の弁輪が欠損孔の上縁に接している.小児心臓外科を専門としない心臓外科医が遭遇するVSDのうち最も多いのがperimembranous VSDとsubarterial infundibularVSDである.

膜性部流入部欠損(perimembranous defect inlet type)の閉鎖法(図1, 2)

通常上下大静脈の2本脱血で右房を切開し経三尖弁的にアプローチする.右房を切開した後,前尖後尖側の心房壁に牽引用の糸を3点掛け心膜に通して牽引しておく.中隔尖の前尖側の交連付近を検索し欠損孔を確認する.欠損孔の辺縁には膜性部の線維組織が残っており三尖弁中隔尖弁輪部と連続しており,また左室側では僧帽弁,大動脈弁下組織と連続していることもある.特に三尖弁中隔尖弁輪部から連続し,欠損孔の後,下縁に残存する線維組織(membranous flap)はほとんどの症例でみられ,刺激伝導系を避けながら欠損孔を閉鎖する際に利用できる.上縁の線維組織は本来の左室側の欠損孔の縁が確認できない場合などには一部切開を加えることもできる.

中隔尖の前尖側の腱索は中隔縁柱(TSM)に付着しており,中隔尖-前尖の交連よりつながる腱索とともに内側乳頭筋群を形成する.言い方を変えればTSMの内側流入部側,末梢についている腱索の付着部位が内側乳頭筋群である.刺激伝導系は欠損孔の中隔心筋の頂上部か

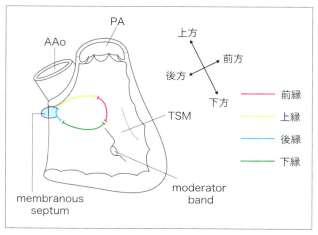

図1 膜性部流入部欠損型VSDにおけるVSD辺縁の名称
AAo:上行大動脈, PA:肺動脈, TSM:中隔縁柱
(黒沢博身ほか著:刺激伝導系.先天性心疾患の外科アトラス,シュプリンガー・フェアラーク東京,1987より改変)

ら左室側内膜を走行し,TSMと交わるところで欠損孔頂部を越えて右室側内膜側に右脚枝を分岐すると考えられている.内側乳頭筋の付着したあたりのTSMの下縁を右脚枝が走行するということである(図2).

欠損孔の辺縁が確認できた後,視野を確保するために欠損孔の上縁側にかぶさる腱索に牽引用の糸を回して頭側に軽く牽引し,また下縁にかぶさる腱索にも牽引用の糸を回して,尾側に軽く牽引して欠損孔の上縁,下縁の視野を確保する.内側乳頭筋につながる腱索はどちらに牽引してもうまく避けられない場合が多いので,その場合,この腱索はそのままにしておいたほうが良い.5-0スパゲッティ付きポリプロピレン縫合糸(プロリーン®)で中隔尖弁輪の欠損孔後縁との接合部の3〜5mm尾側から弁輪外側心房から針を入れ,そのまま心室中隔をひろって欠損孔下縁の手前2〜3mmの右室側中隔に出す.決して,頂部に針が近づかないように注意する.中隔から出た針をそのままmembranous flapにしっかりと通してスーチャーホルダーにとめる.ペアーのもう一方の針は弁輪レベルで刺激伝導路を跨いで膜性部側に4〜5mm進んで弁輪外側心房から針を入れ弁輪直下にいったん出して,その後membranous flapにしっかりと通してスーチャーホルダーにとめる.線維組織がなければ直接欠損孔内腔に出しても良い.次のペアーの最初の糸は,前の糸のすぐ隣から刺入し,同様に弁輪直下にいったん出して,その後membranous flap線維組織に通す

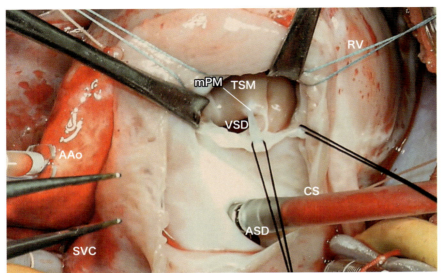

図2 膜性部流入部欠損型VSD
VSDパッチ閉鎖術についてはⅥ-B-VL1を参照して頂きたい．AAo：上行大動脈，SVC：上大静脈，TSM：中隔縁柱，CS：冠静脈洞，ASD：心房中隔欠損，RV：右室，mPM：内側乳頭筋
（写真は山岸正明先生のご厚意でご提供頂いた）

か，直接欠損孔内腔に出しても良い．次の針は，欠損孔後縁（三尖弁輪側）を越えて弁輪外側心房から針を入れ弁輪直下にいったん出して，その後欠損孔上縁（流出路中隔）の筋肉から入れて欠損孔上縁頂部あるいは線維組織にしっかりと通してsuture holderにとめる．この周囲には刺激伝導路はないのでしっかり掛けて良いが，あまり左室側に行くと大動脈弁尖があるので注意する．その次の3つ目のペアーの糸は両方とも欠損孔上縁（流出路中隔TSM）の筋肉をやや遠くからしっかりひろって欠損孔上縁頂部に出す．4つ目のペアーの最初の糸は同様であるが，もう一方の針は欠損孔の上縁から前縁に移行するあたりとなり，つまりTSMの下縁と中隔心筋の境界の右脚枝が心内膜に出てくるラインに近くなる．そのため，そのラインからは離れて，TSMの末梢側（上縁側）から入れて右脚枝に近づかないようにTSM内にとどめて出すようにする．

　5つ目のペアーで右脚枝を越えても良いが，内側乳頭筋まで距離がある場合は，4つ目と同じような運針で内側乳頭筋の直上に針を出す．右脚枝を越える初めてのペアーの最初の糸はTSM下縁から4～5 mm離れた欠損孔前縁で中隔心筋の遠くからTSM下縁と平行に針を入れTSM下縁から2～3 mm離れ，欠損孔前縁の手前で前のTSMに出た糸付近に出す．この間隔が大きすぎると間隙となってリークの原因になるし，くっついてしまうと右脚枝を損傷することになる．ペアーのもう一方の糸も中隔心筋の心尖部側から入れて，欠損孔下縁近くの中隔心筋に出す．この糸が既に最初のmembranous flapに通した糸に近い場合は，さらにこの針をmembranous

flapに通して終了としても良いし，少し離れていればもう1ペアー入れても良い．欠損孔の大きさを測定し，remnantを2～3 mmとってパッチをトリミングし，パッチをパッチホルダーで持って，糸を通していく．パッチを下ろして，中隔尖や周囲の腱索にできるだけ干渉しないように丁寧に欠損孔周囲に密着させて糸を結紮する．VSDで手術になる患者は若年者あるいは小児が多く，組織が軟らかいので丁寧に力を加減して結紮する．左室にボリュームを戻してリークのないことを確認する．また周囲の三尖弁中隔尖のふくらみを確認し，もし三尖弁逆流の原因になりそうな引きつれによる間隙が疑われれば，小さく縫合閉鎖しておくほうが安心である．

両大血管弁下型VSD（subarterial infundibular defect）（図3）の閉鎖法（Ⅵ-B-VL2）

　肺動脈弁，大動脈弁の直下に存在する欠損孔でシャント血流の出口は小さくとも，周囲は薄い線維組織だけで流出路の筋性中隔の欠損範囲は比較的大きいものがほとんどである．また弁直下の線維組織は大動脈弁尖弁輪組織と連続し，弁尖逸脱の原因になったり，瘤を形成することも多いので，筋性中隔の欠損部位を欠損孔として閉鎖すべきである．弁下部線維組織に大きく針糸を掛けると大動脈弁尖の変形をきたし大動脈弁逆流症の原因となる可能性もある．

　肺動脈を縦切開し，両側を吊り糸で牽引し，下方を小さな筋鉤で引いて肺動脈弁から弁下の視野を確保する（Ⅵ-B-VL2）．シャント孔が小さい場合は心拍動下に肺動脈を切開するとシャント孔が容易に確認できる．前述

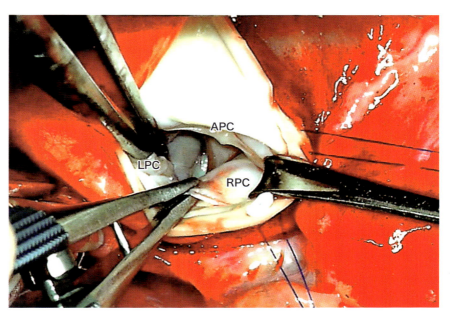

図3 両大血管弁下型VSD
術式についてはⅥ-B-Ⅵ.2を参照して頂きたい．
APC：前半月弁，RPC：右半月弁，
LPC：左半月弁
（写真は山岸正明先生のご厚意でご提供頂いた）

したように欠損孔上縁弁直下の線維組織を変形させないためには上縁糸掛けには肺動脈弁輪を利用することが原則である．肺動脈弁の交連の直下を中心に欠損孔が認められることが多いので，欠損孔上縁の左側端を確認し，そこからまず背側の肺動脈弁輪に左側の肺動脈側からスパゲッティ付き5-0ポリプロピレン縫合糸（プロリーン®）mattress縫合で交連まで2ペアー（1～3ペアー）かけ，そのまま交連を越えて右側肺動脈弁輪に同様に2ペアー（1～3ペアー）かける．その後は右室側の漏斗部組織をしっかりとひろって肺動脈弁直下の前の糸の隣に出す．その後は筋肉成分のない欠損孔周囲を囲むようにmattress縫合を掛けていく（4～5ペアー）．この周囲は膜性中隔から離れており刺激伝導系は周囲の右室側では離れているので危険は少ない．欠損孔の大きさを測定し，remnantを2～3 mmとってパッチをトリミングし，パッチをパッチフォルダーで持って，糸を通していく．パッチを下ろして，欠損孔周囲に密着させて糸を結紮する．

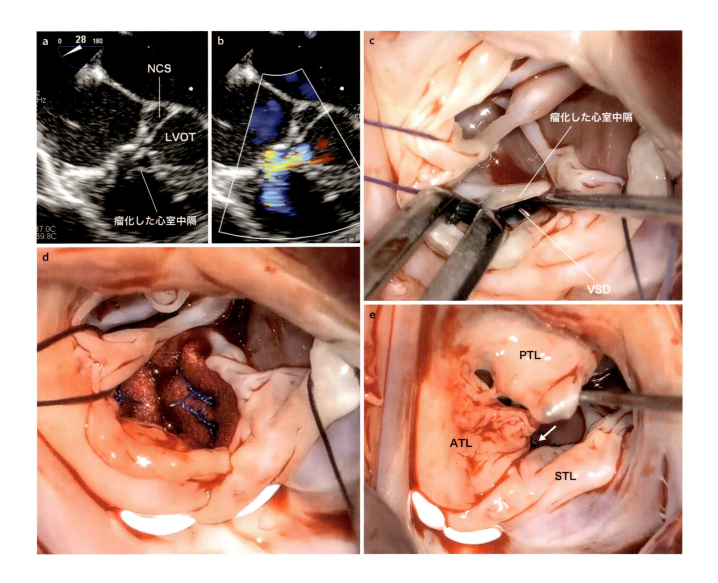

▶ VL1　膜性部流入部欠損型VSD〈音声解説付き〉

perimembranous defect, inlet typeの6歳の小児症例．中隔尖（STL）の前尖（ATL）側の交連付近に欠損孔がある（図c）．視野を確保するために瘤化した心室中隔を切開してパッチ閉鎖のためのmattressの糸を掛けた．白いスパゲッティが2つみえている（図d）ことからわかるように2針は右房側から三尖弁輪上に掛けている．運針の詳細についてはVI-B 総論 本文を参照していただきたい．パッチ形成によって前尖-中隔尖の接合不良を起こすことも考慮して図e矢印のように縫合を加えて終了した．

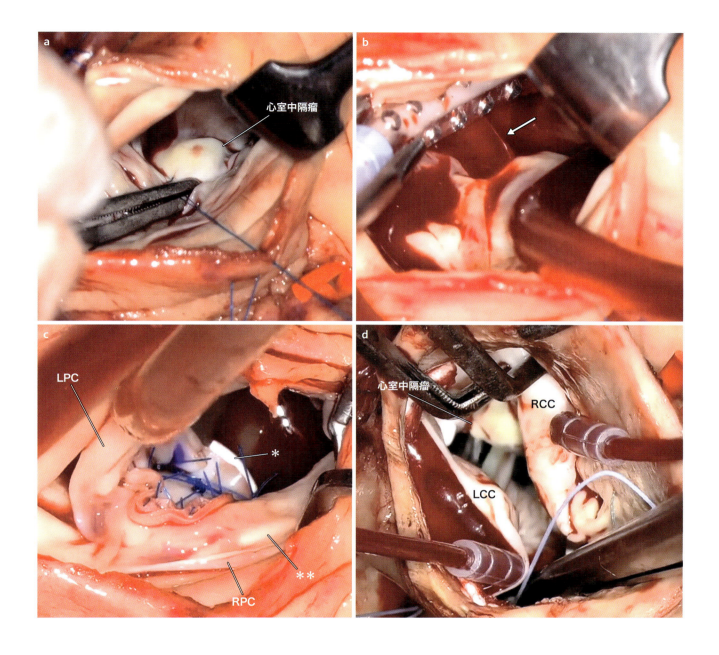

▶ VL2　両大血管弁下型VSD〈音声解説付き〉

Ⅱ-A-VL71と同一症例．Ⅱ-A-VL70と同様な肺動脈弁下の漏斗部VSDで，手術手技についてはⅥ-B 総論でも詳説している．図aに示すように心室中隔瘤が肺動脈弁輪直下にみられた．黄白色の瘤の中央にみられる小さな血だまり部分に欠損孔がある．ピンホール様の欠損孔で，拍動下では図bの矢印で示す細いシャント血流として観察された．小さなVSD欠損孔を直接閉鎖したのち，パッチを用いて中隔瘤全体を含めて閉鎖を行った．パッチ縫合の糸は中枢側は右室側の筋性部をひろって，末梢側は肺動脈側から弁輪に糸を掛けるように弁下に刺出した．図cの*は右室側の糸のスパゲッティ，**は肺動脈弁から透けてみえている弁輪に掛けた糸のスパゲッティである．図dは大動脈弁側から観察した心室中隔瘤を示す．弁下VSDは中隔瘤自体が大動脈弁右冠尖（RCC）の逸脱および大動脈弁逆流（AR）の原因になり得るので，AR発症前に中隔瘤全体をパッチ閉鎖して遠隔期のARを予防することに意義がある．すなわち，欠損孔が小さくても，大きな中隔瘤が弁下にある場合は，早期の中隔瘤の修復が必要とも考えられる．糸の掛け方についてはVSDパッチ，大動脈基部ともにビデオで詳細に音声解説がされているので参考にしていただきたい．

C 右室流出路狭窄

総論

　成人先天性心疾患の手術で，Fallot四徴症後の肺動脈弁置換術（PVR）を含めた右室流出路（RVOT）再建は比較的頻度の高い手術である．

右室流出路の剥離

　肺動脈拡張や右室の拡大が著明で，RVOTが胸骨に強く癒着している場合も多いので，胸骨切開には注意を要する．再手術の項（V章）に詳述したように，我々は再手術においては大腿動脈（FA），大腿静脈（FV）で体外循環を開始してから胸骨切開を行うようにしている．実際開胸鋸で胸骨を切開する数分間は，さらに脱血して中心静脈圧（CVP）をマイナスにしておくと安心である．胸骨裏面の骨膜まで切開できたら，二双鈎で左側の胸骨を持ち上げ骨膜に近いところで心膜を下に落として，開胸器が十分入るように奥に剥離しておく．開胸器を小さく掛けてその後に，心膜の断端を探して，心膜と心臓側の心外膜を心膜側で剥離していく（図1矢印）．
　RVOTの前の手術のパッチは硬く触れるのでわかりやすい．パッチ全体を露出し，特に左側は，改めて再建する時の縫合ラインや視野が確保できる範囲まで剥離する．またRVOT再建あるいはPVRは心拍動下でも可能であるが，その場合は肺動脈から血液が湧いてこない程度の十分な脱血が望ましいので上大静脈（SVC）へ脱血管を追加しておく．

人工弁の縫着

　糸を掛けるなどしてパッチを牽引すると，パッチ縫合ラインが視覚化され外しやすい．パッチを外す際は，できるだけ縫合ライン周辺の瘢痕組織を残して切離端が脆弱にならないよう注意する．パッチを完全に外したら，弁輪付着部の左右に牽引用の糸を掛けて，弁輪部の視野を確保する．自己の遺残弁尖を切除して新たな人工弁のサイジングを行うが，主肺動脈の大きさと人工弁縫着後RVOTがどの程度張り出すかを予想しながらサイズを決める．この際，人工弁の向きが肺動脈の末梢側をきれいに向くように方向も十分に考慮する必要がある．胸骨と

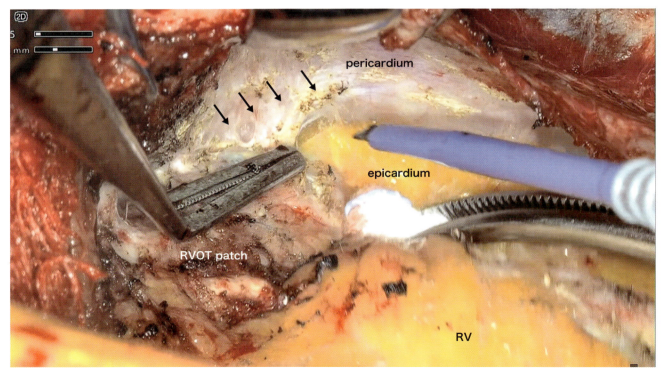

図1（VI-C-S1）　右室流出路側再建〈音声解説付き〉
RV：右室，pericardium：心膜，epicardium：心外膜

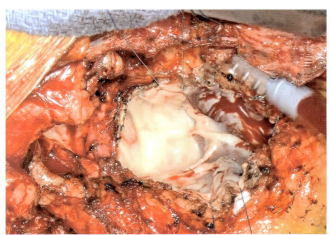
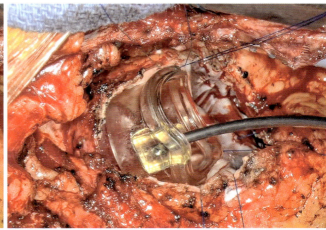

図2　流出路パッチをはずし，自己の肺動脈弁を切除し，サイジングを行う
videoは図1(同一症例)参照．

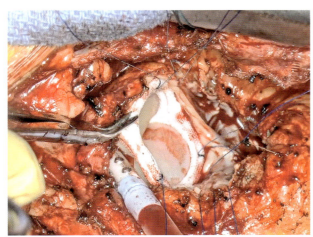
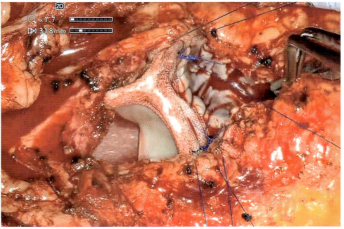

図3　右室側から3点固定して後壁側を連続縫合する．弁口が肺動脈弁と平行にやや背側を向くよう注意する
videoは図1(同一症例)参照．

平行になると，人工弁の弁口とステントが肺動脈上壁に向いて肺動脈と人工弁口が直角に近い角度になり狭窄を生じてしまう．人工弁が肺動脈と平行にやや背側を向くようなイメージを確認しておく(図2)．サイズは21～25 mmで血行動態的に問題になることはないが，最近では将来のカテーテル留置型人工弁の使用に配慮して27 mmなど大きな人工弁を推奨する意見もある．あまりRVOTが飛び出して胸骨閉鎖が困難にならないような注意も必要である．人工弁の縫着は，前述したように人工弁がやや背側に向かうのを考えると大動脈弁置換術とは違って，流入側，つまりRVOT側から縫着するのがやりやすい．患者の弁輪の両端と真ん中下端の3点に4-0SH-1の針で固定を置いて人工弁の場所を想定しながら，この3点で弁口がうまく背側の肺動脈の流れにき

れいに向いているかを確認する．実際の人工弁はホルダーを外し，ソーイングカフの上縁を長いモスキート鉗子で把持してもらい患者の弁輪の想定縫着ラインにおいてよくバランスを確認して，両端の糸をソーイングカフに通す(図3)．

流出路のパッチ再建

再度人工弁の向きなどを確認し，真下の針で底の方から連続縫合で左側に上がっていく．結紮はしないで，必要に応じて縫着ラインと人工弁の間にスペースができるようにしておいたほうが縫合がしやすい．断端まで行ったら，やはり結紮せずに今度は底辺から手前右側に縫い上がっていく．最後に糸のたるみを取って，人工弁の向

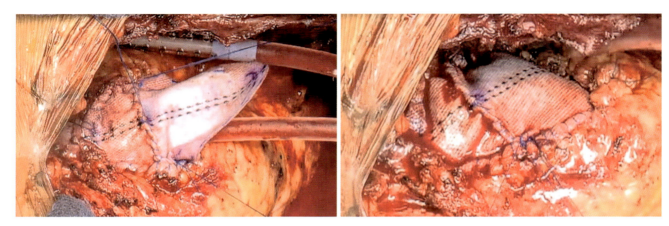

図4　人工弁輪の前縁はパッチをかぶせた状態で外側から連続縫合し，その後右室流出路まで縫合する
videoは図1(同一症例)参照．

きや縫着ラインに異常のないことを確認して結紮する．次にパッチの縫着に移るが，人工弁輪の残りのパッチが被覆する長さ，弁輪から肺動脈末梢端までの長さ，さらに弁輪からRVOTの心尖方向の断端までの長さを測定してパッチをトリミングする．パッチはコーティングしたダクロン®パッチを用いている．4-0 BBで肺動脈末梢断端から連続縫合し，弁輪までいって結紮する．人工弁のソーイングカフとパッチの縫合は，パッチの上からソーイングカフを触れて確認しながら連続縫合する(図4)．

その後，RVOTの心尖方向の断端とパッチを固定し，左側，右側と連続縫合して終了する．人工心肺から離脱してからは左側の縫合ライン，肺動脈末梢端の視野が不良となるので，離脱の前に十分止血を完了しておくほうが良い．

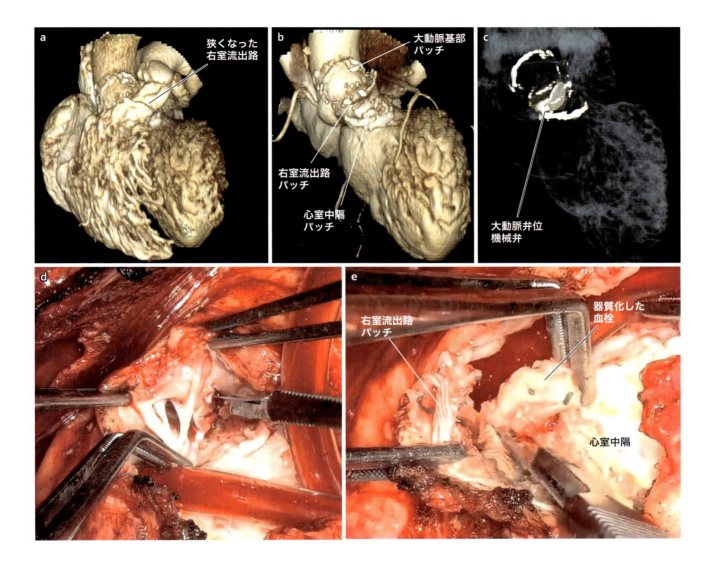

▶ VL1　Konno手術後の右室流出路狭窄〈音声解説付き〉
小学生の時に大動脈弁逆流に対してKonno手術と大動脈弁置換術を行っている40歳代の症例．頻拍発作がみられるようになり精査にて最大右室圧が100 mHgを超えており，圧較差80 mmHg程度の右室流出路狭窄を認めた．図aのCT画像では狭小化した右室流出路が描出されている．図bの画像は図aの画像から右室・右室流出路・肺動脈を取り除いたもので，Konno手術の大動脈基部パッチと心室中隔パッチの石灰化した辺縁がみえている．図aと比較すると右室流出路パッチが流出路狭窄の主因となっていることが理解できる．さらに図dに示すような異常筋束や器質化した血栓（図e）も流出路狭窄に関与しており，これらを切除した．図cは図bのCT値の高いもののみを描出したもので，石灰化したパッチの辺縁に加えて人工弁の弁葉がみえている．

D 動脈管開存

(Video Only)

VI-D-V01
動脈管結紮術〈音声解説付き〉

VII章　虚血性心疾患

A 冠動脈バイパス術

総論

心停止下冠動脈バイパス術

1. 大伏在静脈を用いた吻合

　冠動脈バイパス術（CABG）では自己冠動脈の視野展開だけでなくグラフトの視野固定も重要である．助手がみやすい場所に鑷子で把持しておく方法が一般的かもしれないが，冠動脈とグラフトの吻合口が離れていると視野の移動が必要になる．我々は顕微鏡下に吻合を行っているため，固定された1つの視野（約5 cmの円形視野）ですべての操作が完遂できることが望ましい．そこでグラフト吻合口を冠動脈吻合口の1 cm程度離れたところに27 G針で冠動脈と平行に固定して吻合を行っている．心表面に固定しても良いがオクトパス展開器の両翼にスポンジ（使用済針を刺しておくスポンジ）を小さく切って貼り付け，その上に27 G針で固定している**(図1a)**．

　まず，心拍動下に冠動脈の吻合個所を探して少し外膜を剥離し，吻合口として問題なければ，小さく両脇にペンでマークしておくと心停止後に場所がわかりやすい．心停止後，スポンジ付きオクトパスを固定し，断端を斜めに切離した大伏在静脈グラフト（SVG）を吻合する位置（吻合口が下を向いた）から手前側に反転させ，吻合口が上を向いた状態でオクトパスの手前側（術者側）のスポンジの上に，吻合口が中央になる位置で，toeの先端ぎりぎりに27 G針を斜めに深く刺して固定する**(図1a)**．針は中ほどを135°程度曲げておき，吻合の際，糸が絡んだりしないようにしておく．そのあと，必要に応じてグラフトのhealにカットバックを入れる．冠動脈の剥離の際は，助手は外膜の掴み損ねがないようしっかりした鑷子で持つ．ビーバーメスで外膜をしっかり剥離し，造影所見に比べて細くみえる場合は剥離が不十分な場合があるので，冠動脈に平行の剥離動作と別に，横幅を広げるようにメスは平行に置いた状態で横にこすって冠動脈の幅

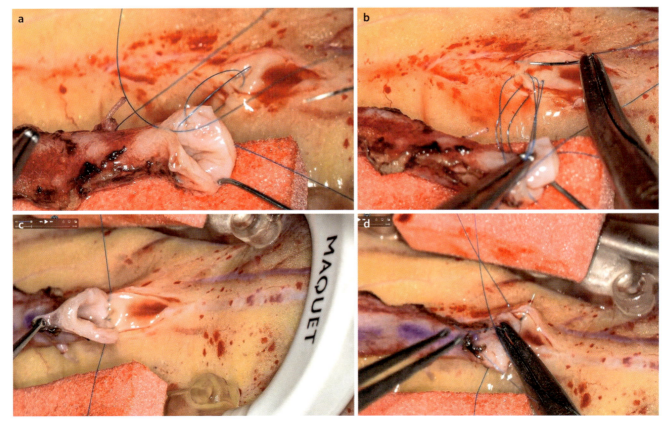

図1（VII-A-S1）　心停止下冠動脈バイパス術（SVGのHLへの吻合）1〈音声解説付き〉
HL：高位側壁枝

がイメージできて，中央での切開が自信を持って行える
ようにする．ビーバーメスでやや長い距離をなぞって切
開する．ルートからのベントは冠動脈吻合口の切開が終
わるまでは引かない．切開が終わったらルートベントを
しっかり効かせ，脱血もしっかりして無血視野を得るよ
うにする．中枢方向（左方向）へは135°ポッツ剪刀で，末
梢側へは90°のポッツ剪刀で切開を延長する．数回に分
けて延長する場合は切開の頂点をよくみてずれないよう
に気を付ける．刃の内側で切れるわけであるから，この
線と頂点が合っている必要がある．またグラフトの吻合
口と冠動脈の吻合口の長さもこの時点で合わせておく．

　縫合糸は7-0で90 cmを真ん中で切って，端をブル
ドッグ鉗子でとめ，それをtoe側の皮膚の上に置いてお
く．これから述べる運針の方法は，術野に正対した姿勢
での縫合について述べているので，術者が体の向きを大
きく変えながらの運針の場合とは異なる．針を順手で持
ち手前に反転したSVGの奥側（助手側）の縁の外から内
へ運針する（図1a）．healまで3針で到達するような場所
から始める．内膜を大きく運針するのではなく，切開し
たSVGの血管壁の内膜側断端ぎりぎりの内膜に針を出
して，内膜同士が吻合されるのではなく，血管の断端同
士が合わさるような吻合が，最も滑らかな吻合口が得ら
れる．そのままブルドッグ鉗子側の糸にたるみがないと
ころまで糸をゆっくり引いて，今度は冠動脈の相対する
点から，やはり血管壁断端の内膜側ぎりぎりの内膜から
やや斜めに針を入れて外へ出す．内膜側は断端ぎりぎり
で外側は少し遠めに出して吻合の強度を保ち，かつ，そ
れによって外膜側が大きく寄ってきて断端同士が滑らか
に接合するような力を期待する．冠動脈の外に出した糸
はゆっくりそっと引いていきSVGの運針した縁が冠動
脈側に展開され，また冠動脈側の吻合口もしっかりと開
いて展開されるところでとめる．ここの操作を丁寧にや
ることで次からの運針のための吻合口の視野が良好に確
保されきれいな運針が初めて可能となる（図1a）．

　SVGの2針目を外から内へ同様に運針し，糸に軽いテ
ンションを保ち吻合口が展開されるように気を使いなが
ら冠動脈側の運針を行う．外に出てきた針を持針器で持
つ時は，次のSVGへの運針がやや左から右に進めること
を念頭にやや鋭角の順手で把持し，糸を引く時はこの糸
が両方の吻合端にかかった前の糸のheal側に平行に並
ぶように配慮する．

　3針目はSVG側のhealの頂点になるので，手前側の縁
の外膜を鑷子で把持して頂点が開くように展開し外から

内に刺入する．出た針を持針器で把持する場合は，次の
冠動脈側の運針が逆に右から左になるのを意識して，や
や開いた順手で持つとスムーズな運針に移れる．同様に
冠動脈のhealの頂点の外に出した針は，今度は鎌状の順
手，あるいは直の逆手に把持して引くと良い．

　再度SVGの手前側の縁の外膜を鑷子で把持して針の
向きに合わせて縫合ラインを作って運針する．鎌状の順
手に持った場合は，縁を左に大きく開いてSVGの縫合ラ
インが術者と平行に近くなるように，直の逆手に把持し
た場合は縁を右下に引いて縫合ラインが垂直に近くなる
ようにすると無理のない運針が可能となる．内側に出た
針は，今度は冠動脈の奥側の縁へ向かうので，やや開い
た順手で把持しゆっくり引く．冠動脈の奥側の縁に出た
針は，逆手で保持し糸を引いてSVGのhealを越えて2針
目となる．

　SVGの手前の縁を下に引いて縫合ラインを垂直にし
て，運針する．冠動脈口のhealから2針目となる時は大
きめに開いた順手，あるいは開いた逆手に持って運針す
る（図1b）．5針目が終わったところで27 G針を外して，
ブルドッグ鉗子側の糸は助手が，運針している糸は術者
が，ゆっくり両側の糸を引きながらグラフトを冠動脈の
ほうへ下ろしてしっかりと接合させる．糸にゆるみがな
いことと吻合口がきれいに確保されていることを確認す
る．ブルドッグ鉗子は術者の腹側に垂らし，運針する糸
を助手側に引くことで，吻合口が開いた状態の術野が確
保できる（図1c）．

　奥側の平行な縫合ラインの吻合では1針でSVGと冠
動脈側を吻合しようとする時，身体の向きを大きく変え
ないのであれば，SVGの縫合ラインを冠動脈の縫合ライ
ンと平行に近くする必要がある．そう考えると，針を持
針器で把持する角度はSVGグラフト側ではなく冠動脈
の縫合ラインに合わせる，つまり大きめに開いた（135°
くらい）逆手で長めに持つ必要がある．この角度は運針が
toeに近づくにつれ直に近くなる．もう1つは縫合ライン
を平行にすることだが，きれいに運針するために大切な
ことは，SVGの縫合ラインにテンションがかかった状態
にすることである．そのためにはSVGのtoeを把持する
のではなくtoeから少し奥側（縫合する側）を把持する必
要がある．toeを把持すると手前の縁にテンションがか
かって，縫合ラインにテンションがかからず，針が貫通
しづらくなる．実際にはSVGの縫合ラインを完全に平行
にすることは難しく（特にhealに近いほうでは），右下ぐ
らいに引いて，手首を右側に折って針先を右に向けて

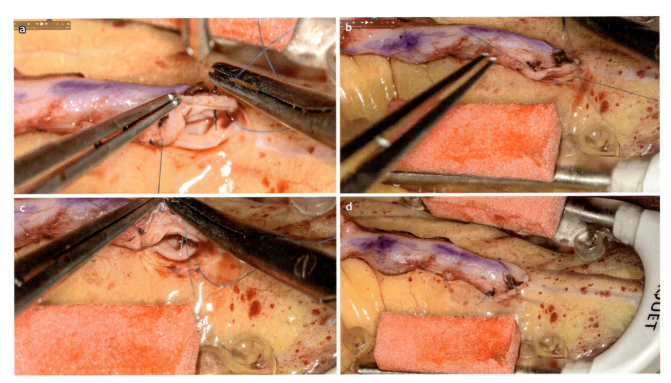

図2　心停止下冠動脈バイパス術（SVGのHLへの吻合）2
図1と同一症例.

SVGの縁に刺入することになる(図1d).

　針は長めに持って深く刺入し，そのあとSVGを把持する力を緩めると同時に助手が奥側に引いている糸のテンション緩める必要がある．気の利いた助手は反射的に緩めるが，必要に応じて指示して緩めてもらう．助手の糸にテンションがかかっていると針先で冠動脈側の組織をコントロールできなくなる．術者は手首を逆に左側に折って針先を奥側に向け，冠動脈の断端ぎりぎりの内膜を針先でキャッチし必要に応じて，針先を内膜で固定したまま持針器の力を緩め先端がさらに左方向を向くように矯正してから，把持し直して外に針を回していく．出た針先は鑷子で掴んで針の弯曲に沿って引き出して，再度，次の運針に見合った方向と長さで持針器で把持して，糸をゆっくりと引いて，ゆるみがないように締める．これらの一連の動きがリズムよく正確に繰り返されると精緻で淀みのない美しい吻合となる(図1d).

　toeに近づくにつれ針の保持は開いた逆手から直の逆手で平行な縫合ラインが整えやすくなる．逆手で刺入しづらい場合は，術者は少し自分の背中を左に向けてみると良い．toeでは特に内膜を大きく運針すると吻合口がやや狭くなるので，繰り返すが，断端ぎりぎりの内膜に入れて，やや遠めに出すことが肝要である．Toeを過ぎ

た1針目はフック型の鋭角の順手で把持して，テンションのかかった状態でグラフトに刺入し，テンションを緩め内腔を確認しながら冠動脈に運針する(図2a).

　ここが過ぎたら，ブルドッグ鉗子を反対の左斜め奥においてその糸を引くとグラフトが奥側に倒れて縫合ラインの視野が良くなるとともに，冠動脈のこれから縫合する縁が持ち上がって針を外に出しやすくなる(図2b).

　グラフト自体もやや助手側に動かしておくとグラフトがかぶさってくることを予防できる．やはりグラフトに刺入するときは軽くテンションを維持し針先を内腔に出し，その後，糸のテンションを緩めて内腔が少し広がって相手の冠動脈側の縁の内膜が少しみえるような視野を確保して(図2c)，針を少し押して内膜をキャッチして，少し遠目に出す.

　両方の縫合ラインがぴったり合っている場合はそのまま内腔を確認することなく運針しても，もちろん良い．ほんの少しグラフト側の縁が手前に出ている場合は，グラフトの外膜を針先でキャッチして，そのまま針先でグラフト断端を奥に押して両方のラインを揃え，そのまま針を進めて冠動脈吻合口の外に出すと良い.

　いずれの場合も助手がグラフトの外膜の離れたところを軽く引いてくれていると，両方の縫合ラインの視野が

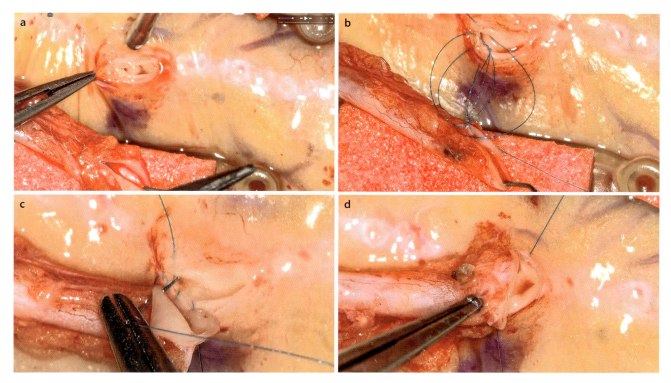

図3　心停止下冠動脈バイパス術（IMAのLADへの吻合）1
図1と同一症例.

良くなる．助手はブロワーを持つことにこだわらず，ブロワーは第二助手に任せて，糸とSVGグラフトを両手で引いてあげると良好な視野が得られ格段にやりやすくなる．ブロワーを決して離そうとしない助手が多い．結紮する前にグラフト側から空気をフラッシュしておくことも大切である**(図2d)**.

2. 内胸動脈を用いた吻合

内胸動脈（IMA）は長期開存の保障された最も信頼できるグラフトであり，CABGにおいて最も大切な箇所へ有効に活用する必要がある．まず最も大切なことはターゲットがきわめて重要な吻合となる場合が多いので，損傷あるいは解離を起こし流量が不確実なIMAを使用しないことである．次に重要なことが損傷あるいは解離を作らないように採取することであろう．採取後，一般的には先端の丸い細いカニューレを内腔に入れて血管拡張剤を注入する操作を行う．この時点で解離を起す，あるいは解離が起きていることが確認できる場合が多い．IMAの断端は枝のない場所で本幹であることが明瞭なところでしっかりと離断する．助手は外膜を把持して，浮かせないでガーゼなどの上にしっかり固定し安定させておくことが大切である．ポッツ剪刀の先端を確実に内腔に入れカットバックを入れ，内膜の状態を確認できると安心して使用できる．その後に先端の丸い細いカニューレを内腔に入れて血管拡張剤をゆっくり注入し，カニューレを抜くと同時にソフトクランプで先端近くをクランプしておく．

その後の操作はSVG吻合で述べたことと同様であるが，SVGグラフトとの違いはIMAの内膜が若干粘液様で薄く脆いことである．そのため，内膜を把持することはIMAにおいては原則，避けねばならない**(図3，4)**.またIMA吻合は組織を薄く運針する繊細な吻合であるから，ふいにテンションがかかると離開するリスクがあるので，吻合が終了したら吻合から数センチ離れたところでグラフトの外膜を心外膜に固定して吻合部自体にテンションがかからないようにしておくと安心である**(図4d)**.

冠動脈吻合は，他の心臓手術手技とも同様に，急いではいけない．急いでしまうと操作の精度が落ち，針の掴み損ねや持ち直し，差し直しなどが多くなってしまう．つまり不要な動きが大きくなり，手が大きく不規則に動いて，なかなか前に進まないということになる．必要な視野の中でゆっくりと狙いを定めて針を刺し，針の弯曲を意識して丁寧に針を抜き，小さな動きで持針器に持

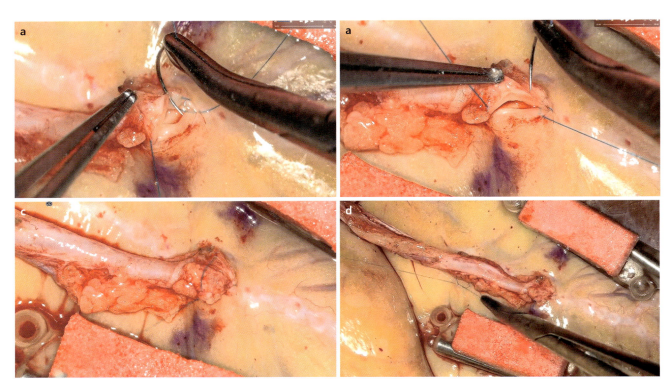

図4　心停止下冠動脈バイパス術（IMAのLADへの吻合）2
図1と同一症例．

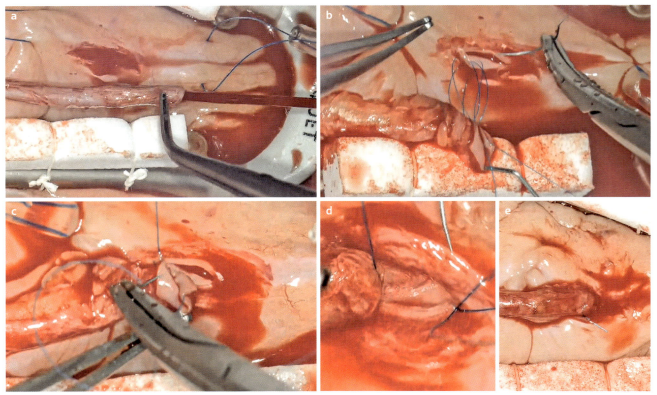

図5（Ⅶ-A-S2）　心拍動下冠動脈バイパス術〈音声解説付き〉

直して，ゆっくりと糸のたるみを取りながら，最短距離で次の運針に狙いを定めるようにすると，少ない手の動きで正確な運針が滞りなく進んでゆくのではないだろうか．これらの動きが身についた後で，少しずつ加速していくと良い．

心拍動下冠動脈バイパス術（図5）

心拍動下冠動脈バイパス術ではスポンジ付きオクトパスで固定したのち，冠動脈の外膜をビーバーメスで剥離していく．冠動脈に平行の剥離動作と別に，横幅を広げるようにメスは平行に置いた状態で横にこすって冠動脈の幅がイメージできて，中央での切開が自信を持って行えるように剥離する．その後，切開の前に吻合口の上端となる位置から5mm以上余裕をもって中枢に4-0ポリプロピレン縫合糸（プロリーン®）でスネアーの糸を掛け，スプリングターニケットを通す．末梢側も同様にスネアーの糸を通す．スネアー同士の距離が近いと吻合の縫合ラインにスネアーが近くなりすぎることがあるので余裕を持って離れたところに掛けるほうが良い．IMAグラフトは斜めに離断し流量が十分であるのを確認して（図5a），中枢をソフトクランプで遮断しておく．

27G針でスポンジに固定する際は断端ぎりぎりを固定しグラフト全体がスポンジに平行に乗るように心がけると後の操作がやりやすくなる．カットバックもできるだけ1回で終わるようにポッツ剪刀を深く入れてきれいにカットする．その後，末梢側のスネアーを締めた状態で冠動脈を切開する．やや長い範囲で血管壁を切開できるようにビーバーメスを動かして，1回目の切開が点にならないように注意する．点で開くと血液が多く良好とはいえない視野の中で切開を広げるためのポッツ剪刀の先端が入りづらいことになるからである．冠動脈を切開して血液が噴出したら，指で押さえながら中枢側のスネアーを締めて血液の噴出をコントロールする．この時点で無血視野になることが望ましいが，スプリングターニケットのスプリングを意識して，その範囲で締めるようにする．その後の操作は心停止下SVG吻合の項で述べた手順と同様である（図5b〜e）．

心拍動下では，視野が拍動するので運針がやや困難になるが，持針器が安定しない場合は，持針器の先から数cmのところの下に鑷子を軽く添えておくだけで先端が安定する．吻合が終了する前に，末梢のスネアーとグラフトを開放しエアー抜きをきちんと行ってから結紮する．

〔Video Only〕

Ⅶ-A-VO1
体外循環心停止下(1)

Ⅶ-A-VO2
体外循環心停止下(2)〈音声解説付き〉

Ⅶ-A-VO3
体外循環心拍動下・内膜剥離〈音声解説付き〉

Ⅶ-A-VO4
小児症例の顕微鏡下バイパス(1)〈音声解説付き〉

Ⅶ-A-VO5
小児症例の顕微鏡下バイパス(2)〈音声解説付き〉

Ⅶ-A-VO6
小児症例の顕微鏡下バイパス(3)

Ⅶ-A-VO7
小児症例の顕微鏡下バイパス(4)

Ⅶ-A-VO8
小児症例の顕微鏡下バイパス(5)

Ⅶ-A-VO9
小児症例の顕微鏡下バイパス(6)

Ⅶ-A-VO10
冠動脈形成術(1)

Ⅶ-A-VO11
冠動脈形成術(2)

Ⅶ-A-VO12
冠動脈形成術(3)〈音声解説付き〉

Ⅶ-A-VO13
3枝バイパス+僧帽弁形成+左心耳閉鎖

B 左室自由壁破裂

〔Video Only〕

Ⅶ-B-V01
左室自由壁破裂(1)〈音声解説付き〉

Ⅶ-B-V02
左室自由壁破裂(2)〈音声解説付き〉

C 心室中隔穿孔

〔Video Only〕

Ⅶ-C-VO1
心室中隔穿孔(1)〈音声解説付き〉

Ⅶ-C-VO2
心室中隔穿孔(2)〈音声解説付き〉

Ⅶ-C-VO3
心室中隔穿孔　double patch repair(1)〈音声解説付き〉

Ⅶ-C-VO4
心室中隔穿孔　double patch repair(2)〈音声解説付き〉

Ⅷ章　収縮性心膜炎

VIII章　収縮性心膜炎

総論

　収縮性心膜炎は結核が重要な原因であったが，現在では結核性はかなり減少し，心臓手術後の心膜炎や，原因が特定できない特発性，膠原病，放射線治療後などが病因として多くなっている．また，典型的な心膜全体の石灰化像（「装甲心」armored heartあるいは「瓀甲心」shell-like heart）に至る前に，紹介される機会も増えてきている．循環器内科医が聴診で心膜ノック音（pericardial knock）から診断したり，心不全の心エコー検査や心臓カテーテル検査で拡張障害，心膜肥厚から診断し，心臓CT/MRIで石灰化を伴わない早期の段階で確定診断できるようになってきた．外科医も，それに応じてアプローチを柔軟にアップデートする必要がある．

正常心膜周囲の構造と心膜の考え方

　図1に正常の心膜周囲の構造の略図を示している．収縮性心膜炎では線維性心膜（fibrous pericardium）と漿膜性の壁側心膜（parietal serous pericardium）の肥厚が主体であるが，多くの場合，臓側心膜（visceral serous pericardium）すなわち心外膜（epicardium）とも線維性に強固に癒着しており，セロファンのように薄いepicardiumであっても，これを心筋側に残すと拡張障害は改善できない．epicardiumを含めてepicardial fatとの間（図1赤矢頭）で剥離を行うことが重要である．以前のように前面の肥厚石灰化した，いわゆる心膜だけを除去しても拡張障害の改善は乏しい．拡張障害は左心室に及ぶ場合がほとんどで，心尖部を越えて，また横隔膜面まで十分な拘束性組織を丁寧に除去する必要がある．古くは収縮性心膜炎の手術のリスクファクターとして，三尖弁手術や人工心肺の使用が挙げられ，人工心肺の使用や三尖弁への介入を警告する研究もみられたが，筆者は人工心肺下に十分な範囲の，適切な層での剥離を行い，必要に応じて三尖弁，僧帽弁も形成術を行い，拡張障害や弁膜症を十分に治療し，症状の改善を目指している．

心膜周囲脂肪層での剥離

　胸骨正中切開で開胸器をかけた後，正中で肥厚した心膜をepicardial fatがみえるまで切開していき，心膜肥厚や癒着の程度を確認しておく（図2a）．

　その後，そのまま剥離を進めていくのが標準かもしれないが，筆者の経験では心臓を一部押さえながら心尖部まで綺麗に剥離を行うのは，血圧低下や視野不良のために困難で，不十分な剥離に終わることが多い．筆者は，この時点で大腿動脈と大腿静脈にカニュレーションを行い体外循環を開始して，循環を保障した状態で心臓を小さくして剥離を行うようにしている．また心臓と心膜の剥離の前に，心膜の外側の縦隔胸膜（mediastinal/parietal pleura）との間の心膜周囲脂肪の層（図1紫矢頭）でまず剥離を始め，左側は横隔膜神経を目印にその奥まで剥離する（図2b矢印）．一部，小さく開胸してしまうとオリエンテーションがつきやすい．横隔膜面は心膜と横

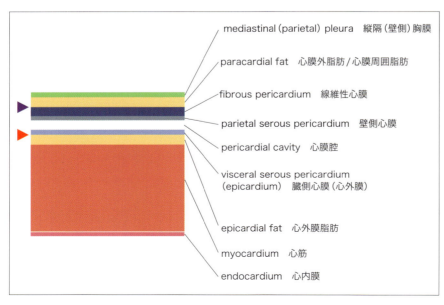

図1　正常心膜周囲の構造

VIII章 収縮性心膜炎 総論

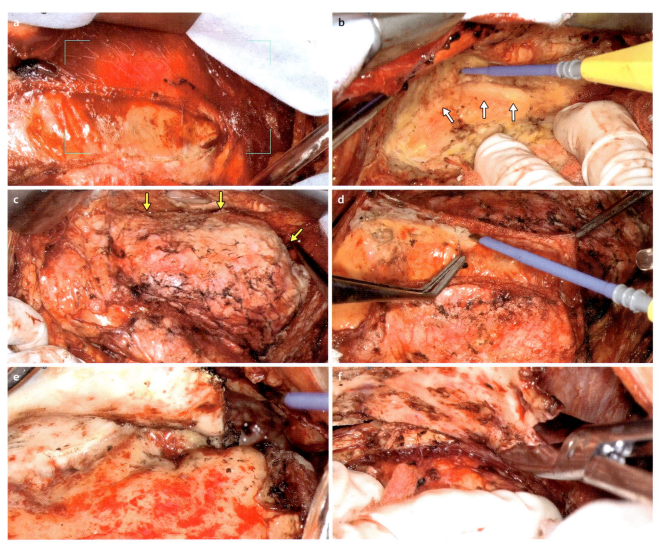

図2(VIII-S1) 心膜剥離術〈音声解説付き〉
本文およびvideo参照.

隔膜の間にはepicardial fatがなく剥離層の同定が難しいが，横隔膜の薄くて軟らかい筋肉組織を指標にして，横隔膜との癒着が終わるところまで剥離を行う．右側は房室間を越えて横隔膜神経の手前まで剥離することが望ましいが，薄い心房壁と心膜との間の剥離は心房壁損傷のリスクが高く，その一方，心室の拡張障害には関与が薄いことから右房全体の剥離は必要ではない．右室と左室を，背面を除く全周性に剥離を行っておくことで，切除すべき心膜の範囲を明確にするようにしている(図2c矢印)．

心外膜での剥離と心膜切除

その後，正中の心膜切開創から，心膜内側の左側の剥離に移る．心膜断端を助手に牽引してもらい，軟らかいepicardial fatが心膜内面から心臓側に落ちていくように剥離していく．常に心臓側の表面の拡張の様子や色調や性状に気を配り，前述したセロファンのようなepicardiumが心臓側に残らないようにしなければならない(図2d, e)．冠動脈，特に左前下行枝の損傷には十分に注意しなければならない．図2d, eの左側（頭側）の肺動脈周囲は軟らかなepicardial fatが豊富で剥離層が認識しやすく剥離しやすい．その奥のほうの左心耳の手前

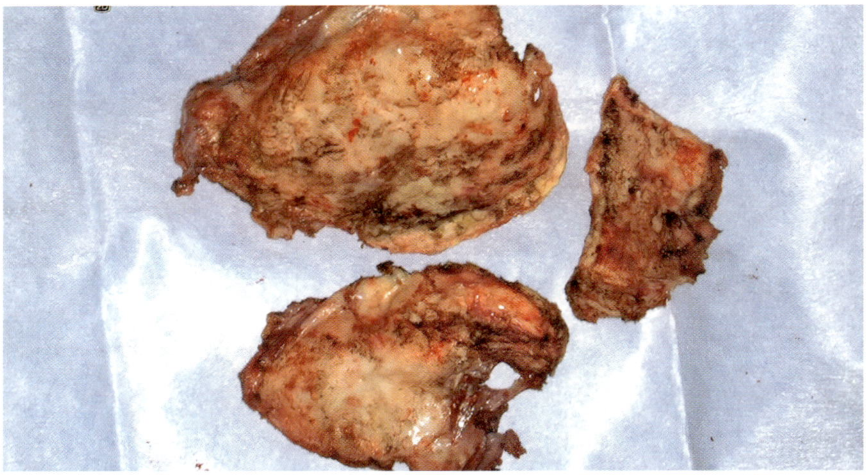

図3　切除された心膜
上が左側心膜，右が横隔膜面の心膜，下が右側心膜．

でとどめる．心尖部方向の剥離に際しては，心膜を心尖部の方向へ延長して切開すると，心膜の外側はすでにきれいに剥離してあるので，**図2d，e**の心膜の右端（尾側）を引き上げることで比較的良好な視野で心尖部の背側まで剥離が可能となる．縦隔胸膜に横隔膜神経を確認でき，その奥まで心膜の内外で剥離が終わり，心尖部の裏（背側）も自由になっているようであれば左側は十分な剥離が完了したと考えて良い．前述したように一部，小さく開胸してあるとオリエンテーションがつきやすい．剥離が完了した心膜の左側の底辺のラインを頭側からと心尖部側から切開して完全に離断除去する（**図2f**）．その際に，奥の方にガーゼを押し込んでおくと周囲組織の損傷を回避するのに役立つ．

次に横隔膜側も最初に心膜の外側で横隔膜組織との間を剥離してあるので，今度は内側から剥離していく．横隔膜面心膜を下大静脈側で真下に切開を延長し，心尖部側の断端と，手前側の断端を引き上げながら少しずつ丁寧に剥離していく．深くて視野の悪い場所なので横隔膜側を鈎で押し下げたり，血液をよく吸引したりして深い底部の視野確保を皆で協力して行う必要がある．右冠動脈の後下行枝（4 PD）はもちろんであるが，並行して走り冠静脈洞に合流する中間心静脈（middle cardiac vein）には出血させないよう十分注意する必要がある．横隔面と接する範囲が剥離できたら底辺に沿って離断切除する．

右側心膜は奥の方では薄い右房組織と癒着しており，

また手前の右室表面も菲薄化している場合があるので剥離が深くならないよう注意する必要がある．心膜の外側の剥離は十分な範囲で容易に行われているので，心膜肥厚，硬化の程度をみながら，右心耳や右房組織に近くなったら，前述したように拡張障害の関与は少ないところなので，無理せず可及的安全な範囲で終わるようにする．

人工心肺の離脱と管理

心膜の切除が終了（**図3**）したら，心膜断端と心臓表面の止血を十分確認してから人工心肺を離脱する．また，離脱の途中で部分的にセロファン様のepicardiumの残存で拡張障害が残っている場合は，追加の剥離を行うか，難しい場合はメスや超音波凝固切開装置（ハーモニック®）を用いて表面にワッフル状に縦横の切開を入れておくと拡張障害の緩和に有効だとする報告もある．

術前から右心不全状態にある場合が多く，術後管理も右心不全対策が重要である．人工心肺は中心静脈圧（CVP）を10 mmHg以下で離脱するようにすると良い．閉胸後もICUでもCVPは13 mmHg以下になるよう管理し，10 mmHg以下で管理できれば予後と症状の改善が期待できる．CVPが13 mmHg以上となると，術前の肝予備能低下から容易に総ビリルビンが上昇していき肝不全，多臓器不全に陥ることがあるので注意すべきである．

〔Video Only〕

Ⅷ-V01
心膜剥離術(1)

Ⅷ-V02
心膜剥離術(2)

IX章　肺血栓塞栓症

IX章 肺血栓塞栓症

総論

肺血栓塞栓症は大きく急性肺血栓塞栓症と慢性肺血栓塞栓症に分けられる．

急性肺血栓塞栓症

急性肺血栓塞栓症は下肢や骨盤の深部静脈内に形成された大きな血栓が，短期間のうちに遊離して，肺動脈内に移動し，肺動脈内に血栓による閉塞症を生じる病態である．飛行機を利用した際のエコノミー症候群や，災害時の車中泊，あるいは避難所内の活動量の低下による深部静脈内の血栓形成が注目されている．急性肺血栓塞栓症が疑われれば抗凝固療法を開始すべきである．肺血管閉塞による肺高血圧で右心不全が強く，経皮的心肺補助(PCPS)/体外式膜型人工肺(ECMO)を必要とする症例はもちろんであるが，ショック状態に陥った患者も緊急の肺血栓摘出術の適用となる．ショック状態に陥ったり，右心不全が強い場合は積極的にPCPSを導入し，抗凝固療法を追加して，早期に心不全のほうの回復が得られれば内科的治療に移行できる場合も多い．しかしながら，右心不全の回復が遅れたり，不十分な場合は，積極的に肺血栓摘出術を行うことが完治に近い回復が期待でき，望ましいと考えられる．慢性の血栓塞栓症とは異なり，急性期の場合，超低体温体外循環や循環停止は必要なく，通常の中度低体温体外循環下で血栓摘出は容易で成績も比較的良好である．正中切開で体外循環を開始し，大動脈および上大静脈にそれぞれ2本テーピングを行って背側まで十分剥離を行い，大動脈と上大静脈の間で右主肺動脈を剥離し，その間で切開を行うと(図1a)，右主肺動脈，肺動脈幹の血栓は十分に摘出できる(図1b, c)．左主肺動脈は大動脈を右側に牽引し，左肺動脈を平行に縦切開を行えば左肺動脈内の血栓も十分摘出できる．侵襲は小さく，効果はきわめて大きい．

慢性肺血栓塞栓症

一方，慢性の肺血栓塞栓症では，血栓が器質化し，肺動脈が狭窄・閉塞し，そのため，肺高血圧を合併し，酸素化も低下してくる．器質化血栓は内膜と一体化していることが特徴である．カテーテルによるバルーン肺動脈形成術(BPA)も試みられているが，酸素化の改善，肺高

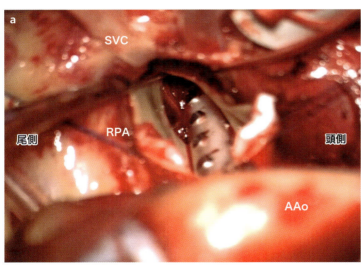
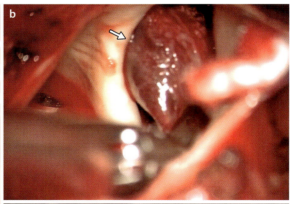
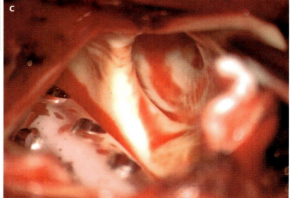

図1 (IX-S1) 急性肺血栓塞栓症
video参照．上行大動脈(AAo)と上大静脈(SVC)の間で右主肺動脈(RPA)を切開をしている(a)．上葉への分枝基部にみられた暗赤色の血栓(b矢印)を摘出した(c)．

IX章 肺血栓塞栓症 総論 369

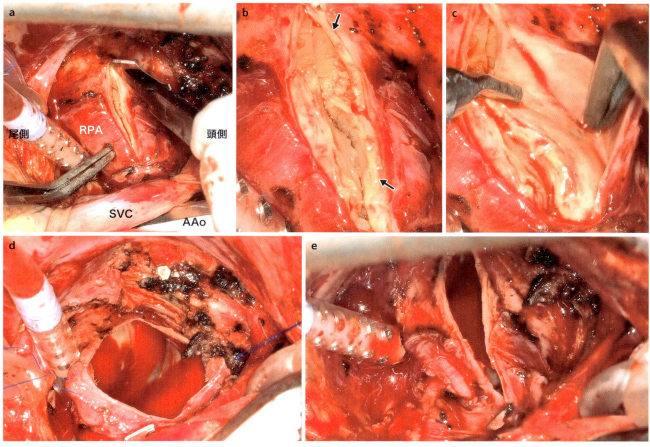

図2(IX-S2)　肺動脈内膜摘除術〈音声解説付き〉
video参照．上行大動脈（AAo）と上大静脈（SVC）を左側に転移してSVCの右側で右主肺動脈（RPA）を切開をしている（a）．矢印は剥離面の位置を示す（b）．下段のd，eはPEA後．

血圧の改善も限界がある．器質化血栓による肺動脈狭窄，閉塞が，肺動脈本幹から肺葉，区域動脈までにとどまるものが中枢型，区域動脈よりも末梢の，小動脈の病変が主体であるものを末梢型と分類している．その他，手術標本から分類したI〜IV型分類，新たな手術分類として病変の存在部位からレベル0〜IVの分類がある．手術数も少なく，手術適応や手術方法は未だ一般的なレベルまで普及しているとはいい難く，循環器内科，呼吸器内科，心臓血管外科を中心としたチーム医療とともに，専門家による専門的助言が欠かせない．

　麻酔は肺出血に対応するためダブルルーメン気管チューブを用いる．スワンガンツカテーテルも挿入する．正中切開で体外循環を使用し鼻咽頭，鼓膜温18℃の超低体温で全身冷却する．頭部も局所冷却する．大動脈および上大静脈をそれぞれ背側まで剥離し，2本ずつテーピングを行っておく．まず大動脈と上大静脈のテープを左右に引いて，その間で右主肺動脈を剥離し，その後，上大静脈に通したテープも左側に牽引し，右主肺動脈を上大静脈の右側の末梢で露出する．右肺動脈末梢は心膜の外の心膜周囲脂肪組織から縦隔胸膜に覆われるので，その剥離には縦隔胸膜を開けないように，肺動脈の最初の上葉枝がみえるところまで剥離をし，末梢側の十分な視野が確保できるように努める．鼓膜温が18℃に下がった時点で大動脈を遮断し，心筋保護を入れた心停止を得た後，大動脈および上大静脈を強く左側に転移し，上大静脈の右側で右主肺動脈の前面中央を平行に縦切開する**(図2a)**．

　切開断端をよく観察し，薄い肺動脈外膜の下の薄い内膜を0.2mm程度残して**(図2b黒矢印)**内膜剥離を行う**(図2c)**．内膜剥離に先端に5mm程度の球状の剥離子に吸引口のついたJamieson剥離子**(図3)**を用いる．剥離面の決定が非常に重要で，器質化血栓は内膜と一体化していて内膜を十分に摘除する必要があり，しかしながら，剥離の層が外膜まで及ぶと，外膜損傷を起し，重篤

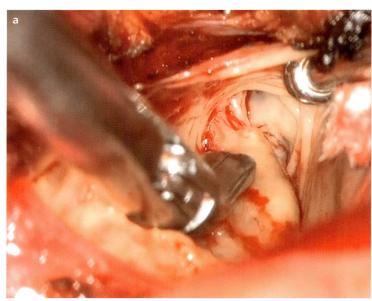
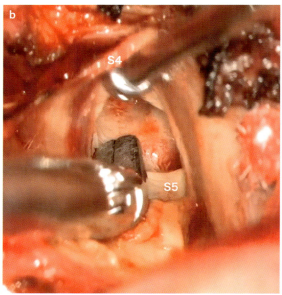

図3　器質化血栓
videoは図2参照．右主肺動脈から中葉枝の区域分岐部につながる器質化血栓がみられる(a)．血栓摘出後は分岐血管内腔が確認できる(b)．

な肺出血，気道出血をきたす危険がある．また，主肺動脈から始めた内膜剥離は，分葉枝血管内では層の変更は難しい．

剥離の層が決まったら循環停止を併用し無血視野を得ながら，肺動脈の区域動脈の末梢まで内膜を丁寧に除去する必要がある．15分間の循環停止と10分間の体外循環還流を繰り返しながら剥離操作を行う．

基本的には，剥離した器質化内膜を鑷子で把持し，外膜側をJamieson剥離子で外側に押すようにして内膜をさらに露出するように剥離する．そうすると肺動脈内膜が一塊となって上葉に入っていく所がわかるので，一塊となった内膜の周りを一周ぐるりと剥離子でつるつるに剥離し，さらに外膜側を内膜から離すように押していくと，先端が分岐して葉動脈に入っていくようにみえてくる．そうすると右手を鑷子に持ちかえて，その先の内膜を掴みかえて，それを左手に持ちかえるか，あるいはさらに左の鑷子で右の鑷子で掴んだ先を掴みなおし，いずれにしても右手に新たに剥離子を持ち，さらに奥の方で外膜側を押しのけて区域動脈，さらに奥の亜区域動脈まで行けるかもしれない．器質化内膜が途中でちぎれてしまうと，決してその奥には行けないので，不用意に引っ張ってちぎれないようにすることが肝要である(図4)．器質化内膜の先端を露出するためには，器質化内膜にある程度の張力を維持する必要があるが，剥離は主に外膜側を剥離子で押すことによって進めるようにする．器質

化内膜が途中で切れてしまわないように力加減が重要で，器質化内膜が黄色からピンク色に変わってきて正常内膜に移行する時点まで進んだら，剥離をしていく途中で切れてしまうことが多い．その先は正常内膜に移行したと考えられ当然内腔は開存していることが期待できる．この操作をすべての動脈の分岐に行うようにする．上からアプローチすることになるので，まず上葉区が右向きにあらわれて，中葉区が正面にみえて(図3)，S6が背面に，そして肺底部は左方向にみえる(図4)．肺底部に向かうにつれて視野が深くなっていくが，視野展開をしながら肥厚した器質化内膜のところで切れてしまわないように，適当なテンションを維持しながら，剥離子で外膜側を押して剥がすようにしていく(図4b)．血管が残った内膜で閉塞しているようにみえる場合は，再び少し手前に戻って内膜の断端を掴み，正常内膜に移行するまで剥離し，内腔が確保できるように注意すべきである．

左肺動脈の内膜剥離に際しては，大動脈と上大静脈に通したテープを逆の右側に牽引し，左の視野を展開する．肺動脈の末梢で心膜を切開し，心膜の外の縦隔胸膜を剥離し，できるだけ末梢に剥離を進め左肺動脈の末梢がみえるように努め同じように左主肺動脈を縦切開し，切開した血管断端をよく観察して同じく器質化した血栓の内膜を残さないような層を見つけ，同じく剥離子で同様に黄色化した器質化内膜をピンク色の正常な膜に移行するところまで剥離していく．循環停止を解除し体外循環を

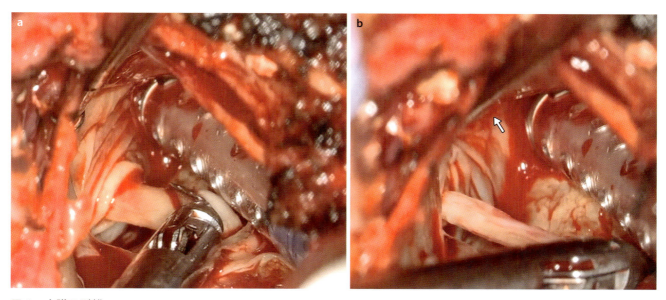

図4　内膜の剥離
videoは図2参照．剥離は器質化内膜を引っ張るのではなく外膜側を剥離子で押す（矢印）ことによって進める．

再開すると，剥離した血管内から血流が返ってくることが確認できる必要がある．肺動脈の分岐内の剥離が終了したら，肺動脈内をよく洗浄し，遺残内膜などがないことを確認して，5-0ポリプロピレン縫合糸（プロリーン®）で切開した断端を二重縫合で縫合閉鎖する．縫合部が薄くなっていることが危惧されるので，再出血など起こさないように丁寧に縫合する．

術後は心不全に注意することは当然であるが，血管内の術後急性期の血栓形成にも注意が必要である．術後出血がないのを確認できたら早めに強めの抗凝固療法を再開することが望ましい．

〔Video Only〕

IX-V01
肺動脈内膜摘除術

X章　心臓腫瘍

X章 | 心臓腫瘍

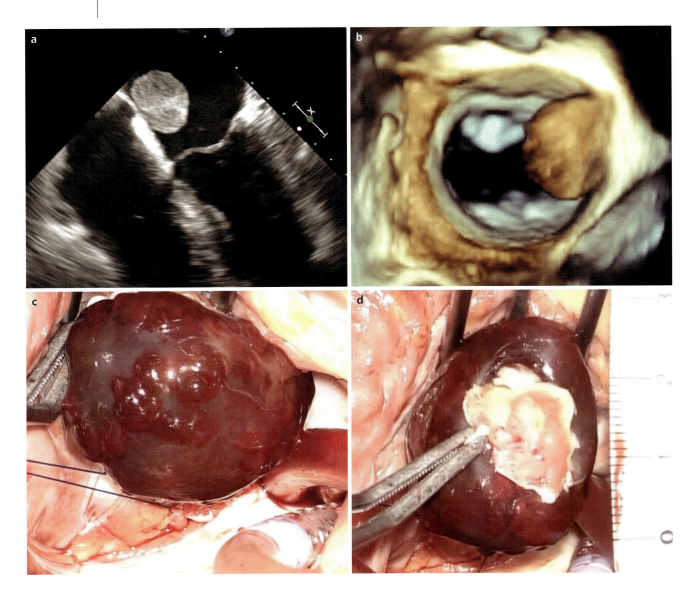

▶ VL1　粘液腫（myxoma）

粘液腫は成人の心臓原発の良性腫瘍で多く遭遇するのものの1つである．心房中隔左房面に発生することが多い．この症例も同様で，図a，bに示すように中隔に付着し，左房にみられた．冠動脈バイパス術も行ったため，胸骨正中切開アプローチとなったが，腫瘍摘出術単独であれば右小切開MICSアプローチが選択されただろう．右房からアプローチし，腫瘍の付着する中隔を切開して腫瘍を一塊として取り出した．切開した中隔は直接縫合閉鎖した．図cに摘出した腫瘍を示す．図dは図cの反対側面で，黄色の部分が切除された心房中隔である．

X章 心臓腫瘍

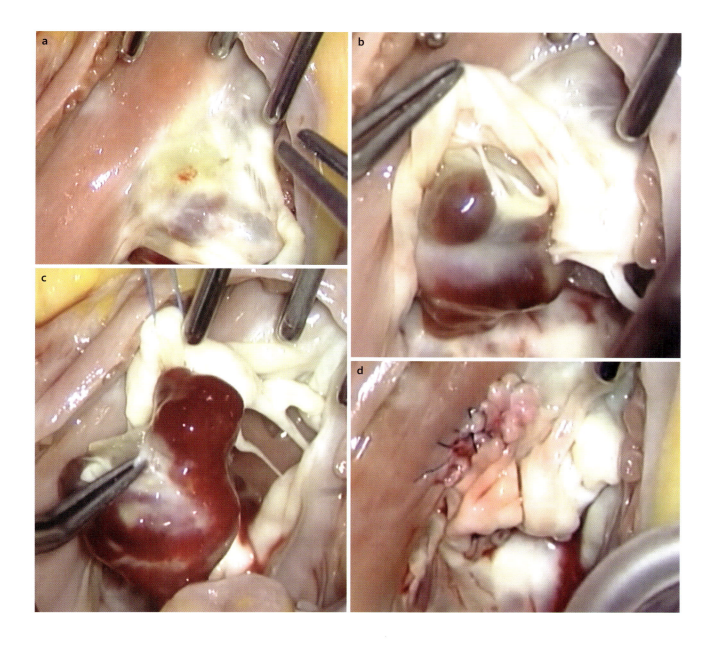

▶ VL2　右室に発生した粘液腫〈音声解説付き〉

粘液腫は有茎性で左房側卵円窩近くに発生するというのが典型的であるが、本症例は右室心筋から発生し、一部三尖弁前尖と腱索を巻き込んでいた。図aでは三尖弁前尖に赤色の部分がみえており、この周囲の透明度の低い黄白色にみえる部分が腫瘤と連続性がある。前尖を持ち上げると弁下に腫瘤がみられた（図b）。できるだけ弁尖を温存するように丁寧に腫瘤を一塊として切離、摘出した（図c）。残存病変がないように配慮し、腫瘤付着部の心筋も含めて切除している。欠損した弁尖は自己心膜パッチを用いて修復し、前尖と中隔尖の交連部に糸を掛けてfixationし三尖弁逆流（TR）出現を予防して終了した（図d）。

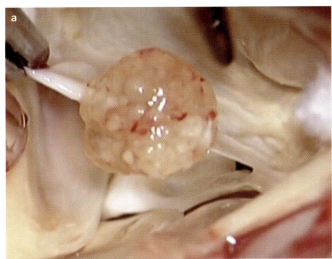
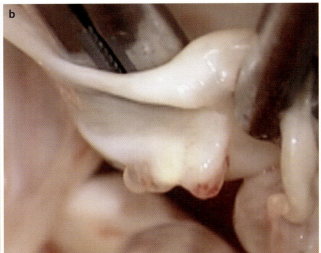
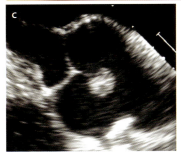

▶ **VL3　乳頭状線維弾性腫（papillary fibroelastoma）(1)〈音声解説付き〉**
右冠尖に発生した乳頭状線維弾性腫である．メインの病変（図a）に加えて左室側の弁腹にも病変を認めた（図b）．図cはTEE画像．乳頭状線維弾性腫は心エコー図解像度の進歩に伴って発見される頻度が高くなり，粘液腫よりも多くみられる腫瘍であるとする報告もある．組織学的には良性であるが，塞栓症のリスクとなるため，大きいものは外科的切除が考慮される．

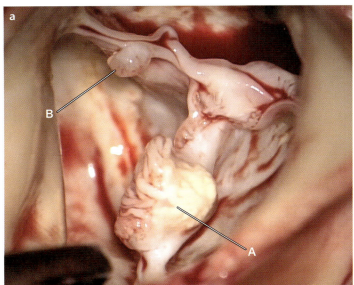
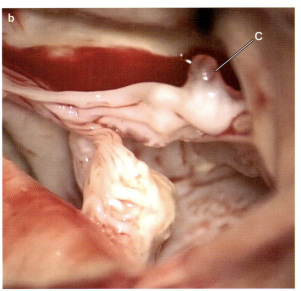
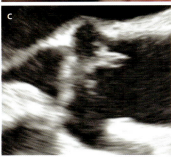

▶ **VL4　乳頭状線維弾性腫(2)〈音声解説付き〉**
乳頭状線維弾性腫は絨毛状の構造が放射状に延びるイソギンチャク様（sea-anemone like appearance）の形態を呈するのが典型的である．この症例ではメインのNCC病変（図aのA）に加え，LCC（図aのB），RCC（図bのC）など，複数の病変を認め，切除を行っている．NCCの自由縁の正常組織も切除が必要であったため，自由縁にplicationを加え，術後の大動脈弁逆流（AR）を残すことなく終了できた．図cにTEE長軸像を示す．

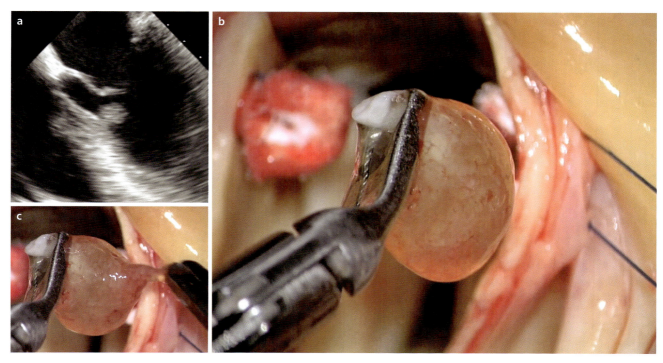

▶ VL5 乳頭状線維弾性腫（3）〈音声解説付き〉
乳頭状線維弾性腫の好発部位は弁尖，とくに大動脈弁や僧帽弁であるが，心内膜のいずれの場所からも発生する．この症例は左室壁に付着していた（**図a**：TEE拡張期四腔像）．有茎性のことも多く，**図b**で鑷子が把持している白色の部分は腫瘤の茎である．腫瘍組織を残さないように茎の付着していた部分の左室心筋も切除して終了した．

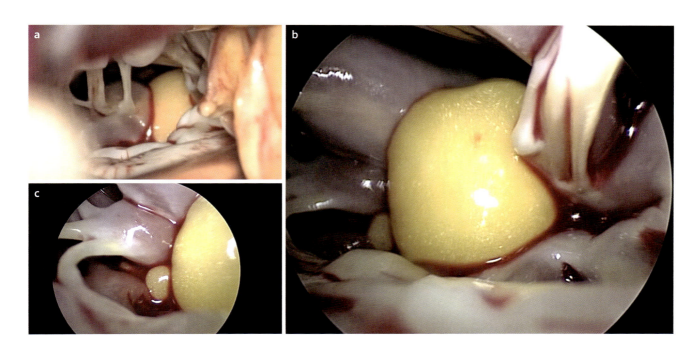

▶ VL6 脂肪腫（lipoma）
脂肪腫は心内膜に多くみられると報告されているが，この症例では左室内の両乳頭筋間にみられた．**図a**は左房から，**図b, c**は内視鏡を用いて観察している．メインの15 mmほどの病変の他に娘病変（**図c**がわかりやすい）もみられた．

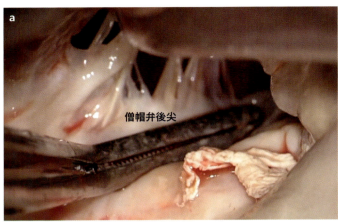
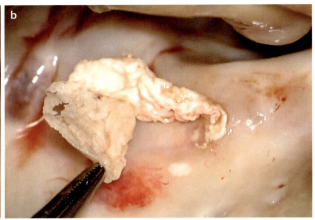

▶ VL7　CAT(1)〈音声解説付き〉
calcified amorphous tumor（CAT）はわずかに破綻した僧帽弁輪石灰化（MAC）の間隙から内部の乾酪様石灰化が心腔内に伸びて形成されると考えられている．この症例もCATの付着部は後尖弁輪部である．図bは図aのtumorを画面左側に翻転した強拡大図．

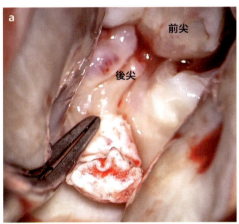
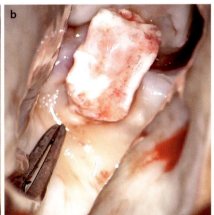
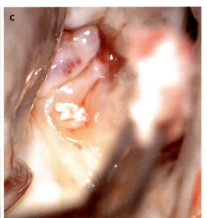

▶ VL8　CAT(2)〈音声解説付き〉
上記症例X-VL7と同様に僧帽弁後尖弁輪に付着しているCAT．形態は異なるが付着部が小さいことも同様である．図bは図aのtumorを翻転してみせている．鋏で切除しようとしたが把持した力のみで容易にちぎれた．図cはそのちぎれた跡．この症例は後尖に穿孔があり，CATによるinjuryの可能性が考えられた．

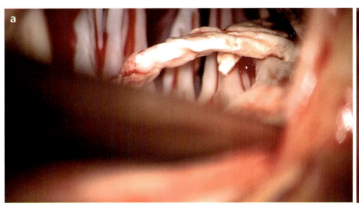
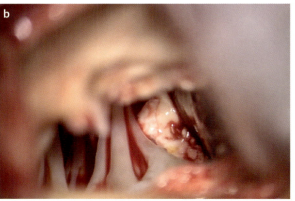

▶ VL9　CAT(3)〈音声解説付き〉
CATは左房側に伸びることが多いがこの症例は左室側に伸展している．大動脈弁置換術を行った症例でCATは大動脈弁側から切除した．上記の2症例と同様に鑷子でつまんで除去することができた．可動性の高いものでも鑷子で把持しただけでポロリととれてしまうようなCATがあり，拍動下に弁輪につながっているのが不思議である．

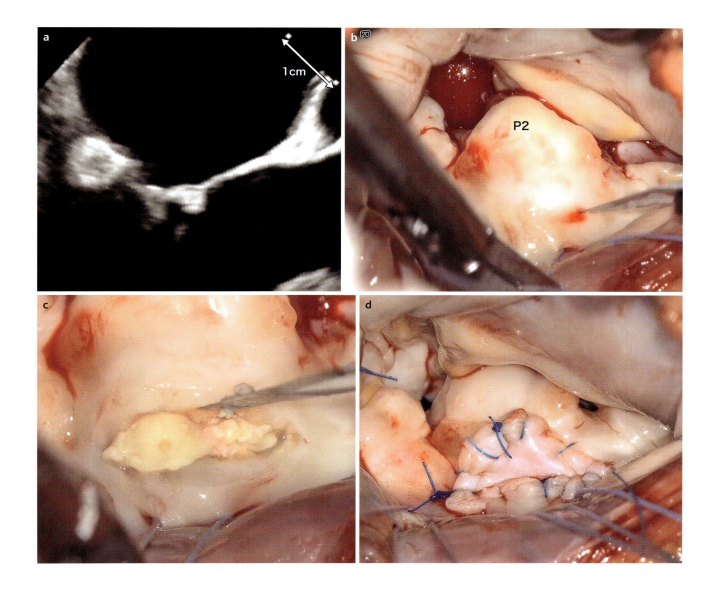

▶ VL10 caseous MAC〈音声解説付き〉
エコーでは周囲は高輝度，内部が低輝度の腫瘤のように観察された（図a：TEE長軸像）．図bでみえているのはP2の弁尖であり腫瘤様の病変は観察されない．図bでみえている尖刃の先端からlateral方向に弁輪部を切開すると図cのようにゼリー状の組織が弁輪下に詰まっていた．内部を郭清し，自己心膜を用いて切開部を閉じている（図d）．MACの多くは内部に乾酪壊死を伴っているとされるが，エコーで描出できる病変は限られる．本症例のように弁輪部の腫瘤のように観察され，caseous necrotic tumorと呼ばれることもあるが，厳密には非腫瘍性病変である．X-VL7でも触れたように，この乾酪性壊死組織はCATと関連があるとされており，図a，cをみると，内包された乾酪性壊死組織がなんらかの要因で左房または左室に少しずつでも漏れ出ていくとすれば，先出の3例（X-VL7〜9）のようなCAT形成につながるというシナリオも理解できる．

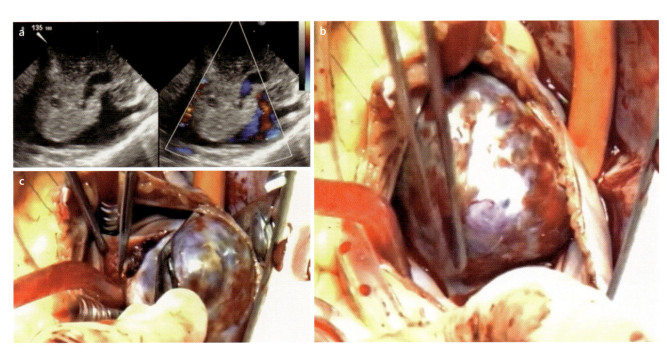

▶ VL11　hemangiosarcoma〈音声解説付き〉
エコーでは右房内に心房中隔に広く付着する内部血流豊富な腫瘤として観察された．図bは右房を開けたところ．一塊として摘出したかったが，腫瘍の付着部位がわかりづらく，図cのように右房側の腫瘤をまず切除した後，残りの腫瘍を切除した．欠損した心房中隔，右房壁は直接縫合して終了した．

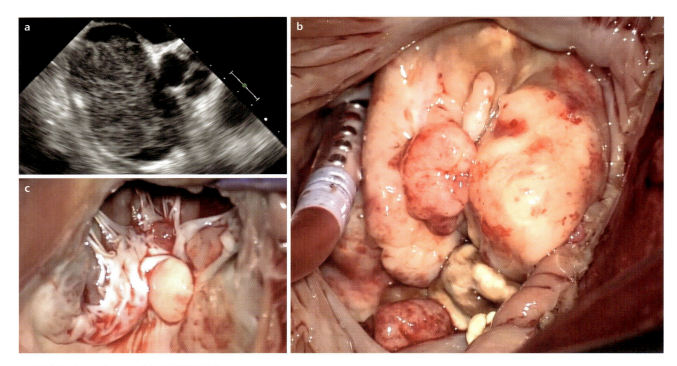

▶ VL12　lymphoma〈音声解説付き〉
右房内を占拠するようなlymphoma（図a，b）で，下大静脈に近い部分は心膜に浸潤していた．貫壁性に浸潤している右房壁は切除して腫瘤を摘出した．図cのように三尖弁中隔尖にも腫瘍がみられたが比較的容易に切除できた．欠損した右房壁は自己心膜を用いて修復した．

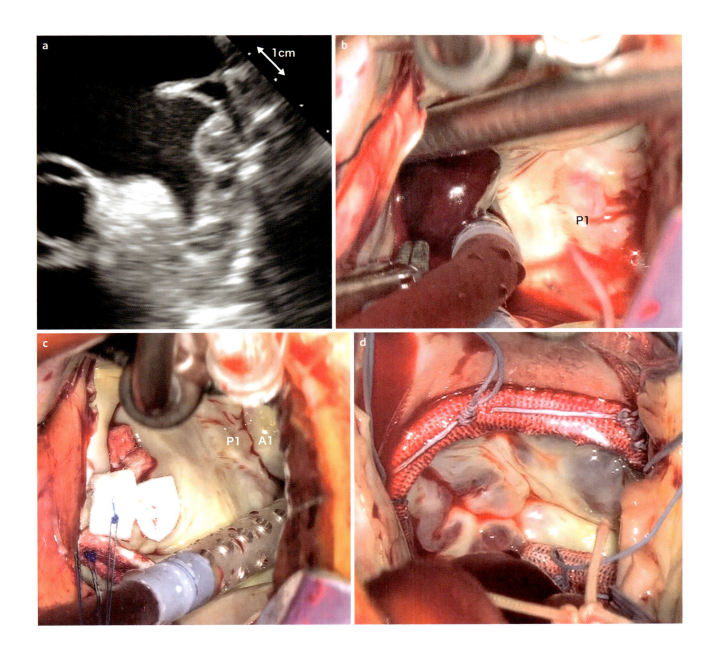

▶ VL13　左心耳血栓

腫瘍性病変ではないが，心臓にみられる腫瘤として血栓の症例を呈示する．長い経過の慢性心房細動で10年ほど前よりTRが進行し，肝うっ血もみられていたが利尿薬投与で症状なく経過していた．今回肺炎を契機に右心不全症状が強くなり，手術適応となった．TEEでは図aのように左心耳内に血栓が認められた．血栓は15×15 mm程度のもの（図b）が3つ取りだされ，心耳先端，櫛状筋間にも血栓がみられた．これらを丁寧に取り除いたのち，心耳のostiumを閉じた（図c）．次に三尖弁に移り，26 mmの3Dリングを用いて弁輪形成を行った（図d）．

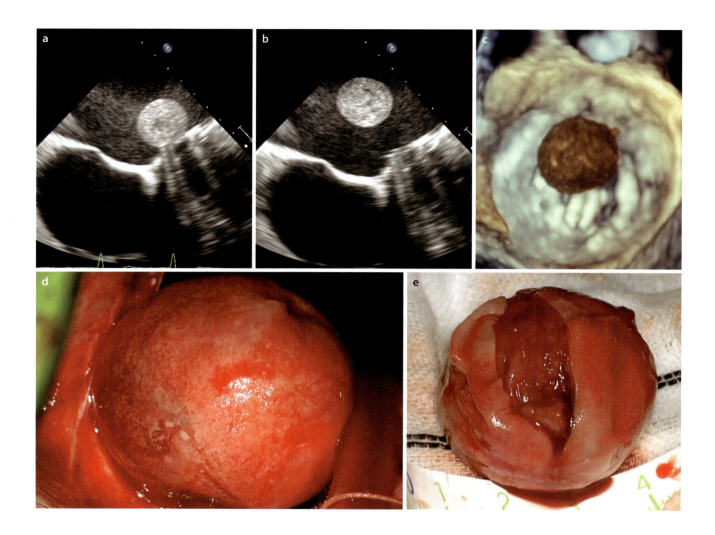

▶ VL14　左房内血栓〈音声解説付き〉

腫瘍性病変ではないが，左房内の腫瘤として左房内血栓の症例を呈示する．25年前に機械弁を用いた僧帽弁置換術を施行された症例で，右上下肢の不全麻痺があり，塞栓源の精査で左房内の血栓が見つかった．左房内を血流に乗って浮遊し，壁にぶつかっては跳ね返る，左房壁から遊離したボール状の血栓がTEEで鮮明に描出されている（図a～c）．川の下流の石が丸くなるように，左房内を浮遊し続けたことで，血栓はきれいな球状を呈し，表面は平滑であった（図d）．図eにはスケールとともに血栓の割面を示している．

索引

和文索引

い

イソギンチャク様形態　376
一次孔型心房中隔欠損症　338

う

右冠尖(RCC)　184
右冠尖拡大術　222
右脚枝　341
右室形成術　304
右室流出路狭窄　349
右室流出路再建　346
右房化右室　305

え

エコノミー症候群　368

お

横隔膜神経　362
折り紙(パッチ)　146
折り紙パッチ形成　167
折り紙パッチ交連形成術　162

か

開存グラフト　333
下縁形成　337
拡張型心筋症(DCM)　078
下大静脈〜肺静脈間膜　154
活動期感染性心内膜炎(IE)　109
下部静脈洞欠損　336
過分弁尖　008
肝機能障害　296
感染性心内膜炎(IE)　109
完全房室ブロック　277
冠動脈バイパス術(CABG)　352
肝予備能　296
乾酪性壊死組織　379

乾酪様石灰化　378

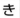
き

器質化内膜　370
キシロカイン®　154
機能的弁尖　305
機能的弁輪　305
基部形成術(大動脈弁)　181
急性肺血栓塞栓症　368
狭小Valsalva洞　280
狭小弁輪　280
共通房室弁　160
虚血性僧帽弁逆流　078
筋性下縁組織　336
筋性中隔　277

く

クレフト　146, 160

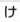
け

経皮的心肺補助(PCPS)　368
経皮的僧帽弁交連切開術(PTMC)　130
血管攣縮　154
腱索温存　130

こ

後尖腱索温存　130
後乳頭筋(PPM)　300
交連部腱索　034
孤立性心室中隔欠損症　341
棍棒状腱索　161

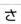
さ

再僧帽弁形成術　139
再弁置換術　333

左冠尖(LCC)　184
左室形成術　078
左室自由壁破裂　359
左室破裂　135
左心耳血栓　381
左側共通後尖　160
左側共通前尖　160
左側後尖　160
左房内血栓　382
サルコイドーシス　089
三尖弁 tethering　296
三尖弁化　194
三尖弁逆流(TR)　296
三尖弁後尖(PTL)　300
三尖弁前尖(ATL)　300
三尖弁置換術(TVR)　296
三尖弁のBarlow valve　323
三尖弁閉鎖不全症　296
三葉構造　160

し

刺激伝導系　277
自己心膜ロール　139
自己弁温存基部置換術(VSRR)　181
脂肪腫　377
自由縁　009, 180
縦隔(壁側)胸膜　362
収縮期前方運動(SAM)　002, 098
収縮性心膜炎　362
壊甲心　362
上部静脈洞型心房中隔欠損症(ASD)　337
上部静脈洞欠損　336
心外膜　346, 362
心外膜脂肪　362
心筋　362
心筋保護液　184
人工腱索再建　017
人工弁患者不適合(PPM)　280
人工弁機能不全(SVD)　291

人工弁周囲逆流(PVL) 131, 281
心室性機能性僧帽弁逆流 078
心室中隔欠損症(VSD) 267, 341
心室中隔穿孔 360
心室中隔瘤 284
心室ペーシング 158
心室瘤 084
心臓腫瘍 374
心内膜 362
心拍動下冠動脈バイパス術 357
心破裂の予防 130
深部静脈 368
心房性機能性僧帽弁逆流 012, 091
心房中隔欠損症(ASD) 310, 336
心膜 346
心膜外脂肪 362
心膜腔 362

す

ストレートグラフト 186
スパスム 154

せ

線維三角 002
線維性心膜 362
先天性大動脈一尖弁(UAV) 181, 195
先天性大動脈二尖弁(BAV) 181, 192
前乳頭筋(APM) 300
前乳頭筋欠損 319
前半月弁(APC) 343

そ

装甲心 362
臓側心膜 362
僧帽弁位感染性心内膜炎 109
僧帽弁置換術(MVR) 130

た

体外式膜型人工肺(ECMO) 368
大血管スイッチ手術 217

大動脈炎症候群 171, 286
大動脈弁形成術 180
大動脈弁置換術 274
大伏在静脈グラフト(SVG) 287, 333, 352

ち

チットウッド遮断鉗子 155
中隔縁柱(TSM) 301
中隔尖(STL) 300
中間心静脈 364
中枢型慢性肺血栓塞栓症 369
治癒期感染性心内膜炎(IE) 109
重複僧帽弁口 160, 166

て

低侵襲心臓手術(MICS) 054, 156
底辺中央(nadir) 185

と

動脈解離 274
動脈管開存 350
突然死 019

な

内胸動脈(IMA) 355

に

二次孔欠損 336
二次性三尖弁閉鎖不全症 296
乳頭筋接合術 078
乳頭筋短縮 013
乳頭筋吊り上げ術 078
乳頭状線維弾性腫 376

ね

粘液腫 374

の

脳梗塞 284

は

肺血栓塞栓症 368
肺血栓摘出術 368
肺体血流比 340
肺動脈弁置換術 328
パッチ拡大術 280
パッチ再建(UAV) 196
バルーン肺動脈形成術(BPA) 368
パンヌス 291

ひ

左冠動脈主幹部(patch拡大) 171
左半月弁(LPC) 343
ヒンジ 007

ふ

不完全型(Barlow valve) 019
不完全型心内膜床欠損症 338, 340
副後乳頭筋(aPPM) 300
副僧帽弁 160, 165
部分肺静脈還流異常(PAPVR) 339
フレキシブルバンド 297
分化異常 170

へ

閉塞性肥大型心筋症(HOCM) 098
壁側心膜 362
ペースメーカーリード感染 308
ペースメーカーリードによる接合不全 304
弁間線維三角(IVFT) 006
偏在性ジェット 020
変性性僧帽弁逆流 002
弁尖拡大術 078
弁瘤 122
弁輪石灰化(MAC) 130
弁輪破裂 130, 280
弁輪部膿瘍 283

INDEX 385

ほ

房室中隔欠損症（AVSD） 146, 160

ま

膜性下縁組織 336
膜様中隔 277
末梢型慢性肺血栓塞栓症 369
慢性肺血栓塞栓症 368

み

右半月弁（RPC） 343
右肋間小切開アプローチ僧帽弁形成術 154

水試験 018
未分化僧帽弁 160
未分化乳頭筋 160
ミルリノン（ミルリーラ®） 154

む

無冠尖（NCC） 184

ゆ

有効弁口面積（EOA） 277
癒合弁尖 192

よ

溶血 004, 139
溶血性貧血 150

ら

卵円窩部 336

り

リウマチ性 130
リウマチ性僧帽弁狭窄症 178
リジッドリング 297
リドカイン 154
リング形成術 297

欧文索引

数字

2-sinus BAV 192, 195
3D リジッドリング 297

A

A2中央点 012
accessory mitral valve 160
accessory PPM（aPPM） 300
acommissural valve 195
active IE 109
Alfieri法 299
annuloaortic repair 186
aorto-mitral angle 091
Arantius結節 182, 189
armored heart 362
ARの機能分類 180
asymmetric fused BAV 192
asymmetric septal wall thickening 098
atrial functional mitral regurgitation

053, 091
atrial length 023, 101, 107
atrioventricular septal defect
（AVSD） 160
augmentation 078, 222

B

balanced Barlow valve 021
Barlow valve 019
Barlow症候群 019
Barlow病 002, 019
Bentall手術 286
billowing mitral leaflet（BML） 002
Brussels height 200

C

Cabrol法 288
calcified amorphous tumor（CAT）
378
caseous MAC 379

caseous necrotic tumor 379
central ligament 185
central plication 051, 189
centralジェット 020
clover technique 296, 299
coaptation length 002
coaptation line（closing line） 011
cone手術 305
corset repair 186
cryo ICE® 068
curtain effect 011
CUSA® 130
cusp bending 239

D

David手術 180, 187
De Vega法 296
delamination 305
devilfish sign 190, 198
disjunction 050
doming 223

double annuloplasty 182
double orifice mitral valve 160

E

Ebstein奇形 305
edge-to-edge 036
effective height (eH) 180
effective orifice area (EOA) 277
Ehlers-Danlos症候群 199
endocardium 362
EOA index (EOAI) 280
epicardial fat 362
epicardium 346
everting mattress縫合 131
excessive height 002
excessive width 002
extended septal myectomy 098
external band 182
extreme Barlow valve 023

F

Fallot四徴症 270
fan shape 034
fenestration 035, 180
fenestration strand 190, 201, 212
fibroelastic deficiency (FED) 002
fibrous pericardium 362
fixation 298
flail 061
Florida sleeve法 186
folding line 190, 223, 247
folding plication 099
forme fruste (Barlow valve) 019
free margin 002, 180
free margin reinforcement 190
functional prolapse 019
fused BAV 192

G

geometric height (gH) 180
geometric length 101

H

hammock valve 161
hamstringing 091
healed IE 109
hemangiosarcoma 380
hemolysis 139
His束 277

I

incomplete initial repair 139
indentation 010
inlet type (VSD) 341
inter-leaflet triangle 005, 185
internal band 182

J

Jamieson剥離子 369
Jatene手術 217

K

Kay法 296
Konno手術 349

L

laceration 191
laceration (raphe縫合部) 272
late systolic murmur 019
late systolic prolapse 019
leaflet augmentation 296, 299
leaflet thickening 139
leafletization 306, 324
lipoma 377
long fusion commissure (long FC) 196
lymphoma 380

M

Manouguian法 289
Marfan症候群 186
Maze手術 068

mediastinal (parietal) pleura 362
membranous flap 341
middle cardiac vein 364
migration 011, 017, 148, 220
minimally invasive cardiac surgery-mitral valve plasty (MICS-MVP) 154
mitral arcade 161
model of endstage liver disease (MELD)スコア 296
moderator band 300
Morrowの手術 099
multi-modality imaging 261
muscle bar 189
muscular defect 341
myocardium 362
myxoma 374

N

neo-chord 017, 190
neo-chord tricuspitization 194
neo-commissure reconstruction 197
neo-leaflet 324
new prolapse 139
non-ejection systolic click 019
non-everting mattress縫合 131

O

outlet type (VSD) 341
overriding 091

P

papillary fibroelastoma 376
paracardial fat 362
para-valvular implantation 131, 276
paravalvular leakage (PVL) 281
parietal serous pericardium 362
partial fusion BAV 192, 193
partial fusion commissure (partial FC) 196
partial root remodeling 271

pericardial cavity   362
pericardium   346
perimembranous defect   341
plastering   305
posterior commissure   195
pseudoprolapse   091

raphe   191
raphe suspension   194
recurrence of prolapse   139
reference suture   189
reimplantation法   187
reinforcement   058
remodeling法   186
restoration法   008
right ventricular end-diastric area（RVEDA）   304
ring detachment   005, 139
ring dislocation   139
Ross-Konno手術   213
rough zone extension   109
RVOT再建   346

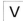

saddle shape   004, 180
SAVE手術   082
scallop   011

sea-anemone like appearance   376
shell-like heart   362
short LMT   264
sino-tubular junction（STJ）   181
sleeve法   051
sliding valvuloplasty   021
spiral suspension   096, 296
stuck valve   137
subaortic curtain   004, 121
subarterial infundibular defect   341
sub-valvular implantation   131, 276
superior approach   171
supra-valvular implantation   131, 276
suture annuloplasty   296
suture dehiscence   139
symmetric BAV   195
symmetric fused BAV   192
symmetric no raphe   195

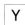

tethering   078, 180
tethering height（TH）   300
total root remodeling（TRR）   051, 182, 186
trabecular network   301
trabecular type（VSD）   341
trabeculo-septo-marginalis（TSM）   301
transposition   013
transverse sinus   154
tricuspidization   237
trigone   002
triple repair（3R）   078
Type 0〜2（BAV）   192

U

undersized MAP   078
unicommissural valve   195

V

V-A junction   121
Valsalvaグラフト   186
Valsalva洞（SoV）   181
Valsalva洞瘤   221
ventriculo-aortic junction   249
Venturi効果   098
very asymmetric fused BAV   192
virtual basal ring（VBR）   121, 181, 277
visceral serous pericardium（epicardium）   362

Y

Yacoub手術   186

検印省略

心臓手術ビデオアトラス
手術手技と画像診断〔Web動画付〕

定価（本体 23,000円＋税）

2025年2月2日　　第1版　第1刷発行

編　者　　江石　清行
著　者　　江石　清行・尾長谷喜久子
発行者　　浅井　麻紀
発行所　　株式会社 文 光 堂
　　　　　〒113-0033　東京都文京区本郷7-2-7
　　　　　TEL（03）3813 - 5478（営業）
　　　　　　　（03）3813 - 5411（編集）

© 江石清行．2025　　　　　　　　　　印刷・製本：真興社

ISBN978-4-8306-2347-9　　　　　　　　Printed in Japan

・本書の複製権，翻訳権・翻案権，上映権，譲渡権，公衆送信権（送信可能化権
　を含む），二次的著作物の利用に関する原著作者の権利は，株式会社文光堂が
　保有します．
・本書を無断で複製する行為（コピー，スキャン，デジタルデータ化など）は，
　私的使用のための複製など著作権法上の限られた例外を除き禁じられています．
　大学，病院，企業などにおいて，業務上使用する目的で上記の行為を行うことは，
　使用範囲が内部に限られるものであっても私的使用には該当せず，違法です．
　また私的使用に該当する場合であっても，代行業者等の第三者に依頼して上記
　の行為を行うことは違法となります．
・JCOPY〈出版者著作権管理機構 委託出版物〉
　本書を複製される場合は，そのつど事前に出版者著作権管理機構（電話03-
　5244-5088，FAX 03-5244-5089，e-mail：info@jcopy.or.jp）の許諾を得てください．